C. Günster | J. Klauber | D. Klemperer | M. Nothacker | B.-P. Robra | C. Schmuker (Hrsg.)

Versorgungs-Report

Medizinisch Wissenschaftliche Verlagsgesellschaft

C. Günster | J. Klauber | D. Klemperer
M. Nothacker | B.-P. Robra | C. Schmuker (Hrsg.)

Versorgungs-Report
Leitlinien – Evidenz für die Praxis

mit Beiträgen von

E. Andres | K. Berger | G. Beydoun | K. Borgstedt | G. Büscher | R. Büttner | M. Danner
D. Drogan | M. Follmann | E. Freisinger | C. Friedmacher | F. Geiger | M. Geraedts | C. Günster
M. Härter | S. Hawighorst-Knapstein | J. Hübner | E. Jeschke | J. Jünger | K. Karimova
J. Klauber | D. Klemperer | I.B. Kopp | K. Krämer | A. Kron | T. Lange | D. Lemke | K. Lieb
J. Lindenthal | A. Lipécz | J. Meerpohl | M. Möckel | M. Nothacker | C. Polte | B.-P. Robra
J. Rückher | J.U. Rüffer | C. Schaefer | F. Scheibler | G. Schillinger | J. Schmitt | C. Schmuker
H. Schünemann | K. Schüssel | B. Sedlmayr | M. Sedlmayr | J. Stock | F. Tesch | C. Trenkwalder
M. Utzig | D. van Gassen | M. Wensing | S. Wesselmann | J.P. Windfuhr | D.C. Wirtz | J. Wolf

Medizinisch Wissenschaftliche Verlagsgesellschaft

Das Herausgeber-Team

Dipl.-Math. Christian Günster
Wissenschaftliches Institut der AOK
(WIdO)
Forschungsbereich Qualitäts- und
Versorgungsforschung
Rosenthaler Str. 31
10178 Berlin

Jürgen Klauber
Wissenschaftliches Institut der AOK
(WIdO)
Rosenthaler Str. 31
10178 Berlin

Prof. Dr. med. David Klemperer
Ostbayerische Technische Hochschule
Regensburg
Fakultät für angewandte Sozial- und
Gesundheitswissenschaften
Seybothstr. 2
93053 Regensburg

Dr. med. Monika Nothacker, MPH
Arbeitsgemeinschaft der
Wissenschaftlichen Medizinischen
Fachgesellschaften
Institut für Medizinisches
Wissensmanagement (AWMF-IMWi)
c/o Philipps-Universität Marburg
Karl-von-Frisch-Str. 2
35043 Marburg

Prof. Dr. med. Bernt-Peter Robra, MPH
Institut für Sozialmedizin und
Gesundheitssystemforschung
Otto-von-Guericke-Universität
Leipziger Str. 44
39120 Magdeburg

Caroline Schmuker
Wissenschaftliches Institut der AOK
(WIdO)
Forschungsbereich Qualitäts- und
Versorgungsforschung
Rosenthaler Str. 31
10178 Berlin

MWV Medizinisch Wissenschaftliche Verlagsgesellschaft mbH & Co. KG
Unterbaumstr. 4
10117 Berlin
www.mwv-berlin.de

ISBN 978-3-95466-800-7

Bibliografische Information der Deutschen Nationalbibliothek
Die Deutsche Nationalbibliothek verzeichnet diese Publikation in der Deutschen Nationalbibliografie;
detaillierte bibliografische Informationen sind im Internet über http://dnb.d-nb.de abrufbar.

Produkt-/Projektmanagement: Susann Weber, Lisa Maria Pilhofer, Berlin
Lektorat: Monika Laut-Zimmermann, Berlin
Layout & Satz: zweiband.media, Agentur für Mediengestaltung und -produktion GmbH, Berlin
Druck: druckhaus köthen GmbH & Co. KG, Köthen

Zuschriften und Kritik an:
MWV Medizinisch Wissenschaftliche Verlagsgesellschaft mbH & Co. KG, Unterbaumstr. 4, 10117 Berlin, lektorat@mwv-berlin.de

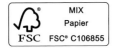

Die Autorinnen und Autoren*

Dipl.-Psych. Edith Andres
aQua-Institut für angewandte Qualitätsförderung und
Forschung im Gesundheitswesen GmbH
Maschmühlenweg 8–10
37073 Göttingen

Prof. Dr. med. Klaus Berger, MPH, M.Sc.
Institut für Epidemiologie und Sozialmedizin
Universität Münster
Domagkstr. 3
48149 Münster

Ghassan Beydoun
Wissenschaftliches Institut der AOK (WIdO)
Forschungsbereich Qualitäts- und Versorgungsforschung
Rosenthaler Str. 31
10178 Berlin

Kristin Borgstedt, M.Sc.
AOK-Bundesverband
Abteilung Versorgungsmanagement
Rosenthaler Str. 31
10178 Berlin

Dipl.-Stat. Guido Büscher
AOK-Bundesverband
Abteilung Versorgungsmanagement
Rosenthaler Str. 31
10178 Berlin

Prof. Dr. med. Reinhard Büttner
Universitätsklinikum Köln
Institut für Pathologie
Centrum für Integrierte Onkologie (CIO) Aachen Bonn Köln
Düsseldorf
Kerpener Str. 62
50937 Köln

Dr. rer. medic. Marion Danner, MPH
DARUM Marion Danner und Anne Rummer GbR
Christianstr. 16
50825 Köln

Dr. P.H. Dagmar Drogan
Wissenschaftliches Institut der AOK (WIdO)
Rosenthaler Str. 31
10178 Berlin

Dr. med. Markus Follmann
Deutsche Krebsgesellschaft e.V.
Kuno-Fischer-Str. 8
14057 Berlin

PD Dr. med. Eva Freisinger
Universitätsklinikum Münster
Klinik für Kardiologie I – Koronare Herzkrankheit,
Herzinsuffizienz und Angiologie
Albert Schweitzer Campus 1, A1
48149 Münster

Dr. Catriona Friedmacher
Goethe-Universität Frankfurt
Institut für Allgemeinmedizin
Theodor-Stern-Kai 7
60590 Frankfurt

Prof. Dr. Friedemann Geiger, Dipl.-Psych.
Nationales Kompetenzzentrum Shared Decision Making
Universitätsklinikum Schleswig-Holstein, Campus Kiel
Arnold-Heller-Str.
24105 Kiel
und
SHARE TO CARE. Patientenzentrierte Versorgung GmbH
Maria-Hilf-Str. 15–17
50677 Köln

Prof. Dr. med. Max Geraedts, M.San.
Philipps-Universität Marburg
Institut für Versorgungsforschung und Klinische Epidemiologie
Karl-von-Frisch-Str. 4
35043 Marburg

Dipl.-Math. Christian Günster
Wissenschaftliches Institut der AOK (WIdO)
Forschungsbereich Qualitäts- und Versorgungsforschung
Rosenthaler Str. 31
10178 Berlin

---

* Die Interessenerklärungen der Autorinnen und Autoren sind unter https://mwv-open.de/site/books/e/10.32745/9783954668007/ zugänglich.

Die Autorinnen und Autoren

Prof. Dr. med. Dr. phil. Martin Härter
Universitätsklinikum Hamburg-Eppendorf
Zentrum für Psychosoziale Medizin
Institut und Poliklinik für Medizinische Psychologie und
Institut für Psychotherapie (IfP)
Martinistr. 52 (W26)
20246 Hamburg
und
Ärztliches Zentrum für Qualität in der Medizin
TiergartenTower, Str. des 17. Juni 106–108
10623 Berlin

PD Dr. med. Sabine Hawighorst-Knapstein
AOK Baden-Württemberg
Hauptverwaltung
Geschäftsbereich Medizin
Unternehmensbereich Versorgungsgestaltung
Presselstr. 19
70191 Stuttgart

Prof. Dr. med. Jutta Hübner
Klinik für Innere Medizin II
Abteilung Hämatologie und Internistische Onkologie
Am Klinikum 1
07747 Jena

Dr. rer. nat. Elke Jeschke, M.Sc. Epi.
Wissenschaftliches Institut der AOK (WIdO)
Rosenthaler Str. 31
10178 Berlin

Prof. Dr. med. Jana Jünger, MME
Institut für Kommunikations- und Prüfungsforschung gGmbH
Wieblinger Weg 92a
69123 Heidelberg

Dr. rer. med. Kateryna Karimova, MSE
Goethe-Universität Frankfurt
Institut für Allgemeinmedizin
Theodor-Stern-Kai 7
60590 Frankfurt

Jürgen Klauber
Wissenschaftliches Institut der AOK (WIdO)
Rosenthaler Str. 31
10178 Berlin

Prof. Dr. med. David Klemperer
Ostbayerische Technische Hochschule Regensburg
Fakultät für angewandte Sozial- und
Gesundheitswissenschaften
Seybothstr. 2
93053 Regensburg

Prof. Dr. med. Ina B. Kopp
Arbeitsgemeinschaft der Wissenschaftlichen Medizinischen
Fachgesellschaften
Institut für Medizinisches Wissensmanagement (AWMF-IMWi)
c/o Philipps-Universität Marburg
Karl-von-Frisch-Str. 2
35043 Marburg

Dr. rer. soc. Katrin Krämer
AOK-Bundesverband
Abteilung Versorgungsmanagement
Rosenthaler Str. 31
10178 Berlin

Dr. Anna Kron
Universitätsklinikum Köln
Klinik I für Innere Medizin
Centrum für Integrierte Onkologie (CIO) Aachen Bonn Köln
Düsseldorf
Kerpener Str. 62
50937 Köln

Dr. rer. medic. Toni Lange
Technische Universität Dresden
Universitätsklinikum und Medizinische Fakultät Carl Gustav
Carus
Zentrum für Evidenzbasierte Gesundheitsversorgung (ZEGV)
Fetscherstr. 74
01307 Dresden

Dr. rer. med. Dorothea Lemke
Goethe-Universität Frankfurt
Institut für Allgemeinmedizin
Theodor-Stern-Kai 7
60590 Frankfurt

Prof. Dr. med. Klaus Lieb
Klinik für Psychiatrie und Psychotherapie
Universitätsmedizin Mainz
Untere Zahlbacher Str. 8
55131 Mainz
und
Leibniz-Institut für Resilienzforschung (LIR) gGmbH
Wallstr. 7
55122 Mainz

Jörg Lindenthal, MBA
Gesundheitsnetz Qualität und Effizienz eG
Bucher Str. 39
90419 Nürnberg

Die Autorinnen und Autoren

Dr. med. Andreas Lipécz
Gesundheitsnetz Qualität und Effizienz eG
Bucher Str. 39
90419 Nürnberg

Prof. Dr. med. Jörg Meerpohl
Institut für Evidenz in der Medizin
Universitätsklinikum Freiburg
Cochrane Deutschland Stiftung
GRADE Zentrum Freiburg
Breisacher Str. 86
79110 Freiburg

Prof. Dr. med. Martin Möckel
Charité – Universitätsmedizin Berlin
Zentrale Notaufnahmen und Chest Pain Units CVK/CCM
Augustenburger Platz 1
13353 Berlin

Dr. med. Monika Nothacker, MPH
Arbeitsgemeinschaft der Wissenschaftlichen Medizinischen Fachgesellschaften
Institut für Medizinisches Wissensmanagement (AWMF-IMWi)
c/o Philipps-Universität Marburg
Karl-von-Frisch-Str. 2
35043 Marburg

Carolin Polte
Wissenschaftliches Institut der AOK (WIdO)
Forschungsbereich Qualitäts- und Versorgungsforschung
Rosenthaler Str. 31
10178 Berlin

Prof. Dr. med. Bernt-Peter Robra, MPH
Institut für Sozialmedizin und Gesundheitssystemforschung
Otto-von-Guericke-Universität
Leipziger Str. 44
39120 Magdeburg

Dr. med. Johannes Rückher
Deutsche Krebsgesellschaft e.V.
Kuno-Fischer-Str. 8
14057 Berlin

PD Dr. med. Jens Ulrich Rüffer
TAKEPART Media + Science GmbH
Maria-Hilf-Str. 15
50677 Köln
und
SHARE TO CARE. Patientenzentrierte Versorgung GmbH
Maria-Hilf-Str. 15–17
50677 Köln

Corinna Schaefer, M.A.
Ärztliches Zentrum für Qualität in der Medizin
TiergartenTower, Str. des 17. Juni 106–108
10623 Berlin

Dr. rer. medic. Fülöp Scheibler, M.A.
Nationales Kompetenzzentrum Shared Decision Making
Universitätsklinikum Schleswig-Holstein, Campus Kiel
Arnold-Heller-Str.
24105 Kiel
und
SHARE TO CARE. Patientenzentrierte Versorgung GmbH
Maria-Hilf-Str. 15–17
50677 Köln

Dr. Gerhard Schillinger
AOK-Bundesverband
Rosenthaler Str. 31
10178 Berlin

Prof. Dr. med. Jochen Schmitt
Technische Universität Dresden
Universitätsklinikum und Medizinische Fakultät Carl Gustav Carus
Zentrum für Evidenzbasierte Gesundheitsversorgung (ZEGV)
Fetscherstr. 74
01307 Dresden

Caroline Schmuker
Wissenschaftliches Institut der AOK (WIdO)
Forschungsbereich Qualitäts- und Versorgungsforschung
Rosenthaler Str. 31
10178 Berlin

Prof. Dr. med. Dr. Holger Schünemann, M.Sc.
Professor of Clinical Epidemiology and of Medicine
Cochrane Canada and McMaster GRADE Centre
Department of Health Research Methods, Evidence, and Impact
1280 Main St. W.
Hamilton, ON L8S 4K1
Canada

Dr. Katrin Schüssel
Wissenschaftliches Institut der AOK (WIdO)
Rosenthaler Str. 31
10178 Berlin

Die Autorinnen und Autoren

Dr. rer. biol. hum. Brita Sedlmayr
Zentrum für Medizinische Informatik
Institut für Medizinische Informatik und Biometrie
Medizinische Fakultät Carl Gustav Carus
TU Dresden
Blasewitzer Str. 86
01307 Dresden

Prof. Dr. rer. nat. Dr. habil. med. Martin Sedlmayr
Zentrum für Medizinische Informatik
Institut für Medizinische Informatik und Biometrie
Medizinische Fakultät Carl Gustav Carus
TU Dresden
Blasewitzer Str. 86
01307 Dresden

Johannes Stock, M.A.
Mit-Herausgeber QISA
Freiburg im Breisgau

Falko Tesch
Technische Universität Dresden
Universitätsklinikum und Medizinische Fakultät Carl Gustav
Carus
Zentrum für Evidenzbasierte Gesundheitsversorgung (ZEGV)
Fetscherstr. 74
01307 Dresden

Prof. Dr. Claudia Trenkwalder
Paracelsus-Elena-Klinik
Klinikstr. 16
34128 Kassel

Dr. med. Martin Utzig
Deutsche Krebsgesellschaft e.V.
Kuno-Fischer-Str. 8
14057 Berlin

Dana van Gassen
AOK-Bundesverband
Rosenthaler Str. 31
10178 Berlin

Prof. Dr. Michel Wensing
Universitätsklinikum Heidelberg
Im Neuenheimer Feld 672
69120 Heidelberg

PD Dr. med. Simone Wesselmann
Deutsche Krebsgesellschaft e.V.
Kuno-Fischer-Str. 8
14057 Berlin

Prof. Dr. med. Jochen P. Windfuhr
Klinik für HNO-Heilkunde, Plastische Kopf- und Hals-Chirurgie
Kliniken Maria Hilf Mönchengladbach
Viersener Str. 450
41063 Mönchengladbach

Prof. Dr. med. Dieter C. Wirtz
Universitätsklinikum Bonn
Klinik und Poliklinik für Orthopädie und Unfallchirurgie
Venusberg-Campus 1
53127 Bonn

Prof. Dr. med. Jürgen Wolf
Universitätsklinikum Köln
Klinik I für Innere Medizin
Centrum für Integrierte Onkologie (CIO) Aachen Bonn Köln
Düsseldorf
Kerpener Str. 62
50937 Köln

Inhalt

Editorial

Christian Günster, Jürgen Klauber, David Klemperer, Monika Nothacker, Bernt-Peter Robra und Caroline Schmuker

Die Publikationsreihe „Versorgungs-Report" thematisiert die gesundheitliche Versorgung der Bevölkerung und einzelner Bevölkerungsgruppen sowie die Umsetzung wissenschaftlicher Erkenntnisse in die Praxis. Ziel des vorliegenden Reports ist es, die Anwendung von Leitlinien in der Gesundheitsversorgung zu fördern und damit eine dem Stand des Wissens entsprechende Versorgung zum Wohle der Patientinnen und Patienten zu stärken. Zielgruppen sind daher

- Medizinerinnen und Mediziner, Pflegende und Angehörige weiterer Gesundheitsberufe,
- Verbände und Vertretungen von Patientinnen und Patienten,
- Versorgungsforschende und Gesundheitswissenschaftler/-innen,
- Verantwortliche in Gesundheitspolitik und Selbstverwaltung und
- interessierte Fachöffentlichkeit.

Der vorliegende Report adressiert Zielsetzung, Entwicklung und Evaluation medizinischer Leitlinien, eingeschlossen den Umgang mit Interessenkonflikten. Leitlinien werden typischerweise nicht in kontrollierten Studien, sondern als komplexe Interventionen zur Weiterentwicklung der üblichen Versorgung umgesetzt. Evaluationsmethodik, mit Routinedaten fassbare Qualitätsindikatoren und Implementierungserfahrungen werden dargestellt. Die notwendige Mitwirkung der Patientinnen und Patienten wird beschrieben. Empirische Beispiele illustrieren Stand und Perspektiven der Umsetzung von Leitlinien in Versorgungsmodelle und -verträge.

Das Thema folgt dem Pfad einer korrespondierenden Entwicklung von Evidenz und Qualitätssicherung der Versorgung (z.B. Grol u. Grimshaw 2003; Kunz et al. 2007; Ollenschläger et al. 2007; Andermann et al. 2016; Vollmar et al. 2017). Benachbart sind Technologiebewertungen (HTA, z.B. Perleth et al. 2014) und Bewertungen des (Zusatz-)Nutzens neuer Arzneimittel, Medizinprodukte und Verfahren im Gesundheitswesen (siehe IQWiG 2023).

Das Buch ist wie folgt aufgebaut:

1. Zum Auftakt stellen Bernt-Peter Robra, Monika Nothacker und David Klemperer die Zielsetzung medizinischer Leitlinien als Hilfestellungen bei medizinischen Versorgungsentscheidungen dar. Sie ordnen sie ein in die Entwicklung der evidenzbasierten Medizin, die Professionsentwicklung und Förderung der Versorgungskompetenz der Gesundheitsberufe, die informierte Entscheidungsfindung der Patienten und die strukturelle Weiterentwicklung des Versorgungssystems.

2. Monika Nothacker, Holger Schünemann, Jörg Meerpohl und Ina Kopp geben eine Übersicht zu grundlegenden Verfahren und Standards der Leitlinienentwicklung, die international und insbesondere in Deutschland Anwendung finden.

3. David Klemperer und Klaus Lieb vertiefen das Problem möglicher Interessenkonflikte, die dem Primat des Patientenwohls entgegenstehen. Solche Konflikte sind in der Wertschöpfungskette medizinischer Produkte und Verfahren angelegt. Bei Erstellung und Umsetzung von Leitlinien erhöhen sie das Risiko von Verzerrungen. Unabhängigkeit der Leitliniengruppen und Transparenz ihrer Verfahren und Bewertungen sind wichtige Voraussetzungen für die Vertrauenswürdigkeit von Leitlinien und damit auch für deren Akzeptanz.

4. Die Evaluationsmethodik der Leitlinien als komplexe Interventionen in die Versorgung erläutert Max Geraedts. Gegenstand der Evaluation sind nicht nur Verbreitung, Bekanntheit und Akzeptanz der Leitlinien. Zentraler Evaluationsbaustein ist vielmehr die Entwicklung und Operationalisierung leitlinienbasierter Qualitätsindikatoren, am besten schon durch die Leitlinienautorinnen und -autoren selbst. Qualitätsindikatoren quantifizieren den Grad der Anwendung der Leitlinienempfehlungen (Leitlinienadhärenz) in der Versorgung. Nur ein Teil der Leitlinien weist jedoch die für die

Evaluation notwendigen Qualitätsindikatoren schon auf.

5. Dagmar Drogan, Katrin Schüssel, Klaus Berger und Claudia Trenkwalder nutzen Abrechnungsdaten aller AOK-Versicherten, bei denen in den Jahren 2013–2020 ein Restless Leg Syndrom (RLS) diagnostiziert wurde, um die Pharmakotherapie dieser quälenden Störung zu quantifizieren. Sie halten Dauer und Dosierung der L-Dopa-Verordnungen gegen einschlägige Leitlinienempfehlungen. Zahlreiche Patientinnen und Patienten werden danach mit Dosierungen behandelt, die wegen ihrer unerwünschten Wirkung, die Symptome zu verstärken (Augmentation), nicht empfohlen werden.

6. Die leitlinienbasierte Versorgung bei Herzinsuffizienz prüfen Dana van Gassen, Kristin Borgstedt, Guido Büscher und Gerhard Schillinger, ebenfalls an AOK-Abrechnungsdaten der Jahre 2015 bis 2021. Dazu operationalisieren sie Qualitätsindikatoren, die sich mit Krankenkassen-Routinedaten abbilden lassen (QISA-Projekt). Sie finden – mit regionalen Unterschieden – eine gute bis moderate Umsetzung der Leitlinienempfehlungen zu ACE-Hemmern bzw. AT1-Blockern und Betablockern. Personen ab 65 Jahren mit einer Herzinsuffizienz und Vorhofflimmern haben zunehmend orale Gerinnungshemmer erhalten, sodass hier der im QISA-Projekt vorgeschlagene Referenzwert von 80% ab dem Jahr 2020 erreicht wird.

7. Kontroll-Koronarangiographien bei KHK-Patienten und -Patientinnen werden in den klinischen Leitlinien nicht empfohlen, wenn keine therapeutische Konsequenz zu erwarten ist. Elke Jeschke, Christian Günster und Martin Möckel analysieren die Häufigkeit von Koronarangiographien ohne Intervention innerhalb eines Jahres nach einer therapeutischen Herzkatheter-Intervention (PCI) bei Patienten ohne Herzinfarkt. Im bundesweiten Trend über 10 Jahre sinkt die Häufigkeit von weiteren Koronarangiographien im Jahr nach einer PCI, allerdings bleiben deutliche regionale Unterschiede.

8. Eva Freisinger präsentiert Daten aus dem Innovationsfondsprojekt „Gender-Vasc" zur Versorgung von Herzinfarkt und peripherer arterieller Verschlusskrankheit (pAVK) bei Frauen und Männern. In den Krankenhäusern kamen invasive Therapieverfahren bei weiblichen Behandlungsfällen signifikant seltener zum Einsatz als bei männlichen. Auch empfohlene präventive Medikamente wie Statine oder Antithrombotika wurden bei Frauen seltener verordnet als bei Männern – und bei beiden Gruppen insgesamt zu selten. Wesentliche Ergebnisse haben Eingang in die S3-Leitlinie zu pAVK gefunden.

9. Eine Aufgabe von Leitlinien ist es, die Versorgung von Patienten zu harmonisieren. Falko Tesch, Toni Lange, Dieter Wirtz und Jochen Schmitt untersuchen mit AOK-Abrechnungsdaten, wie sich Diagnostik und konservative Therapie im Zeitraum fünf Jahre vor und sechs Jahre nach Einführung der Nationalen VersorgungsLeitlinie Kreuzschmerz im Jahr 2010 in den 96 deutschen Raumordnungsregionen auf regionale Versorgungsunterschiede von Patientinnen und Patienten mit unspezifischen Kreuzschmerzen ausgewirkt haben. Zwar ging die Bilddiagnostik im Untersuchungszeitraum insgesamt zurück, doch blieben trotz Leitlinienempfehlungen ausgeprägte regionale Versorgungsmuster bestehen. Für Röntgenaufnahmen, Akupunktur und Massagen nahmen – bei abnehmender Häufigkeit – regionale Unterschiede der Versorgung sogar zu, bei starkwirksamen Opioiden wuchsen Niveau und Heterogenität.

10. In diesem Beitrag untersuchen Caroline Schmuker, Christian Günster und Jochen P. Windfuhr auf Basis von AOK-Routinedaten, wie sich die Indikationsstellung zur Tonsillektomie im Zeitraum 2012 bis 2019 verändert hat. Hintergrund ist die im Jahr 2015 veröffentlichte Leitlinie zu Voraussetzungen der Mandelentfernung (Tonsillektomie) bei chronischer Mandelentzündung. Die Anteile tonsillektomierter Personen ohne ausreichende ambulante Vorbehandlung variierten regional zwischen 34,7 und 59,8 Prozent. Auch unter Berücksichtigung methodischer Einschränkungen wurden mehr Patienten und Patientinnen mit geringer bis fehlender Belastung durch Halsschmerzepisoden tonsillektomiert als es die Leitlinienempfehlung erwarten lässt.

11. Der Implementierungswissenschaftler Michel Wensing beschreibt die Schritte der Umsetzung von Leitlinien in die Versorgungspraxis und identifiziert Faktoren und Maßnahmen, die diesen zyklischen Verbesserungsprozess begünstigen oder erschweren.

12. Fülöp Scheibler, Marion Danner, Jens Ulrich Rüffer und Friedemann Geiger weisen auf wechselseitige Bezüge hin, die Leitlinien für Leistungserbringer und strukturierte Entscheidungshilfen für Patientinnen und Patienten verbinden. Bei möglichen Alternativen in Diagnostik, Therapie oder Nachsorge sollen Entscheidungshilfen den Versicherten die Vor- und Nachteile der verschiedenen Optionen allgemeinverständlich erläutern und eine partizipative Entscheidung fördern. In einem vom Innovationsfonds geförderten Projekt haben sie zahlreiche Entscheidungshilfen erarbeitet, Personal qualifiziert und Patientinnen und Patienten aktiviert, um partizipatives Entscheiden in 18 Kliniken des Universitätsklinikums Kiel zum Versorgungsstandard zu machen.

13. Mit welchen Strategien Leitlinien die Beteiligung, Information und Souveränität von Patientinnen und Patienten fördern können, haben Corinna Schaefer und Jutta Hübner zusammengestellt. Allerdings behindern formale Qualitätssicherungsaspekte wie Qualitätsindikatoren, Zertifizierungen oder Benchmarking auch die Einbeziehung der Betroffenen.

14. Wie der Umgang mit Leitlinien stärker in die medizinische Aus- und Weiterbildung integriert werden kann, erläutert Jana Jünger. Wissenschaftskompetenz und Versorgungskompetenz gehen im Rahmen der Professionsentwicklung zusammen. Lehre und Prüfungen müssen und können modernisiert werden.

15. Exemplarisch werden zwei Ansätze der Qualitätsförderung dargestellt, die Leitlinien nutzen und Leitlinienadhärenz fördern: Das Qualitätsindikatorensystem für die ambulante Versorgung (QISA) und sein Einsatz im Qualitätsmessverfahren QuATRo – „Qualität in Arztnetzen – Transparenz mit Routinedaten". Guido Büscher, Johannes Stock, Andreas Lipécz, Kristin Borgstedt, Edith Andres, Jörg Lindenthal und Katrin Krämer erläutern die gemeinsame Entwicklungsarbeit im Arztnetz durch Rückkoppelung von Erfahrungen und Versorgungsergebnissen.

16. Johannes Rückher, Markus Follmann, Martin Utzig und Simone Wesselmann stellen einen Baustein der Qualitätssicherung vor, der Leitlinienkomponenten einbezieht und die Leitlinienumsetzung fördert: das ab 2003 ausgebaute Zertifizierungssystem der Deutschen Krebsgesellschaft (DKG). Es definiert nicht nur Versorgungsstandards für die meisten Tumorentitäten, sondern misst auch die Versorgungsleistung bzw. Versorgungsqualität der zertifizierten Zentren mittels spezifischer, teils leitlinienbasierter Kennzahlen.

17. Disease Management Programme (DMP) oder „strukturierte Behandlungsprogramme" definieren mit gesetzlichem Auftrag Inhalte, Qualitätsforderungen und Vergütung der Versorgung chronischer Krankheiten. Corinna Schaefer und Martin Härter stellen insbesondere die Bedeutung der Nationalen Versorgungs-Leitlinien für sechs etablierte DMP dar. Die vom Gemeinsamen Bundesausschuss beschlossenen Richtlinien für fünf weitere DMP wurden bislang nicht in Verträge umgesetzt, sodass es für Herzinsuffizienz, Depression, chronische Rückenschmerzen, Osteoporose und rheumatoide Arthritis keine entsprechenden Versorgungsangebote gibt.

18. Sabine Hawighorst-Knapstein berichtet am Beispiel der Hausarztzentrierten Versorgung und mehrerer Facharztverträge der AOK Baden-Württemberg über die Gestaltung von Selektivverträgen in der Gesetzlichen Krankenversicherung. Die Verträge stützen sich auf die Erfahrungen der beteiligten Vertragsärzte. Mit gesetzlichem Auftrag orientieren sie sich in zentralen Versorgungsaspekten an medizinischen Leitlinien. Im zweiten Teil des Beitrags fassen Kateryna Karimova, Catriona Friedmacher und Dorothea Lemke Ergebnisse der unabhängigen Evaluation der Versorgungsverträge durch das Institut für Allgemeinmedizin der Universität Frankfurt/Main zusammen.

19. Am Beispiel des nationalen Netzwerks Genomische Medizin (nNGM) berichten Anna Kron, Reinhard Büttner und Jürgen Wolf über eine Strukturbildung, die Leistungserbringende unterschiedlicher Versorgungsebenen (spezialisierte Zentren, Krankenhäuser, Praxen) mit ihrem Expertenwissen und Patientinnen und Patienten fächerübergreifend vernetzt. Durch fachlichen Austausch und gemeinsame Datenanalysen, hier dargestellt für das nichtkleinzellige Lungenkarzinom, sichert das Netzwerk Versorgungsqualität und entwickelt gleichzeitig die Forschungsbasis für die weitere Ausdifferenzierung der Versorgung.

20. In diesem Beitrag stellen Martin und Brita Sedlmayr zentrale Elemente und Herausforderungen bei der Digitalisierung der Leitlinienarbeit zusammen. Digitalisierung kann einerseits das Wissensmanagement für die Entstehung von Leitlinien unterstützen und ihre Verbreitung durch digitale Modelle vereinfachen. Andererseits können digitale Entscheidungsunterstützungssysteme Behandelnde bei Therapieentscheidungen unter Anwendung von Leitlinienwissen unterstützen, indem Merkmale des Patienten mit einer computergestützten klinischen Wissensbasis abgeglichen werden. Dies verbessert Qualität und Kontextsensibilität von Versorgungsentscheidungen.

21. Zum Abschluss geben Caroline Schmuker, Carolin Polte, Ghassan Beydoun und Christian Günster unabhängig vom Schwerpunktthema wie in früheren Ausgaben des Versorgungs-Reports einen Überblick über die Diag-

nosehäufigkeiten von Erkrankungen und die Inanspruchnahme von Gesundheitsleistungen im Pandemiejahr 2021 im Vergleich zum präpandemischen Jahr 2019. Grundlage sind Abrechnungsdaten von mehr als 27 Millionen AOK-Versicherten.

Wir freuen uns, dass wir wieder zahlreiche Expertinnen und Experten gewinnen konnten, diesen Band mit ihren aktuellen Beiträgen zu ermöglichen. Besonderer Dank gilt den sachkundigen unabhängigen Reviewerinnen und Reviewern der Beiträge. Dank gilt auch allen Kolleginnen und Kollegen im WIdO, die an der Buchproduktion beteiligt waren, insbesondere Susanne Sollmann für die Übersetzung eines englischen Manuskripts sowie Stephan Zähres und Thomas Ruhnke für ihren Beitrag bei der Datenaufbereitung. Nicht zuletzt hat die ausgezeichnete Zusammenarbeit mit der MWV, insbesondere mit den zuständigen Projektmanagerinnen Susann Weber und Lisa Maria Pilhofer, wieder entscheidend zum Entstehen des Buches beigetragen.

Zum Umgang mit Interessenkonflikten wurden die Autorinnen und Autoren erstmals um die Erklärung ihrer Interessen über das Online-Portal der AWMF gebeten. Die Interessenerklärungen sind unter www.mwv-open.de zugänglich (https://www.mwv-open.de/site/books/e/10.32745/9783954668007/).

Das Gesamtwerk sowie die Einzelbeiträge stehen neben der über den Buchhandel beziehbaren Druckfassung auch kostenfrei im Online-Angebot des MWV (www.mwv-open.de) zur Verfügung. Frühere Ausgaben des Versorgungs-Reports sowie ergänzende elektronische Inhalte finden sich auf der Webseite des WIdO.

Literatur

Andermann A, Pang T, Newton JN, Davis A, Panisset U (2016) Evidence for Health III: Making evidence-informed decisions that integrate values and context. Health research policy and systems 14, 16

Grol R, Grimshaw J (2003) From best evidence to best practice: Effective implementation of change in patients' care. Lancet 362, 1225–1230

Institut für Qualität und Wirtschaftlichkeit im Gesundheitswesen (IQWiG) (2023) URL: https://www.iqwig.de/ueber-uns/methoden/ (abgerufen am 25.03.2023)

Kunz R, Ollenschläger G, Raspe H, Jonitz G, Donner-Banzhoff N (Hrsg.) (2007) Lehrbuch Evidenzbasierte Medizin in Klinik und Praxis. Dt. Ärzte-Verlag Köln

Ollenschläger G, Bucher HC, Donner-Banzhoff N (Hrsg.) (2007) Kompendium evidenzbasierte Medizin (Clinical evidence concise). Huber Bern

Perleth M, Busse R, Gerhardus A, Gibis B, Lühmann D, Zentner A (Hrsg.) (2014) Health technology assessment. Konzepte, Methoden, Praxis für Wissenschaft und Entscheidungsfindung. Medizinisch Wissenschaftliche Verlagsgesellschaft Berlin

Vollmar HC, Santos S, Jong Ad, Meyer G, Wilm S (2017) Wie gelangt Wissen in die Versorgung? Implementierungsforschung und Wissenszirkulation. Bundesgesundheitsblatt – Gesundheitsforschung – Gesundheitsschutz 60, 1139–1146

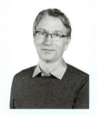

Dipl.-Math. Christian Günster

Studium der Mathematik und Philosophie in Bonn. Seit 1990 beim Wissenschaftlichen Institut der AOK (WIdO). Leitung des Bereichs Qualitäts- und Versorgungsforschung. Mitherausgeber des Versorgungs-Reports. Mitglied des Arbeitskreis Versorgungsdaten des Forschungsdatenzentrums Gesundheit am Bundesinstitut für Arzneimittel und Medizinprodukte (BfArM). Von 2002 bis 2008 Mitglied des Sachverständigenrates nach § 17b KHG des Bundesministeriums für Gesundheit. Arbeitsschwerpunkte sind Methoden der Qualitätsmessung und Versorgungsanalysen mittels Routinedaten.

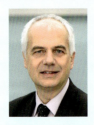

Jürgen Klauber

Studium der Mathematik, Sozialwissenschaften und Psychologie in Aachen und Bonn. Seit 1990 im Wissenschaftlichen Institut der AOK (WIdO) tätig. 1992–1996 Leitung des Projekts GKV-Arzneimittelindex im WIdO, 1997–1998 Leitung des Referats Marktanalysen im AOK-Bundesverband. Ab 1998 stellvertretender Institutsleiter und ab 2000 Leiter des WIdO. Inhaltliche Tätigkeitsschwerpunkte: Themen des Arzneimittelmarktes und stationäre Versorgung.

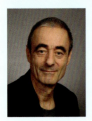

Prof. Dr. med. David Klemperer

Internist, Facharzt für Öffentliches Gesundheitswesen und Sozialmediziner mit den beruflichen Stationen Krankenhaus, Öffentlicher Gesundheitsdienst und Hochschule. Mitherausgeber des Buches „Interessenkonflikte, Korruption und Compliance im Gesundheitswesen". Website: www.davidklemperer.de.

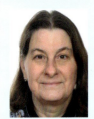

Dr. med. Monika Nothacker, MPH

Monika Nothacker ist seit 2012 stellvertretende Leiterin des AMWF-Instituts für Medizinisches Wissensmanagement. Davor war sie als Abteilungsleiterin Wissensmanagement/Int. QM und im Bereich EbM/Leitlinien im Ärztlichen Zentrum für Qualität in der Medizin sowie als Projektmanagerin im Westdeutschen Brustcentrum Düsseldorf tätig. Ihr Studium der Humanmedizin absolvierte sie in Tübingen, anschließend arbeitete sie als Ärztin in Reutlingen sowie als Fachärztin für Gynäkologie und Geburtshilfe in Berlin, wo sie berufsbegleitend einen Master of Public Health erwarb.

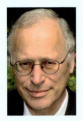

Prof. Dr. med. Bernt-Peter Robra, MPH

Epidemiologe und Sozialmediziner, von 1992 bis 2018 Direktor des Instituts für Sozialmedizin und Gesundheitsökonomie der Universität Magdeburg.

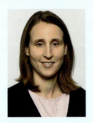

Caroline Schmuker

Studium der Volkswirtschaftslehre an der Universität Heidelberg. Weiterqualifikation im Fachbereich Epidemiologie an der London School of Hygiene and Tropical Medicine (LSHTM). Berufliche Stationen: 2009 bis 2011 Trainee am Wissenschaftlichen Institut der AOK (WIdO) im Bereich Gesundheitspolitik und Systemanalysen, zwischen 2012 und 2017 wissenschaftliche Mitarbeiterin am IGES Institut Berlin. Seit November 2017 wissenschaftliche Mitarbeiterin im Bereich Qualitäts- und Versorgungsforschung am WIdO.

I

Grundlagen

1 Zielsetzung medizinischer Leitlinien

Bernt-Peter Robra, Monika Nothacker und David Klemperer

C. Günster | J. Klauber | D. Klemperer | M. Nothacker | B.-P. Robra | C. Schmuker (Hrsg.) Versorgungs-Report. Leitlinien – Evidenz für die Praxis.
DOI 10.32745/9783954668007-1, © MWV Medizinisch Wissenschaftliche Verlagsgesellschaft Berlin 2023

Medizinische Leitlinien sind Entscheidungshilfen für die Diagnose und Behandlung definierter gesundheitlicher Probleme in der Versorgungpraxis. Sie stellen den Stand des Wissens dar, wenn sie auf Grundlage von systematischer Evidenzrecherche, -bewertung und -synthese und als konsentierte Handlungsempfehlungen entwickelt werden. Ihr Empfehlungscharakter lässt Raum für Besonderheiten jedes medizinischen Einzelfalles, für das fachliche Urteil der professionellen Versorgenden (Ärztinnen und Ärzte sowie Angehörige weiterer Gesundheitsberufe) und für Werturteile und Präferenzen der betroffenen Patientinnen und Patienten und ihrer Angehörigen. Da Leitlinien auch Patienten adressieren, werden ihre Vertretenden regelhaft in die Leitlinienentwicklung einbezogen.

Auf Ebene des Gesundheitssystems sind Leitlinienempfehlungen komplexe Interventionen in die Versorgung mit dem Ziel der Qualitätsentwicklung und Qualitätssicherung. Leitlinien entstehen in Deutschland in professioneller Autonomie der wissenschaftlichen medizinischen Fachgesellschaften. Das Regelwerk der AWMF bindet die Fachgesellschaften an explizite Verfahrensregeln und damit ihre Definitionsmacht an die beste verfügbare Evidenz. Dies fördert Transparenz, Akzeptanz und Umsetzung der Leitlinienempfehlungen. In ihrer Umsetzung beeinflussen Leitlinien Prozesse, Ergebnisse, Ressourcen und Wirtschaftlichkeit der Versorgung. Ihre Effekte bedürfen der Evaluation, dies ist ein Auftrag für die Versorgungsforschung.

Der vorliegende Beitrag orientiert über die Ziele medizinischer Leitlinien und führt in den Versorgungs-Report 2023 mit dem Schwerpunktthema „Leitlinien – Evidenz für die Praxis" ein.

Medical guidelines are decision making aids for the diagnosis and treatment of specific conditions in medical care. They represent the state of medical knowledge based on systematic review, critical appraisal and synthesis of the available evidence and agreed-upon recommendations. The strength of recommendations leaves room for case-specific characteristics, clinical judgment of experienced professionals (physicians and other health care professions), and the values and preferences of patients and their families. Because guidelines are also directed at patients, patient representatives are regularly involved in guideline development.

At the level of the health care system, guideline recommendations are complex interventions in medical service provision with the aim of quality improvement and quality assurance. In Germany, guidelines are developed by autonomous scientific medical societies. The AWMF's rules and regulations bind the professional societies to explicit procedural rules and thus their power of definition to the best available evidence. This promotes transparency, acceptance, and implementation of guideline recommendations. When implemented into practice, guidelines influence processes and outcomes, resources and cost-effectiveness of care. Their effects must be evaluated, an assignment of health services research.

This chapter describes the objectives of medical guidelines and introduces the reader to the scope of the Health Services Report 2023, which focusses on "Guidelines – evidence for practice".

1.1 Was sind Leitlinien?

Medizinische Maßnahmen müssen drei Anforderungen genügen.

- Erstens muss ihr wissenschaftlich belegter **Nutzen** größer sein als ihre unerwünschten Folgen.
- Zweitens müssen ihre Auswahl und ihre Anwendung dem aktuellen **Stand des Wissens** entsprechen.

- Drittens müssen sie an die Besonderheiten jedes Einzelfalles und an die individuellen Präferenzen der Patienten und Patientinnen unter Berücksichtigung ihrer **Autonomie** angepasst sein (s. Abb. 1).

Mit diesen Anforderungen wird das Anrecht des Patienten auf medizinische Versorgung nach dem Stand des Wissens und seinen Präferenzen gewährleistet. Dies entspricht dem professionellen Selbstverständnis und den **Berufspflichten der Ärzteschaft** (ABIM Foundation 2002, BÄK 2021, § 2). Entsprechend fordert das Sozialgesetzbuch für Leistungen der gesetzlichen Krankenversicherung, dass *„Qualität und Wirksamkeit der Leistungen (...) dem allgemein anerkannten Stand der medizinischen Erkenntnisse zu entsprechen und den medizinischen Fortschritt zu berücksichtigen"* haben (§ 2 SGB V, ähnlich §§ 12, 28, 70 und 135a Abs. 1 SGB V). Vergleichbare Anforderungen normiert das **Bürgerliche Gesetzbuch (BGB)** als vertragstypische Pflichten beim Behandlungsvertrag: *„Die Behandlung hat nach den zum Zeitpunkt der Behandlung bestehenden, allgemein anerkannten fachlichen Standards zu erfolgen, soweit nicht etwas anderes vereinbart ist"* (§ 630a Abs. 2 BGB).

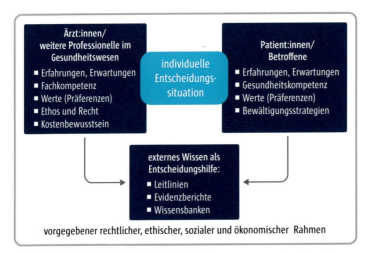

Abb. 1   Leitlinien – Hilfen zur Indikationsstellung in der individuellen Entscheidungssituation (Quelle: AWMF, modifiziert)

Leitlinien wurden ursprünglich von medizinischen Fachgesellschaften für Ärztinnen und Ärzte erstellt. Der komplexen Zusammenarbeit in der medizinischen Versorgung entsprechend sind die Gruppen der Leitlinien-Autorinnen und -Autoren mittlerweile meist interdisziplinär und zunehmend unter Beteiligung von Angehörigen weiterer Berufe im Gesundheitswesen zusammengesetzt (Nothacker et al. 2014, s. Kap. 2). Der allgemein anerkannte Stand der medizinischen Erkenntnis wird so als Gemeinschaftsaufgabe der medizinischen Profession und weiterer Gesundheitsberufe erarbeitet und dargestellt (zum Professionsbegriff Mieg 2016 und Kap. 14).

Evidenzbasierte Leitlinien sind Ergebnis der Entwicklung einer Medizin, die über lange Zeit auf ungesicherten Theorien und unsystematischen Beobachtungen bezüglich ihrer Ergebnisse am Patienten beruhte; als **Standard** galt im Sinne einer „eminenzbasierten Medizin", was anerkannte Experten als Standard definierten. Erst in den 1980er-Jahren entwickelte sich eine Bewegung, die eine systematische Berücksichtigung der Evidenz für Behandlungsempfehlungen forderte (Eddy 1990). Zu den ersten, im heutigen Sinne evidenzbasierten Leitlinien zählt die Krebsfrüherkennungsleitlinie der American Cancer Society (American Cancer Society 1980). Seitdem hat die Leitlinienentwicklung einen enormen Aufschwung genommen (s. Abb. 2).

Die Leitlinienentwicklung ist eng verknüpft mit der evidenzbasierten Medizin (Guyatt et al. 1993, Sackett u. Rosenberg 1995), die zur Erfüllung der oben formulierten Anforderungen an medizinische Interventionen dient. Weder der Begriff „Leitlinie" noch der Begriff „evidenzbasiert" sind allerdings geschützt. Jeder Herausgeber einer „Leitlinie" darf sie als „evidenzbasiert" bezeichnen. Daher war es wichtig, Kriterien für die Vertrauenswürdigkeit von Leitlinien zu entwickeln (IOM 2011).

In Deutschland liegt die Federführung in der Leitlinienentwicklung bei der Arbeitsgemeinschaft der Wissenschaftlichen Medizinischen Fachgesellschaften (AWMF). Sie ist der Bitte des Sachverständigenrats Gesundheit gefolgt, eine „Sammlung von diagnostischen und therapeutischen Empfehlungen, Leitlinien und Richtlinien (Standards) zu beginnen, die dem Ziel der Verbesserung der Qualitätssicherung dienen soll" (SVR Gesundheit 1995, Randziffer 28; s. Kap. 2).

Die Vertrauenswürdigkeit von Leitlinien hängt von der Erfüllung von Qualitätskriterien

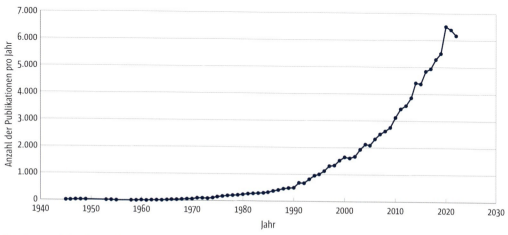

Abb. 2   Anzahl der Publikationen pro Jahr mit dem Begriff „guideline" oder „guidelines" im Titel seit 1945 (National Library of Medicine, pubmed.gov, Suche 26.01.2023)

ab (IOM 2011; AWMF 2020). So können z.B. Leitlinien keine Vertrauenswürdigkeit beanspruchen, wenn Interessenkonflikte nicht angemessen gehandhabt werden (Arzneimittelbrief 2019, siehe auch Ioannidis 2018). Darüber hinaus weisen medizinische Forschung, Wissensgenerierung und Evidenzdarlegung bekannte Defizite auf (Ioannidis 2005; Glasziou u. Chalmers 2018). Zum einen liegen nicht für alle versorgungs- bzw. patientenrelevanten Fragen Studien vor. Zum anderen ist die Prüfung der Qualität und Integrität der zugrundeliegenden Studien eine notwendige Voraussetzung für die Qualität und Integrität einer Leitlinie.

Über Leitlinien konkretisieren Ärzteschaft und weitere Gesundheitsberufe ihre **Definitionsmacht** über die fachlichen Grundlagen der medizinischen Behandlung. Dabei sind sie rückgebunden an den Stand des Wissens und an die Befolgung expliziter nachprüfbarer Verfahrensregeln. Diese Definitionsmacht ist Ausdruck professioneller Selbstbestimmung und Selbstregulation (Autonomie) und somit kein Eingriff in die professionelle Autonomie, wie zu Beginn der Leitlinienarbeit bisweilen befürchtet (z.B. Haller et al. 1998). Das aktuelle Regelwerk der AWMF zur Leitlinienerstellung lässt sich vielmehr als ein Schlüsseldokument der evidenzbasierten Medizin lesen.

Die **Definition medizinischer Leitlinien** darin lautet:

„Leitlinien sind systematisch entwickelte Aussagen, die den gegenwärtigen Erkenntnisstand wiedergeben, um die **Entscheidungsfindung** von Ärztinnen und Ärzten, Angehörigen von weiteren Gesundheitsberufen, Patientinnen und Patienten sowie Bürgerinnen und Bürger für eine angemessene Versorgung bei spezifischen Gesundheitsproblemen zu unterstützen. Sie sollten auf einer systematischen Sichtung und Bewertung der Evidenz und einer Abwägung von Nutzen und Schaden alternativer Vorgehensweisen basieren" (https://www.awmf.org/regelwerk/).

1.2 Wozu dienen Leitlinien?

Leitlinien sollen dem **Patientenwohl** dienen, das der Deutsche Ethikrat zum ethischen Maßstab und übergeordneten Versorgungsziel (nicht nur) für die Krankenhausversorgung erklärt hat. Darunter ist die Sorge um den kranken Menschen unter Achtung seiner Individualität und Förderung seiner Selbstbestimmung zu verstehen (Deutscher Ethikrat 2016, S. 37ff.). Ärzte wie Patienten überschätzen nicht selten Nutzenaspekte und unterschätzen Schadenaspekte medizinischer Maßnahmen (Hoffmann u. Del Mar 2015, 2017). Zur Klärung der individuellen **Präferenzen** und zur Förderung der (gemeinsamen) Entscheidungsfindung sollen Leitlinien daher die Evidenz bezüglich der patientenrelevanten Behandlungsergebnisse benennen. Aus diesen Gründen wirken Patientenvertreter schon bei der Leitlinienerstellung mit (zum Entwicklungsverfahren medizinischer Leitlinien s. Kap. 2; zur Unabhängigkeit der Leitlinien-Autorinnen und Autoren s. Kap. 3; zur Patientenbeteiligung s. Kap. 13).

Wozu Leitlinien dienen

- Patientenwohl
- Hilfen zur Indikationsstellung
- Behandlungsoptionen klären und Entscheidungshilfen geben
- Überversorgung und Unterversorgung vermeiden

Leitlinien sollen die Behandlungsoptionen benennen, die in einer spezifischen klinischen Situation bestehen. Als **Entscheidungshilfen**, *„von denen in begründeten Fällen abgewichen werden kann oder sogar muss"* (www.awmf.org/leitlinien.html; auch Kühlein u. Schaefer 2020), konkretisieren Leitlinien den Stand des Wissens *„ohne haftungsbegründende oder haftungsbefreiende Wirkung"*. Dennoch setzen sie einen medizinischen Versorgungsstandard mit dem Anspruch auf Geltung.

Er wird damit auch für Patientinnen und Patienten und die Vertragspartner im Gesundheitswesen explizit, z.B. für den Gemeinsamen Bundesausschuss (G-BA). Auch dessen Verfahrensordnung ist ein Dokument evidenzbasierter Medizin. Werden Leitlinienempfehlungen in G-BA-Richtlinien überführt, ändert sich ihr Charakter von Hilfen zur Qualitätsverbesserung zu rechtsverbindlichen Anforderungen.

Neben umzusetzenden Empfehlungen sollen Leitlinien ggf. auch auf zu vermeidende, d.h. obsolete oder nicht ausgereifte Maßnahmen hinweisen. Leitlinien sollen dadurch zur Minderung der nicht bedarfsgerechten Versorgung im Sinne einer nicht indikations- und situationsbezogenen Leistungserbringung beitragen, die nach Einschätzung des Sachverständigenrates das *„zentrale medizinische und ökonomische Problem in der Gesundheitsversorgung"* darstellt (SVR Gesundheit 2018, S. 50, RZ 20). Das ist ein wichtiges Ziel der **Initiative „Gemeinsam Klug entscheiden"** (Choosing wisely; Nothacker et al. 2017; Raspe 2017; Schöne-Seifert 2017, Grimshaw et al. 2020).

1.3 Leitlinien in einem lernenden Versorgungssystem

Wie die Brücke von der in Leitlinien aufbereiteten Evidenz zu den professionell Tätigen im Gesundheitswesen geschlagen wird, wird bei der Leitlinienerstellung auf dem Weg zur Leitlinienempfehlung mitbedacht. Empfehlungen zur angemessenen Versorgung können die Rahmenbedingungen praktischer Versorgung mit ihren Strukturen und Anreizsystemen (Kontext) nicht unberücksichtigt lassen. Daher sollen Leitlinien auch ökonomische Aspekte berücksichtigen (https://www.awmf.org/leitlinien.html) und dazu beitragen, den Versorgungskontext günstig zu gestalten (Nothacker et al. 2019) (zur Implementierung generell s. Kap. 11). Insofern wirken Leitlinien auch als **Allokationsinstrumente** im Gesundheitswesen.

Es geht bei der Leitlinienerstellung und -umsetzung nicht allein um einen Transfer von Wissen, sondern um die Förderung der **Versorgungskompetenz**. Mit dem Kompetenzbegriff, seinen Wurzeln in der Erziehungswissenschaft und seiner Übernahme in die medizinische Ausbildung im Rahmen des Nationalen Kompetenzbasierten Lernzielkatalogs Medizin (**NKLM**) hat sich u.a. der Wissenschaftsrat beschäftigt (Wissenschaftsrat 2018, S. 40ff.). Mit Epstein und Hundert charakterisiert der Wissenschaftsrat ärztliche Kompetenz als *„habitual and judicious use of communication, knowledge, technical skills, clinical reasoning, emotions, values and reflections in daily practice for the benefit of the individual and community being served"* (Epstein u. Hundert 2002; Wissenschaftsrat 2018, S. 41). Diese Definition passt zu den Zielen der evidenzbasierten Medizin und denen der medizinischen Leitlinien. Auch die aktuelle ärztliche **Musterweiterbildungsordnung** hat die Wende zur **Kompetenzorientierung** genommen (Bundesärztekammer 2022, s. Kap. 14).

Auf der Seite der Patientinnen und Patienten wirken sich Leitlinien über Krankheitsdefinitionen und Behandlungsempfehlungen auf die Nachfrage nach Leistungen aus. In Kombination mit Patientenleitlinien oder anderen leitlinienbasierten laienverständlichen Formaten wie Patientenkurzinformationen können sie Einfluss auf **Gesundheitskompetenz** und Bewältigungsstrategien der Erkrankten oder von einer medizinischen Maßnahme Betroffenen haben. Sie wirken so auf die Versorgungsprozesse, zu denen die Kommunikation zur Entscheidungsfindung und die Durchführung von Maßnahmen zählen (s. Kap. 12 u. 13). Im Ergebnis sollen Leitlinien nicht allein die Individualversorgung verbessern, sondern ein auf Evidenz beruhender Versorgungsbedarf und evidenzbasierte Behandlungsprozesse sollen zu bestmöglichen Ergebnissen und damit zu Erhalt und Verbesserung der Gesundheit der Bevölkerung beitragen (s. Abb. 3). Dementsprechend sind die Themen der Leitlinien z.B. im

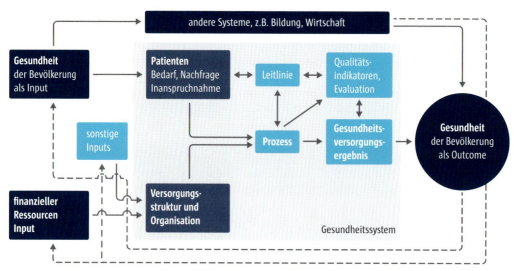

Abb. 3   Erweitertes Gesundheitssystemmodell (modifiziert nach Sachverständigenrat Gesundheit 2001)

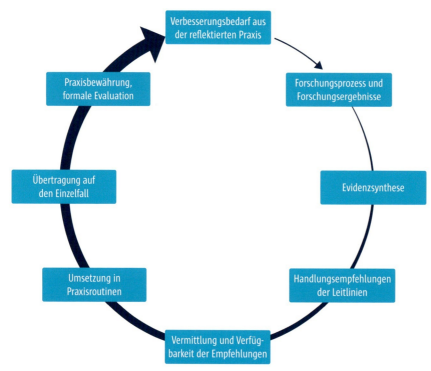

Abb. 4   Praxis-Evidenz-Praxis-Spirale – Translation von Praxisfragestellungen in die Forschung und von wissenschaftlichen Ergebnissen in die Praxis (modifiziert nach Robra 2016)

AWMF-Leitlinienregister sehr breit gefächert. Es gibt nicht wenige Leitlinien zur Primär- und Sekundärprävention von psychischen und somatischen Erkrankungen oder auch zu Auswirkungen der Umwelt wie dem Klimawandel.

Leitlinien sind in einem kontinuierlichen Verbesserungsprozess ständig aktualisierungsbedürftig (s. Abb. 4). Aus Gründen von Praktikabilität, Sorgfalt und Adressatenbeteiligung werden sie periodisch überarbeitet. Ein „Verfallsdatum" wird ihnen dabei mitgegeben.

Dieser Prozess wird getrieben durch den medizinisch-wissenschaftlichen Fortschritt. Er beginnt aber nicht notwendigerweise mit neuen Forschungsergebnissen, sondern kann seinen Ausgang auch aus der reflektierten Praxis nehmen, wenn deren Akteure Verbesserungspotenziale erkennen. Sind Leitlinien einmal implementiert, entsteht weiterer Verbesserungsdruck durch die Erfahrungen, die mit der praktischen Leitlinienumsetzung gemacht werden. Im Idealfall wird schon im Prozess der Leitlinienerstellung eine Evaluation geplant oder angestoßen. Dazu tragen Qualitätsindikatoren (QI) bei, die mit der Leitlinie konzipiert werden (s. Kap. 4 u. 15). Diese Qualitätsindikatoren können sich auf Prozesse und auf mittelfristige Outcomes erstrecken.

Leitlinienempfehlungen werden jedoch meist ohne begleitende Evaluation in die laufende Versorgung eingeführt. Vorstrukturierte **Entscheidungshilfen** können die Umsetzung am einzelnen Patienten erleichtern (s. Kap. 12). Als Baustein einer Prozessevaluation sind **Zertifizierungsverfahren** einzuordnen, in deren Anforderungen Komponenten der Leitlinien einfließen (s. Kap. 16).

Eine **Evaluation** von Leitlinieneffekten stützt sich auf natürliche Experimente und Beobachtungsstudien in der laufenden Versorgung, darunter regionale Vergleiche oder Vorher-Nachher-Vergleiche bzw. unterbrochene Zeitreihen (Khullar u. Jena 2021), die Nachbeobachtung von kritischen Ereignissen in Versorgungsketten (Woloshynowych et al. 2005)

und auf randomisierte kontrollierte Studien (z.B. Suman et al. 2016, 2018, s. Kap. 4). Möglicher Indikator einer (fehlenden) Leitlinienadhärenz sind zu beobachtende Praxisvariationen der Versorgung. Versorgungsheterogenität in Raum, Zeit und sozialen Gruppen ist ein Kardinalbefund der Versorgungswissenschaft, die Reduktion unbegründeter Versorgungsunterschiede ist eine Systemaufgabe im Interesse von Versorgungsgerechtigkeit und Wirtschaftlichkeit (Wennberg 2011; Grote-Westrick et al. 2015).

Leitlinien sollten nicht allein für die direkte Patientenversorgung geeignet sein, sondern auch für die Aus-, Fort- und Weiterbildung und für die Überprüfung der Qualität und Angemessenheit der medizinischen Versorgung (IOM 1990, S. 57, s. Kap. 14).

Zahlreiche weitere Beiträge in diesem Band tragen instruktive Beispiele zur Umsetzung, Überprüfung, Bewertung und Weiterentwicklung von Leitlinien bei. An der kontinuierlichen Verbesserung und deren Evaluation wirkt die Praxis also aktiv mit, sie wird nicht bloß „beforscht": Evidenzbasierte Praxis braucht praxisbasierte Evidenz (Green et al. 2009). Bestimmen die Empfehlungen der Leitlinie die Versorgungspraxis, wird von **leitlinienkonformer Versorgung** gesprochen (Hasenbein u. Wallesch 2007). Wegen der o.g. Defizite in der medizinischen Forschung, wegen möglicherweise diskrepanter Empfehlungen in Leitlinien unterschiedlicher Herausgeber und wegen möglicherweise fehlender Klärung der Patientenpräferenz sollte der Begriff mit Vorsicht verwendet werden.

Eine wachsende Nutzung von Versorgungsdaten für Forschung und Qualitätssicherung (Mansky et al. 2012; March et al. 2019; SVR 2021 RZ 445ff.) wird in Leitlinienentwicklung und -evaluation einfließen. Die Erstellung von Leitlinien als Instrumente des Wissens- und Entscheidungsmanagements kann digital unterstützt werden, ebenso wie ihre Nutzung durch Integration von Leitlinienempfehlungen in klinische Entscheidungsunterstützungssysteme (s. Kap. 20). Im Trend zu personalisierter Medizin und Künstlicher Intelligenz (KI) wird die Bedeutung digitalisierter Entscheidungsunterstützung zunehmen. Wie jede andere medizinische Technologie muss auch KI nachprüfbar zum Patientenwohl beitragen.

Evidenzbasierte und qualitätsgesicherte Versorgung muss nicht nur professionell konzipiert und erbracht werden, sie muss auch personell, infrastrukturell und finanziell gesichert werden. Der G-BA hat die Möglichkeit, zur Klärung des Nutzens neuer Untersuchungs- oder Behandlungsmethoden eine wissenschaftliche Untersuchung zu ihrer Erprobung in Auftrag geben (§ 139d SGB V). Über den Innovationsfonds kann die gemeinsame Selbstverwaltung auch die Erarbeitung oder Weiterentwicklung von Leitlinien fördern, für die in der Versorgung besonderer Bedarf besteht (§ 92a Abs. 2 SGB V). Diese Förderung mit Solidarmitteln unterstreicht die Bedeutung der Leitlinienerstellung als Systemaufgabe im Gesundheitswesen.

Literatur

ABIM Foundation. American Board of Internal Medicine, ACP-ASIM Foundation. American College of Physicians-American Society of Internal Medicine, European Federation of Internal Medicine (2002) Medical professionalism in the new millennium: a physician charter. Ann Intern Med 136, 243–246

American Cancer Society, Eddy DM (1980) Guidelines for the cancer-related checkup: Recommendations and rationale. American Cancer Society

Arzneimittelbrief (AMB) (2019) Neue europäische „Leitlinie" zur Lipidsenkung: As low as possible? Arzneimittelbrief (AMB) 53

Arbeitsgemeinschaft der Wissenschaftlichen Medizinischen Fachgesellschaften (AWMF) - Ständige Kommission Leitlinien (2020) AWMF-Regelwerk „Leitlinien". 2. Auflage. URL: https://www.awmf.org/regelwerk/

Bundesärztekammer (2021) (Muster-)Berufsordnung für die in Deutschland tätigen Ärztinnen und Ärzte – MBO-Ä 1997 – in der Fassung des Beschlusses des 124. Deutschen Ärztetages vom 5. Mai 2021 in Berlin. Deutsches Ärzteblatt 118(23), A1-A9. URL: https://www.bundesaerztekammer.de/themen/recht/berufsrecht

Bundesärztekammer (2022) (Muster-)Weiterbildungsordnung (MWBO) 2018 – in der Fassung vom 25.06.2022. URL: https://www.bundesaerztekammer.de/themen/aerzte/aus-fort-und-weiterbildung/aerztliche-weiterbildung/muster-weiterbildungsordnung

Deutscher Ethikrat (2016) Patientenwohl als ethischer Maßstab für das Krankenhaus. Stellungnahme. Berlin

Eddy DM (1990) Practice policies: where do they come from? JAMA 263, 1265, 1269, 1272 passim

Epstein RM, Hundert EM (2002) Defining and assessing professional competence. JAMA 287, 226–235

Glasziou P, Chalmers I (2018) Research waste is still a scandal—an essay by Paul Glasziou and Iain Chalmers. BMJ 363, k4645

Green LW, Ottoson JM, García C, Hiatt RA (2009) Diffusion theory and knowledge dissemination, utilization, and integration in public health. Annu Rev Public Health 30, 151–174

Grimshaw JM, Patey AM, Kirkham KR, Hall A, Dowling SK, Rodondi N, Ellen M, Kool T, van Dulmen SA, Kerr EA, Linklater S, Levinson W, Bhatia RS (2020) De-implementing wisely: developing the evidence base to reduce low-value care. BMJ Qual Saf 29, 409–417

Grote Westrick M, Zich K, Klemperer D, Schwenk U, Nolting H-D, Deckenbach B, Schiffhorst G (2015) Faktencheck Gesundheit: Regionale Unterschiede in der Gesundheitsversorgung im Zeitvergleich. Gütersloh

Guyatt GH, Sackett DL, Cook DJ (1993) Users' guides to the medical literature. II. How to use an article about therapy or prevention. A. Are the results of the study valid? Evidence-Based Medicine Working Group. JAMA 270, 2598–2601

Haller U, Reinold E, Hepp H (1998) "Evidence-Based Medicine" – Leitlinien als Bedrohung oder Notwendigkeit für Arzt und Patient? Gynäkologisch-geburtshilfliche Rundschau 38, 1–2

Hasenbein U, Wallesch C-W (2007) Was ist Leitlinienkonformität? Theoretische und methodische Überlegungen zu einem aktuellen Konzept der Versorgungsforschung und Qualitätssicherung. Gesundheitswesen 69, 427–437

Hoffmann TC, Del Mar C (2015) Patients' expectations of the benefits and harms of treatments, screening, and tests: a systematic review. JAMA Intern Med 175, 274–286

Hoffmann TC, Del Mar C (2017) Clinicians' expectations of the benefits and harms of treatments, screening, and tests: A systematic review. JAMA Intern Med 177, 407–419

Ioannidis JPA (2005) Why most published research findings are false. PLoS Medicine 2(8), e124

Ioannidis JPA (2018) Professional societies should abstain from authorship of guidelines and disease definition statements. Circ Cardiovasc Qual Outcomes 11(10), e004889

IOM/Institute of Medicine (1990) Clinical practice guidelines: Directions for a new program. Washington DC: National Academies Press.

IOM/Institute of Medicine (2011) Clinical practice guidelines we can trust. Washington, DC: National Academies Press.

Khullar D, Jena AB (2021) " Natural Experiments" in Health Care Research. JAMA Health Forum 2, e210290

Kühlein T, Schaefer C (2020) Leitlinien: Die Kunst des Abweichens. Deutsches Ärzteblatt 117, A1696-A1697

Mansky T, Robra B-P, Schubert I (2012) Qualitätssicherung: Vorhandene Daten besser nutzen. Dtsch Arztebl 109, A 1082–A 1085

March S, Andrich S, Drepper J, Horenkamp-Sonntag D, Icks A, Ihle P, Kieschke J, Kollhorst B, Maier B, Meyer I, Müller G, Ohlmeier C, Peschke D, Richter A, Rosenbusch M-L, Scholten N, Schulz M, Stallmann C, Swart E, Wobbe-Ribinski S, Wolter A, Zeidler J, Hoffmann F (2019) Gute Praxis Datenlinkage (GPD). Gesundheitswesen 81, 636–650

Mieg H (2016) Profession: Begriff, Merkmale, gesellschaftliche Bedeutung. In: Dick M, Marotzki W, Mieg H (Hrsg.) Handbuch Professionsentwicklung. 27–40. UTB Bad Heilbrunn

Nothacker M, Muche-Borowski C, Kopp IB (2014) 20 Jahre ärztliche Leitlinien in Deutschland – was haben sie bewirkt? Zeitschrift für Evidenz, Fortbildung und Qualität im Gesundheitswesen 108, 550–559

Nothacker M, Kreienberg R, Kopp IB (2017) „Gemeinsam Klug Entscheiden" – eine Initiative der AWMF und ihrer Fachgesellschaften: Mission, Methodik und Anwendung. Z Evid Fortbild Qual Gesundhwes 129, 3–11

Nothacker M, Busse R, Elsner P, Fölsch UR, Gogol M, Jungehülsing GJ, Kopp I, Marckmann G, Maschmann J, Meyer H-J, Miller K, Wagner W, Wienke A, Zimmer K-P, Kreienberg R (2019) Medizin und Ökonomie: Maßnahmen für eine wissenschaftlich begründete, patientenzentrierte und ressourcenbewusste Versorgung. Ein Strategiepapier der Arbeitsgemeinschaft der Wissenschaftlichen Medizinischen Fachgesellschaften (AWMF). Dtsch Med Wochenschr 144, 990–996

Raspe H (2017) Die Choosing Wisely Initiative: Hintergründe, Ziele und Probleme einer professionellen Initiative zur Vermeidung von Überversorgung. Z Evid Fortbild Qual Gesundhwes 129, 12–17

Robra B-P (2016) Evidenzsicherung in der medizinischen Praxis. In: Dick M, Marotzki W, Mieg H (Hrsg.) Handbuch Professionsentwicklung. 398–412. UTB Bad Heilbrunn

Sachverständigenrat für die konzertierte Aktion im Gesundheitswesen (1995) Sondergutachten 1995 – Gesundheitsversorgung und Krankenversicherung 2000: Mehr Ergebnisorientierung, mehr Qualität und mehr Wirtschaftlichkeit. Bonn

Sachverständigenrat für die konzertierte Aktion im Gesundheitswesen (2001) Gutachten 2000/2001: Bedarfsgerechtigkeit und Wirtschaftlichkeit Band I – Zielbildung, Prävention, Nutzerorientierung und Partizipation. Bonn/Berlin; Bundestags-Drucksache 14/5660

Sachverständigenrat zur Begutachtung der Entwicklung im Gesundheitswesen (2018) Bedarfsgerechte Steuerung der Gesundheitsversorgung. Gutachten 2018. Bonn/Berlin

Sachverständigenrat zur Begutachtung der Entwicklung im Gesundheitswesen (2021) Digitalisierung für Gesundheit- Ziele und Rahmenbedingungen eines dynamisch lernenden Gesundheitssystems. Gutachten 2021. Bonn/Berlin

Sackett DL, Rosenberg WM (1995) The need for evidence-based medicine. JR Soc Med 88, 620–624

Schöne-Seifert B (2017) Choosing Wisely – Klug Entscheiden: begriffliche und ethische Überlegungen. Z Evid Fortbild Qual Gesundhwes 129, 41–45

Suman A, Dikkers MF, Schaafsma FG, van Tulder MW, Anema JR (2016) Effectiveness of multifaceted implementation strategies for the implementation of back and neck pain guidelines in health care: a systematic review. Implementation Science 11(1), 126

Suman A, Schaafsma FG, van de Ven PM, Slottje P, Buchbinder R, van Tulder MW, et al. (2018) Effectiveness of a multifaceted implementation strategy compared to usual care on low back pain guideline adherence among general practitioners. BMC Health Serv Res 8(1), 358

Wennberg JE (2011) Time to tackle unwarranted variations in practice. BMJ 342, d1513

Wissenschaftsrat (2018) Neustrukturierung des Medizinstudiums und Änderung der Approbationsordnung für Ärzte – Empfehlungen der Expertenkommission zum Masterplan Medizinstudium 2020. Wissenschaftsrat, Köln (Drs. 7271–18).

Woloshynowych M, Rogers S, Taylor-Adams S, Vincent C (2005) The investigation and analysis of critical incidents and adverse events in healthcare. Health Technol Assess 9, iii–158

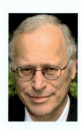

Prof. Dr. med. Bernt-Peter Robra, MPH

Epidemiologe und Sozialmediziner, von 1992 bis 2018 Direktor des Instituts für Sozialmedizin und Gesundheitsökonomie der Universität Magdeburg.

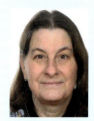

Dr. med. Monika Nothacker, MPH

Monika Nothacker ist seit 2012 stellvertretende Leiterin des AMWF-Instituts für Medizinisches Wissensmanagement. Davor war sie als Abteilungsleiterin Wissensmanagement/Int. QM und im Bereich EbM/Leitlinien im Ärztlichen Zentrum für Qualität in der Medizin sowie als Projektmanagerin im Westdeutschen Brustcentrum Düsseldorf tätig. Ihr Studium der Humanmedizin absolvierte sie in Tübingen, anschließend arbeitete sie als Ärztin in Reutlingen sowie als Fachärztin für Gynäkologie und Geburtshilfe in Berlin, wo sie berufsbegleitend einen Master of Public Health erwarb.

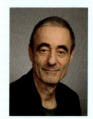

Prof. Dr. med. David Klemperer

Internist, Facharzt für Öffentliches Gesundheitswesen und Sozialmediziner mit den beruflichen Stationen Krankenhaus, Öffentlicher Gesundheitsdienst und Hochschule. Mitherausgeber des Buches „Interessenkonflikte, Korruption und Compliance im Gesundheitswesen". Website: www.davidklemperer.de.

2 Entwicklung evidenzbasierter Leitlinien – deutsche und internationale methodische Standards und Entwicklungen

Monika Nothacker, Jörg Meerpohl, Holger Schünemann und Ina B. Kopp

C. Günster | J. Klauber | D. Klemperer | M. Nothacker | B.-P. Robra | C. Schmuker (Hrsg.) Versorgungs-Report. Leitlinien – Evidenz für die Praxis.
DOI 10.32745/9783954668007-2, © MWV Medizinisch Wissenschaftliche Verlagsgesellschaft Berlin 2023

Das vorrangige Ziel von Leitlinien ist die Verbesserung der medizinischen Versorgung. Leitlinien sollen – systematisch entwickelt – den gegenwärtigen Erkenntnisstand wiedergeben, um die Entscheidungsfindung für eine angemessene gesundheitliche Versorgung zu unterstützen. In Deutschland sind die wissenschaftlichen medizinischen Fachgesellschaften für die Erstellung von Leitlinien zuständig, die Arbeitsgemeinschaft der Wissenschaftlichen Medizinischen Fachgesellschaften (AWMF) koordiniert die Leitlinienarbeit durch das Vorhalten eines qualitätsgesicherten Leitlinienregisters mit einer methodischen Stufenklassifikation von S1-S3 und des AWMF-Regelwerks mit Regeln und Hilfen für die Erstellung hochwertiger Leitlinien. Die aktuelle Leitlinienmethodik basiert auf international anerkannten methodischen Standards, u.a. der AGREE (Appraisal of Guidelines, Research and Evaluation) collaboration, des Guidelines International Network (GIN) und der GRADE (Grading of Recommendations Assessment, Development and Evaluation) Arbeitsgruppe. Zu den Standards gehören eine repräsentative Leitliniengruppe mit Patienten- bzw. Bürger-Beteiligung, das Interessenkonfliktmanagement, die Festlegung von relevanten Fragestellungen und Endpunkten, die systematische Evidenzrecherche und kritische Bewertung der Evidenz, die Formulierung handlungsleitender, graduierter Empfehlungen mit nachvollziehbarer, kriteriengestützter Begründung, die strukturierte Konsensfindung und die Publikation in verschiedenen Formaten inkl. laienverständlicher Versionen und Entscheidungshilfen. Die Ableitung und Umsetzung leitlinienbasierter Qualitätsindikatoren ist wünschenswert. Das AWMF-Leitlinienregister enthält ca. 850 Leitlinien von mehr als 100 federführenden Fachgesellschaften. Seit mehr als einem Jahrzehnt zeigt sich eine Entwicklung zu methodisch höherwertigen Leitlinien. Wissenschaftlich weiterentwickelt werden derzeit v.a. rasch aktualisierte „Living Guidelines" und digitale Leitlinienformate, die eine Einpassung in ein digitales „Evidenz-Ökosystem" mit direkter Anbindung an die Nutzenden ermöglichen. Aktuelle, methodisch hochwertige Leitlinien sind ressourcenintensiv. Dies ist eine Herausforderung für Leitliniengruppen.

The main objective of guidelines is to improve people's health. Guidelines should be systematically developed and reflect the current state of knowledge in order to support decision-making for adequate care. In Germany, the Scientific Medical Societies are responsible for the development of guidelines. The Association of the Scientific Medical Societies coordinates the guideline work by providing a quality-assured guideline register and the AWMF guidance manual and rules for guideline development of high-quality guidelines. The current guideline methodology is based on internationally recognized methodological standards by e.g. the AGREE collaboration, the Guidelines International Network and the GRADE Working Group. These standards include a representative guideline group with the participation of patients/citizens, conflict of interest management, definition of key questions and patient relevant outcomes, systematic search of evidence and its critical appraisal, formulation of action-guiding, graduated recommendations with comprehensible, criteria-based justification, a structured consensus process and publication in various formats incl. lay versions and decision-aids. The derivation and implementation of guideline-based quality indicators is desirable. The AWMF Guidelines Register contains approximately 850 guidelines from more than 100 responsible medical societies. For more than a decade, there has been a trend towards methodologically sound guidelines (S2/S3). Rapidly updated "Living Guidelines" and digital guideline formats which enable integration into a digital evidence ecosystem with direct connection to users are currently under scientific development. To provide up-to-date and high quality evidence-based trustworthy guidelines requires resources, which remains a challenge for guideline groups.

2.1 Hintergrund

Leitliniengruppen kommt mit dem Aussprechen von Empfehlungen für die Verbesserung der Versorgung eine besondere Verantwortung zu. Der folgende Beitrag geht auf die aktuelle Definition von Leitlinien ein und gibt einen Überblick über deutsche und internationale methodische Standards. Schritte der Leitlinienerstellung werden erläutert sowie der Stand der Leitlinienarbeit in Deutschland aufgezeigt und aktuelle Entwicklungen beschrieben.

2.1.1 Was sind Leitlinien?

„Leitlinien sind systematisch entwickelte Aussagen, die den gegenwärtigen Erkenntnisstand wiedergeben, um die Entscheidungsfindung von Ärzt*innen sowie Angehörigen von weiteren Gesundheitsberufen und Patient*innen/Bürger*innen für eine angemessene Versorgung bei spezifischen Gesundheitsproblemen zu unterstützen. Sie sollten auf einer systematischen Sichtung und Bewertung der Evidenz und einer Abwägung von Nutzen und Schaden alternativer Vorgehensweisen basieren." (AWMF 2020).

Diese Definition fußt auf dem Report „Clinical Practice Guidelines We Can Trust" des US-amerikanischen Institute of Medicine (IoM 2011). Das IoM nahm sich mit dem Report der Problematik an, dass unter der Bezeichnung „Leitlinie" Empfehlungen ganz unterschiedlicher Qualität entwickelt wurden und ergänzte die bisherige Leitliniendefinition (WHO 1997) um den letzten Satz. Damit wurde deutlich, dass „Expertenempfehlungen" die erforderlichen Standards für Leitlinien nicht erfüllen. Das vorrangige Ziel von Leitlinien ist die Verbesserung der medizinischen Versorgung (Nothacker et al. 2014). Sie unterscheiden sich von anderen Quellen aufbereiteten Wissens wie systematische Übersichtsarbeiten durch die Formulierung von klaren Handlungsempfehlungen, in die eine klinische Wertung der Ziele mit Relevanz für Patientinnen und Patienten bzw. Bürgerinnen und Bürger sowie der Aussagekraft und Anwendbarkeit von Studienergebnissen eingehen (Alonso-Coello 2016). Sie sind „Handlungs- und Entscheidungskorridore", deren individuelle Anwendbarkeit zu prüfen ist und von denen in begründeten Fällen abgewichen werden kann oder sogar muss (Nölling 2014; Kühlein u. Schaefer 2020).

2.1.2 Organisation der Leitlinienarbeit in Deutschland

Die AWMF hat seit 1995 den Auftrag, die Leitlinienentwicklung in Deutschland voranzutreiben (SVR 1994). Unter der Prämisse von „Eigenverantwortung, Subsidiarität und Solidarität" bat der damalige Sachverständigenrat für die Konzertierte Aktion im Gesundheitswesen 1994 die AWMF, mit einer Sammlung von Empfehlungen zu präventiven, diagnostischen und therapeutischen Maßnahmen zu beginnen. Im Gegensatz zu Ländern, in denen nationale Leitlinienprogramme eher zentral, im Sinne eines „Top down"-Ansatzes, ausgerichtet wurden, bekräftigte der Sachverständigenrat 1995 die professionelle Verantwortung („Bottom up") der Ärzteschaft (SVR 1995). Die AWMF richtete ein zentrales Leitlinienregister ein, um Qualität und Inhalte der Leitlinien von Fachgesellschaften sichtbar zu machen. 1995 fand die initiale AWMF-Leitlinienkonferenz statt, 1999 die erste Sitzung der „Ständigen Kommission Leitlinien" (Lorenz 1999). 2009 gründete die AWMF zur Unterstützung der Leitlinienarbeit und begleitenden Forschung das Institut für Medizinisches Wissensmanagement (IMWi). Die Leitlinienkommission beschließt über die Grundsätze der AWMF-Leitlinienarbeit, u.a. über die Regeln des Leitlinienregisters. Ergänzend zum AWMF-Leitlinienprogramm organisieren die Mitgliedsfachgesellschaften ihre Leitlinien(programme) (z.B. Lorenz et al. 2022). Die AWMF ist weiterhin neben BÄK und KBV im Programm für Nationale VersorgungsLeitlinien als Mitherausgeberin beteiligt (NVL 2023). Dort werden Leitlinien als Grundlage von Disease Management Programmen für häufige Erkrankungen wie z.B. Asthma und Chronische Herzinsuffizienz erarbeitet (s. Kap. 17). Das Leitlinienprogramm Onkologie (OL 2023) ist eine Initiative der Deutschen Krebsgesellschaft, Deutschen Krebshilfe und AWMF im Rahmen des Nationalen Krebsplans (s. Kap. 16). Leitliniengruppen können sich für eine Förderung durch die Deutsche Krebshilfe bewerben, das OL-Office der Krebsgesellschaft und das AWMF-IMWi unterstützen methodisch und organisatorisch. Außerhalb dieser beiden Programme arbeiten Leitliniengruppen in Deutschland weitgehend ehrenamtlich. Eine besondere Herausforderung ist die Gewährleistung einer transparenten Evidenzaufarbeitung und das Aktuell-Halten der Empfehlungen. Seit 2020 gibt es erstmals zwei gesetzliche, projektbezogene Finanzierungsmöglichkeiten für S3-Leitlinien: die Förderung durch den Innovationsfonds mit mind. 5 Mio. Euro pro Jahr (§ 92a SGBV) und die Unterstützung durch Evidenzberichte, die das BMG beim Institut für Qualität und Wirtschaftlichkeit im Gesundheitswesen (IQWiG) beauftragt (§ 139b SGBV) (Kopp 2020).

2.1.3 Methodische Grundlagen der Leitlinienarbeit

Leitlinienstufenklassifikation S1 bis S3 und qualitätsgesichertes AWMF-Leitlinienregister

Die AWMF-Leitlinienstufenklassifikation trägt den unterschiedlichen Ressourcen und Bedarfen von Leitlinienautoren Rechnung: S1-Handlungsempfehlungen mit wenigen methodischen Anforderungen, S2k-Leitlinien mit formaler Konsensfindung einer repräsentativen Leitliniengruppe, S2e Leitlinien mit systematischer Recherche und kritischer Bewertung der publizierten Evidenz sowie S3-Leitlinien, die S2k und S2e Anforderungen vereinen (s. Abb. 1). Im AWMF-Leitlinienregister wird jedes Leitlinienprojekt öffentlich angemeldet mit Angabe der geplanten S-Klassifikation, zusätzlich ist ein Interessenkonfliktmanagement obligat. Nicht aktualisierte Leitlinien werden nach 5 Jahren gelöscht. Das Leitlinienregister weist damit eine im internationalen Vergleich umfassende Qualitätssicherung auf (Twaddle 2022). Das AWMF-IMWi verantwortet das Qualitätsmanagement und bietet methodische Be-

S3	evidenz- und konsensbasierte Leitlinie	repräsentatives Gremium, systematische Recherche, Auswahl, Bewertung der Literatur, strukturierte Konsensfindung	
S2e	evidenzbasierte Leitlinie	systematische Recherche, Auswahl, Bewertung der Literatur	
S2k	konsensbasierte Leitlinie	repräsentatives Gremium, strukturierte Konsensfindung	Systematik
S1	Handlungsempfehlungen von Expertengruppen	Konsensfindung in einem informellen Verfahren	

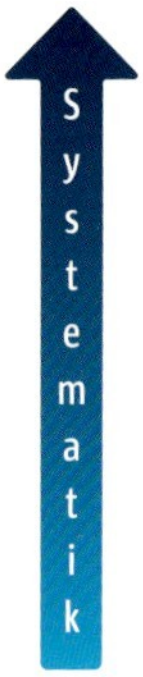

Abb. 1   Leitlinienstufenklassifikation im AWMF-Leitlinienregister

ratung für Leitlinienprojekte an. Zusätzlich organisiert es Seminare für Leitlinienerstellende im Rahmen eines Curriculums, das mit der Qualifikation „Leitlinienberater:in" abgeschlossen werden kann.

AWMF-Regelwerk

Die Regeln für das Leitlinienregister sowie Hilfen für die Leitlinienentwicklung sind im AWMF-Regelwerk zusammengefasst (AWMF 2020). Die Schritte der Leitlinienerstellung basieren auf den im Folgenden beschriebenen internationalen Instrumenten und methodischen Ansätzen mit deutschen ‚Besonderheiten', wie der strukturierten Konsensfindung bei S2k- und S3-Leitlinien. Alle Prüfkriterien sind transparent hinterlegt. Für die Recherche und Bewertung von Evidenz wurden zusammen mit Cochrane Deutschland ergänzende Manuale entwickelt.

Bewertung der methodischen Leitlinienqualität nach AGREE II

Zur Darlegung der methodischen Qualität von Leitlinien rekurriert das Regelwerk auf die aktuelle Version des AGREE-Instruments, das 2001 von der „AGREE Collaboration" aus 13 Ländern entwickelt und mittels Anwendertestung vali-

diert wurde (AGREE 2003). Das aktualisierte Bewertungsinstrument (AGREE II) besteht aus den 6 Domänen „Geltungsbereich und Zweck", „Beteiligung von Interessengruppen", „Genauigkeit der Leitlinienentwicklung", „Klarheit der Gestaltung", „Anwendbarkeit" und „Redaktionelle Unabhängigkeit", die anhand von 23 Kriterien geprüft werden (Brouwers et al. 2010). Auch in deutschen Institutionen des Gesundheitswesens wie z.B. dem IQWiG wird AGREE II eingesetzt.

Methodische Standards des Guidelines International Network (GIN)

Die Zusammenarbeit in der AGREE Collaboration stimulierte die Initiierung des Guidelines International Network 2002, an der u.a. das ÄZQ und die AWMF beteiligt waren (Ollenschläger 2003). Ende 2022 umfasst GIN 111 Mitgliedsorganisationen und 240 individuelle Mitglieder mit dem Ziel, die gesundheitliche Versorgung durch die Erstellung und Umsetzung evidenzbasierter Leitlinien zu verbessern (GIN 2023). Neben der Konkretisierung von Standards für die Schritte der Leitlinienentwicklung (Qaseem et al. 2012) ist die Formulierung von Prinzipien für die Erklärung von Interessen sowie die Bewertung von Interessenkonflikten und deren Konsequenzen bei der Leitlinienerstellung ein wichtiger internationaler GIN-Beitrag (Schünemann et al. 2015) (s. Kap. 1). Zusammen mit der kanadischen McMaster Universität wurde 2014 zur Unterstützung der Leitlinienerstellenden die Online-„GIN-McMaster Guideline Development Checklist" publiziert (GIN 2023). Diese bezieht nationale Leitlinienmanuale wie das AWMF-Regelwerk ein und hat mehrere Zusätze, z.B. für „Rapid Guidelines".

Der GRADE-Ansatz: endpunktbezogene Bewertung eines „Body of evidence" und kriteriengestützte Empfehlungsformulierung

Seit Anfang der 2000er-Jahre entwickelte die internationale GRADE-Arbeitsgruppe eine Studienbewertung, bei der die Studien zu einer Fragestellung in Bezug auf vorher festgelegte, patientenrelevante „Outcomes" oder Zielgrößen bewertet werden. Evidenzklassifikationssysteme, wie z.B. des Centre for Evidence-Based Medicine in Oxford (Ball u. Philipps 2001), beziehen sich v.a. auf das Studiendesign und weisen randomisierten kontrollierten Studien und deren Metaanalysen die höchste Evidenzstufe zu, gefolgt von Beobachtungsstudien. Die GRADE-Arbeitsgruppe vertritt mit der Prüfung der Qualität und Aussagesicherheit aller Studien einer Fragestellung pro Zielgröße ein umfassenderes Vorgehen. Die Zielgrößen und deren Relevanz für Patientinnen und Patienten bzw. Bürgerinnen und Bürger rücken für Leitliniengruppen und Evidenzaufarbeitende in den Vordergrund und müssen konkret festgelegt werden (Guyatt et al. 2011). Die kritische Bewertung beinhaltet neben dem Verzerrungsrisiko der Studien pro Endpunkt zusätzliche Kriterien, zum einen die Heterogenität der Ergebnisse. Wenn verschiedene Studien zu deutlich unterschiedlichen Ergebnissen kommen, für die es keine Erklärung gibt, schwächt dies die Aussagesicherheit des Gesamtergebnisses. Ein weiteres Kriterium ist die Direktheit der Studien in Bezug auf die Fragestellung. Stimmen die Population, die Maßnahme bzw. die Vergleichsmaßnahme und die Zielgrößen mit der Fragestellung überein? Oder liegen z.B. statt Ergebnissen zur Sterblichkeit ggf. nur Surrogatendpunkte wie Laborparameter vor? Auch diese „Indirektheit" hat einen Einfluss auf die Aussagesicherheit. Schließlich spielt die Präzision des Effekts eine Rolle, d.h. der „Vertrauensbereich" als Enge oder Breite des Konfidenzintervalls. Abschließend wird geprüft, ob Hinweise auf das Zurückhalten von Studienergebnissen (Publikationsbias) vorliegen (Balshem et al. 2011).

Dass neben der Studienbewertung eine Abwägung von Nutzen und Schaden und ggf. weitere Aspekte wie Patientenräferenzen oder Machbarkeitsapekte für die Ableitung einer Empfehlung wichtig sind, ist lang bekannt. Die GRADE-Arbeitsgruppe entwickelte dafür eine strukturierte Vorgehensweise, das „GRADE Evidence-to-Decision-Framework" (Alonso-Coello et al. 2016). Dieses umfasst neben der Evidenzqualität und der Nutzen-Schaden-Abwägung Patientenpräferenzen, Kosteneffektivität, Akzeptanz, Machbarkeit und Zugangsgerechtigkeit.

2.2 Schritte der Leitlinienentwicklung

2.2.1 Themenfindung und Zielsetzung

Die Auswahl des Leitlinienthemas sollte bei der Anmeldung in Bezug auf Versorgungsprobleme begründet werden. Idealerweise können konkrete Verbesserungspotenziale identifiziert und wissenschaftlich belegt werden (ÄZQ 2002). Bei einer Aktualisierung sollte eruiert werden, was sich durch die Leitlinienanwendung bislang in der Versorgung verändert hat, und welche Probleme weiterbestehen. Spezifische Ziele einer Leitlinie ermöglichen die Überprüfung der Zielerreichung.

Beispielsweise ist die Verminderung von Beeinträchtigung durch Lymphstau nach Brustkrebsoperationen ein spezifisches Ziel. Als gezeigt wurde, dass es bei einer frühen Form von Brustkrebs („Carcinoma in situ") keiner Lymphknotenentfernung bedarf, wurde dies in die Brustkrebsleitlinie aufgenommen und erfolgreich als Qualitätsindikator etabliert (IQTIG 2021).

2.2.2 Repräsentative Leitliniengruppe mit Beteiligung von Patientinnen und Patienten bzw. Bürgerinnen und Bürger

Die inhaltliche Angemessenheit einer Leitlinie hängt von der Zusammensetzung der Leitliniengruppe ab. Die Mitglieder repräsentieren sinnvollerweise professionelle und wissenschaftliche Expertise im Themenbereich der Leitlinie durch erfahrene Anwendende (z.B. ärztliches Personal, Angehörige weiterer Berufsgruppen) sowie die Perspektive von Patientinnen und Patienten bzw. Bürgerinnen und Bürger, die wann immer möglich direkt beteiligt werden (AGREE 2014; Armstrong et al. 2018). Eine ausgewogene Zusammenstellung der Leitliniengruppe bietet gute Voraussetzungen für die Identifizierung von Praxisproblemen und die kritische Bewertung der Studienevidenz. Verzerrungen durch Partikularinteressen, z.B. in Bezug auf das Propagieren bestimmter Methoden, kann entgegengewirkt werden (Hutchings u. Raine 2006). Personen mit Erfahrung in der methodischen Vorgehensweise der Leitlinienentwicklung und evidenzbasierten Medizin frühzeitig einzubinden, ist hilfreich. Bei der Anmeldung einer Leitlinie wird durch das AWMF-IMWi geprüft, ob die Leitliniengruppe repräsentativ für die genannten Adressatinnen und Adressaten ist.

Bei der S3-Leitlinie zu Brustkrebs sind z.B. 15 AWMF-Mitgliedsfachgesellschaften und 24 weitere Organisationen beteiligt, darunter u.a. drei Patientenorganisationen, ein Physiotherapieverband und die onkologische Pflege (DKG 2021). Bei der S3-Leitlinie zum Kinderschutz sind es insgesamt 80 Organisationen – einschließlich z.B. der Sozialarbeitenden in der Jugendhilfe und juristische Fachpersonen (Kinderschutzleitlinie 2019).

2.2.3 Interessenkonfliktmanagement

Das Interessenkonfliktmanagement dient dem Schutz vor möglichen Verzerrungen und damit der Vertrauensbildung. Die AWMF stellt für die Erfassung und Verwaltung der Interessenerklärungen ein elektronisches Portal zur Verfügung (AWMF 2023). Alle Beteiligten erklären ihre Interessen zu Beginn und regelmäßig im Verlauf. Die Erklärungen werden durch Dritte bewertet, die aus dem Kreis der Leitliniengruppe oder aus externen Kreisen gewählt werden. Konsequenzen können sich in Bezug auf eine Leitungsfunktion als auch für die Abstimmung ergeben und in bestimmten Fällen für die Mitarbeit zu einem bestimmten Thema. Die Interessenerklärungen werden in standardisierter Zusammenfassung publiziert und das Verfahren in der Leitlinie beschrieben (s. Kap. 1). Das Finanzierungskonzept einer Leitlinienentwicklung ist offenzulegen. Eine Finanzierung durch Dritte mit direkten finanziellen Interessen führt zur Ablehnung der Publikation über das AWMF-Register, wie dies auch international praktiziert wird.

2.2.4 Formulierung von klinisch relevanten Fragestellungen, Priorisierung von Endpunkten

Die Formulierung von klinisch relevanten Fragestellungen ist ein wichtiger Schritt der Leitlinienarbeit. Dieser beinhaltet die Festlegung von Zielgrößen oder „Outcomes", die für die betroffenen Patientinnen und Patienten bzw. Bürgerinnen und Bürger in Bezug auf Nutzen und Schaden relevant sind. Fragestellungen und Zielgrößen werden von der repräsentativen Leitliniengruppe verabschiedet.

Für Therapieentscheidungen wichtige Endpunkte bei der Brustkrebsbehandlung sind z.B. die Häufigkeit von Rezidiven oder die Lebensqualität.

2.2.5 Systematische Suche und kritische Bewertung der Evidenz

Für jede Fragestellung wird festgelegt, ob sie auf Grundlage einer Recherche nach systematischen Übersichtsarbeiten mit oder ohne statistische Zusammenfassung der Ergebnisse oder anhand hochwertiger internationaler Leitlinien beantwortet werden kann. Falls solche nicht in ausreichender Qualität und Aktualität zur Verfügung stehen, muss eine Suche nach Primärstudien erfolgen. Als Standard gilt die Suche in mindestens zwei Datenbanken, z.B. in der bibliografischen Datenbank Medline und der Datenbank der Cochrane Library (Cochrane 2020). Je nach Thema können weitere Quellen wichtig sein, z.B. Datenbanken der Pflege, Physiotherapie oder Psychologie. Anhand vorab festgelegter Ein- und Ausschlusskriterien werden die Rechercheergebnisse durch Mitglieder der Leitliniengruppe und/oder die beauftragten Methodikerinnen und Methodiker durchgesehen und die relevanten Arbeiten herausgefiltert. Danach wird das Verzerrungsrisiko der Studien beurteilt. Nicht immer ist eine Suche nach publizierten Studien aussichtsreich. In begründeten Fällen ist eine Beantwortung einer Frage als Empfehlung im Expertenkonsens möglich.

So lautet zum Beispiel in der Brustkrebsleitlinie eine Empfehlung im Expertenkonsens, dass Patientinnen hochwertige evidenzbasierte Gesundheitsinformationen zur Unterstützung der Entscheidungsfindung zur Verfügung gestellt werden sollen.

2.2.6 Von der Evidenz zur Empfehlung

Die Formulierung von Handlungsempfehlungen, in die eine klinische Wertung der Aussage-kraft und Anwendbarkeit von Studienergebnissen und die Abwägung potenziellen Nutzens und Schadens der Maßnahmen eingehen, ist eine der wichtigsten Aufgaben der Leitliniengruppen. Leitlinienempfehlungen sollten eindeutig und spezifisch formuliert werden und handlungsleitend sein. Der Empfehlungsgrad (starke Empfehlung, abgeschwächte oder konditionale Empfehlung, offene Empfehlung) basiert auf einer Nutzen-Schaden-Abwägung und dem Vertrauen in die identifizierte Evidenz, der klinischen Expertise der Leitliniengruppe sowie den Werten der betroffenen Patientinnen und Patienten bzw. Bürgerinnen und Bürger, und schließt damit auch subjektive Elemente ein. Je sicherer das Überwiegen eines relevanten Nutzens für die Patientinnen und Patienten und die breite Anwendbarkeit eingeschätzt wird, desto eher wird eine starke Empfehlung ausgesprochen werden. Im Begleittext sollen die zugrundeliegende Studienevidenz und deren Aussagesicherheit sowie die weiteren Kriterien für die Empfehlungsformulierung dargelegt werden. Dazu können wenige Kriterien oder die gesamten Kriterien des Evidence-to-Decision-Framework nach GRADE genutzt werden (Alonso-Coello et al. 2016).

In der S3-Leitlinie zu Brustkrebs wird beispielsweise eine starke Empfehlung dafür ausgesprochen, dass Menschen mit Ersterkrankung an hormonrezeptorpositivem Brustkrebs eine Hormontherapie erhalten – mit der begründenden Nutzen-Schaden-Abwägung, dass die Alternative Chemotherapie in der Regel mehr unerwünschte Wirkungen hat, aber keinen besseren Nutzen.

2.2.7 Strukturierte Konsensfindung

Die strukturierte Konsensfindung dient der Diskussion und Verabschiedung der Empfehlungen. Dazu stehen wissenschaftlich begründete Verfahren wie der Nominale Gruppenprozess, die Strukturierte Konsensuskonferenz nach dem Typ der National Institutes of Health und/oder die Delphi-Technik zur Verfügung. Gründe für den Einsatz formaler Verfahren sind ihre Überlegenheit gegenüber informellen Verfahren bezüglich Effizienz, Reproduzierbarkeit und Akzeptanz der Ergebnisse durch Minimierung unangemessener Phänomene bei Gruppendiskussionen (Murphy et al. 1998; Kopp u. Selbmann 2007). Es wird empfohlen, neutrale, in den Methoden der strukturierten Konsensfindung geschulte Moderatorinnen und Moderatoren, z.B. AWMF-Leitlinienberaterinnen, hinzuzuziehen. Ein Konsens mit Annahme der Empfehlung ist bei einer Zustimmung von > 75% der Mandatstragenden erzielt. Wird kein Konsens zu einer Empfehlung erzielt bzw. Dissens festgestellt, wird dieses Ergebnis ebenfalls in der Leitlinie dokumentiert. Möglich ist die Beantragung eines Sondervotums durch eine Fachgesellschaft oder Organisation, wenn die verabschiedete Empfehlung nicht mitgetragen werden kann. Entscheidend für die Berücksichtigung ist die nachvollziehbare Begründung.

Beispielhaft ist in der S3-Leitlinie zu Hautkrebsprävention die Empfehlung enthalten: „Im Rahmen der Prävention von Hautkrebs sollte ein Hautkrebs-Screening angeboten werden" (Empfehlungsgrad B). Diese ist begründet mit Beobachtungsstudien mit einem niedrigen Verzerrungsrisiko, die zeigen, dass durch Hautkrebs-Screening mehr Hautkrebs erkannt wird als ohne Screening. Zwei beteiligte Fachgesellschaften haben hier ein Sondervotum formuliert: „Die [beiden Fachgesellschaften] bewerten die Evidenz für den Nutzen eines generellen Screenings [...] weiterhin als unzureichend. Seit der Einführung des Screenings ist die Mortalität an Hautkrebs in Deutschland nicht gesunken. [...] Im Einzelfall kann eine Früherkennung auf Hautkrebs ... durchgeführt werden, insbesondere bei Menschen mit erhöhtem Risiko." (DKG 2021). Die Begründung, dass ein wichtiger Endpunkt – die Verminderung der Sterblichkeit – bisher nicht nachgewiesen wurde, war die Rationale für die Aufnahme des Sondervotums in die Leitlinie.

2.2.8 Öffentliche Konsultation und Gesamtverabschiedung

Vor der Finalisierung einer Leitlinie wird eine öffentliche Konsultationsphase für die Fachöffentlichkeit und die betroffenen Patientinnen und Patienten bzw. Bürgerinnen und Bürger empfohlen. Die Verabschiedung durch die Vorstände aller beteiligten Organisationen ist obligat.

2.2.9 Publikation und Formate für die Verbreitung von Leitlinien

Neben einer Langfassung mit Empfehlungen und Hintergrundtexten ist die Anfertigung eines Leitlinienreports mit Beschreibung des methodischen Vorgehens ab Stufe S2 verpflichtend. Häufig entschließen sich Leitliniengruppen, zusätzlich eine Kurzfassung und/oder Folien zu publizieren, dabei sind Algorithmen und Flussdiagramme hilfreich. Sehr erwünscht sind laienverständliche Versionen wie Patientenleitlinien, Kurzinformationen im Format „Gemeinsam Klug Entscheiden" (Nothacker et al. 2017) und Entscheidungshilfen zur Unterstützung der partizipativen Entscheidungsfindung und Stärkung der Gesundheitskompetenz von Patientinnen und Patienten bzw. Bürgerinnen und Bürger (GIN 2023). Im NVL und OL-Leitlinienprogramm werden Patientenleitlinien regelhaft erstellt. Für alle anderen Leitliniengruppen können Kooperationen mit Institutionen, die Patienteninformationen entwickeln, zielführend sein.

2.2.10 Ableitung von leitlinienbasierten Qualitätsindikatoren

Zur Messung der Umsetzung leitlinienbasierter Versorgung eignen sich leitlinienbasierte Qualitätsindikatoren (QI) (Nothacker et al. 2011; Piggott et al. 2022) (s. Kap. 4 u. 16). Diese werden in der Onkologie erfolgreich angewendet, aber u.a. auch regelhaft in der Intensivmedizin (Peer Review-Verfahren).

> Der leitlinienbasierte Qualitätsindikator, bei Brustkrebs in situ keine Lymphknoten zu entfernen, wird bundesweit geprüft, die Rate an Lymphknotenentfernungen liegt hierfür mittlerweile unter 0,5%.

Vielfach wird in den Leitliniengruppen die Umsetzung von Qualitätsindikatoren aufgrund mangelnder Datenquellen allerdings als unrealistisch eingeschätzt. Eine engere Kooperation mit Institutionen, die Qualitätsindikatoren ausarbeiten und erheben können, und eine bessere digitale Vernetzung von Daten sind hier erforderlich.

2.3 Stand der Leitlinienentwicklung in Deutschland

Stand Dezember 2022 sind in der AWMF 182 Fachgesellschaften organisiert. Über 100 da-von sind federführend an Leitlinienprojekten beteiligt. Das AWMF-Leitlinienregister enthielt bei der jährlichen Analyse (01.11.2022) insgesamt 850 Leitlinien, davon 201 S3, 365 S2e und S2k und 284 S1 (s. Abb. 2). Seit Jahren zeigt sich ein Trend zu mehr S2- und S3-Leitlinien.

Eine Leitlinienförderung durch den Innovationsfonds erfahren Stand Dezember 2022 knapp 50 S3-Leitlinien – sowohl Neuerstellungen als auch Aktualisierungen inkl. wenige „Living Guidelines". Zu fünf Leitlinien hat das IQWiG Evidenzberichte für ausgewählte Fragestellungen erarbeitet.

2.4 Ausblick: „lebende" und digitale Leitlinien

2.4.1 „Living Guidelines"

Das Konzept der „Living Guidelines" ist nicht neu (Kaiser u. Miksch 2009). Es hat 2017 durch eine Serie über „Living Systematic Reviews" einen neuen Impuls erhalten, da explizit rasch aktualisierte Reviews aufgrund hoher For-

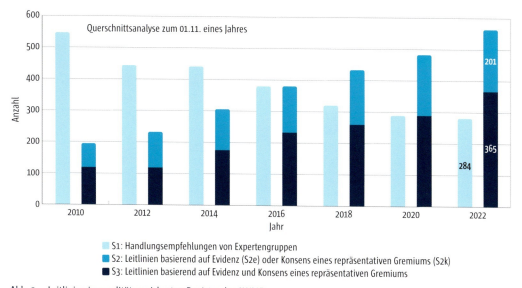

Abb. 2 Leitlinien im qualitätsgesicherten Register der AWMF

schungsdynamik mit „Living Guideline Recommendations" verbunden wurden (Akl et al. 2017). Ziel ist, diejenigen Empfehlungen zu identifizieren, die eine häufige Aktualisierung benötigen – zum Beispiel alle 2–4 Monate – und dafür Evidenzrecherchen in kurzen Abständen durchzuführen. 2020 wurde das Konzept der „Living Guideline" als ein möglicher Aktualisierungsmodus in das AWMF-Regelwerk aufgenommen. Weiterhin gilt die Regel, dass eine Leitlinie maximal 5 Jahre gültig sein kann. „Living Guidelines" müssen jedoch jährlich in einer überarbeiteten Fassung vorgelegt werden. Gegenstand der Forschung ist, wie die für die Aktualisierung relevanten Empfehlungen am besten auszuwählen und zu bearbeiten sind und gleichzeitig die ganze Leitlinie möglichst effizient aktuell gehalten werden kann (El Mikati et al. 2022). Die meisten „Living Guidelines" wurden bislang im Zusammenhang mit der COVID-19-Pandemie erstellt (Pielenz et al. 2022). In Deutschland wie auch international wurden 2020 rasch benötigte Leitlinien erstellt und häufig aktualisiert (AWMF 2023), in den Hochphasen der Pandemie zum Teil wöchentlich, wie die hausärztliche COVID-19-Leitlinie (DEGAM 2022). Die Leitlinien zu COVID-19 wurden in Deutschland meist auf der Stufe S1 erstellt. Die AWMF Task-Force COVID-19 mit zuletzt 45 Fachgesellschaften reviewte die schnellen Handlungsempfehlungen vor Veröffentlichung, eine interdisziplinäre Abstimmung war somit gegeben. Das durch das Bundesministerium für Bildung und Forschung im Rahmen des Netzwerks Universitätsmedizin geförderte Projekt „CEOsys" (COVID-19-Evidenz-Oekosystem) zielte mit der Bereitstellung von „Living Systematic Reviews" für Entscheidungen in der Pandemie u.a. auf eine strukturierte Zusammenarbeit zwischen universitären Teams und Leitliniengruppen (CEOSys 2021). So konnten die COVID-19-Therapieleitlinien und eine Leitlinie zu Präventionsmaßnahmen in Schulen auf die Stufe S3 gehoben und mehrfach aktualisiert werden. Die erfolgreiche Zusammenarbeit kann als mögliche Blaupause für künftige Entwicklungen evidenzbasierter Leitlinien gesehen werden.

2.4.2 Künftige Realität: ein digitales Evidenz-Ökosystem?

Aufbauend auf der GRADE-Methodik wurden bislang zwei digitale Leitlinienwerkzeuge entwickelt (GRADEpro 2023; MAGICapp 2023). Sie sollen zur Verwirklichung eines digitalen „Evidenzkreislaufs" beitragen (Ravaud et al. 2020). Möglichst hochwertige Studiendaten sollen in systematische Übersichtsarbeiten einfließen. Die entstehenden Evidenzsynthesen sollen im Gesundheitswesen Tätigen und politischen Entscheidungstragenden als Evidenzzusammenfassungen und Leitlinienempfehlungen zugänglich gemacht werden. Ein weiterer Baustein ist deren Verbreitung in laienverständlicher Form und als Entscheidungshilfen (s. Kap. 12 u. 13). Mit unterstützenden Qualitätsverbesserungsinitiativen erfolgt die Umsetzung in die Praxis und anschließend die Evaluation, bei der Versorgungsdaten einbezogen werden sollten. Kern eines „digitalen" Evidenz-Ökosystem ist ein strukturiertes Datenformat für alle Produkte, das einen ungehinderten Austausch von Versorgungs- und Studiendaten erlaubt – bis zur „Übersetzung" in allgemeinverständliche Formate. Dies erfordert gemeinsame Plattformen und Schnittstellen und setzt voraus, dass ein Wille und eine Kultur des „Teilens" besteht. Weiterhin ist ein gemeinsames Methodenverständnis zu schaffen, damit evidenzbasierte Entscheidungsfindung gelingen kann (Schünemann et al. 2022). Das digitale Evidenz-Ökosystem steht in Deutschland – wie andere digitale Prozesse – erst am Anfang (Kopp u. Nothacker 2021) (s. Kap. 20). Öffentliche Förderung im Rahmen der Versorgungsforschung kann projektbezogen helfen, reicht aber nicht aus. Die COVID-19-Pandemie hat gezeigt, dass rasch aktualisierte, evidenzbasierte Leitlinien ressourcenintensiv sind. Das Leitlinienengagement der Fachgesellschaften ist ungebrochen, das Vorhalten der dafür erforderlichen methodischen und finanziellen Ressourcen bleibt dagegen eine Herausforderung.

Literatur

Ärztliche Zentralstelle Qualitätssicherung (ÄZQ). Priorisierung von Gesundheits- oder Versorgungsproblemen als Themen des Leitlinien-Clearingverfahrens. Z Arztl Fortbild Qualitatssich. 2002;96(5):16–24.

AGREE Collaboration. Appraisal of Guidelines for Research & Evaluation II – AGREE II Instrument, Kriterium 4+5 – Deutsche Version: AGREE NEXT STEPS Consortium; 2014.

AGREE Collaboration. Development and validation of an international appraisal instrument for assessing the quality of clinical practice guidelines: the AGREE project. Qual Saf Health Care. 2003 Feb;12(1):18–23. doi: 10.1136/qhc.12.1.18.

Akl EA, Meerpohl JJ, Elliott J, Kahale LA, Schünemann HJ; Living Systematic Review Network. Living systematic reviews: 4. Living guideline recommendations. J Clin Epidemiol. 2017 Nov;91:47–53. doi: 10.1016/j.jclinepi.2017.08.009.

Alonso-Coello P, Oxman AD, Moberg J, Brignardello-Petersen R, Akl EA, Davoli M, Treweek S, Mustafa RA, Vandvik PO, Meerpohl J, Guyatt GH, Schünemann HJ; GRADE Working Group. GRADE Evidence to Decision (EtD) frameworks: a systematic and transparent approach to making well informed healthcare choices. 2: Clinical practice guidelines. BMJ. 2016 Jun 30;353:i2089. doi: 10.1136/bmj.i2089.

Arbeitsgemeinschaft der Wissenschaftlichen Medizinischen Fachgesellschaften (AWMF)-Ständige Kommission Leitlinien. AWMF-Regelwerk „Leitlinien". 2. Auflage 2020. URL: https://www.awmf.org/regelwerk/ (Abgerufen am 03.01.2022)

Armstrong MJ, Mullins CD, Gronseth GS, Gagliardi AR. Impact of patient involvement on clinical practice guideline development: a parallel group study. Implementation Sci. 2018 Apr 16;13(1):55.

AWMF. Aktuelle Informationen und Leitlinien zu COVID-19. URL: https://www.awmf.org/aktuelle-leitlinien-und-informationen-zu-covid-19 (Abgerufen am 21.02.2023)

AWMF-Portal „Interessenerklärung Online". URL: https://www.awmf.org/leitlinien/interessenportal (Abgerufen am 22.02.2023)

Ball CM, Phillips RS. Evidence-Based On-Call. Churchill Livingstone: Edinburgh, 2001.

Balshem H, Helfand M, Schünemann HJ, Oxman AD, Kunz R, Brozek J, et al. GRADE guidelines: 3. Rating the quality of evidence. J Clin Epidemiol. 2011 Apr;64(4):401–6. doi: 10.1016/j.jclinepi.2010.07.015.

Brouwers MC, Kho ME, Browman GP, Burgers JS, Cluzeau F, Feder G, Fervers B, Graham ID, Grimshaw J, Hanna SE, Littlejohns P, Makarski J, Zitzelsberger L; AGREE Next Steps Consortium.

AGREE II: advancing guideline development, reporting and evaluation in health care. J Clin Epidemiol. 2010 Dec;63(12):1308–11. doi: 10.1016/j.jclinepi.2010.07.001.

CEOsys – Das COVID-19-Evidenz-Ökosystem – Entscheidungen brauchen Wissen. URL: https://covid-evidenz.de/uber-uns/ (Abgerufen am 21.01.2023)

Cochrane Deutschland Stiftung, IFEM, AWMF-IMWi, ÄZQ. Manual Systematische Recherche für Evidenzsynthesen und Leitlinien. 2.1 Auflage (14.12.2020). URL: https://www.awmf.org/fileadmin/user_upload/dateien/downloads_regelwerk/20201214_Manual_Recherche_Evidenzsynthesen_Leitlinien_V2.1.pdf (Abgerufen am 13.03.2023)

DEGAM, S2e-Leitlinie SARS-CoV-2/Covid-19 Informationen und Praxishilfen für niedergelassene Hausärztinnen und Hausärzte, Version 23.1 vom 22.10.2022, AWMF-Registernummer 053–054. URL: https://register.awmf.org/de/leitlinien/detail/053-054 (Abgerufen am 21.01.2023)

El Mikati IK, Khabsa J, Harb T, Khamis M, Agarwal A, Pardo-Hernandez H, Farran S, Khamis AM, et al. A Framework for the Development of Living Practice Guidelines in Health Care. Ann Intern Med. 2022 Aug;175(8):1154–1160. doi: 10.7326/M22-0514.

GIN McMaster Guideline Development Checklist. URL: https://heigrade.mcmaster.ca/guideline-development/using-checklist (Abgerufen am 10.01.2023)

GRADEpro. Guideline Development Tool. URL: https://www.gradepro.org/ (Abgerufen am 21.01.2023)

Guidelines International Network (GIN). G-I-N PUBLIC Toolkit: Patient and Public Involvement in Guidelines 2023. URL: https://g-i-n.net/toolkit/ (Abgerufen am 21.01.2023)

Guidelines International Network (GIN). About Us. URL: https://g-i-n.net/about-gin (Abgerufen am 10.01.2023)

Guyatt GH, Oxman AD, Kunz R, Atkins D, Brozek J, Vist G, Alderson P, Glasziou P, Falck-Ytter Y, Schünemann HJ. GRADE guidelines: 2. Framing the question and deciding on important outcomes. J Clin Epidemiol. 2011 Apr;64(4):395–400. doi: 10.1016/j.jclinepi.2010.09.012.

Hutchings A, Raine R. A systematic review of factors affecting the judgments produced by formal consensus development methods in health care. J Health Serv Res Policy. 2006 Jul;11(3):172–9.

Institut für Qualität und Transparenz im Gesundheitswesen (IQTIG). Qualitätsreport 2021. URL: https://iqtig.org/veroeffentlichungen/qualitaetsreport/ (Abgerufen am 21.01.2023)

Institute of Medicine (US). Clinical Practice Guidelines We Can Trust. Graham R, Mancher M, Wolman DM, Greenfield S, Steinberg E, editors. Washington (DC): The National Academies Press; 2011. 290 p.

Kaiser K, Miksch S. Versioning computer-interpretable guidelines: semi-automatic modeling of 'Living Guidelines' using an information extraction method. Artif Intell Med. 2009 May;46(1):55–66. doi: 10.1016/j.artmed.2008.08.009.

Kinderschutzleitlinienbüro. AWMF S3+ Leitlinie Kindesmisshandlung, -missbrauch, -vernachlässigung unter Einbindung der

Jugendhilfe und Pädagogik (Kinderschutzleitlinie), Langfassung 1.0, 2019, AWMF-Registernummer: 027–069. URL: https://register.awmf.org/de/leitlinien/detail/027-069 (Abgerufen am 21.01.2023)

Kopp I. Umsetzung des DGV (Digitale Versorgung Gesetz): Finanzierung von Leitlinien, Vortrag, 14.11.2020, Delegiertenkonferenz der AWMF. URL: https://www.awmf.org/fileadmin/ user_upload/dateien/delegiertenkonferenzen/2020/ TOP_10_20201114_DK-AWMF_TOP10_Leitlinienfinanzierung-Kopp.pdf (Abgerufen am 21.01.2023)

Kopp I, Nothacker M. Digitalisierung von Leitlinienwissen zur Überwindung von Grenzen des Medizinischen Wissensmanagements: Modellprojekt für die Entwicklung hochwertiger Leitlinien und deren Verbreitung über Apps, Kurzbericht, 2021. URL: https://www.bundesgesundheitsministerium.de/ fileadmin/Dateien/5_Publikationen/Gesundheit/Berichte/ DissoLVe_Kurzbericht_bf.pdf (Abgerufen am 21.02.2023)

Kopp I, Selbmann HK, Koller M. Konsensfindung in evidenzbasierten Leitlinien – vom Mythos zur rationalen Strategie. Z Arztl Fortbild Qualitatssich. 2007;101:89–95..

Kühlein T, Schaefer C. Leitlinien – Die Kunst des Abweichens. Dtsch Arztebl. 2020;117(37):A 1696. URL: https://www.aerzteblatt. de/pdf.asp?id=215464 (Abgerufen am 21.01.2023)

Leitlinienprogramm Onkologie. URL: https://www. leitlinienprogramm-onkologie.de/home/ (Abgerufen am 21.01.2023)

Leitlinienprogramm Onkologie (Deutsche Krebsgesellschaft, Deutsche Krebshilfe, AWMF). S3-Leitlinie Früherkennung, Diagnose, Therapie und Nachsorge des Mammakarzinoms, Version 4.4, 2021, AWMF Registernummer: 032-045OL. URL: https://register.awmf.org/de/leitlinien/detail/032-045OL (Abgerufen am 21.01.2023)

Leitlinienprogramm Onkologie (Deutsche Krebsgesellschaft, Deutsche Krebshilfe, AWMF). S3-Leitlinie Prävention von Hautkrebs, Langversion 2.1, 2021, AWMF Registernummer: 032/052OL. URL: https://register.awmf.org/de/leitlinien/ detail/032-052OL (Abgerufen am21.01.2023)

Lorenz P, Nothacker M, Siegmund B, Lynen Jansen P. Das Leitlinienprogramm 3.01 der DGVS 2022. Z Gastroenterol. 2022 Oct;60(10):1500–1509. doi: 10.1055/a-1899-8932.

Lorenz W. Leitlinien für Diagnostik und Therapie, 1. Rundbrief: Was sind Leitlinien?, AWMF-Online, 1999. URL: https://www. awmf.org/fileadmin/user_upload/dateien/publikationen_ zu_leitlinien/manual/rb1.pdf (abgerufen am 20.02.2023)

MAGICapp. URL: https://app.magicapp.org/#/guidelines (Abgerufen am 21.01.2023)

Murphy MK, Black NA, Lamping DL, McKee CM, Sanderson CF, Askham J, et al. Consensus development methods, and their use in clinical guideline development. Health Technol Assess. 1998;2(3):i-iv, 1–88.

Nationale VersorgungsLeitlinien. URL: https://www.leitlinien.de/ (Abgerufen am 21.01.2023)

Nölling T. Es bleibt dabei: Leitlinien sind nicht rechtlich verbindlich. German Medical Science, Mitteilungen AWMF; 2014.

Nothacker M, Kreienberg R, Kopp IB. „Gemeinsam Klug Entscheiden" – eine Initiative der AWMF und ihrer Fachgesellschaften: Mission, Methodik und Anwendung. Z Evid Fortbild Qual Gesundhwes. 2017 Dec;129:3–11. doi: 10.1016/j.zefq.2017.10.012.

Nothacker MJ, Langer T, Weinbrenner S. Qualitätsindikatoren zu Nationalen VersorgungsLeitlinien (NVL) am Beispiel der NVL Herzinsuffizienz. Z Evid Fortbild Qual Gesundhwes. 2011;105(1):27–37. doi: 10.1016/j.zefq.2010.07.003.

Nothacker M, Muche-Borowski C, Kopp IB. 20 Jahre ärztliche Leitlinien in Deutschland – was haben sie bewirkt?. Z Evid Fortbild Qual Gesundhwes. 2014;108(10):550–9. doi: 10.1016/j. zefq.2014.10.012.

Ollenschläger G; Guidelines International Network. Das Internationale Leitlinien-Netzwerk-G-I-N (Guidelines International Network). Hintergrund und Ziele. Med Klin (Munich). 2003 Jul 15;98(7):411–2.

Pielenz C, Schneider M, Salveridou-Hof E, Flick M, Gaigl G, Khorikian-Ghazari N, et al. From conventional to living guidelines – faster updates for better informed guidance? A scoping review. Z Evid Fortbild Qual Gesundhwes. 2022 Nov;174:20–31. doi: 10.1016/j.zefq.2022.07.004.

Piggott T, Langendam MW, Parmelli E, Adolfsson J, Akl EA, Armstrong D, Braithwaite J, Brignardello-Petersen R, Brozek J, Follmann M, Kopp I, Meerpohl JJ, Neamtiu L, Nothacker M, et al. Integrating Quality Assurance and Quality Improvement With Guidelines: Systematic Stakeholder-Driven Development of an Extension of the Guidelines International Network-McMaster Guideline Development Checklist. Ann Intern Med. 2022 May;175(5):735–739. doi: 10.7326/M21-3977.

Qaseem A, Forland F, Macbeth F, Ollenschläger G, Phillips S, van der Wees P; Board of Trustees of the Guidelines International Network. Guidelines International Network: toward international standards for clinical practice guidelines. Ann Intern Med. 2012 Apr 3;156(7):525–31. doi: 10.7326/0003-4819-156-7-201204030-00009.

Ravaud P, Créquit P, Williams HC, Meerpohl J, Craig JC, Boutron I. Future of evidence ecosystem series: 3. From an evidence synthesis ecosystem to an evidence ecosystem. J Clin Epidemiol. 2020 Jul;123:153–161. doi: 10.1016/j.jclinepi.2020.01.027.

Sachverständigenrat für die konzertierte Aktion im Gesundheitswesen. Sachstandsbericht 1994: Gesundheitsversorgung und Krankenversicherung 2000. Eigenverantwortung, Subsidiarität und Solidarität bei sich ändernden Rahmenbedingungen, Baden-Baden 1994

Sachverständigenrat für die konzertierte Aktion im Gesundheitswesen. Gesundheitsversorgung und Krankenversicherung 2000 – Mehr Ergebnisorientierung, mehr Qualität und mehr Wirtschaftlichkeit; Kurzfassung und Empfehlungen. 1995. Baden-Baden 1995. URL: https://www.svr-gesundheit.de/ gutachten/sachstandsbericht-1995/ (Abgerufen am 22.12.2022)

Schünemann HJ, Reinap M, Piggott T, Laidmäe E, Köhler K, Pöld M, Ens B, Irs A, Akl EA, Cuello CA, Falavigna M, Gibbens M, Neamtiu L, Parmelli E, Jameleddine M, Pyke L, Verstijnen I, Alonso-Coello P, Tugwell P, Zhang Y, Saz-Parkinson Z, Kuchenmüller T, Moja L. The ecosystem of health decision making:

from fragmentation to synergy. Lancet Public Health. 2022 Apr;7(4):e378-e390. doi: 10.1016/S2468-2667(22)00057-3.

Schünemann HJ, Al-Ansary LA, Forland F, Kersten S, Komulainen J, Kopp IB, Macbeth F, Phillips SM, Robbins C, van der Wees P, Qaseem A; Board of Trustees of the Guidelines International Network. Guidelines International Network: Principles for Disclosure of Interests and Management of Conflicts in Guidelines. Ann Intern Med. 2015 Oct 6;163(7):548–53. doi: 10.7326/M14-1885.

Twaddle S, Harrow E, Service D, Alonso-Coello P, Kopp I, Munn Z. Guideline registries and libraries: a mixed-methods approach identified issues to be addressed with content. J Clin Epidemiol. 2022 Apr;144:121–126. doi: 10.1016/j.jclinepi.2021.12.002.

World Health Organization. Regional Office for Europe. (1997). Guidelines in health care practice: report on the WHO meeting, Schloss Velen, Borken, Germany, 26–28 January 1997. Copenhagen: WHO Regional Office for Europe.

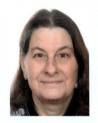

Dr. med. Monika Nothacker, MPH

Monika Nothacker ist seit 2012 stellvertretende Leiterin des AMWF-Instituts für Medizinisches Wissensmanagement. Davor war sie als Abteilungsleiterin Wissensmanagement/Int. QM und im Bereich EbM/Leitlinien im Ärztlichen Zentrum für Qualität in der Medizin sowie als Projektmanagerin im Westdeutschen Brustcentrum Düsseldorf tätig. Ihr Studium der Humanmedizin absolvierte sie in Tübingen, anschließend arbeitete sie als Ärztin in Reutlingen sowie als Fachärztin für Gynäkologie und Geburtshilfe in Berlin, wo sie berufsbegleitend einen Master of Public Health erwarb.

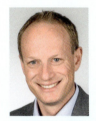

Prof. Dr. med. Jörg Meerpohl

Jörg Meerpohl ist Direktor des Instituts für Evidenz in der Medizin am Universitätsklinikum Freiburg, Direktor von Cochrane Deutschland und Gründungsdirektor des Freiburger GRADE-Zentrums. Bis 2013 arbeitete er als Pädiater an der Universitätskinderklinik in Freiburg. Zu seinen Forschungsschwerpunkten gehören systematische Übersichtsarbeiten, Transparenz in der Forschung sowie Leitlinienmethodik.

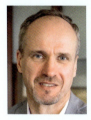

Prof. Dr. med. Dr. Holger Schünemann, M.Sc.

Holger Schünemann ist Internist und Klinischer Epidemiologe. Seit 2009 leitet er die GRADE Working Group und seit 2016 Cochrane Kanada. Er ist Professor an der McMaster University in Hamilton, Kanada, und an der Humanitas University in Mailand, Italien. Seine wissenschaftlichen Schwerpunkte sind die Evidenzsynthese, das Ökosystem für Gesundheitsentscheidungen und Leitlinien.

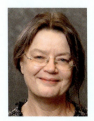

Prof. Dr. med. Ina B. Kopp

Ina B. Kopp leitet das Institut für Medizinisches Wissensmanagement der AWMF seit dessen Gründung 2010 und ist seit 2004 stellvertretende Vorsitzende der Kommission Leitlinien der AWMF. Von 2014 bis 2016 war sie Präsidentin des Guidelines International Network (GIN). Studium, Promotion (1996), Habilitation (2004) und Verleihung der apl. Professur (2009) erfolgten an der Philipps-Universität Marburg. Klinisch war sie in der Chirurgie (1995–2000) und Inneren Medizin (2001–2002) tätig.

3 Interessenkonflikte und Leitlinien

David Klemperer und Klaus Lieb

C. Günster | J. Klauber | D. Klemperer | M. Nothacker | B.-P. Robra | C. Schmuker (Hrsg.) Versorgungs-Report.
Leitlinien – Evidenz für die Praxis.
DOI 10.32745/9783954668007-3, © MWV Medizinisch Wissenschaftliche Verlagsgesellschaft Berlin 2023

Interessenkonflikte gehen mit Biasrisiken einher, die zu verzerrten Bewertungen entscheidungsrelevanter Informationen und damit zu fehlerhaften fachlichen Entscheidungen führen können. Die Entwicklung von Leitlinienempfehlungen erfordert daher eine Methodik, die das Biasrisiko von Interessenkonflikten minimiert. Ein wichtiger Verursacher von Interessenkonflikten ist die pharmazeutische Industrie mit ihrer doppelten Zielsetzung Gewinnorientierung und Patientenwohl. Ihre Kooperation mit Ärztinnen und Ärzten und ihren Organisationen ist regelhaft Teil der pharmazeutischen Wertschöpfungskette. Dabei setzt oder verstärkt sie dem Patientenwohl nachrangige, sekundäre Interessen aufseiten der Ärztinnen und Ärzte, die dem primären Interesse der guten Patientenversorgung entgegenstehen können. Das Regelwerk der Arbeitsgemeinschaft der Wissenschaftlichen Medizinischen Fachgesellschaften (AWMF) zur Erklärung von Interessen und Umgang mit Interessenkonflikten bei Leitlinienvorhaben dient der Validität und der Vertrauenswürdigkeit der Leitlinienempfehlungen.

Conflicts of interest are associated with a risk of bias, which can lead to biased assessment of decision-relevant information and thus to erroneous professional decisions. The development of guideline recommendations therefore requires a methodology that minimizes the bias risk of conflicts of interest. An important source of conflicts of interest is the pharmaceutical industry with its dual objectives of profit orientation and patient welfare. Its cooperation with physicians and their organizations is a regular part of the pharmaceutical value chain. The pharmaceutical industry places or reinforces secondary interests on the side of physicians that are subordinate to the patient's well-being, which may conflict with the primary interest of good patient care. The rules of the Association of the Scientific Medical Societies (AWMF) for the declaration of interests and handling of conflicts of interest in guideline projects serve to ensure the validity and trustworthiness of guideline recommendations.

3.1 Was ist ein Interessenkonflikt?

Das Wort Interesse hat u.a. die Bedeutung von Nutzen, Vorteil, Bestrebung (lat. interesse: gelegen sein, von Nutzen sein). Interesse geht stets mit Motivation einher, also Prozessen, die mit dem Setzen und Bewerten von Zielen zusammenhängen und einer Handlung vorausgehen (Achtziger et al. 2022). Ein Konflikt von Interessen liegt vor, wenn zwei oder mehr Interessen nebeneinander oder einander ausschließend bestehen, von denen eines aus ethischen Gründen vorrangig ist und das andere daher nicht auf Kosten des einen verwirklicht werden sollte. Ausschlaggebend für die Problematik und Relevanz von Interessenkonflikten im Zusammenhang mit medizinischen Leitlinien sind die in derartigen Konfliktsituationen entstehenden Auswirkungen auf das Urteilsvermögen, die zu einer verzerrten Bewertung von entscheidungsrelevanten Informationen und damit fachlichen Entscheidungen zuungunsten des Patientenwohls führen können.

Der Begriff Interessenkonflikt wurde Anfang der 1980er-Jahre in die Medizin eingeführt und bezog sich auf die Entstehung eines profitorientierten „medizinisch-industriellen Komplexes" (Relman 1980). Die seit 1984 geforderte Erklärung von Interessenkonflikten im New England Journal of Medicine bezog sich auf die finanzielle Unterstützung der Autorinnen und Autoren durch Firmen, die ein unmittelbares Interesse an den Ergebnissen einer Studie haben, sowie auf finanzielle Beteiligungen von Autorinnen und Autoren an Firmen und auf finanziell vorteilhafte Arrangements, wie z.B. bezahlte Beratungs- und Vortragstätigkeit für Firmen (Relman 1984).

Unter den zahlreichen Definitionen hat sich in Deutschland die folgende von Thompson (1993) entwickelte und vom Institute of Medicine (IOM 2011, heute: National Academy of Medicine) und der AWMF übernommene Definition durchgesetzt.

> „**Interessenkonflikte sind definiert** als Gegebenheiten, die ein Risiko dafür schaffen, dass professionelles Urteilsvermögen oder Handeln, welches sich auf ein primäres Interesse bezieht, durch ein sekundäres Interesse unangemessen beeinflusst wird" (AWMF 2020, S. 28).

Eine ergänzende Definition sieht die Ärztin bzw. den Arzt in ihrer Beziehung zu ihren Patientinnen und Patienten in der Rolle eines Treuhänders, dem die Patientinnen bzw. die Patienten ihre Gesundheit mit der Verpflichtung anvertrauen, loyal und allein zu ihrem Wohl tätig zu sein. Interessenkonflikte sind aus dieser Sicht Situationen, die diese Verpflichtung zur Loyalität infrage stellen (Rodwin 2011, S. 15).

3.1.1 Primäre Interessen

Das primäre Interesse beruht auf der Verpflichtung der Ärzteschaft als Profession gegenüber den Patientinnen und Patienten und der Gesellschaft. Sie sind in der ärztlichen Berufsordnung (BÄK 2022a) verpflichtend vorgegeben: Das oberste Anliegen – gleichbedeutend mit dem primären Interesse – sind die Gesundheit und das Wohlergehen der Patientinnen und Patienten. Das primäre Interesse ist somit auf der Mikroebene der Arzt-Patient-Beziehung die bestmögliche Lösung des Gesundheitsproblems unter Wahrung der Autonomie der Patientinnen und Patienten. Weil es sich bei der Entwicklung von Leitlinien um eine wissenschaftlich-forschende Tätigkeit handelt, gelten hier die ethischen Grundsätze für die medizinische Forschung des Weltärztebundes, die zuletzt 2013 aktualisiert wurden (Weltärztebund 2013), auf die die ärztliche Berufsordnung in § 15 Abs. 3 verweist. Angewendet auf die Leitlinienentwicklung ist das vorrangige Ziel – das primäre Interesse –, das Patientenwohl mithilfe präventiver, diagnostischer und therapeutischer Maßnahmen zu verbessern (Weltärztebund 2013, Ziffer 6).

3.1.2 Sekundäre Interessen

Sekundäre Interessen umfassen ein breites Spektrum von Sachverhalten. Um Interessenkonflikte handelt es sich, wenn das Vorliegen dieser sekundären Interessen das Risiko birgt, entgegen den primären Interessen zu urteilen oder zu handeln. Zu den sekundären Interessen zählen finanziell vorteilhafte Beziehungen zu Herstellern von Arzneimitteln und Medizinprodukten, beruflicher Aufstieg, soziale Anerkennung, Macht, Begünstigung von nahestehenden Personen sowie Bindung an bestimmte Ideen und Konzepte im Sinne von intellektuellen Interessen. Sekundäre Interessen sind nicht per se illegitim, manche, wie z.B. beruflicher Aufstieg und soziale Anerkennung, können vielmehr erstrebenswerter oder gar notwendiger Bestandteil professioneller Praxis sein. Das „Guidelines International Network" schlägt in Erweiterung der Definition von Interessenkonflikten eine Unterscheidung von direkten finanziellen Interessenkonflikten und indirekten Interessenkonflikten vor (Schünemann et al. 2015). Indirekte Interessenkonflikte werden auch als immaterielle oder akademische Interessenkonflikte bezeichnet; sie beziehen sich auf persönliche Vorteile, wie Förderung der wissenschaftlichen Karriere oder Verbesserung des Renommees in einer medizinischen Fachgruppe. Diese Art von Interessen geht nicht mit einem unmittelbaren finanziellen Vorteil einher, kann aber im Verlauf zu erhöhtem Einkommen führen. Das Konzept direkter finanzieller und indirekter Interessenkonflikte legt die AWMF in ihrem Formular zu Erklärung von Interessen für Mitglieder von Leitliniengruppen zugrunde.

3.1.3 Exkurs: Befangenheit

Dem Konzept Interessenkonflikt entspricht im juristischen Bereich die *„Besorgnis der Befangenheit"*. Da es auch in den Urteilen von Richtern um die Sicherstellung von Neutralität und Objektivität geht, soll dieses Konzept hier genannt werden. Befangenheit besteht demnach bei Richtern, wenn „ein Grund vorliegt, der ge-

eignet ist, Misstrauen gegen die Unparteilichkeit eines Richters zu rechtfertigen" (§ 24 Abs. 2 Strafprozessordnung). Der Bundesgerichtshof hat dazu in einem Urteil ausgeführt, dass das Misstrauen gerechtfertigt ist, wenn bei vernünftiger Würdigung aller Umstände Anlass zum Zweifel an der Unvoreingenommenheit besteht, wobei die Beurteilung stets im Hinblick auf das konkrete Verfahren und den konkreten Verfahrensgegenstand zu erfolgen hat und es keine verfahrensübergreifende Generalablehnung geben darf (Bundesgerichtshof 2012). Über das Formblatt der AWMF werden die Interessen der Leitliniengruppenmitglieder erfasst, anschließend bewerten Dritte die Interessen auf ihr Konfliktpotenzial hinsichtlich des „konkreten Verfahrensgegenstandes" (s. S. 9).

3.1.4 Selbstwahrnehmung von Interessenkonflikten

Personen mit Interessenkonflikten sehen sich selbst zumeist nicht gefährdet, in ihrem Urteil beeinflusst zu werden, halten aber häufig andere Personen in vergleichbaren Konfliktkonstellationen in ihrer Unabhängigkeit für gefährdet. Dieses Wahrnehmungsmuster findet sich in einer Vielzahl von Studien (z.B. Lieb u. Brandtönies 2010) und wird mit Begriffen wie „bias blind spot", „Resistenzillusion" oder „third person effect" bezeichnet. Aus dem Bias in der Beurteilung des eigenen Bias folgt die Notwendigkeit einer externen Bewertung von Interessen(konflikten).

3.1.5 Bewertung und Regulierung von Interessenkonflikten

Die Bewertung und Regulierung von Interessenkonflikten im Zusammenhang mit der Leitlinienentwicklung haben zum Ziel, den Einfluss sekundärer Interessen zu minimieren, Gefährdungen des Patientenwohls zu vermeiden und das Vertrauen in die Leitlinien zu fördern. Die Bewertung sollte prospektiv und mithilfe expliziter Kriterien erfolgen. Die Schwere eines Interessenkonflikts wird auf Grundlage der Wahrscheinlichkeit einer unangemessenen Beeinflussung und des daraus folgenden Schadens bewertet (Thompson 1993).

Nach Thompson (1993) nimmt die **Wahrscheinlichkeit einer Beeinflussung** mit steigender Bedeutung oder Höhe des persönlichen Vorteils (value of secondary interest) zu. Eine untere Grenze für finanzielle Zuwendungen, unterhalb derer keine Beeinflussung stattfindet, scheint es nicht zu geben, vielmehr wurde eine Beeinflussung schon in Verbindung mit Zuwendungen ohne nennenswerten materiellen Wert nachgewiesen (z.B. Lieb u. Scheurich 2014). Das **Ausmaß des Konflikts** (scope of conflict) bezieht sich auf die Dauer und Tiefe der Beziehung, die den Konflikt hervorbringt. So dürfte eine über Jahre dauernde bezahlte Vortragstätigkeit für Produkte einer oder mehrerer pharmazeutischer Firmen das Risiko für Beeinflussung stärker erhöhen als ein einzelner Vortrag. Das Ausmaß des **Ermessensspielraums** (extent of discretion) bei der Beurteilung von medizinischen Sachverhalten und beim Treffen medizinischer Entscheidungen dürfte mit dem Risiko für unangemessene Beeinflussung zusammenhängen.

Die **Schwere eines Interessenkonflikts** bezieht sich auf drei Bereiche: die Bedeutung des primären Interesses, das Ausmaß der Folgen sowie die Rechenschaftspflicht (Thompson 1993). Die *Bedeutung des primären Interesses* bezieht sich auf die negativen Konsequenzen einer falschen Empfehlung infolge einer verzerrten Beurteilung. Hier kann es durch falsche Behandlung zu direkten Schäden bei Patienten kommen und indirekt zu Vertrauensverlusten in das System der Leitlinienerstellung und in die Integrität von Wissenschaftlerinnen und Wissenschaftlern und Ärztinnen und Ärzten. Beim *Ausmaß der Folgen* kann zwischen der Anzahl betroffener Patientinnen und Patienten und der Relevanz der Behandlung unterschieden werden. Eine verzerrte Beurteilung der Nutzen-Schaden-Bilanz eines Arzneimittels infolge eines Geschenks in Verbindung mit einseitiger Information durch eine Pharmavertreterin schädigt eine überschaubare Zahl der Patientinnen und Patienten der jeweiligen Ärztin. Eine falsche Empfehlung in einer Leitlinie hat dagegen ein erheblich größeres Schadenspotenzial, da sie eine Grundlage für die Behandlungsentscheidungen zahlreicher Ärztinnen und Ärzte mit ihren jeweiligen Patientinnen und Patienten darstellt. Schließlich sind Interessenkonflikte bei eingeschränkter *Rechenschaftspflicht* (accountability) als schwer zu bewerten. Rechenschaftspflicht bezeichnet in diesem Zusammenhang die Überprüfbarkeit der Entscheidungen und Bewertungen von Ärztinnen und Ärzten und Wissenschaftlerinnen und Wissenschaftlern durch Personen, Institutionen oder Behörden ohne Interessenkonflikte. Die Aussicht darauf, eine Entscheidung früher oder später einer externen Stelle gegenüber rechtfertigen zu müssen, dürfte die Motivation bezüglich Durchsetzung sekundärer eigennütziger Interessen mindern. Das Kriterium Rechenschaftspflicht kommt in der Leitlinienentwicklung eher nicht zum Tragen, weil Bewertungen und Entscheidungen in der Regel vor der Gruppe zu begründen sind.

3.2 Die Bedeutung der Ärzteschaft für die pharmazeutische Industrie

Eine Industrie, die im Jahr 2021 einen weltweiten Umsatz von 1.424 Mrd. Dollar (Herstellerabgabepreise) erzielte mit avisierten Umsätzen von 1.800 Mrd. Dollar für 2026 (IQVIA 2022, S. 27), überlässt nichts dem Zufall. Ein Studium der einschlägigen Literatur (z.B. Umbach 2022; Trilling 2015; Ding et al. 2014; Kölbel 2018) ergibt ein in wesentlichen Aspekten übereinstimmendes Bild.

3.2.1 Geschäftsmodell

Die Zielsetzung von Unternehmen ist die Gewinnerzielung (Business Roundtable 1997). Das Geschäftsmodell der pharmazeutischen Industrie besteht in erster Linie in der Vermarktung patentierter, vor Marktkonkurrenz geschützter Arzneimittel. Dabei handelt es sich um neue pharmakologische Substanzen (new chemical entities) oder um Molekülvarianten bereits zugelassener Substanzen (Analogpräparate, follow-on drugs, me-too drugs). Die Patentlaufzeit bereits zugelassener Substanzen kann durch Veränderung der Darreichungsform oder andere Strategien verlängert werden (life-cycle extension strategies, Kappe 2014), was bei Fehlen eines therapeutischen Vorteils kritisch als „evergreening" bezeichnet wird (Abbas 2019).

Als pharmazeutische Wertschöpfungskette wird der Weg von der Forschung und Entwicklung über Herstellung, Zulassung bis hin zur Markteinspeisung einer neuen Substanz bezeichnet (Kölbel 2018, S. 5; Singh u. Jayanti 2014, S. 703ff.). Der Aufwand für die Entwicklung neuer, marktfähiger Substanzen ist hoch, auch wenn die Berechnungen der Industrie höher sind als die von neutralen Untersuchern (Wouters et al. 2020). Die Entwicklung kann in jeder Phase scheitern, auch nach Markteintritt kann es zum Widerruf der Zulassung kommen. Die angefallenen Kosten müssen in solchen Fällen abgeschrieben werden. Da nach Ablauf des Patents der Preis durch die Konkurrenz von Generika zumeist stark sinkt, ist es für den Geschäftserfolg unabdingbar, fortlaufend neue patentgeschützte Arzneimittel schnell auf den Markt zu bringen. Alle forschenden Pharmafirmen stehen hier also unter erheblichem Erfolgsdruck. Ihr Marktwert wird in erster Linie mit Blick auf das Ablaufdatum des Patents von Medikamenten und auf die in Entwicklung befindlichen Substanzen (pipeline) beurteilt.

Die Beteiligung von Ärztinnen und Ärzten an der Wertschöpfungskette ist eine Notwendigkeit, insbesondere bei den Zulassungsstu-dien und beim Markteintritt. Für den Geschäftserfolg spielt die Ärzteschaft eine Schlüsselrolle.

3.2.2 Beteiligung von Ärztinnen und Ärzten an Studien

Zulassungsstudien werden in der Regel von der jeweiligen pharmazeutischen Firma gesponsert. Dabei ist sie auf die Mitarbeit universitärer Ärztinnen und Ärzte angewiesen. Sie behält jedoch die Kontrolle über die Wissensproduktion, indem sie Vereinbarungen (clinical trial agreements) trifft, mit denen sie sich die Hoheit über Planung, Durchführung, Datenauswertung und Veröffentlichung sichert (Rasmussen et al. 2018). Zu den Auswahlkriterien teilnehmender Ärztinnen und Ärzte zählt neben der fachlichen Qualifikation auch die Bekanntheit innerhalb des Fachgebiets, die Position in der jeweiligen Fachgesellschaft sowie nicht zuletzt eine Nähe zur Pharmaindustrie. Als „Belohnung" winken den akademischen Forschenden bezahlte Tätigkeiten in Advisory Boards der Industrie, Vortragstätigkeiten auf wissenschaftlichen Kongressen und im Rahmen ärztlicher Fortbildung.

Das Engagement der Industrie in **Forschung und Entwicklung** zielt primär auf die Gewinninteressen, nicht auf das Patientenwohl. Beide Zielsetzungen sind häufig nicht miteinander vereinbar, der sich darin äußernde Interessenkonflikte ist grundsätzlich unvermeidbar. Industrie-gesponserte Studien sind u.a. gekennzeichnet durch:

- Beschränkung auf die Indikationsgebiete, in denen die höchsten Gewinne zu erwarten sind – derzeit neben COVID-19-Impfstoffen Onkologie, Immunologie und Neurologie (IQVIA 2022, S. 49)
- Vernachlässigung der Arzneimittelforschung für eine Reihe von Krankheiten in tropischen Gebieten. Diese „neglected tropi-

cal diseases" betreffen mehr als 1 Mrd. Menschen (Website WHO, https://tinyurl.com/2e8tcwuf) aber weniger als 1% aller Studien beziehen sich darauf (Pedrique et al. 2013).

- Sponsoring-Bias zur Erzielung kommerziell verwertbarer Ergebnisse durch Einflussnahme auf Design, Durchführung, Interpretation und Publikation (Lundh et al. 2017; Schott et al. 2010a, 2010b; Klemperer 2010).
- unvollständige Veröffentlichung der Studiendaten (McGauran u. Wieseler 2021)
- Geheimhaltung der Verträge mit universitären Forschenden (Kasenda et al. 2016)
- Publikationsbias durch Nicht-Veröffentlichung von Studien mit negativem Outcome (Wallach u. Krumholz 2019)
- Berichtsbias durch selektives Berichten von (positiven) Outcomes einer Studie (Chan et al. 2004)
- fehlende oder fragliche Patientenrelevanz von Studienendpunkten (Surrogatendpunkte, Chen et al. 2020)
- Fehlen von unabhängigen vergleichenden Studien von unterschiedlichen Wirkstoffen für ein Indikationsgebiet (head-to-head trials) (Heres et al. 2006)

3.2.3 Einflussnahme auf Ärztinnen und Ärzte

Die Einflussnahme der pharmazeutischen Industrie auf die Ärzteschaft insgesamt sowie die ärztliche Fortbildung im Speziellen folgt aus ihrer Abhängigkeit von den Ärztinnen und Ärzten in Krankenhaus und Praxis als Verordnerinnen und Verordnern von Arzneimitteln.

Als „Landschaftspflege", „Klimapflege" oder auch „Anfüttern" werden Vorteilsgaben von Arzneimittelherstellern bezeichnet, die nicht mit der Erwartung einer bestimmten ärztlichen Gegenleistung verknüpft sind, sondern über den Reziprozitätsmechanismus das allgemeine unspezifische Wohlwollen der Nehmenden sichern sollen (Kölbel 2018, S. 64).

Ein Beispiel sind Zuwendungen von Firmen an Medizinstudierende wie Mahlzeiten, nichtinformative Geschenke und Fortbildungsveranstaltungen (Lieb u. Koch 2013).

Für das Marketing neuer Arzneimittel setzen Hersteller sogenannte Key Opinion Leaders (KOL; Meinungsbildner, Meinungsführer) ein. Diese werden beauftragt, gegen Honorar Vorträge über bestimmte Medikamente zu halten. KOL sind üblicherweise renommierte Ärztinnen und Ärzte an Universitätskliniken oder Krankenhäusern, die in Fachgesellschaften verankert sind und sich auch an der Erstellung von Leitlinien beteiligen. Die Ermittlung, Entwicklung und Schulung von KOLs betreiben die Unternehmen mit ausgefeilten Methoden, zunehmend werden diese Aufgaben an externe Unternehmen ausgelagert (z.B. Wave Healthcare Communication Ltd.: „External expert mapping & engagement" https://www.wavehealthcare.co.uk). Aus Sicht der Industrie sind KOL ein Marketinginstrument zur Verbreitung von Wissen und Veränderung des Verschreibungsverhaltens mit einem günstigen Verhältnis von Investition und Gewinn (return on investment, ROI). In der Eigenwahrnehmung sehen sich KOL zumeist als unabhängig und nicht vom Auftraggeber beeinflusst (Sismondo u. Chloubova 2016). Zu ihren Benefits zählen – neben den Honoraren und der Beförderung ihrer Karriere durch vermehrte firmengesponserte Publikationen – Prestige, Aufmerksamkeit und Anerkennung (Umbach 2022, S. 71). In Frankreich betrug der Anteil von KOLs an allen Ärztinnen und Ärzten im Zeitraum von 2017 bis 2019 0,24% (Clinckemaillie et al. 2022).

Ein weiteres Marketinginstrument sind wissenschaftliche Beiräte (Advisory Boards). Pharmazeutische Unternehmen berufen Expertinnen und Experten, um z.B. das Unternehmen zu Fragen der Strategie für den Marktzugang für ein neues Medikament zu beraten und um sie an sich zu binden (Trilling 2015, S. 118).

3.2.4 Fortbildung

Einen Schwerpunkt der Wertschöpfungskette bildet der Markteintritt. Hier geht es darum, ein neues Medikament der jeweiligen ärztlichen Zielgruppe bekannt zu machen und die tatsächlichen und vermeintlichen Vorteile – auch im Vergleich zu konkurrierenden Substanzen – herauszustellen. Ein entscheidender Hebel ist die kontinuierliche Fortbildung, zu der Ärztinnen und Ärzte verpflichtet sind (SGB V §§ 95d und § 136b; BÄK 2022b). Orte der Fortbildung sind nationale und internationale Fachkongresse sowie regionale und lokale Veranstaltungen. Träger der Fortbildungsveranstaltungen sind in erster Linie Fachgesellschaften, Ärztekammern, lokale ärztliche Vereinigungen, Krankenhäuser, Universitäten und kommerzielle, von pharmazeutischen Unternehmen teilfinanzierte Fortbildungsfirmen (z.B. FOMF https://fomf.de). Die industriedienliche Arbeitsweise der Firma Omniamed, die in Deutschland seit 2019 nicht mehr tätig ist, wurde durch „teilnehmende Beobachtung" dokumentiert (Keller 2015).

Gesetzlich und durch die Berufsordnung besteht die Vorgabe, dass die Fortbildungsinhalte „frei von wirtschaftlichen Interessen" sein müssen. Jedoch waren an Finanzierung von Fortbildung und damit verbundenen Bereichen in Deutschland allein die Mitgliedsfirmen der Freiwilligen Selbstkontrolle für die Arzneimittelindustrie (FSA) mit etwa 200 Mio. Euro beteiligt (Website FSA, https://tinyurl.com/5n8xxwc4). Die Wirksamkeit des Fortbildungssponsorings durch die Industrie auf das Verschreibungsverhalten versteht sich von selbst, weil Firmen für jede Maßnahme im Rahmen der Wertschöpfungskette die Rentabilität (return on investment) zugrunde legen. Die fortwährenden Investitionen der Industrie in ärztliche Fortbildung belegen, dass weder die Empfehlungen der Bundesärztekammer (BÄK 2022b) noch der Kodex der Industrie (FSA 2020) die Fortbildungsinhalte „frei von wirtschaftlichen Interessen" halten können.

Die pharmazeutische Industrie hat ein legitimes Interesse an der Gewinnerzielung. Daran orientiert sie alle Aktivitäten im Zusammenhang mit der pharmazeutischen Wertschöpfungskette. Auch die Beziehungsgestaltung zur Ärzteschaft geschieht in den Bereichen Forschung und Entwicklung sowie Fortbildung unter der Maßgabe der Rentabilität. Dabei setzen oder verstärken pharmazeutische Unternehmen sekundäre Interessen bei den der Ärztinnen und Ärzten, insbesondere materiellen Gewinn und soziale Anerkennung. Für die Entwicklung vertrauenswürdiger Leitlinien muss dies berücksichtigt werden.

3.3 Beurteilung und Management von Interessenkonflikten in Leitlinienvorhaben der AWMF

Leitlinien in der Medizin dienen der Entscheidungsfindung zwischen Ärztinnen und Ärzten und Patientinnen und Patienten, erweitern die Wissensgrundlage in Aus-, Weiter- und Fortbildung und unterstützen die Qualitätsentwicklung im Versorgungssystem (Kopp et al. 2018, S. 177). Wegen ihrer weitreichenden Bedeutung für die Versorgungsqualität müssen Leitlinienempfehlungen hohen Qualitätsanforderungen genügen. Mit dem Ziel der Vertrauenswürdigkeit hat das damalige Institute of Medicine (IOM, heute: National Academy of Medicine) 8 Standards entwickelt, u.a. zur Transparenz der Prozesse, dem Management von Interessenkonflikten und der Zusammensetzung von Leitliniengruppen (IOM 2011).

Nur wenige Organisationen, die Leitlinien erstellen, setzen die IOM-Kriterien konsequent um. Bei einer Untersuchung von 46 Organisationen, die in den Jahren 2018 und 2019 907 Leitlinien veröffentlichten, verfügten 36 über eine Interessenkonfliktstrategie. 31 dieser 36 Organisationen erfüllten 4 oder weniger von 7 Kriterien des IOM (Brems et al. 2021).

Die AWMF hat die IOM-Standards aufgegriffen und legt sie seit 2012 der Leitlinienentwicklung zugrunde. Eine modifizierte und weiterentwickelte Version des Regelwerks gilt seit 2018 (AWMF 2020).

Als Kernkriterien sind zu nennen:

- explizite und transparente Prozesse zur Vermeidung bzw. Minimierung von Bias
- Multidisziplinarität und Ausgewogenheit in der Zusammensetzung der Leitliniengruppe mit Teilnahme von Repräsentantinnen und Repräsentanten der Betroffenengruppen entsprechend der Adressatinnen und Adressaten in S1-, S2k- und S3-Leitlinien
- systematische Recherche, Auswahl, Bewertung und Aufarbeitung der Evidenz in S2e- und S3-Leitlinien
- strukturierte Konsensfindung über die Leitlinienempfehlungen zur Vermeidung von Bias durch Partikularinteressen in S2k- und S3-Leitlinien.
- Konsequenzen für geringe, moderate und hohe Interessenkonflikte
  - gering: Limitierung von Leitungsfunktion
  - moderat: Enthaltung bei Abstimmung oder Doppelabstimmung von Empfehlungen ohne und mit Mitgliedern mit Interessenkonflikten
  - hoch: keine Beteiligung an Diskussion und Abstimmung zum Thema
- Überprüfung der Vorgehensweisen und der Leitlinienqualität auf Basis von Kriterien des international anerkannten AGREE II-Instruments zur methodischen Bewertung von Leitlinienqualität (Website https://www.agreetrust.org/agree-ii).

Bei der Konstituierung einer Leitliniengruppe erklären alle Teilnehmenden ihre Interessen. Dies ist eine Änderung zur Vorversion des Regelwerks, in der noch nach Interessenkonflikten gefragt wurde. Hier wurde die Erkenntnis umgesetzt, dass Interessen nur dann zu Konflikten führen, wenn sie sich auf inhaltlich damit verbundene Fragen beziehen. Darüber hinaus besteht eine generelle Tendenz, Interessenkonflikte bei sich selbst nicht zu erkennen (Felser u. Klemperer 2018, S. 16). Die Frage nach Interessen anstelle von Interessenkonflikten erspart die Eigenbewertung. In dem entsprechenden Formular (AWMF 2020, S. 97ff.) sind direkte Interessen nach Art, Dauer, Thema sowie Art, Höhe und Empfänger der Zuwendung anzugeben. Zu den indirekten Interessen werden Angaben zur Mitgliedschaft und Funktion in Interessenverbänden, Schwerpunkte wissenschaftlicher und klinischer Tätigkeiten sowie Beteiligung an Fortbildungen und Ausbildungsinstituten erfragt. Diese Interessenerklärung wird mittlerweile online abgegeben (https://www.interessenerklaerung.de).

Die Bewertung der Interessenerklärungen erfolgt durch „Dritte". Infrage kommen Mitglieder der Gruppe selbst oder externe Personen. Eine alternative Möglichkeit ist die Prüfung und Bewertung im Rahmen einer Diskussion innerhalb der Leitliniengruppe. Die Bewertung erfolgt unter der Frage, ob Interessen vorliegen, die einen Bezug zu den Themen der Leitlinie haben und ggf. einen Konflikt bedeuten. Wird ein Interessenkonflikt festgestellt, erfolgt eine Graduierung der Relevanz in die drei Stufen gering, moderat und hoch. Kriterien für die Einschätzung der Relevanz sind in Anlehnung an die oben genannten Kriterien von Thompson die Ausprägung der sekundären Interessen (Art und Höhe der Zuwendung, Art und Zeitdauer der Beziehung) sowie Funktion bzw. Entscheidungsspielraum in der Leitliniengruppe sowie die Bedeutung der primären Interessen.

Entsprechend der Einordnung in die dreistufige Bewertungsskala werden Konsequenzen für die Mitarbeit an der Leitlinienentwicklung gezogen. Vereinfacht dargestellt sollen Mitglieder mit geringen Interessenkonflikten keine leitende Funktion innerhalb der Leitliniengruppe ausüben, Mitwirkende mit moderaten Interessenkonflikten nicht an der Bewertung der Evidenzen und der Konsensfindung teilnehmen und Mitwirkende mit hohen Interessenkonflikten nicht an Beratungen der Leitliniengruppe teilnehmen. Jede Leitliniengruppe hat ihre Vorgehensweise zu dokumentieren und zu veröffentlichen.

Inwieweit die unter den genannten Regeln entstandenen Leitlinien dem Anspruch gerecht werden, Bias durch direkte und indirekte Interessenkonflikte zu vermeiden, ist noch wenig untersucht.

Bei den Abstimmungen über 23 evidenzbasierte Empfehlungen der S3-Leitlinie zum Fibromyalgiesyndrom änderte sich bei 2 Empfehlungen die Stärke des Konsenses, wenn die Teilnehmerinnen und Teilnehmer mit Interessenkonflikten von der Abstimmung ausgeschlossen wurden (Häuser et al. 2017). Bei der Erstellung der aktuell veröffentlichten S3-Leitlinie Borderline-Persönlichkeitsstörung hat einer der Autoren dieses Beitrages (KL) die Erfahrung gemacht, dass die Transparenz von Interessenkonflikten innerhalb der Leitliniengruppe (in diesem Fall von indirekten, die sich aus der Zugehörigkeit zu einer bestimmten Psychotherapie-Schule ergaben) bei der Doppelabstimmung der Leitliniengruppe (getrennt nach Mitgliedern mit und ohne Interessenkonflikten in Bezug auf die Empfehlung einer bestimmten Therapie) dazu führte, dass sich die gesamte Leitliniengruppe bei beiden Abstimmungen stark an der wissenschaftlichen Evidenz orientierte. Dies wurde als Zeichen dafür gewertet, dass die Transparenz von Interessenkonflikten und Doppelabstimmungen zu einer Minimierung von Bias und näher an der Evidenz liegenden Empfehlungen führen kann. Systematische Untersuchungen dazu wären wünschenswert.

Leitlinienwatch (www.leitlinienwatch.de), eine Kooperation von MEZIS (www.mezis.de), NeurologyFirst (http://www.neurologyfirst.de) und Transparency International Deutschland (www.transparency.de) bewertet Leitlinien nach den Kriterien Transparenz, Zusammensetzung der Leitliniengruppe, Unabhängigkeit der Koordinatoren, Vorsitzenden und federführenden Autoren, Enthaltung bei Abstimmungen und externe Beratung der Leitlinie (Website Leitlineinenwatch, https://tinyurl.com/y7bjzfka). Eine zusammenfassende Bewertung aktueller AWMF-S3-Leitlinien liegt nicht vor. Auf den ersten Blick ist zumindest eine gute Bewertung durch Leitlinienwatch der nach S3-Methodik erstellten Nationalen VersorgungsLeitlinien erkennbar.

Literatur

Abbas MZ (2019) Evergreening of pharmaceutical patents: A blithe disregard for the rationale of the patent system. Journal of Generic Medicines 15(2), 53

Achtziger A, Gollwitzer PM, Bergius RJW, Schmalt H-D (2022) Motivation im Dorsch Lexikon der Psychologie. URL: https://dorsch.hogrefe.com/stichwort/motivation (abgerufen am 09.02.2023)

AWMF/Arbeitsgemeinschaft der Wissenschaftlichen Medizinischen Fachgesellschaften (2020) AWMF-Regelwerk Leitlinien Version 2.0 vom 19.11.2020

BÄK/Bundesärztekammer (2022a) (Muster-)Berufsordnung für die deutschen Ärztinnen und Ärzte. Berlin

BÄK/Bundesärztekammer (2022b) Empfehlungen zur ärztlichen Fortbildung. Berlin. URL: https://tinyurl.com/3prykfux (abgerufen am 09.02.2023)

Brems JH, Davis AE, Clayton EW (2021) Analysis of conflict of interest policies among organizations producing clinical practice guidelines. PLoS One 16(4), e0249267

Bundesgerichtshof (2012) Besorgnis der Befangenheit von Richtern. Beschluss vom 9. Mai 2012. BGH 2 StR 25/12

Business Roundtable (1997/2019) The Purpose of a Corporation. Washington, DC

Chan A-W, Hróbjartsson A, Haahr MT, Gøtzsche PC, Altman DG (2004) Empirical Evidence for Selective Reporting of Outcomes in Randomized Trials. Comparison of Protocols to Published Articles. JAMA 291(20), 2457-65

Chen EY, Haslam A, Prasad V (2020) FDA Acceptance of Surrogate End Points for Cancer Drug Approval: 1992–2019. JAMA Internal Medicine 180(6), 912–4

Clinckemaillie M, Scanff A, Naudet F, Barbaroux A (2022) Sunshine on KOLs: assessment of the nature, extent and evolution of financial ties between the leaders of professional medical associations and the pharmaceutical industry in France from 2014 to 2019: a retrospective study. BMJ Open 12(2), e051042

Ding M, Eliashberg J, Stremersch S (2014) Innovation and Marketing in the Pharmaceutical Industry. Emerging Practices, Research, and Policies. New York: Springer

Felser G, Klemperer D (2018) Psychologische Aspekte von Interessenkonflikten. In: Lieb K, Klemperer D, Kölbel R, Ludwig W-D (Hrsg.) Interessenkonflikte, Korruption und Compliance im Gesundheitswesen. 13–25. Berlin: MWV Medizinisch Wissenschaftliche Verlagsgesellschaft

FSA/Freiwillige Selbstkontrolle für die Arzneimittelindustrie (2020) FSA–Kodex für die Zusammenarbeit der pharmazeutischen Industrie mit Ärzten, Apothekern und anderen Angehörigen medizinischer Fachkreise (FSA-Kodex Fachkreise). Berlin

Häuser W, Petzke F, Kopp I, Nothacker M (2017) Der Einfluss von Interessenkonflikten auf Leitlinienempfehlungen. Eine empirische Studie zur zweiten Aktualisierung der interdisziplinären S3-Leitlinie zum Fibromyalgiesyndrom. Schmerz 31(3), 308–18

Heres S, Davis J, Maino K, Jetzinger E, Kissling W, Leucht S (2006) Why Olanzapine Beats Risperidone, Risperidone Beats Quetiapine, and Quetiapine Beats Olanzapine: An Exploratory Analysis of Head-to-Head Comparison Studies of Second-Generation Antipsychotics. Am J Psychiatry 163(2), 185–94

IOM/Institute of Medicine, Board on Health Care Services (2011) Clinical Practice Guidelines We Can Trust. Washington, DC: The National Academies Press

IQVIA/Institute for Human Data Science (2022) The Global Use of Medicine in 2020 and Outlook to 2025. Outlook. Parsippany, NJ, USA

Kappe E (2014) Pharmaceutical Lifecycle Extension Strategies. In: Ding M, Eliashberg J, Stremersch S. Innovation and Marketing in the Pharmaceutical Industry. Emerging Practices, Research, and Policies. 225–254. New York: Springer

Kasenda B, von Elm E, You JJ, Blumle A, Tomonaga Y, Saccilotto R et al. (2016) Agreements between Industry and Academia on Publication Rights: A Retrospective Study of Protocols and Publications of Randomized Clinical Trials. PLoS Med 13(6), e1002046

Keller M (2015) Wie Firmen Mediziner verführen. Gekaufte Ärzte. Mediziner müssen sich fortbilden. Pharmaunternehmen nutzen das für ihre Zwecke. Bericht aus einer Grauzone. DIE ZEIT, 28.05.2015. URL: https://tinyurl.com/7c688p26 (abgerufen am 09.02.2023)

Klemperer D (2010) Arzneimittelforschung: Marketing vor Evidenz, Umsatz vor Sicherheit. Dtsch Arztebl 107(16), 277–8

Kölbel R (2018) Institutionelle Korruption und Arzneimittelvertrieb. Berlin: Springer

Kopp I, Nothacker M, Klemperer D (2018) Management von Interessenkonflikten in Leitlinien. In: Lieb K, Klemperer D, Kölbel R, Ludwig W-D (Hrsg.) Interessenkonflikte, Korruption und Compliance im Gesundheitswesen. 177–185. Berlin: MWV Medizinisch Wissenschaftliche Verlagsgesellschaft

Lieb K, Brandtönies S (2010) Eine Befragung niedergelassener Fachärzte zum Umgang mit Pharmavertretern. Dtsch Arztebl 107(22), 392–8

Lieb K, Koch C (2013) Einstellungen und Kontakte von Medizinstudierenden zur pharmazeutischen Industrie: Eine Befragung an acht deutschen Universitätskliniken. Dtsch Arztebl International 110(35–36), 584–90

Lieb K, Scheurich A (2014) Contact between Doctors and the Pharmaceutical Industry, Their Perceptions, and the Effects on Prescribing Habits. PLoS ONE 9(10), e110130

Lundh A, Lexchin J, Mintzes B, Schroll J, Bero L (2017) Industry sponsorship and research outcome. Cochrane Database of Systematic Reviews. Issue 2

McGauran N, Wieseler B (2021) Centralised Full Access to Clinical Study Data Can Support Unbiased Guideline Development, Continuing Medical Education, and Patient Information. Journal of European CME 10(1), 1989172

Pedrique B, Strub-Wourgaft N, Some C, Olliaro P, Trouiller P, Ford N et al. (2013) The drug and vaccine landscape for neglected diseases (2000–11): a systematic assessment. Lancet Glob Health 1(6), e371–9

Rasmussen K, Bero L, Redberg R, Gøtzsche PC, Lundh A (2018) Collaboration between academics and industry in clinical trials: cross sectional study of publications and survey of lead academic authors. BMJ 363, k3654

Relman AS (1980) The New Medical-Industrial Complex. N Engl J Med 303(17), 963–70

Relman AS (1984) Dealing with Conflicts of Interest. N Engl J Med 310(18), 1182–3

Rodwin MA (2011) Conflicts of Interest and the Future of Medicine: The United States, France, and Japan. Kindle. USA: Oxford University Press

Schott G, Ludwig W-D, Pachl H, Limbach U, Gundert-Remy U, Lieb K (2010a) Finanzierung von Arzneimittelstudien durch pharmazeutische Unternehmen und die Folgen Teil 1. Qualitative systematische Literaturübersicht zum Einfluss auf Studienergebnisse, -protokoll und -qualität. Dtsch Arztebl 107(16), 279–85

Schott G, Ludwig W-D, Pachl H, Limbach U, Gundert-Remy U, Lieb K (2010b) Finanzierung von Arzneimittelstudien durch pharmazeutische Unternehmen und die Folgen Teil 2. Qualitative systematische Literaturübersicht zum Einfluss auf Autorschaft, Zugang zu Studiendaten sowie auf Studienregistrierung und Publikation. Dtsch Arztebl Int 107(17), 295–301

Schünemann HJ, Al-Ansary LA, Forland F, Kersten S, Komulainen J, Kopp IB et al. (2015) Guidelines International Network: Principles for Disclosure of Interests and Management of Conflicts in Guidelines. G-I-N Principles for Conflicts of Interest in Guidelines. Annals of Internal Medicine 163(7), 548–53

Singh J, Jayanti RK (2014) Closing the Marketing Strategy-Tactics Gap: An Institutional Theory Analysis of Pharmaceutical Value Chain. In: Ding M, Eliashberg J, Stremersch S. Innovation and Marketing in the Pharmaceutical Industry. Emerging Practices, Research, and Policies. 701–735. New York: Springer

Sismondo S, Chloubova Z (2016) "You're not just a paid monkey reading slides": How key opinion leaders explain and justify their work. BioSocieties 11, 199–219

Thompson DF (1993) Understanding Financial Conflicts of Interest. N Engl J Med 329(8), 573–6

Trilling T (2015) Pharmamarketing. 3. Auflage ed. Berlin Heidelberg: Springer Gabler

Umbach G (2022) Erfolgreich im Pharma-Marketing. Wie Sie Ärzte, Apotheker, Patienten, Experten und Manager als Kunden gewinnen. Wiesbaden: Springer Gabler

Wallach JD, Krumholz HM (2019) Not Reporting Results of a Clinical Trial Is Academic Misconduct. Ann Intern Med 171(4), 293–294

Weltärztebund (2013) WMA Deklaration von Helsinki – Ethische Grundsätze für die medizinische Forschung am Menschen in der Fassung von 2013. Fortaleza. URL: https://tinyurl.com/4tu8pyk6 (abgerufen am 09.02.2023)

Wouters OJ, McKee M, Luyten J (2020) Estimated Research and Development Investment Needed to Bring a New Medicine to Market, 2009–2018. JAMA 323(9), 844–53

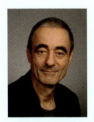

Prof. Dr. med. David Klemperer

Internist, Facharzt für Öffentliches Gesundheitswesen und Sozialmediziner mit den beruflichen Stationen Krankenhaus, Öffentlicher Gesundheitsdienst und Hochschule. Mitherausgeber des Buches „Interessenkonflikte, Korruption und Compliance im Gesundheitswesen". Website: www.davidklemperer.de.

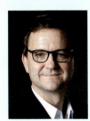

Prof. Dr. med. Klaus Lieb

Klaus Lieb studierte Medizin und Philosophie an den Universitäten Ulm, Tübingen und Los Angeles und absolvierte von 1994–1999 seine Facharztweiterbildung an der Abteilung Psychiatrie und Psychotherapie der Universitätsklinik Freiburg. Dort habilitierte er sich 1999 und war anschließend Oberarzt und von 2001–2007 leitender Oberarzt und stellvertretender Klinikdirektor. 2007 wurde er an die Universität Mainz berufen und übernahm dort die Leitung der Klinik für Psychiatrie und Psychotherapie der Universitätsmedizin Mainz. Nach Ausgründung des Deutschen Resilienz Zentrums Mainz aus der Universität und Universitätsmedizin Mainz im Jahr 2018 wurde er zusätzlich wissenschaftlicher Geschäftsführer des Zentrums, das zum 1.1.2020 als Leibniz-Institut für Resilienzforschung in die Leibniz-Gemeinschaft aufgenommen wurde. Wissenschaftlich beschäftigt er sich mit systematischen Reviews und Metaanalysen zu resilienzfördernden Interventionen und Resilienzfaktoren, zu Prädiktoren des Ansprechens auf Antidepressiva und zu Interessenkonflikten in der Medizin. Er veröffentlichte mehr als 300 wissenschaftliche Publikationen, mehrere Lehrbücher und ist seit 2009 ordentliches Mitglied der Arzneimittelkommission der Deutschen Ärzteschaft.

4 Leitlinienevaluation: Konzepte zur Definition und Messung von Leitlinienumsetzung und -adhärenz

Max Geraedts

C. Günster | J. Klauber | D. Klemperer | M. Nothacker | B.-P. Robra | C. Schmuker (Hrsg.) Versorgungs-Report. Leitlinien – Evidenz für die Praxis.
DOI 10.32745/9783954668007-4, © MWV Medizinisch Wissenschaftliche Verlagsgesellschaft Berlin 2023

Die Leitlinienevaluation folgt den Konzepten zur Evaluation komplexer Interventionen, indem zum einen formativ die Leitlinienumsetzung geprüft wird, das heißt deren Verbreitung, Bekanntheit und Akzeptanz in der Praxis ermittelt wird. Zum anderen wird die Leitlinienadhärenz analysiert, indem Qualitätsindikatoren formuliert werden, die summativ den Grad der Befolgung der Leitlinienempfehlungen quantifizieren. Als zentrales Evaluationsinstrument müssen für leitlinienbasierte Qualitätsindikatoren u.a. Referenzbereiche und die zur Risikoadjustierung notwendigen Faktoren eruiert sowie potenzielle Datenquellen und die Machbarkeit in der Versorgungspraxis getestet werden. Dabei kommen zur Quantifizierung der Leitlinienadhärenz Primärdaten, zunehmend aber auch Sekundärdaten zum Einsatz, die im Rahmen von prä-post-Designs bis hin zu Cluster-randomisierten Studien den Umsetzungsgrad und die Wirkung einer leitlinienkonformen Behandlung prüfen. Zu beachten ist, dass konfligierende Leitlinienempfehlungen bei multimorbiden Patientinnen und Patienten sowie deren Compliance den Umsetzungsgrad beeinflussen können. Eine aktuelle Analyse der S3-Leitlinien in Deutschland zeigt, dass bisher nur ein Viertel der Leitlinien die für die Evaluation notwendigen Qualitätsindikatoren aufweisen, wobei diese fast ausschließlich aus der Onkologie stammen. Als Grund dafür nennen Leitlinienautorinnen und -autoren vor allem mangelnde Ressourcen. Daher kann erhofft werden, dass die nun im Rahmen des Innovationsfonds mögliche Finanzierung der Leitlinienentwicklung auch die zur Evaluation essenzielle Entwicklung leitlinienbasierter Qualitätsindikatoren fördert.

Guideline evaluation follows the concepts for the evaluation of complex interventions by, on the one hand, formatively examining guideline implementation, i.e., determining their dissemination, awareness, and acceptance in practice. Second, guideline adherence is analyzed by formulating quality indicators that summatively quantify the degree of adherence to guideline recommendations. As a central evaluation tool, reference ranges and the factors necessary for risk adjustment must be determined for guideline-based quality indicators, and potential data sources and feasibility in health care practice must be tested. To quantify guideline adherence, primary data are used, but increasingly also secondary data, which test the degree of implementation and the effect of guideline-compliant treatment within the framework of pre-post designs up to cluster-randomized studies. It should be noted that conflicting guideline recommendations in multimorbid patients and their compliance may influence the degree of implementation. A current analysis of S3 guidelines in Germany shows that so far only a quarter of the guidelines have the quality indicators required for evaluation, and these are almost exclusively from the field of oncology. The main reason cited by guideline authors is a lack of resources. Therefore, it can be hoped that the funding of guideline development now possible under the Innovation Fund will also promote the development of guideline-based quality indicators essential for evaluation.

4.1 Implementierung von Leitlinien: eine komplexe Intervention

Von Leitlinien, die nach allen Regeln der Kunst entwickelt wurden, erwartet man gemäß der AWMF-Definition, dass sie die Entscheidungsfindung von Ärztinnen und Ärzten sowie Angehörigen von weiteren Gesundheitsberufen und Patientinnen und Patienten für eine angemessene Versorgung bei spezifischen Gesundheitsproblemen unterstützen. Die angemessene Versorgung – also eine dem aktuellen Stand der Wissenschaft entsprechende, qualitativ hochwertige Behandlung – soll letztlich ein Mehr an Gesundheit und Wohlbefinden ermöglichen: Dies betrifft sowohl die patientenrelevanten Ergebnisse (PRO) als auch Erfahrungen (PRE).

Um zu erfahren, ob erstens angemessen versorgt wird und zweitens die erwarteten Ergebnisse erzielt werden, bedarf es einer Evaluation. Konzeptionell handelt es sich bei der Implementierung von Leitlinienempfehlungen um komplexe Interventionen, bei denen mehrere Teilkomponenten und verschiedene Akteure involviert sind und zudem die jeweiligen Kontextbedingungen zu beachten sind. Die Evaluation sollte sich also an den Konzepten zur Evaluation solcher komplexer Interventionen orientieren (Skivington et al. 2021).

Zentrale Evaluationsinstrumente stellen dabei Messgrößen dar, mit deren Hilfe zum einen der Grad der Umsetzung der Leitlinien im Allgemeinen und zum anderen der Grad der Befolgung einzelner Empfehlungen im Speziellen operationalisiert werden kann.

Der folgende Beitrag konzentriert sich vor allem auf diese zentralen Bausteine der Evaluation, also die Entwicklung und Operationalisierung von leitlinienbasierten Messgrößen in Form von Qualitätsindikatoren. Dabei rekurriert der Beitrag vor allem auf grundlegende Publikationen zu dieser Thematik aus dem deutschen Versorgungskontext. Zu nennen sind die Zusammenstellung methodischer Gütekriterien für klinische Messgrößen (Geraedts et al. 2003) und die darauf aufbauende Entwicklung des Indikatoren-Bewertungsinstruments „QUALIFY" (Reiter et al. 2007), das Manual zur Entwicklung von Qualitätsindikatoren im Rahmen des Programms für nationale Versorgungs-Leitlinien von BÄK, KBV und AWMF (Altenhofen et al. 2009) und die methodischen Standards für die Entwicklung von Qualitätsindikatoren im Rahmen von S3-Leitlinien (Deckert et al. 2021) und onkologischen Leitlinien (Leitlinienprogramm Onkologie 2021a) sowie die aktuellen „Methodischen Grundlagen Version 2.0" des Instituts für Qualitätssicherung und Transparenz im Gesundheitswesen, IQTIG (IQTIG 2022). Zudem werden ausgewählte, nicht systematisch recherchierte Studienbeispiele zur Evaluation der Leitlinienadhärenz benannt.

4.2 Definitionen

Leitlinienadhärenz bzw. ‚guideline adherence' definiert die National Library of Medicine der USA als Medical Subject Heading (MeSH) wie folgt: „Conformity in fulfilling or following official, recognized, or institutional requirements, guidelines, recommendations, protocols, pathways, or other standards" (National

Library of Medicine 2022). Wichtig ist dabei zu beachten, dass Leitlinien laut AWMF als „Handlungs- und Entscheidungskorridore" zu verstehen sind, von denen in begründeten Fällen abgewichen werden kann oder sogar muss (Arbeitsgemeinschaft der Wissenschaftlichen Medizinischen Fachgesellschaften [AWMF] – Ständige Kommission Leitlinien 2020). Dabei wird diskutiert, dass die Gründe für eine Abweichung jeweils dokumentiert werden sollten.

Von der Leitlinienadhärenz oder Leitlinienkonformität – also dem Grad der Befolgung einzelner Empfehlungen aus Leitlinien oder aller Empfehlungen gemeinsam bei der konkreten Versorgung – kann die **Leitlinienumsetzung** abgegrenzt werden. Hierunter kann beispielsweise die Verbreitung von Leitlinien, die Kenntnis bzw. Bekanntheit der Leitlinien durch die jeweils betroffenen Gesundheitsprofessionen und deren Haltung bzw. Akzeptanz gegenüber den Leitlinienempfehlungen aufgefasst werden (Hasenbein u. Wallesch 2007). Umfassende Evaluationen betrachten also auch das sogenannte KAP-GAP-Phänomen, die Lücke (gap) zwischen Kenntnis/Bekanntheit (**k**nowledge), der Haltung/Akzeptanz (**a**ttitude) und der tatsächlichen Umsetzung/Durchführung (**p**erformance) der Leitlinienempfehlungen.

Bei der Definition des Begriffs „**Qualitätsindikator**" findet sich zum einen die international gebräuchliche, ins Deutsche übertragene Umschreibung „Ein Indikator ist ein quantitatives Maß, welches zum Monitoring und zur Bewertung der Qualität wichtiger Leitungs-, Management-, klinischer und unterstützender Funktionen genutzt werden kann, die sich auf das Behandlungsergebnis beim Patienten auswirken. Ein Indikator ist kein direktes Maß der Qualität. Es ist mehr ein Werkzeug, das zur Leistungsbewertung benutzt werden kann, das Aufmerksamkeit auf potenzielle Problembereiche lenken kann, die einer intensiven Überprüfung innerhalb einer Organisation bedürfen

könnten" (Sens et al. 2018). Zum anderen definiert das IQTIG den Begriff „Qualitätsindikator" in seinen „Methodischen Grundlagen" (IQTIG 2022) kurz als „Quantitative Größe, die Aussagen über die Erfüllung konkreter Qualitätsanforderungen mittels eines Messverfahrens und eines Bewertungskonzepts ermöglicht. Qualitätsindikatoren umfassen die drei Komponenten Qualitätsziel, Messverfahren und Bewertungskonzept". Diese Komponenten werden in den „Methodischen Grundlagen" ausführlich erläutert.

4.3 Entwicklung leitlinienbasierter Qualitätsindikatoren

Für das IQTIG beginnt die Entwicklung von Qualitätsindikatoren mit der Formulierung eines Qualitätsmodells, das anhand von Qualitätsaspekten beschrieben wird. Darunter werden Themen der Versorgungspraxis verstanden, die die Qualität der Gesundheitsversorgung in einem bestimmten Bereich beschreiben (IQTIG 2022). Diese Qualitätsaspekte werden anschließend in Form von Qualitätsmerkmalen konkretisiert, die wiederum zu Qualitätsindikatoren operationalisiert und zu einem Indikatorenset zusammengeführt werden, das einer Machbarkeitsprüfung unterzogen wird (IQTIG 2022).

Zum Verständnis dieses Vorgehens muss das Rahmenkonzept für Qualität des IQTIG erwähnt werden, das sich wiederum auf die Definition von Qualität bezieht: Demnach ist Qualität der Gesundheitsversorgung der Grad, in dem die Versorgung von Einzelpersonen und Populationen Anforderungen erfüllt, die patientenzentriert sind und mit professionellem Wissen übereinstimmen (IQTIG 2022). Die heute international bei der Gesundheitsversorgung berücksichtigten Anforderungen (oft als Qualitätsdimensionen oder -kriterien bezeichnet) werden im Rahmenkonzept wie folgt benannt: Wirksamkeit der Versorgung, Patientensicherheit, Ausrichtung der Versorgungsgestaltung an den Patientinnen und Patienten (international eher Patientenorientierung/responsiveness), Rechtzeitigkeit und Verfügbarkeit, Angemessenheit (betrifft vor allem die Evidenzbasierung und Indikationsstellung) sowie Koordination und Kontinuität der Versorgung.

Je nach Qualitätsaspekt werden einzelne oder alle dieser Qualitätsdimensionen bei der Formulierung von Qualitätsmerkmalen und -indikatoren berücksichtigt.

Soll beispielsweise bei der Brustkrebsfrüherkennung die Qualität der Diagnostik als Qualitätsaspekt betrachtet werden, dann wäre denkbar, auf der Basis der entsprechenden S3-Leitlinie solche Qualitätsdimensionen genauer zu betrachten, zu denen hier Empfehlungen formuliert wurden. Eine Empfehlung mit einem Empfehlungsgrad A (level of evidence 1b) aus dem Bereich der Diagnosemitteilung lautet dabei „Die Art der Vermittlung von Informationen und der Aufklärung der Patientin soll nach folgenden Grundprinzipien einer patientenzentrierten Kommunikation, die eine partizipative Entscheidungsfindung ermöglicht, erfolgen …" (diese werden anschließend konkret benannt) (Leitlinienprogramm Onkologie 2021b). Die hier angesprochene Qualitätsdimension wäre also die Patientenorientierung. Ein entsprechendes Qualitätsmerkmal würde konkret als „patientenorientierte Diagnosemitteilung beim Verdacht auf Brustkrebs" und der darauf beruhende Qualitätsindikator als „Anteil der Patientinnen, die angeben, dass ihre Diagnosemitteilung patientenorientiert erfolgte" formuliert werden können.

Dieses Beispiel verdeutlicht die wesentlichen Unterschiede zwischen einer leitlinienbasierten Entwicklung von Qualitätsindikatoren und deren de novo Entwicklung ohne vorhandene Leitlinien (Nothacker et al. 2016; Piggott et al. 2022). Die leitlinienbasierte Indikatorentwicklung kann die ersten fünf Prozessschritte überspringen und sofort mit dem sechsten Schritt beginnen (s. folgende Übersicht).

Prozessschritte der Entwicklung von Qualitätsindikatoren

1. Kriterienbasierte Auswahl von Qualitätsaspekten
2. Prozessanalyse: Analyse des Versorgungspfads und der am Versorgungsprozess Beteiligten (Qualitäts-/Wirkmodell)
3. Reflektion bedeutsamer Qualitätsdimensionen
4. Evidenzsuche für Anforderungen an einzelne Prozessschritte/Qualitätsdimensionen
5. Ableitung von Qualitätszielen und Qualitätsmerkmalen
6. Formulierung von Qualitätsindikatoren und Referenzbereichen
7. Reflektion der nicht von Leistungserbringern zu beeinflussenden Einflussgrößen auf die Zielerreichung und Festlegung der zur Risikoadjustierung notwendigen Faktoren
8. Operationalisierung der Datenerhebung und -analyse (Datenquellen, Datenfelder, Berechnungsverfahren)
9. Machbarkeitstestung des Verfahrens
10. Methodische Gütetestung der Indikatoren (QUALIFY)

Dagegen beginnt die nicht-leitlinienbasierte Entwicklung von Qualitätsindikatoren zunächst mit der kriterienbasierten **Auswahl von Qualitätsaspekten**, die bewertet werden sollen. Oftmals werden die von der Joint Commission on Accreditation of Healthcare Organizations, JCAHO, genannten Kriterien zugrunde gelegt (JCAHO 1990): high volume, high risk, problem prone, zum Teil ergänzt um Kriterien wie „bekannte Versorgungsvariabilität mit Verdacht auf Über- oder Unterversorgung", „kürzliche Versorgungsveränderungen", „hohe Kosten" oder „nationales Versorgungsziel" (Altenhofen et al. 2009).

Daran schließt sich mit der **Prozessanalyse** der wesentliche Schritt der Indikatorentwicklung an: Die einzelnen Schritte der Versorgung und alle Beteiligten werden detailliert beschrieben, wobei auch Kontextfaktoren berücksichtigt werden sollten. Dieser Schritt ähnelt der Formulierung eines Wirkmodells bei Interventionen und bietet im späteren Verlauf – bei einem nicht den Sollwerten entsprechenden Ist-Zustand – also der Abweichung der Indikatorausprägung von vorab definierten Referenzbereichen im Rahmen der Evaluation der Versorgung – Ansatzpunkte für qualitätsverbessernde Maßnahmen.

Die Prozessanalyse kann auch genutzt werden, um die bei der jeweils betrachteten Versorgung bzw. dem Qualitätsaspekt bedeutsamen Qualitätsdimensionen festzulegen.

Der Frage danach, welche diagnostischen und therapeutischen Maßnahmen und welche Gestaltung der Gesundheitsversorgung mit dem höchsten Nutzen für Patientinnen und Patienten einhergehen, wird auf der Basis einer umfassenden **Evidenzsuche** beantwortet (s. Kap. 2). Die Methodik der Informationsbeschaffung für die Entwicklung von Qualitätsindikatoren wird im neunten Kapitel der Methodischen Grundlagen des IQTIG sehr gut beschrieben und wird daher hier nicht weiter ausgeführt – dabei spielt die Recherche qualitativ hochwertiger Leitlinien bei der Evidenzsuche eine wesentliche Rolle (IQTIG 2022).

Auf der Basis der Rechercheergebnisse können übergeordnete **Qualitätsziele** (z.B. „Wiederherstellung der Teilhabe durch eine Kniegelenksendoprothese") und einzelne **Qualitätsmerkmale** (z.B. „Gehfähigkeit nach Kniegelenksendoprothesen-Implantation") abgeleitet werden.

Der Schritt von einem Qualitätsmerkmal hin zur Formulierung eines **Qualitätsindikator**s, also einer messbaren Größe, erfordert zunächst Überlegungen dazu, ob eine ratenbasierte Messgröße auf der Basis aggregierter Daten oder ein Einzelereignis-Indikator („Sentinel Event-Indikator" zur Erfassung schwerwiegender Ereignisse) passend zur Bewertung der Versorgungsqualität bzw. des speziellen Qualitätsmerkmals ist. Im vorgenannten Beispiel könnte ein ratenbasierter Indikator heißen „Anteil der Patientinnen und Patienten nach Kniegelenksendoprothesen-Implantation

mit verbesserter Gehfähigkeit 6 Monate nach der Operation". Weiterhin muss überlegt werden, welche Populationen von Zähler und Nenner erfasst werden sollen, ob also beispielsweise bestimmte Fälle aus der Nenner- oder Zählerpopulation entfernt werden sollen („exception reporting"; hier evtl. Ausschluss Verstorbener im Sechsmonatszeitraum, das könnte aber kontrovers diskutiert werden). Bei diesem Schritt wird im Allgemeinen auch empfohlen, bereits publizierte Qualitätsindikatoren zu recherchieren und hier u.a. die einschlägigen Indikator-Datenbanken zu nutzen (Altenhofen et al. 2009; Geraedts et al. 2020).

Damit verknüpft werden **Referenzbereiche** definiert, die entweder als absolute Referenzwerte eine minimal zu erreichende Qualität abgrenzen oder aber sich als statistische Referenzbereiche an der Verteilung der Indikatorausprägungen aller Leistungserbringenden orientieren und ein demnach aktuell erreichbares und zeitabhängig veränderliches Maß darstellen (hier: z.B. „mindestens 30 Meter ohne Stock/Rollator"; oder: „Verlängerung der Strecke, die ohne Hilfsmittel zurückgelegt werden kann, um 100%").

Damit Qualitätsindikatoren einen fairen Vergleich Leistungserbringer, zum Beispiel im Hinblick auf deren Leitlinienadhärenz, ermöglichen, müssen im Rahmen einer **Risikoadjustierung** diejenigen Faktoren berücksichtigt werden, die die Indikatorausprägung beeinflussen, jedoch nicht von den Leistungserbringern kontrolliert werden können, hier also z.B. die Berücksichtigung des Schweregrads einer evtl. Herzinsuffizienz. Zudem muss das jeweils zur Risikoadjustierung geeignete methodische Verfahren festgelegt werden.

Im nächsten Schritt der Entwicklung leitlinienbasierter Qualitätsindikatoren werden die einzelnen Daten zur Berechnung der Indikatoren definiert und potenzielle **Datenquellen** gesucht. Dieses Thema wird im nächsten Abschnitt behandelt. Zuletzt geht es bei diesem Schritt noch darum festzulegen, nach welchen

Rechenregeln und wie die Indikatorausprägungen berechnet werden soll, unter anderem, wie statistische Unsicherheiten berücksichtigt werden. Das IQTIG legt dieser Berechnung bayesianische Modelle zugrunde (IQTIG 2022).

Die Entwicklung von Qualitätsindikatoren selbst stellt bereits ein aufwändiges Unterfangen dar. Im Vergleich zu dem Aufwand, der für die Datenerhebung und Berechnung von Indikatorausprägungen getätigt werden muss – gerade, wenn diese zu Zwecken der Qualitätssicherung und nicht nur für eine einmalige Leitlinienevaluation eingesetzt werden – ist der Entwicklungsaufwand jedoch zu vernachlässigen. Deshalb sollte eine **Machbarkeitstestung** in der Routine immer Teil der Indikatorentwicklung sein. Diese Machbarkeitstestung geht einher mit der methodischen **Gütetestung** der Indikatoren, da im Rahmen der Machbarkeitstestung auch Daten für die Gütetestung erhoben werden. Der Fokus der Machbarkeitstestung liegt darin, zu überprüfen, ob mit einem vertretbaren Aufwand eine objektive, reliable und valide Datenerhebung möglich ist und dieser Aufwand von den Betroffenen akzeptiert wird. Diese Aspekte sind auch Teil der methodischen Güteprüfung, die in Deutschland oftmals in Anlehnung an das Bewertungsinstrument QUALIFY durchgeführt wird, das von der Bundesgeschäftsstelle Qualitätssicherung gGmbH (BQS) als Vorläuferorganisation des IQTIG entwickelt wurde (Reiter et al. 2007). Überprüft werden die Kategorien Relevanz, Wissenschaftlichkeit (u.a. Evidenzbasierung) und Praktikabilität. Für einige der Kriterien (z.B. statistische „Unterscheidungsfähigkeit") sind Daten notwendig, die – wenn nicht als Routinedaten vorhanden – oftmals nicht vorliegen und daher im Rahmen einer Machbarkeitstestung erhoben werden müssen.

Auf der Grundlage der beschriebenen Methodik wurde kürzlich ein breit konsentierter methodischer Standard für die Entwicklung leitlinienbasierter Qualitätsindikatoren abgestimmt (Deckert et al. 2021). Speziell für die On-

kologie existiert ebenfalls eine ausführliche methodische Handreichung (Leitlinienprogramm Onkologie 2021a).

Wie erwähnt, entfallen bei diesen Standards die ersten Schritte der Auswahl von Versorgungsaspekten bis hin zur Ableitung von Qualitätszielen und -merkmalen, da dies schon im Rahmen der Leitlinienentwicklung bearbeitet wurde. Stattdessen wird zunächst Wert darauf gelegt, dass die Entwickler von Qualitätsindikatoren methodisch informiert und breit repräsentativ für die Betroffenen sind. Zudem wird in den Standards betont, dass die Autorinnen und Autoren von Leitlinien aufgrund der genannten Komplexität einzelner Entwicklungsschritte eine Unterstützung durch in der Methodik Versierte benötigen. Die Indikatorentwicklung selbst besteht dann aus einer kriteriengestützten Auswahl „potenzieller Qualitätsindikatoren (QI)", die nach Konsentierung als „vorläufige QI" verabschiedet und in der S3-LL veröffentlicht werden sollen. Nach anschließender erfolgreicher Testung erlangen Indikatoren dann den Status „finale QI" (Deckert et al. 2021).

Dabei beschränken beide Standards die Indikatorentwicklung aus Effizienzüberlegungen auf solche Leitlinienempfehlungen, die mit einem Empfehlungsgrad A (= soll) konsentiert wurden.

4.4 Datenquellen für eine leitlinienbasierte Evaluation

Die genannten methodischen Standards empfehlen, jeweils zu prüfen, welche Datenquellen für die Berechnung der Indikatoren bereits vorhanden sind und ob neue Erhebungsmethoden zu entwickeln sind.

Grundsätzlich stehen folgende Quellen zur Diskussion:
1. Befragungen der Patientinnen und Patienten zu ihren Versorgungserfahrungen (siehe oben: „patientenorientierte Diagnose-

mitteilung") oder aber zu den Langzeitergebnissen (siehe oben: „Gehfähigkeit 6 Monate postoperativ").

2. Eigens für die Evaluation erhobene Daten, die von den Leistungserbringenden dokumentiert werden – entweder nur zum Zweck der Qualitätssicherung oder aber im Rahmen von Registern oder Panels, die zum Monitoring der Versorgung oder zur Forschung mit versorgungsnahen Daten angelegt wurden.

3. Routinedaten, die zum Zweck der Leistungsabrechnung dokumentiert werden.

4. In Papierform oder elektronisch dokumentierte Krankenakten-Daten, aus denen die zur Berechnung der Indikatoren notwendigen Daten extrahiert werden.

Alle genannten Datenquellen haben Vor- und Nachteile, die bei der Evaluation der Leitlinienadhärenz zu beachten sind. Grundsätzlich ist zu bemerken, dass nur bei erwartbar gleichförmiger Dokumentation und Kategorisierung über die Leistungserbringer hinweg bzw. gleichförmiger Interpretation von Fragen/Datenfeldern/Items mit diesen Daten verlässliche Aussagen zur Leitlinienadhärenz ableitbar sind.

Kurzgefasst sind folgende Punkte bei den verschiedenen Datenquellen wesentlich:

■ Bei Befragungen sind vor allem die Gestaltung des Befragungsinstrumentes, die Durchführungsmodalität (persönlich, telefonisch, online) und die Repräsentativität der Stichprobe bedeutsam.

■ Bei den von Leistungserbringern selbst eigens für die Evaluation erhobenen Daten ist vor allem die Akzeptanz des Aufwands und die Problematik möglicher Manipulation zu beachten.

■ Routinedaten sind vor dem Hintergrund des primären Erhebungszwecks und der Dokumentationsqualität zu interpretieren. Für Deutschland hat die kürzlich abgeschlossene, vom Innovationsfonds geförderte, leider noch nicht abschließend publizierte OPTIMISE-Studie diese Problematik eindrucksvoll belegt, indem die zum Teil sehr niedrige Übereinstimmung zwischen den in Krankenakten dokumentierten Sepsisfällen auf der Basis Sepsis-relevanter Befunde und den in den Abrechnungsdaten dokumentierten Sepsisfällen aufgedeckt wurde (Schwarzkopf et al. 2020, 2022).

4.5 Zielparameter und Studientypen der Leitlinienevaluation

Die verschiedenen Datenquellen sind in unterschiedlichem Maß geeignet, die Leitlinienumsetzung, die Ausrichtung der Versorgung an den Leitlinien sowie die Effekte einer leitlinienkonformen Versorgung auf die für Patientinnen und Patienten relevanten Ergebnisse („outcomes") zu messen.

Bei der **Messung der Leitlinienumsetzung** geht es darum, die in der oben genannten Definition erwähnten Parameter, also die Verbreitung von Leitlinien, die Kenntnis bzw. Bekanntheit der Leitlinien durch die jeweils betroffenen Gesundheitsprofessionen und die Haltung bzw. Akzeptanz gegenüber den Leitlinienempfehlungen zu analysieren. Solche Analysen werden am ehesten mit Methoden der empirischen Sozialforschung durchgeführt. Dokumentenanalysen könnten die genutzten Disseminationsformen zur Implementierung von Leitlinien untersuchen, während zur Bekanntheit und Akzeptanz von Leitlinien Leistungserbringende und im Hinblick auf die zum Teil vorhandenen Patienten-Leitlinien auch Patientinnen und Patienten befragt werden könnten. Letztlich wären hier das Repertoire der Implementationsforschung und die Methoden zur Evaluation komplexer Interventionen zu nutzen, da eine Leitlinienimplementierung typischerweise aus verschiedenen Elementen besteht, die in einem komplexen Kontext angewendet werden (Wirtz et al. 2019; Skivington et al. 2021). Als experimentelles Forschungsdesign, mit dem die Umsetzung einer Leitlinie in Organisationen oder Regionen überprüft werden kann, bieten sich daher auch Cluster-randomisierte Studien an.

Bei der **Untersuchung der Leitlinienadhärenz** stehen zunächst die Versorgungsprozesse oder auch -strukturen im Vordergrund. Die Grundfrage ist, ob die Versorgung den jeweils empfohlenen Prozessen folgt und in den von einer Leitlinie empfohlenen Strukturen stattfindet. Als geeignete Zielparameter werden oftmals Anteile der Patientinnen und Patienten analysiert, die leitlinienkonform behandelt oder in den geeigneten Strukturen behandelt werden. Zur Beantwortung dieser Frage eignen sich verschiedene Studiendesigns. Zunächst kämen Querschnittsstudien auf der Basis aller oben genannten Datenquellen infrage, die jedoch keine Aussage darüber erlauben, ob eine leitlinienkonforme Behandlung das Resultat einer Leitlinieneinführung oder das Resultat anderer Interventionen oder aber ein Zufallsprodukt darstellt. Die datengestützte, sogenannte externe Qualitätssicherung, bei der oftmals aus Leitlinien abgeleitete Qualitätsindikatoren jährlich vom IQTIG berichtet werden, stellt ein prominentes Beispiel für Querschnittsstudien dar (siehe https://iqtig.org/veroeffentlichungen/qidb/).

Als Beobachtungsstudien kämen aber auch Fall-Kontroll-Studien und Kohortenstudien infrage. In einer Fall-Kontroll-Studie würde bei zwei Populationen, die leitlinienkonform bzw. nicht leitlinienkonform behandelt wurden, nachträglich eruiert, ob die jeweils Leistungserbringenden eine Leitlinie angewendet haben. Oder es würden prospektiv zwei Populationen, die sich darin unterscheiden, dass in einer eine Leitlinie eingeführt wurde und in der zweiten nicht, im Hinblick auf die Leitlinienkonformität der Behandlung untersucht. Diese Beobachtung kann von Beginn an geplant stattfinden oder aber in Form eines natürlichen Experiments erfolgen, wenn vergleichbare Organisationen oder Populationen nachträglich zu identifizieren sind, die sich nur darin unterscheiden, dass in jeweils einer der Organisationen oder Populationen eine Leitlinie eingeführt wurde, ohne dies evaluativ zu begleiten.

Ein gängiges Studiendesign bei Leitlinienadhärenzprüfungen ist das prä-post-Design, mit dem in einer Organisation/Region vor und nach der Einführung einer Leitlinie der Anteil leitlinienkonform behandelter Patientinnen und Patienten bewertet wird. Auch bei diesem Design eignen sich im Grunde alle vorher genannten Datenquellen. Ein konsequentes frühes Beispiel aus Deutschland wurde von Albert et al. vorgestellt, die als eine der ersten Gruppen aus neu formulierten Leitlinienempfehlungen Qualitätsindikatoren abgeleitet haben und deren Einhaltung in Form eines prä-post-Designs evaluieren wollten (Albert et al. 2004). Zuletzt sind auch bei Untersuchungen der Leitlinienadhärenz Cluster-randomisierte Studien angezeigt, mit denen sich die Anteile einer den Leitlinien entsprechenden Behandlung am ehesten kausal auf die Intervention „Leitlinienimplementierung" zurückführen lassen (Köpke et al. 2012).

Die Analyse der Leitlinienadhärenz stößt an ihre Grenzen, wenn multimorbide Patientinnen und Patienten betroffen sind, bei denen eine optimale Versorgung die Anwendung verschiedener Leitlinien voraussetzt. Dabei besteht oftmals die **Problematik konfligierender Leitlinienempfehlungen**, auf die u.a. Boyd et al. aufmerksam machten (Boyd et al. 2005). Die meisten Leitlinien berücksichtigen diese Problematik unzureichend (Hughes et al. 2013). Konflikte entstehen vor allem dadurch, dass die Befolgung der verschiedenen, für individuelle Patientinnen und Patienten jeweils zutreffenden Leitlinien eine zu hohe Belastung darstellt oder eine Polypharmazie mit steigender Gefahr problematischer Arzneimittelinteraktionen bedingt (Cohen-Stavi et al. 2022, 2021; Pedersen et al. 2019). Eine singuläre Betrachtung der Leitlinienadhärenz ohne Berücksichtigung einer eventuell vorliegenden Multimorbidität wird demnach regelmäßig zu Fehlschlüssen führen. Deshalb ist eine Risikoadjustierung bei Leitlinienevaluationen unerlässlich.

Die Notwendigkeit der Risikoadjustierung spielt auch bei der **Evaluation der Leitlinieneffektivität**, also der Analyse potenzieller Leitlinieneffekte auf die an Patientinnen und Patienten „ablesbaren" Ergebnisse (z.B. Sterblichkeit, Komplikationen, Messung von Morbiditäts-/Funktionalitätsparametern) oder von diesen berichteten Ergebnisse der Versorgung (z.B. Lebensqualität) eine wesentliche Rolle. Ein schwieriges Unterfangen stellt bereits die Verfügbarkeit objektiver, valider und reliabler Daten zu patientenseitigen physischen und psychischen Einflussfaktoren auf die Ergebnisse der Versorgung dar. Noch schwieriger ist die Berücksichtigung der Patientencompliance, wenn nur durch eine aktive Mitarbeit der Patientinnen und Patienten langfristig positive Ergebnisse erzielt werden können. Wenn beispielsweise die oben genannte Teilhabe auf der Basis der Gehfähigkeit 6 Monate nach einer leitlinienkonformen Kniegelenksendoprothesen-Implantation als Zielparameter der Leitlinieneffektivität betrachtet wird, dann werden ohne Trainingsfähigkeit, -bereitschaft und tatsächliches Training der Betroffenen kaum positive Effekte bzw. Unterschiede je nach Grad der Leitlinienkonformität der Behandlung messbar sein.

4.6 Qualitätsindikatoren in Leitlinien – Entwicklungsstand

Evaluationen der Leitlinienadhärenz sind also insgesamt aufwändig, aber möglich. Als Voraussetzung gilt, dass zu den einzelnen Leitlinien-Empfehlungen Messgrößen in Form von Indikatoren formuliert wurden. Letztlich sind solche Indikatoren – nach dem Motto „what gets measured gets done" – ein wesentliches Mittel zur Förderung der Leitlinienimplementierung.

Wie steht es nun um die Umsetzung der in den methodischen Standards sowie im Leitlinienprogramm der Onkologie genannten Forderung, dass Leitlinien immer auch Qualitätsindikatoren enthalten sollten?

Zur Beantwortung dieser Frage wurden für diesen Beitrag alle im November 2022 im Leitlinienregister der AWMF (https://register.awmf.org/de/start) als S3-Leitlinie mit Stand 2019–2022 aufgeführten Leitlinien dahingehend untersucht, ob Qualitätsindikatoren aufgeführt sind. Das Ergebnis dieser Analyse zeigt die Tabelle 1.

Insgesamt zählt das Register 113 S3-Leitlinien mit Stand 2019–2022. Darunter befinden sich 26 Leitlinien des Leitlinienprogramms Onkologie der Deutschen Krebsgesellschaft, die übrigen 87 Leitlinien betreffen nicht-onkologische Krankheitsbilder. In 29 Leitlinien (25,7 %) sind Qualitätsindikatoren zu finden, die vor allem aus den onkologischen Leitlinien stam-

Tab. 1 Umsetzungsstand Qualitätsindikatoren (QI) in S3-Leitlinien (LL) mit Stand ≥ 2019

Aktualität/„Stand"	Anzahl LL	LL mit QI insgesamt	darunter QI im LL-Programm Onkologie
2019–2022	113	29	23
2019	32	7	5
2020	25	6	5
2021	42	10	8
2022	14	6	5

men: In 88 % der onkologischen, aber nur 7 % der nicht-onkologischen Leitlinien sind Qualitätsindikatoren zu finden. Ein zeitlicher Trend hin zu einem Mehr an Indikatoren in den aktuellsten Jahren ist nicht ersichtlich. Schaut man sich die im Kapitel „Qualitätsindikatoren" der Leitlinien aufgeführten Messgrößen genauer an, dann fällt darüber hinaus auf, dass für die im Onkologieprogramm genannten Indikatoren jeweils Zähler, Nenner und Referenzbereich definiert und die Informationsgrundlage angegeben wird, während bei den nicht-onkologischen Indikatoren zum Teil nur Statements zu finden sind, die noch einer exakten Ausformulierung bedürfen (z.B. Leitlinie „Durchführung des Epikutantests mit Kontaktallergenen und Arzneimitteln").

4.7 Ausblick

Die Analyse des aktuellen Stands der Indikatorenentwicklung in Leitlinien verdeutlicht, dass weder das 2009 publizierte Manual für Leitlinienautoren des Ärztlichen Zentrums für Qualität in der Medizin (ÄZQ) (Altenhofen et al. 2009), noch der kürzlich publizierte methodische Standard für die Entwicklung von Qualitätsindikatoren im Rahmen von S3-Leitlinien (Deckert et al. 2021) bisher eine breitere Resonanz bei Autorinnen und Autoren nicht-onkologischer Leitlinien erfahren haben. Arnold et al. führen als Hauptgründe dafür das Fehlen verbindlicher Vorgaben und Ressourcen an (Arnold et al. 2019). Dagegen findet sich in den onkologischen Leitlinien größtenteils eine Befolgung der entsprechenden Empfehlungen des „Methodenpapiers für das Leitlinienprogramm Onkologie" (Leitlinienprogramm Onkologie 2021a), sodass die Deutsche Krebsgesellschaft die bisher publizierten Qualitätsindikatoren jeweils aktuell zusammenstellen kann (Leitlinienprogramm Onkologie 2022). Hier sind entsprechende Ressourcen und Strukturen vorhanden (s. Kap. 16).

Es scheint also nicht unmöglich, im Rahmen von Leitlinien auch Qualitätsindikatoren zu entwickeln. Ein wahrscheinlich wesentlicher Hinderungsgrund – die mangelhafte Förderung dieser zusätzlichen, aufwändigen Arbeit für Leitlinienautorinnen und -autoren – wurde mit der nun im Rahmen des Innovationsfonds möglichen finanziellen Förderung der Leitlinienentwicklung ausgeräumt. Diese Förderung könnte einen Schub für die Indikatorentwicklung und letztlich auch Leitlinienadhärenz bedeuten. Zumindest weisen die Kurzdarstellungen einiger – jedoch nicht aller – der geförderten Vorhaben darauf hin, sich an das Methodenpapier der Onkologie halten zu wollen (https://innovationsfonds.g-ba.de/projekte/versorgungsforschung/).

Für eine durchgängige Entwicklung von Qualitätsindikatoren im Rahmen von Leitlinienentwicklungen wäre bei Förderentscheidungen darauf zu achten, dass immer auch Qualitätsindikatoren unter Berücksichtigung der methodischen Standards entwickelt werden sollen. Der Implementierung von Leitlinien, der Messung der Leitlinienadhärenz und letztlich einer Verbesserung der Versorgung der Patientinnen und Patienten könnte so Vorschub geleistet werden.

Literatur

Albert U-S, Koller M, Lorenz W, Doherty J, Schulz K-D, Wagner U, Kopp I (2004) Implementierung und Evaluation von Leitlinien auf nationaler Ebene: Entwicklung eines Konzeptes für die Stufe-3-Leitlinie „Brustkrebs-Früherkennung in Deutschland". Zeitschrift für ärztliche Fortbildung und Qualitätssicherung 98(5), 347–359

Altenhofen L, Blumenstock G, Diel F, Döbler K, Geraedts M, Jäckel WH et al. (2009) Programm für nationale VersorgungsLeitlinien von BÄK, KBV und AWMF. Qualitätsindikatoren – Manual für Autoren. Neukirchen: Verl. Make a Book (ÄZQ-Schriftenreihe, Bd. 36). URL: https://www.aezq.de/mdb/edocs/pdf/schriftenreihe/schriftenreihe36.pdf (abgerufen am 03.08.2020)

Arbeitsgemeinschaft der Wissenschaftlichen Medizinischen Fachgesellschaften (AWMF) – Ständige Kommission Leitlinien (2020) AWMF-Regelwerk „Leitlinien". Berlin. URL: https://

www.awmf.org/leitlinien/awmf-regelwerk.html (abgerufen am 26.11.2022)

Arnold K, Breuing J, Becker M, Nothacker M, Neugebauer E, Schmitt J, Deckert S (2019) Entwicklung leitlinienbasierter Qualitätsindikatoren: eine qualitative Studie zu Barrieren und förderlichen Faktoren aus der Sicht von S3-LeitlinienautorInnen. Zeitschrift für Evidenz, Fortbildung und Qualität im Gesundheitswesen 147–148, 34–44. DOI: 10.1016/j.zefq.2019.09.001

Boyd CM, Darer J, Boult C, Fried LP, Boult L, Wu AW (2005) Clinical practice guidelines and quality of care for older patients with multiple comorbid diseases: implications for pay for performance. JAMA 294(6), 716–724 DOI: 10.1001/jama.294.6.716

Cohen-Stavi CJ, Giveon S, Key C, Molcho T, Balicer R, Shadmi E (2021) Guideline deviation and its association with specific chronic diseases among patients with multimorbidity: a cross-sectional cohort study in a care management setting. BMJ Open 11(1), e040961. DOI: 10.1136/bmjopen-2020-040961

Cohen-Stavi CJ, Key C, Molcho T, Yacobi M, Balicer RD, Shadmi E (2022) Mixed Methods Evaluation of Reasons Why Care Deviates From Clinical Guidelines Among Patients With Multimorbidity. Medical Care Research and Review 79(1), 102–113. DOI: 10.1177/1077558720975543

Deckert S, Arnold K, Becker M, Geraedts M, Brombach M, Breuing J et al. (2021) Methodischer Standard für die Entwicklung von Qualitätsindikatoren im Rahmen von S3-Leitlinien – Ergebnisse einer strukturierten Konsensfindung. Z Evid Fortbild Qual Gesundhwes DOI: 10.1016/j.zefq.2020.11.008

Geraedts M, Mehl C, Schmitz J, Siegel A, Graf E, Stelzer D et al. (2020) Entwicklung eines Indikatorensets zur Evaluation der Integrierten Versorgung Gesundes Kinzigtal. Zeitschrift für Evidenz, Fortbildung und Qualität im Gesundheitswesen 150–152, 54–64. DOI: 10.1016/j.zefq.2020.04.001

Geraedts M, Selbmann H-K, Ollenschläger G (2003) Critical appraisal of clinical performance measures in Germany. Int J Qual Health Care 15(1), 79–85. DOI: 10.1093/intqhc/15.1.79

Hasenbein U, Wallesch C-W (2007) Was ist Leitlinienkonformität? Theoretische und methodische Überlegungen zu einem aktuellem Konzept der Versorgungsforschung und Qualitätssicherung. Gesundheitswesen 69(8–9), 427–437. DOI: 10.1055/s-2007-985388

Hughes LD, McMurdo MET, Guthrie B (2013) Guidelines for people not for diseases: the challenges of applying UK clinical guidelines to people with multimorbidity. Age Ageing 42(1), 62–69. DOI: 10.1093/ageing/afs100

IQTIG (2022) Methodische Grundlagen. Version 2.0. Unter Mitarbeit von Dr. D. Boywitt et al. Hg. v. IQTIG – Institut für Qualitätssicherung und Transparenz im Gesundheitswesen. Berlin. URL: https://iqtig.org/downloads/berichte-2/meg/IQTIG_Methodische-Grundlagen_Version-2.0_2022-04-27_barrierefrei.pdf (abgerufen am 13.02.23)

Joint Commission on Accreditation of Healthcare Organizations (1990) Primer on indicator development and application. Measuring quality in health care. Oakbrook Terrace, Ill.: JCAHO

Köpke S, Mühlhauser I, Gerlach A, Haut A, Haastert B, Möhler R, Meyer G (2012) Effect of a guideline-based multicomponent intervention on use of physical restraints in nursing homes: a randomized controlled trial. JAMA 307(20), 2177–2184. DOI: 10.1001/jama.2012.4517

Leitlinienprogramm Onkologie (2021a) Entwicklung von leitlinienbasierten Qualitätsindikatoren. Methodenpapier für das Leitlinienprogramm Onkologie. Hg. v. Deutsche Krebsgesellschaft e.V., Stiftung Deutsche Krebshilfe, Arbeitsgemeinschaft der Wissenschaftlichen Medizinischen Fachgesellschaften (AWMF) e.V. URL: http://www.leitlinienprogramm-onkologie.de/methodik/informationen-zur-methodik/ (abgerufen am 30.11.2022)

Leitlinienprogramm Onkologie (2021b) Interdisziplinäre S3-Leitlinie für die Früherkennung, Diagnostik, Therapie und Nachsorge des Mammakarzinoms. Langversion 4.4 – Juni 2021, AWMF-Registernummer: 032-045OL. URL: https://register.awmf.org/assets/guidelines/032-045Oll_S3_Mammakarzinom_2021-07.pdf (abgerufen am 28.11.2022)

Leitlinienprogramm Onkologie (2022) Onkologische Qualitätsindikatoren. Leitlinienbasierte Qualitätsindikatoren im Leitlinienprogramm Onkologie (OL). Hg. v. Deutsche Krebsgesellschaft e.V., Stiftung Deutsche Krebshilfe, Arbeitsgemeinschaft der Wissenschaftlichen Medizinischen Fachgesellschaften (AWMF) e.V. URL: https://www.leitlinienprogramm-onkologie.de/fileadmin/user_upload/Onkologische_Qualitaetsindikatoren_6.0.pdf (abgerufen am 30.11.2022)

National Library of Medicine (2022) MeSH. Guideline Adherence. URL: https://www.ncbi.nlm.nih.gov/mesh/68019983 (abgerufen am 26.11.2022)

Nothacker M, Stokes T, Shaw B, Lindsay P, Sipilä R, Follmann M, Kopp I (2016) Reporting standards for guideline-based performance measures. Implementation Sci 11, 6. DOI: 10.1186/s13012-015-0369-z

Pedersen RA, Petursson H, Hetlevik I (2019) Stroke follow-up in primary care: a Norwegian modelling study on the implications of multimorbidity for guideline adherence. BMC family practice 20(1), 138. DOI: 10.1186/s12875-019-1021-9

Piggott T, Langendam MW, Parmelli E, Adolfsson J, Akl EA, Armstrong D et al. (2022) Integrating Quality Assurance and Quality Improvement With Guidelines: Systematic Stakeholder-Driven Development of an Extension of the Guidelines International Network-McMaster Guideline Development Checklist. Annals of internal medicine 175(5), 735–739. DOI: 10.7326/M21-3977

Reiter A, Fischer B, Kötting J, Geraedts M, Jäckel WH, Döbler K (2007) QUALIFY: Ein Instrument zur Bewertung von Qualitätsindikatoren. Z Arztl Fortbild Qualitatssich 101(10), 683–688. DOI: 10.1016/j.zgesun.2007.11.003

Schwarzkopf D, Fleischmann-Struzek C, Schlattmann P, Dorow H, Ouart D, Edel A et al. (2020) Validation study of German inpatient administrative health data for epidemiological surveillance and measurement of quality of care for sepsis: the OPTIMISE study protocol. BMJ Open 10(10), e035763. DOI: 10.1136/bmjopen-2019-035763

Schwarzkopf D, Rüddel H, Brinkmann A, Fleischmann-Struzek C, Friedrich ME, Glas M et al. (2022) The German Quality Network Sepsis: Evaluation of a Quality Collaborative on Decreasing Sepsis-Related Mortality in a Controlled Interrupted Time Series Analysis. Frontiers in medicine 9, 882340. DOI: 10.3389/fmed.2022.882340

Sens B, Pietsch B, Fischer B, Hart D, Kahla-Witzsch HA, von Friedrichs V et al. (2018) Begriffe und Konzepte des Qualitätsmanagements – 4. Auflage. GMS Medizinische Informatik, Biometrie und Epidemiologie 14(1):Doc04. DOI: 10.3205/MIBE000182

Skivington K, Matthews L, Simpson SA, Craig P, Baird J, Blazeby JM et al. (2021) A new framework for developing and evaluating complex interventions: update of Medical Research Council guidance. BMJ 374, n2061. DOI: 10.1136/bmj.n2061

Wirtz MA, Bitzer EM, Albert U-S, Ansmann L, Bögel M, Ernstmann N et al. (2019) DNVF-Memorandum III – Methoden für die Versorgungsforschung, Teil 4 – Konzept und Methoden der organisationsbezogenen Versorgungsforschung. Kapitel 3 – Methodische Ansätze zur Evaluation und Implementierung komplexer Interventionen in Versorgungsorganisationen. Gesundheitswesen 81(3), e82-e91. DOI: 10.1055/a-0862-0588

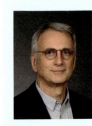

Prof. Dr. med. Max Geraedts, M.San.

Max Geraedts, Arzt und Gesundheitswissenschaftler, ist Leiter des Instituts für Versorgungsforschung und Klinische Epidemiologie am Fachbereich Medizin der Universität Marburg. Arbeitsschwerpunkte: qualitätsbezogene Gesundheitsversorgungsforschung, Evaluation gesundheitspolitischer Maßnahmen.

II

Leitlinienumsetzung in der Versorgungswirklichkeit – Untersuchungen mit Routinedaten

5 L-Dopa-Pharmakotherapie bei der Behandlung des Restless Legs Syndroms

Dagmar Drogan, Katrin Schüssel, Klaus Berger und Claudia Trenkwalder

C. Günster | J. Klauber | D. Klemperer | M. Nothacker | B.-P. Robra | C. Schmuker (Hrsg.) Versorgungs-Report. Leitlinien – Evidenz für die Praxis.
DOI 10.32745/9783954668007-5, © MWV Medizinisch Wissenschaftliche Verlagsgesellschaft Berlin 2023

Eine kontinuierliche Behandlung des Restless Legs Syndroms (RLS) mit L-Dopa wird in der aktuellen AWMF-Leitlinie aufgrund des hohen Risikos einer Zunahme der Beschwerden (Augmentation) nicht mehr empfohlen. Anhand von AOK-Abrechnungsdaten wurden bei Patientinnen und Patienten mit RLS das Ausmaß, die Behandlungsdauer und -dosis sowie versorgungsrelevante Begleitfaktoren einer kontinuierlichen L-Dopa-Therapie untersucht. Im Studienzeitraum (2013–2021) wurden 143.322 kontinuierliche L-Dopa-Behandlungsepisoden identifiziert, die sich auf 86.191 der eingeschlossenen 335.463 RLS-Patientinnen und -Patienten verteilten. Die meisten L-Dopa-Verordnungen wurden von Ärztinnen und Ärzten der Allgemeinmedizin ausgestellt. Sowohl eine längere Behandlungsdauer als auch eine größere Anzahl verordnender Ärztinnen und Ärzte waren assoziiert mit einer höheren täglichen L-Dopa-Behandlungsdosis und häufigerer Co-Medikation mit Dopaminagonisten bzw. Opioiden. Diese Ergebnisse könnten Ausdruck einer Augmentation infolge der Langzeit-L-Dopa-Behandlung sein, die dazu führt, dass Kombinationstherapien notwendig werden oder dass der steigende L-Dopa-Bedarf aus mehreren Bezugsquellen gedeckt wird ('Ärzte-Hopping'). Die Ergebnisse der Untersuchung zeigen, dass verstärkte Anstrengungen notwendig sind, um in Zukunft eine leitliniengerechte Pharmakotherapie des RLS zu erreichen.

Due to high risk of worsening symptoms (augmentation), the current guidelines do not recommend continous use of L-Dopa for the treatment of restless legs syndrome (RLS). Using administrative claims data of the AOK we analyzed extent, duration, treatment dose and accompaning factors during continuous L-Dopa treatment episodes. During the study period (2013–2021), we observed 143.322 such episodes in 86.191 of 335.463 eligible RLS-patients. The majority of L-Dopa prescriptions were issued by general practitioners. Both longer duration of the treatment episode and a higher number of prescribing physicians were associated with higher daily dose of L-dopa and more co-medication with dopamine agonists and opioids, respectively. These findings may reflect augmentation due to long-term treatment with L-Dopa, possibly resulting in need for co-medication or 'doctor shopping' in order to meet the higher demand for L-Dopa. The results of our study show that greater efforts are necessary to achieve guideline-adherent pharmacotherapy of RLS.

5.1 Einleitung

Das Restless Legs Syndrome (RLS) bzw. das Syndrom der „unruhigen Beine" ist eine neurologische Erkrankung. Sie äußert sich durch einen starken Bewegungsdrang, der durch unangenehme Missempfindungen in den Beinen ausgelöst wird. Die Beschwerden treten typischerweise in Ruhephasen, insbesondere abends oder nachts auf. Bewegung führt – zumindest für die Dauer der Bewegung – zum Rückgang der Symptome. Je nach Schweregrad führt RLS bei den Betroffenen zu einer teils erheblichen Beeinträchtigung der Schlaf- und Lebensqualität (Sauerbier et al. 2019).

Als Therapieoption erster Wahl wurde in der 2012 veröffentlichten S1-Leitlinie der Deutschen Gesellschaft für Neurologie (DGN) die Behandlung mit Dopaminagonisten oder der Dopaminvorstufe Levodopa (L-Dopa) empfohlen (Deutsche Gesellschaft für Neurologie, 2012). Bereits in dieser Leitlinie wurde jedoch auf das Augmentationsrisiko unter dopaminerger Therapie hingewiesen, insbesondere unter L-Dopa-Behandlung. Unter Augmentation wird eine medikamenteninduzierte, anhaltende Verschlechterung des Schweregrades der RLS-Symptome inklusive deren zeitliche bzw. lokale Ausweitung verstanden. Einer Meta-Analyse aus dem Jahr 2016 zufolge entwickelten 6% aller mit Dopaminagonisten behandelten RLS-Patientinnen und -Patienten eine Augmentation (95% Konfidenzintervall [KI] 4,1–8,1%), bei Behandlung mit L-Dopa betrug die Augmentationsrate 27% (95% KI 12,3–49,5%) (Liu et al. 2016). Im September 2022 wurde eine von der DGN und der Deutsche Gesellschaft für Schlafforschung und Schlafmedizin (DGSM) überarbeitete S2k-Leitlinie zum RLS veröffentlicht. Aufgrund des hohen Augmentationsrisikos wird L-Dopa in dieser Leitlinie nicht mehr zur kontinuierlichen Behandlung des RLS empfohlen. Als akzeptabel wird eine maximale Tagesdosis von 100 mg L-Dopa eingestuft – und dies auch nur im Rahmen einer intermittierenden Therapie

oder bei Bedarf in bestimmten Situationen (Flugreisen, Konferenzteilnahme, Theaterbesuche) (Komission Leitlinien der DGN und DGSM 2022).

Für Deutschland existieren bislang keine systematisch erhobenen wissenschaftlichen Daten zur medikamentösen Versorgung von RLS-Patientinnen und -Patienten. Daher lässt sich nicht beurteilen, inwiefern die Neubewertung der L-Dopa-Therapie in Konflikt mit der Versorgungsrealität steht. Mangelndes Wissen über die Augmentationsproblematik und der mit RLS einhergehende Leidensdruck könnte sowohl ärztliche Behandelnde als auch Betroffene motivieren, L-Dopa kontinuierlich einzusetzen und auf eine Zunahme der RLS-Symptome mit einer Dosissteigerung zu reagieren, obwohl dies die Beschwerden nur zeitweise lindert und langfristig sogar verstärkt. Ziel dieses Beitrages ist es daher, die Häufigkeit einer den aktuellen Leitlinien widersprechenden Behandlung des RLS mit L-Dopa zu untersuchen. Auf der Grundlage von Abrechnungsdaten aller AOK-Versicherten, bei denen in den Jahren 2013–2020 ein RLS diagnostiziert wurde, beantwortet der Beitrag die folgenden Fragen:

1. Wie häufig und wie lang sind kontinuierliche Behandlungsepisoden mit > 100 mg L-Dopa pro Tag?
2. Auf wie viele ärztliche Behandelnde und welche Facharztgruppen lassen sich die Verordnungen im Rahmen einer kontinuierlichen L-Dopa-Behandlung zurückführen?

5.2 Methodik

Die Analyse basiert auf den bundesweiten, anonymisierten Abrechnungsdaten der AOK der Jahre 2013 bis 2021. Insgesamt waren in diesen Jahren zwischen 24,3 und 27,1 Mio. Menschen bei der AOK versichert (Bundesministerium für Gesundheit 2023). Für die Studie fanden die nach ICD-10 GM kodierten Diagnosen aus ambulanten und stationären Abrechnungsdaten (§ 295 und § 301 SGB V) sowie ambulanten Krankenhaus-Abrechnungsdaten Verwendung. Ergänzend wurden Informationen aus den Arzneiverordnungsdaten nach § 300 SGB V und den Versichertenverzeichnissen nach § 288 SGB V genutzt.

Die Studie ist eine Querschnittsanalyse aller kontinuierlichen L-Dopa-Behandlungsepisoden von Personen ohne Parkinson, die in den Jahren 2013 bis 2020 die Einschlusskriterien für ein RLS erfüllten und vor bzw. nach der RLS-Indexdiagnose für mindestens vier bzw. drei weitere Quartale bei der AOK versichert waren (s. Abb. 1).

Die Einschlusskriterien für ein RLS umfassten dabei:

- mindestens eine stationäre Haupt-/Nebendiagnose ICD-10 G25.81 *oder*
- in mindestens zwei von vier aufeinander folgenden Quartalen eine gesicherte ambulante Diagnose ICD-10 G25.81, wobei Diagnosen aus dem ambulanten Sektor und aus dem ambulanten Krankenhaus-Bereich als gleichwertig eingestuft wurden.

Alle Arzneiverordnungen der Wirkstoffgruppe ,Dopa und Dopa-Derivate' gemäß anatomisch-therapeutisch-chemischer Klassifikation (ATC) N04BA ab dem Quartal der Indexdiagnose wurden berücksichtigt. Die Verordnungen wurden über das Abgabedatum in der Apotheke einem Quartal zugeordnet. Für jeden Versicherten wurden Quartale mit Verordnungen über mindestens 10.000 mg L-Dopa ermittelt (entsprechend rechnerisch mehr als 100 mg L-Dopa pro Tag). Eine der aktuellen Leitlinien-Empfehlung widersprechende kontinuierliche Behandlungsepisode mit täglich mehr als 100 mg L-Dopa wurde definiert als:

- Mindestens drei aufeinander folgende Quartale, in denen jeweils ≥ 10.000 mg L-Dopa je Quartal verordnet wurden *oder*
- Mindestens zwei von drei Quartalen mit einer L-Dopa-Verordnung, wobei dem Quartal ohne L-Dopa-Verordnung ein Quartal mit ≥ 20.000 mg L-Dopa vorausgehen und ein Quartal mit ≥ 10.000 folgen muss, um halbjährliche Verordnungszyklen zu berücksichtigen.

Die Behandlungsdauer entspricht der Summe aller Quartale einer kontinuierlichen Behandlungsepisode. Je Episode wurde die durchschnittliche tägliche L-Dopa-Behandlungsdosis als Quotient aus summierter Wirkstoffmenge und Behandlungsdauer in Tagen berechnet. Aufgrund des schubweisen Krankheitsverlaufes oder temporärer Unterbrechung der medi-

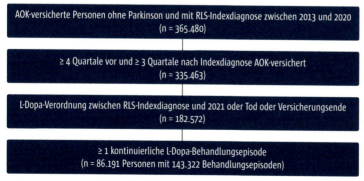

Abb. 1   Flussdiagramm zur Studienpopulation und zur Analyseeinheit

kamentösen Therapie kann eine versicherte Person mehrere kontinuierliche Behandlungsepisoden aufweisen.

Pro kontinuierliche Behandlungsepisode wurde der Anteil von Quartalen ermittelt, in denen mindestens eine Verordnung der folgenden RLS-relevanten Co-Medikation vorlag:

- Dopaminagonisten: ATC-Codes N04BC04 (Ropinirol), N04BC05 (Pramipexol), N04BC09 (Rotigotin)
- Gabapentinoide: ATC-Codes N03AX12 (Gabapentin), N03AX16 (Pregabalin)
- Opioide: ATC-Code N02A

Für Auswertungen zur Anzahl und Fachrichtung der verordnenden Ärztinnen und Ärzte wurde die auf den Arzneiverordnungen vermerkte LANR (lebenslange Arztnummer) verwendet und darüber die folgenden Facharztgruppen definiert: Allgemeinmedizin, Neurologie, Sonstige.

Vorerkrankungen der Behandlungsfälle wurden in den vier Quartalen vor Beginn einer kontinuierlichen L-Dopa-Behandlungsepisode erfasst. Es wurden ausschließlich Vorerkrankungen berücksichtigt, für die eine stationäre Haupt-/Nebendiagnose oder eine in mindestens zwei Quartalen dokumentierte, gesicherte ambulante Diagnose vorlag.

Die Vorgaben der Leitlinie Gute Praxis Sekundärdatenanalyse (GPS) wurden für die Auswertungen des vorliegenden Beitrages beachtet (Swart et al. 2015).

5.3 Ergebnisse

Ausgewertet wurden 143.322 Fälle kontinuierlicher L-Dopa-Behandlungsepisoden von 86.191 Versicherten, die in den Jahren 2013 bis 2020 eine den Einschlusskriterien entsprechende RLS-Diagnose aufwiesen. Zum Beginn der Behandlungsepisoden lag das Alter der Betroffenen bei durchschnittlich 71,0 ± 13,4 Jahren,

mit einem hohen Anteil an Vorerkrankungen. Der Anteil von Behandlungsquartalen mit Co-Medikation betrug im Mittel 43,9% (s. Tab. 1). Durchschnittlich wurden während der kontinuierlichen Behandlungsepisoden 152,1 ± 74,8 mg L-Dopa pro Tag verordnet. Bei 12.854 Behandlungsepisoden bzw. 12.213 Versicherten gab es während der kontinuierlichen Behandlungsepisoden mindestens eine Phase von drei Quartalen, in denen die durchschnittliche L-Dopa-Dosis über 300 mg/d lag.

Verordnungsdauer und durchschnittliche L-Dopa-Dosis: Etwa ein Drittel der Behandlungsepisoden dauerte maximal 4 Quartale (n = 51.693, 36,1%), ein weiteres Drittel zwischen 5 und 8 Quartalen (n = 48.894, 34,1%; s. Abb. 2). Bei Behandlungsepisoden, die mehr als 12 Quartale umfassten, lag die mittlere L-Dopa-Behandlungsdosis mit 215,2 ± 110,5 mg pro Tag signifikant über den Durchschnitten kürzerer Episoden. Mehr als 12 Quartale andauernde Behandlungsepisoden wiesen den größten Anteil an Quartalen auf, in denen ergänzend eine Verordnung für Dopaminagonisten, Gabapentinoide oder Opioide vorlag.

Verordnende Arztgruppen und durchschnittliche L-Dopa-Dosis: Die L-Dopa-Therapie von RLS-Patientinnen und -Patienten erfolgte überwiegend über Allgemeinmedizinerinnen und -mediziner. So gingen insgesamt 62,6% aller L-Dopa-Verordnungen, die während kontinuierlicher Behandlungsepisoden ausgestellt wurden, auf diese Facharztgruppe zurück. Weitere 29,8% der L-Dopa-Verordnungen stammten von Neurologinnen und Neurologen. In den meisten Fällen ließen sich alle L-Dopa-Verordnungen, die innerhalb einer kontinuierlichen Behandlungsepisode ausgestellt wurden, einer einzigen Facharztgruppe zuschreiben. So lagen bei 52,2% aller kontinuierlichen Behandlungsepisoden ausschließlich L-Dopa-Verordnungen von Allgemeinmedizinerinnen und -medizinern vor (s. Abb. 3). Diese Behandlungsepisoden waren zugleich durch einen vergleichsweisen niedrigen Anteil an Quartalen mit zusätzlicher

Tab. 1   Charakteristika der Behandlungsfälle

		Behandlungsfälle mit kontinuierlicher L-Dopa-Therapie (n = 143.322)
Alter, Jahre, MW ± SD		71,0 ± 13,4
Frauen, %		75,6
Anteil Behandlungsquartale mit Co-Medikation, MW ± SD	Dopaminagonisten	12,0 ± 28,4
	Gabapentinoide	16,7 ± 33,2
	Opioide	27,4 ± 39,6
	Co-Medikation insgesamt*	43,9 ± 43,7
Vorerkrankungen (ICD-10 Code), %	Diabetes (E10–E14)	36,7
	Schilddrüsenkrankheit (E00–E07)	34,5
	Adipositas (E66)	26,4
	Depression (F32, F33, F34.1, F38.1)	39,2
	Polyneuropathie (G60–G64)	27,2
	Multiple Sklerose (G35–G37)	1,3
	Hypertonie (I10–I15)	77,0
	Koronare Herzkrankheit (I20–I25)	26,7
	Niereninsuffizienz (N18.4, N18.5, Z49, Z99.2)	5,1

* Dopaminagonisten oder Gabapentinoide oder Opioide; MW: Mittelwert; SD: Standardabweichung

	Dauer der kontinuierlichen Behandlungsepisode			
	3–4 Quartale	5–8 Quartale	9–12 Quartale	> 12 Quartale
kontinuierliche Behandlungsepisode, n (%)	51.693 (36,1%)	48.894 (34,1%)	20.174 (14,1%)	22.561 (15,7%)
Anteil Behandlungsquartale mit Co-Medikation, MW ± SD				
Dopaminagonisten	10,7 ± 27,6	10,7 ± 27,0	12,0 ± 28,2	17,5 ± 31,7
Gabapentinoide	16,8 ± 34,0	16,9 ± 33,4	16,7 ± 32,8	17,0 ± 31,2
Opioide	26,6 ± 40,2	27,3 ± 39,6	27,4 ± 39,2	29,4 ± 38,5
Co-Medikation insgesamt*	42,4 ± 44,6	43,1 ± 43,8	43,8 ± 43,4	48,7 ± 41,7
L-Dopa-Dosis, mg/d, MW ± SD	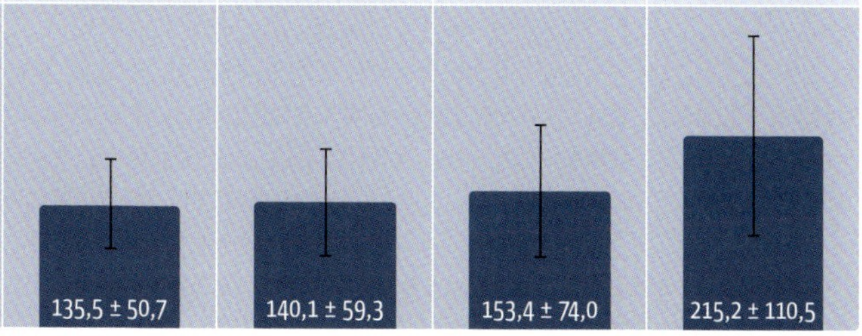 135,5 ± 50,7	140,1 ± 59,3	153,4 ± 74,0	215,2 ± 110,5

Abb. 2   Anzahl kontinuierlicher Behandlungsepisoden, Co-Medikation und mittlere Behandlungsdosis mit L-Dopa in Abhängigkeit von der Dauer der Behandlungsepisode (* Dopaminagonisten oder Gabapentinoide oder Opioide; MW: Mittelwert; SD: Standardabweichung)

	L-Dopa-Verordnungen während einer kontinuierlichen Behandlungsperiode			
	ausschließlich durch Ärztinnen/Ärzte der Allgemeinmedizin	ausschließlich durch Ärztinnen/Ärzte der Neurologie	ausschließlich durch Ärztinnen/Ärzte sonstiger Facharztgruppen	durch mehrere Facharztgruppen
kontinuierliche Behandlungsepisode, n (%)	74.812 (52,2%)	27.004 (18,8%)	5.782 (4,0%)	35.724 (24,9%)
Anteil Behandlungsquartale mit Co-Medikation, MW ± SD				
Dopaminagonisten	5,8 ± 20,3	20,6 ± 36,4	10,6 ± 27,3	18,9 ± 32,5
Gabapentinoide	13,9 ± 31,1	19,7 ± 35,7	20,8 ± 35,8	20,3 ± 34,3
Opioide	29,1 ± 40,8	21,1 ± 36,2	28,5 ± 40,3	28,7 ± 38,8
Co-Medikation insgesamt*	39,3 ± 43,7	47,2 ± 44,3	46,3 ± 44,1	50,8 ± 42,0
L-Dopa-Dosis, mg/d, MW ± SD	137,0 ± 56,9	151,7 ± 68,6	150,1 ± 69,8	184,4 ± 99,1

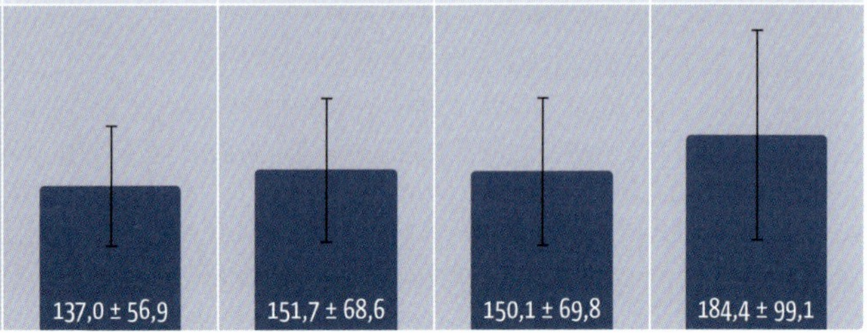

Abb. 3   Anzahl kontinuierlicher Behandlungsepisoden, Co-Medikation und mittlere tägliche Behandlungsdosis mit L-Dopa in Abhängigkeit von der verordnenden Facharztgruppe (* Dopaminagonisten oder Gabapentinoide oder Opioide; MW: Mittelwert; SD: Standardabweichung)

	Durchschnittliche Anzahl L-Dopa-verordnender Ärztinnen/Ärzte je Quartal der kontinuierlichen Behandlungsepisode			
	max. 1	> 1 bis 1,5	> 1,5 bis 2	> 2
kontinuierliche Behandlungsepisode, n (%)	113.214 (79,0%)	26.643 (18,6%)	3.101 (2,2%)	364 (0,3%)
Anteil Behandlungsquartale mit Co-Medikation, MW ± SD				
Dopaminagonisten	10,6 ± 27,3	17,0 ± 31,4	20,5 ± 32,3	27,4 ± 33,9
Gabapentinoide	16,0 ± 32,7	20,2 ± 34,5	21,8 ± 34,6	19,7 ± 32,5
Opioide	25,8 ± 39,1	32,8 ± 40,6	40,4 ± 42,1	43,9 ± 41,5
Co-Medikation insgesamt*	41,4 ± 43,8	52,5 ± 42,3	60,8 ± 40,4	66,9 ± 36,7
L-Dopa-Dosis, mg/d, MW ± SD	137,6 ± 54,2	195,7 ± 92,8	272,9 ± 135,9	461,9 ± 281,5

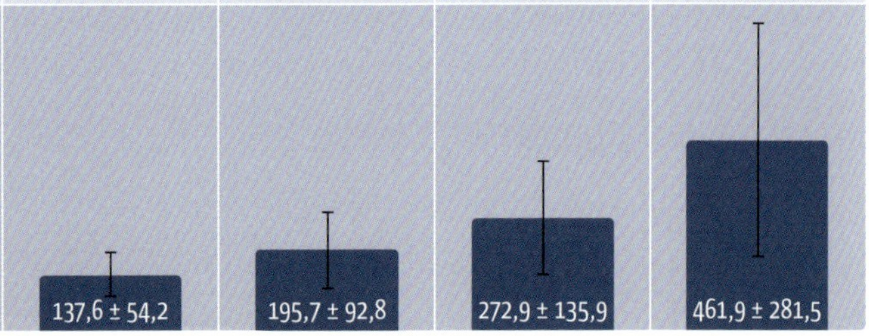

Abb. 4   Anzahl kontinuierlicher Behandlungsepisoden, Co-Medikation und mittlere tägliche Behandlungsdosis mit L-Dopa in Abhängigkeit von der durchschnittlichen Anzahl verordnender Ärztinnen und Ärzte je Quartal (* Dopaminago-nisten oder Gabapentinoide oder Opioide; MW: Mittelwert; SD: Standardabweichung)

Verordnung von Co-Medikation charakterisiert. Weitere 18,8% aller kontinuierlichen Behandlungsepisoden waren ausschließlich auf L-Dopa-Verordnungen von Neurologinnen und Neurologen zurückzuführen. Bei ca. einem Viertel aller kontinuierlichen Behandlungsepisoden stammten die L-Dopa-Verordnungen von mehreren Facharztgruppen. In diesen Behandlungsepisoden ergaben die Verordnungen eine tägliche Behandlungsdosis von 184,4 ± 99,1 mg L-Dopa. Dieser Wert liegt deutlich über den Werten von Behandlungsepisoden mit nur einer verordnenden Facharztgruppe.

Anzahl Verordnender und durchschnittliche L-Dopa-Dosis: Unabhängig von der Facharztrichtung hatte die durchschnittliche Anzahl verordnender Ärztinnen und Ärzte pro Quartal einen großen Einfluss darauf, wie viel L-Dopa die Betroffenen während einer kontinuierlichen Behandlungsepisode bezogen. So betrug die mittlere Behandlungsdosis in Episoden mit mehr als zwei verordnenden Personen je Quartal 461,9 ± 281,5 mg L-Dopa pro Tag (s. Abb. 4). Dieser Wert ist etwa drei Mal so hoch wie der Wert in Episoden, in denen durchschnittlich nur eine Ärztin bzw. ein Arzt je Quartal die Verordnungen ausstellte. Je mehr Ärztinnen und Ärzte für die L-Dopa-Verordnungen während der Behandlungsepisode konsultiert wurden, desto höher lag auch der Anteil der Quartale mit zusätzlicher Verordnung von Dopaminagonisten oder Opioiden.

5.4 Diskussion

Die vorliegende Analyse von AOK-Abrechnungsdaten der Jahre 2013 bis 2021 zeigt, dass ein Viertel (86.191) der 335.463 diagnostizierten RLS-Patientinnen und -Patienten im Krankheitsverlauf mindestens eine den aktuellen Leitlinien-Empfehlungen widersprechende, kontinuierliche L-Dopa-Behandlung erhielt. Dabei wurden die L-Dopa-Verordnungen deutlich häufiger von Ärztinnen und Ärzten der Allgemeinmedizin als der Neurologie ausgestellt.

Etwa 30% aller kontinuierlichen Behandlungsepisoden dauerten länger als zwei Jahre. Sowohl die mittlere L-Dopa-Behandlungsdosis als auch der Anteil der Behandlungsquartale mit Co-Medikation stiegen mit längerer Behandlungsdauer und mit der Anzahl verordnender Ärztinnen bzw. Ärzte je Quartal.

Die Daten legen nahe, dass in Deutschland die zugelassene Langzeitbehandlung der RLS-Symptome mit L-Dopa sehr verbreitet ist. Dass die Versorgungsrealität demzufolge deutlich von den 2022 veröffentlichten Leitlinien-Empfehlungen abweicht, ist nicht überraschend. Noch in der 2012 bis 2017 gültigen ersten RLS-Leitlinie wurde eine tägliche Dosis von maximal 200–300 mg L-Dopa unter Beachtung möglicher Augmentationssymptome als Therapieoption erster Wahl eingestuft (Deutsche Gesellschaft für Neurologie, 2012). Allerdings wurde auch diese Empfehlung vergleichsweise häufig überschritten. So lagen bei 12.854 Behandlungsepisoden (bzw. 12.213 Versicherten) Phasen von mindestens drei Quartalen vor, in denen die mittlere L-Dopa-Dosis 300 mg/d überschritt. Zwischen 2018 und 2022 existierte in Deutschland keine gültige Leitlinie für die Behandlung des RLS und so hätten sich die behandelnden Ärztinnen und Ärzte für eine Neubewertung der L-Dopa-Therapie mit internationalen Konsensus-Leitlinien auseinandersetzen müssen:

"Levodopa may be used for intermittent treatment at most two to three times a week, but should not be used for daily treatment, given the high risk of augmentation with this medication." (Garcia-Borreguero et al. 2016).

Die vorliegenden Studiendaten zeigen, dass dies nicht in ausreichendem Maße geschehen ist und dass Handlungsbedarf besteht, um die medikamentöse Therapie von RLS-Betroffenen zu verbessern.

Ein hoher Prozentsatz der mit L-Dopa behandelten RLS-Patientinnen und -Patienten entwickelt eine Augmentation (Liu et al. 2016), wobei das Augmentationsrisiko mit zunehmender Behandlungsdauer und höherer L-Dopa-Dosierung oder anderer dopaminerger Therapie steigt (Heim et al. 2022; Hogl et al. 2010). Auf Augmentationssymptome reagieren die Betroffenen und die Behandelnden oftmals mit einer dopaminergen Dosissteigerung, die kurzzeitig Linderung bringt, langfristig jedoch zu einem Teufelskreislauf aus Dosissteigerung und medikamenteninduzierter Zunahme der RLS-Beschwerden führt. Zwar lassen sich mit Routinedaten keine Augmentationssymptome erfassen, jedoch können die Ergebnisse der vorliegenden Studie im Zusammenhang mit Augmentation interpretiert werden. So lag die durchschnittliche L-Dopa-Behandlungsdosis und der Anteil der Behandlungsquartale mit zusätzlicher Dopaminagonisten-Verordnung bei langen Behandlungsepisoden über dem Niveau kürzerer Episoden. Außerdem zeigt sich ein deutlicher positiver Zusammenhang zwischen der Anzahl verordnender Ärztinnen und Ärzte je Quartal und der durchschnittlichen L-Dopa-Behandlungsdosis bzw. dem Anteil der Behandlungsquartale mit Co-Medikation. Hier könnte der mit Augmentation einhergehende Leidensdruck dazu geführt haben, dass die Betroffenen weitere Ärztinnen und Ärzte konsultierten und sich die Verordnungen für L-Dopa und zusätzliche Dopaminagonisten regelmäßig aus mehreren Praxen besorgten (‚Ärzte-Hopping‘). In diesem Fall ließe sich die Versorgungssituation für RLS durch eine koordinierte und aufeinander abgestimmte ambulante Behandlung verändern, deren Grundvoraussetzung ein Informationsfluss zwischen den behandelnden Ärztinnen und Ärzten ist (z.B. elektronische Patientenakte).

Augmentation geht bei den Betroffenen mit einem starken Leidensdruck einher (Sauerbier et al. 2019) und verursacht durch Arbeitsausfälle und den medizinischen Behandlungsbedarf hohe, vermeidbare Kosten (Trenkwalder et al. 2021). Eine Therapie, die das Augmentationsrisiko senkt, ist somit sowohl aus der Sicht der Betroffenen als auch aus ökonomischen Überlegungen erstrebenswert. Die aktuelle, 2022 bis 2027 gültige RLS-Leitlinie ist hierbei ein wichtiger Schritt, um die Versorgungssituation zu verbessern, da sie eine Reihe von Maßnahmen zur Prävention und Behandlung der Augmentation benennt. So sollte laut dieser Leitlinie nicht nur auf eine kontinuierliche L-Dopa-Behandlung verzichtet werden, auch dopaminerge Kombitherapien sind nicht zur Behandlung eines RLS zugelassen und eine kontinuierliche medikamentöse Therapie sollte spätestmöglich und mit der niedrigsten wirksamen Dosierung eines Dopaminagonisten begonnen werden. Für die Behandlung der Augmentation empfiehlt die Leitlinie eine Kontrolle des Eisenstoffwechsels und ggf. Eisensubstitution sowie eine Umstellung der Therapie von L-Dopa auf Dopaminagonisten, falls notwendig in Kombination mit Opioiden (Komission Leitlinien der DGN und DGSM 2022). Durch eine konsequente Umsetzung dieser Empfehlungen ließe sich das Augmentationsrisiko bei RLS-Patientinnen und -Patienten stark reduzieren. Die Zielgruppe der aktuellen Leitlinie sind jedoch Neurologinnen und Neurologen, die laut der vorliegenden Studie nur bei 18,8 % aller kontinuierlichen L-Dopa-Behandlungsepisoden die alleinige verordnende Facharztgruppe darstellten. Nahezu drei Mal so viele Behandlungsepisoden, nämlich 52,2 %, gingen ausschließlich auf L-Dopa-Verordnungen von Allgemeinmedizinerinnen und -medizinern zurück. Sie sind somit die wichtigste Zielgruppe bei der Umsetzung einer leitliniengerechten RLS-Behandlung und müssen dementsprechend für die Augmentationsproblematik sensibilisiert werden. Neben fachgruppenspezifischer Information könnten Entscheidungsunterstützungssysteme die behandelnden Ärztinnen und Ärzte bei der Umsetzung einer leitliniengerechten Therapie unterstützen (s. Kap. 20).

Diese retrospektive Sekundärdatenanalyse hat Limitationen. So stellen die in die Auswertung eingeflossenen Personen eher eine Gruppe mit höherem Symptom-Schweregrad dar, da die in Krankenkassendaten dokumentierten RLS Diagnosen und Verschreibungen einer Inanspruchnahme des Gesundheitssystems bedürfen. Aus den Arzneiverordnungsdaten lässt sich die Menge und Stärke der Medikamente ableiten, die in der Apotheke bezogen wurden. Allerdings lassen die Arzneiverordnungsdaten keinen Rückschluss auf die verordnungsrelevante Diagnose zu. Da Morbus Parkinson als Ausschlussdiagnose definiert wurde, sind die Verordnungen für L-Dopa und Dopaminagonisten ziemlich sicher auf RLS zurückzuführen. Anders sieht es bei den Gabapentinoiden und den Opioiden aus, die in dieser Studie als Co-Medikation ausgewertet wurden und die neben RLS bei einer Vielzahl an Erkrankungen indiziert sein könnten. Außerdem existieren in den Arzneiverordnungsdaten keine Informationen zur ärztlich verordneten Dosis und es ist unklar, inwiefern die Medikamente regelmäßig genommen wurden. Sowohl die Behandlungsdauer als auch die Behandlungsdosis sind somit Schätzwerte, die mit entsprechender Vorsicht zu interpretieren sind. Für die vorliegende Arbeit wurde eine konservative Definition kontinuierlicher Behandlungsepisoden gewählt. Die Anforderung von mindestens drei aufeinanderfolgenden Quartalen mit einer Gesamtverordnung von ≥ 30.000 mg L-Dopa (durchschnittlich also ≥ 110 mg L-Dopa pro Tag) beschränkt die Studienpopulation auf Personen, die über einen längeren Zeitraum behandlungsbedürftig sind. In diesem Fall dürften die RLS-Symptome in der Regel so stark ausgeprägt sein, dass die Betroffenen ein großes Eigeninteresse an einer regelmäßigen, d.h. täglichen L-Dopa-Einnahme haben. Durch Bevorratung, Krankenhausaufenthalte und die Einnahme von exakt 100 mg L-Dopa/d könnte die Dauer kontinuierlicher Behandlungsepisoden eher unter- als überschätzt worden sein. Außerdem lässt die durchschnittliche L-Dopa-Behandlungsdosis innerhalb einer Behandlungsepisode keinen Rückschluss auf augmentationsbedingte Dosissteigerungen zu. Auch wurden die

Analysen nicht auf L-Dopa-Monotherapien beschränkt – und der beobachtete Anstieg der Co-Medikation könnte der Grund dafür sein, dass die Behandlungsdosis mit L-Dopa trotz Augmentation über viele Quartale auf einem vergleichsweise niedrigen Niveau zu bleiben scheint. Zugleich zeigen die Ergebnisse zur ansteigenden Co-Medikation anhand von „real world data" die Ineffizienz der L-Dopa-Monotherapie über lange Behandlungszeiträume.

Die vorliegende Arbeit zeichnet sich durch eine sehr große zugrundeliegende RLS-Studienpopulation aus. Durch die Verknüpfung von Diagnose- und Arzneiverordnungsdaten konnten erstmals Erkenntnisse zum Ausmaß kontinuierlicher L-Dopa-Therapien in Deutschland gewonnen und im Versorgungskontext diskutiert werden. Auch international existieren keine vergleichbaren Studien. Unsere Daten zeigen, dass im AOK-Versichertenkollektiv der Jahre 2013 bis 2021 etwa 86.000 RLS-Patientinnen und -Patienten zu lange mit L-Dopa behandelt wurden und dass hier Handlungsbedarf besteht. Ausgehend von den AOK-Versichertenzahlen mit 24–27 Mio. Versicherten ergibt sich extrapoliert auf die Bevölkerung von ca. 83 Mio. Menschen in Deutschland eine Zahl von mehr als 250.000 Betroffenen. Zugleich adressiert die Studie mit L-Dopa nur einen Aspekt der leitliniengerechten Pharmakotherapie des RLS. Aufgrund zu hoch dosierter Dopaminagonisten und dopaminerger Kombinationstherapien dürfte es eine Vielzahl weiterer Behandlungsfälle geben, die unnötigerweise einem erhöhten Augmentationsrisiko ausgesetzt wurden bzw. eine Augmentation entwickelt haben. Und auch die Unterdosierung alternativ bzw. in Kombinationstherapie einsetzbarer Opioide und Gabapentinoide stellt aufgrund ungenügender Symptomkontrolle ein weiteres potenzielles Versorgungsproblem dar.

Die vorliegende Untersuchung ist ein wichtiger und erster Schritt, die tatsächliche Versorgungssituation von RLS Patientinnen und -Patienten unter Pharmakotherapie realistisch außerhalb von klinischen monotherapeutischen Studien abzubilden. Sie kann als Basis genutzt werden, um in Folgestudien zu bewerten, welchen Einfluss die neue Leitlinie auf die Versorgungsrealität hat. Erstmals wird die oft fatale Situation mit Daten belegt, die durch eine Augmentation entstehen und zu dem beschriebenen Ärzte-Hopping führen kann. Folglich müssen dringend verstärkte Anstrengungen unternommen werden, um in Zukunft eine leitliniengerechte Pharmakotherapie des RLS zum Wohl der Betroffenen zu erreichen.

Literatur

Bundesministerium für Gesundheit (2023) Mitglieder und Versicherte der gesetzlichen Krankenversicherung (GKV). URL: https://www.bundesgesundheitsministerium.de/themen/krankenversicherung/zahlen-und-fakten-zur-krankenversicherung/mitglieder-und-versicherte.html (abgerufen am 16.03.2023)

Deutsche Gesellschaft für Neurologie (2012) Leitlinien für Diagnostik und Therapie in der Neurologie: Restless-Legs-Syndrom (RLS) und Periodic Limb Movement Disorder (PLMD) (Entwicklungsstufe: S1).

Garcia-Borreguero D, Silber MH, Winkelman JW et al. (2016) Guidelines for the first-line treatment of restless legs syndrome/Willis-Ekbom disease, prevention and treatment of dopaminergic augmentation: a combined task force of the IRLSSG, EURLSSG, and the RLS-foundation. Sleep Med 21, 1–11. DOI: 10.1016/j.sleep.2016.01.017

Heim B, Ellmerer P, Stefani A et al. (2022) Factors associated with augmentation in patients with restless legs syndrome. Eur J Neurol 29(4), 1227–1231. DOI: 10.1111/ene.15221

Hogl B, Garcia-Borreguero D, Kohnen R et al. (2010) Progressive development of augmentation during long-term treatment with levodopa in restless legs syndrome: results of a prospective multi-center study. J Neurol 257(2), 230–237. DOI: 10.1007/s00415-009-5299-8

Kommission Leitlinien der Deutschen Gesellschaft für Neurologie (DGN) und der Deutschen Gesellschaft für Schlafforschung und Schlafmedizin (DGSM) (2022). Leitlinien für Diagnostik und Therapie in der Neurologie: Restless Legs Syndrom (Entwicklungsstufe: S2k).

Liu GJ, Wu L, Wang SL et al. (2016). Incidence of Augmentation in Primary Restless Legs Syndrome Patients May Not Be That High: Evidence From A Systematic Review and Meta-Analysis. Medicine (Baltimore), 95(2), e2504. DOI: 10.1097/MD.0000000000002504

Sauerbier A, Sivakumar C, Klingelhoefer L et al. (2019). Restless legs syndrome – the under-recognised non-motor burden: a questionnaire-based cohort study. Postgrad Med 131(7), 473–478. DOI: 10.1080/00325481.2019.1658506

Swart E, Gothe H, Geyer S et al. (2015) Gute Praxis Sekundärdatenanalyse (GPS): Leitlinien und Empfehlungen. Gesundheitswesen (3. Fassung; Version 2012/2014)

Trenkwalder C, Tinelli M, Sakkas GK et al. (2021). Socioeconomic impact of restless legs syndrome and inadequate restless legs syndrome management across European settings. Eur J Neurol 28(2), 691–706. DOI: 10.1111/ene.1458

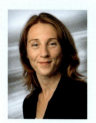

Dr. P.H. Dagmar Drogan

Studium der Ernährungswissenschaft an der Universität Potsdam und der Gesundheitswissenschaften an der Technischen Universität Berlin. 2009 Promotion zur Doktorin der Gesundheitswissenschaften/Public Health. Langjährige Tätigkeit als Epidemiologin am Deutschen Institut für Ernährungsforschung Potsdam-Rehbrücke. Seit Februar 2015 am Wissenschaftlichen Institut der AOK (WIdO) und dort Projektleiterin Risikoprädiktion im Forschungsbereich Qualitäts- und Versorgungsforschung.

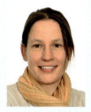

Dr. Katrin Schüssel

Katrin Schüssel ist seit 2013 als wissenschaftliche Mitarbeitern im WIdO beschäftigt. Der Fokus ihrer Arbeit liegt in der Versorgungsforschung unter Anwendung intersektoraler Krankenkassenroutinedaten. Davor arbeitete sie als Pharmakoepidemiologin beim Deutschen Arzneiprüfungsinstitut e.V. (DAPI). Das Studium der Pharmazie absolvierte sie in Erlangen, anschließend erfolgten die Promotion in Frankfurt am Main und die Weiterbildung zur Fachapothekerin für Arzneimittelinformation.

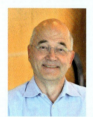

Prof. Dr. med. Klaus Berger, MPH, M.Sc.

Klaus Berger ist Neurologe und Epidemiologe und seit 2010 Direktor des Instituts für Epidemiologie und Sozialmedizin an der Universität Münster. Er hat Medizin an der Ruhr-Universität Bochum, Epidemiologie als DAAD-Stipendiat an der Harvard School of Public Health in Boston und Gesundheitswissenschaften an der Universität Bielefeld studiert. Seine wissenschaftlichen Schwerpunkte liegen in der Epidemiologie neurologischer und psychiatrischer Erkrankungen und der Versorgungsforschung. Dafür leitet er zahlreiche bevölkerungsbasierte Studien und Patientenregister.

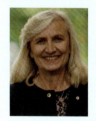

Prof. Dr. Claudia Trenkwalder

Claudia Trenkwalder war von 2003–2022 Chefärztin der Paracelsus-Elena Klinik Kassel, Zentrum für Parkinson-Syndrome und Bewegungsstörungen, und leitet dort seit 2022 das Paracelsus Kompetenz-Zentrum für Parkinson und Bewegungsstörungen. Vor dieser Zeit war sie zur neurologischen Ausbildung an der LMU in München, leitete dann mit dem Schwerpunktthema Parkinson und Restless Legs Syndrom die Forschergruppe Schlaf- und Bewegungsstörungen am Max-Planck-Institut für Psychiatrie in München, bevor sie als Oberärztin 2000 an die Universitätsmedizin Göttingen wechselte, wo sie 2012–2022 eine W3-Stiftungsprofessur in der Abteilung Neurochirurgie inne hatte. Sie war 1994 zu einem Forschungsaufenthalt zum Thema Restless Legs Syndrom in den USA und 2009 im Queen Square Hospital in London.

6 Leitlinienbasierte Versorgung bei Herzinsuffizienz

Dana van Gassen, Kristin Borgstedt, Guido Büscher und Gerhard Schillinger

C. Günster | J. Klauber | D. Klemperer | M. Nothacker | B.-P. Robra | C. Schmuker (Hrsg.) Versorgungs-Report. Leitlinien – Evidenz für die Praxis.
DOI 10.32745/9783954668007-6, © MWV Medizinisch Wissenschaftliche Verlagsgesellschaft Berlin 2023

Der Beitrag untersucht empirisch anhand von AOK-Daten die Umsetzung von evidenzbasierten Leitlinienempfehlungen in Deutschland am Beispiel Herzinsuffizienz. Hierfür werden QISA-Indikatoren verwendet, die sich mit Krankenkassen-Routinedaten abbilden lassen. Diese werden ergänzt um die Rate der Influenza-Impfungen bei Patientinnen und Patienten mit Herzinsuffizienz. Die Analyse zeigt eine gute bis moderate Umsetzung der Leitlinienempfehlung zu ACE-Hemmern bzw. AT1-Blockern und Betablockern. Es findet sich eine deutliche Steigerung bei der Behandlung mit oralen Gerinnungshemmern bei Personen ab 65 Jahren mit einer Herzinsuffizienz und Vorhofflimmern. Die Rate der Personen mit Herzinsuffizienz, die eine jährliche Influenza-Impfung erhalten, ist unbefriedigend.

The article empirically analyzes the implementation of evidence-based guidelines in Germany, using the example of heart failure based on claims data of the German local healthcare funds (AOK). For this purpose, QISA quality indicators based on claims data were analyzed. Additionally, the rate of influenza vaccinations in patients with heart failure was assessed. The analysis shows moderate to good implementation of the guideline recommendations for ACE inhibitors or angiotensin II receptor blockers and beta blockers. There is a clear increase in treatment with oral anticoagulants in people aged 65 and over with heart failure and atrial fibrillation. The rate of people with heart failure receiving annual influenza vaccination is unsatisfactory.

6.1 Einleitung

Herzinsuffizienz ist in Deutschland eine der häufigsten chronischen Erkrankungen und gehört zu den häufigsten Ursachen stationärer Behandlungen. So wurde 2020 bei mehr als 333.000 Krankenhausfällen die DRG F62 (Herzinsuffizienz und Schock) abgerechnet (Mostert et al. 2022). Aufgrund der demografischen Entwicklung und der verbesserten Überlebenschancen bei kardiovaskulären Erkrankungen, die zu einer Herzinsuffizienz führen können, ist zu erwarten, dass die Zahl der Personen mit Herzinsuffizienz weiter ansteigen wird.

Medizinische Leitlinien sind systematisch entwickelte Hilfen für Ärztinnen und Ärzte zur

Entscheidungsfindung in spezifischen Situationen. Sie beruhen auf aktuellen wissenschaftlichen Erkenntnissen und berücksichtigen die Kriterien der Evidenzbasierten Medizin. Auf Basis der Leitlinien sowie einer ausführlichen Evidenzrecherche wurde im Rahmen des QISA-Projektes ein QISA-Themenband mit Indikatoren für die Versorgung von Menschen mit Herzinsuffizienz publiziert. Der Band erschien erstmalig im Jahr 2012 und wurde 2020 aktualisiert. QISA steht für „Qualitätsindikatorensystem für die ambulante Versorgung" (für weiterführende Informationen zu QISA s. Kap. 15). Sofern sich die Indikatoren mit Routinedaten der Krankenkassen abbilden lassen, eignen sich diese besonders für die Unterstützung der Qualitätsarbeit von Ärzten, da keine zusätzlichen Daten erhoben werden müssen. Diese Indikatoren eignen sich zudem für übergreifende Analysen zur Umsetzung von Leitlinienempfehlungen.

Ziel dieser Arbeit ist die Umsetzung von Leitlinienempfehlungen in der Versorgung von Versicherten der AOK mit Herzinsuffizienz zu analysieren und regionale Variationen aufzuzeigen. Dabei werden aus dem QISA-Band C8 Herzinsuffizienz drei Qualitätsindikatoren ausgewertet: Der Anteil der Personen mit Herzinsuffizienz, die mit ACE-Hemmer oder Angiotensinrezeptorblockern (Indikator 7) bzw. mit Betablockern behandelt werden (Indikator 8), der Anteil der Menschen mit Herzinsuffizienz und Vorhofflimmern, die mit oralen Gerinnungshemmern behandelt werden (Indikator 9), sowie der Anteil der Personen mit Herzinsuffizienz und einer erhaltenen Influenza-Schutzimpfung.

Diese Auswertung spiegelt die Empfehlungen folgender Leitlinien wider:

- Nationale VersorgungsLeitlinie chronische Herzinsuffizienz 1. bis 3. Auflage (NVL) 2011–2021 (BÄK, KBV, AWMF 2011, 2017 und 2021)
- Leitlinie zur Diagnose und Behandlung von akuter und chronischer Herzinsuffizienz der

Europäischen Gesellschaft für Kardiologie (ESC) 2013 (Ponikowski et al. 2016) und 2021 (McDonagh et al. 2021)
- Leitlinie zum Management von Herzinsuffizienz der American Heart Association (AHA), American College of Cardiology (ACC) und Heart Failure Society of America (HFSA) (Yancy et al. 2013) 2016 bis 2022 (Heidenreich et al. 2022)
- Leitlinie zur Diagnose und Behandlung von Vorhofflimmern der Europäischen Gesellsaft für Kardiologie (ESC) Version 2016; von der Deutschen Gesellschaft für Kardiologie (DGK) übernommen (Kirchhof et al. 2016)
- Empfehlungen der ständigen Impfkommission der Bundesregierung (STIKO) zur Influenza-Impfung (Remschmidt et al. 2016)
- Empfehlungen der Weltgesundheitsorganisation (WHO) zur Influenza-Impfung (WHO 2022)

6.2 Methoden

Die vorliegende Auswertung ist eine deskriptive Sekundärdatenanalyse der anonymisierten Routinedaten der AOK der Jahre 2015 bis 2021. Neben den ambulanten und stationären Abrechnungsdaten wurden die Arzneimittelabrechnungsdaten herangezogen. Ergänzt wurden diese Abrechnungsdaten um die anonymisierten Versichertenstammdaten.

Bei der Analyse wurden nur Versicherte berücksichtigt, die mindestens 360 Tage im jeweiligen Auswertungsjahr bei einer AOK versichert waren. Für die ausgewählten Indikatoren wurden spezifische weitere Kriterien für den Ein- bzw. Ausschluss berücksichtigt. Eine Person gilt als erkrankt, wenn die entsprechende Diagnose ambulant in mindestens zwei Quartalen eines Jahres mit dem Kennzeichen „gesichert" dokumentiert wurde oder wenn mindestens eine entsprechende stationäre Haupt- oder Nebendiagnose dokumentiert wurde. Es wurden nur abgeschlossene voll- und teilstationäre

Krankenhausfälle berücksichtigt. Arzneimittelverordnungen werden berücksichtigt, wenn für Versicherte mindestens ein entsprechendes Medikament abgegeben wurde. Die Zuordnung zu einem Jahr erfolgt über das Verordnungsdatum. Verordnungen von Krankenhäusern bzw. Rehabilitationseinrichtungen im Rahmen des Entlassmanagements wurden nicht berücksichtigt, da der Fokus der Analyse auf der vertragsärztlichen Behandlung liegt.

Versicherte werden anhand ihres Wohnsitzes eindeutig einer der 96 Raumordnungsregionen in Deutschland zugeordnet. Für jede Raumordnungsregion wird die Umsetzung der hier analysierten Leitlinienempfehlungen berechnet. Die Ergebnisse werden als Boxplots (für die Datenjahre 2015–2021) und in Form von Karten (nur das Datenjahr 2021) nach Raumordnungsregionen dargestellt. Die Raumordnungsregionen wurden dabei anhand der Quartile bzw. dem Median in vier Gruppen eingeteilt und farblich unterschiedlich eingefärbt.

Bei der Analyse des Anteils an Personen mit Herzinsuffizienz, die mit ACE-Hemmern oder Angiotensinrezeptorblockern sowie mit Beta-blockern behandelt werden, wurden Personen mit einer symptomatischen Linksherzinsuffizienz (NYHA II–IV, ICD: I50.12, I50.13 bzw. I50.14) in die Analyse aufgenommen. Die berücksichtigten ATC-Codes sind der Tabelle 1 zu entnehmen.

Die berücksichtigten nationalen und internationalen Leitlinien empfehlen die Behandlung mit ACE-Hemmern und Betablockern für die Versorgung von Personen mit Linksherzinsuffizienz und Globalherzinsuffizienz. Personen mit Rechtsherzinsuffizienz wurden nicht in die Analyse aufgenommen, da die Versorgung einer isolierten Rechtsherzinsuffizienz ein anderes Vorgehen erfordert. Je nach linksventrikulärer Ejektionsfraktion (LVEF) werden drei verschiedene Formen der Linksherzinsuffizienz unterschieden. Für die Therapie der verschiedenen Formen besteht eine unterschiedlich sichere Evidenz. Für die Herzinsuffizienz mit reduzierter Ejektionsfraktion (HFrEF) existiert eine eindeutige, durch randomisierte Studien belegte, sicher evidenzbasierte Therapieempfehlung. Allen symptomatischen (NYHA II–IV) sowie asymptomatischen (NYHA I) Perso-

Tab. 1 Berücksichtigte ATC-Codes

ACE-Hemmer/ AT1-Antagonisten	ACE-Hemmer	C09A, C09B, C10BX04, C10BX06, C10BX07, C10BX11, C10BX12, C10BX13, C10BX14, C10BX15, C10BX17, C10BX18
	AT1-Antagonisten	C09C, C09D, C10BX10, C10BX16, C10BX19
Beta-Rezeptorenblocker	Beta-Rezeptorenblocker	C07AB02, C07FX03, C07FB13, C07CB02, C07CB22, C07FB02, C07BB22, C07FX05, C07FB22, C07BB02, C07BB52
	Bisoprolol und Kombinationen	C07AB07, C07FX04, C07FB07, C07BB27, C07BB07, C09BX02, C09BX04, C09BX05
	Carvedilol und Kombinationen	C07AG02, C07FX06, C07BG02
	Nebivolol und Kombinationen	C07AB12, C07FB12, C07BB12, C09DX05
Orale Gerinnungshemmer	Dabigatran	B01AE07
	Rivaroxaban, Apixaban und Edoxaban	B01AF
	Warfarin	B01AA03
	Phenprocoumon	B01AA04

nen mit HFrEF und fehlenden Kontraindikationen sollen ACE-Hemmer empfohlen werden. Wenn ACE-Hemmer nicht toleriert werden, können asymptomatische Personen und sollen symptomatische Personen einen Angiotensinrezeptorblocker erhalten. Alle symptomatischen Personen mit Linksherzinsuffizienz (NYHA II–IV) und mit Herzinsuffizienz mit reduzierter Ejektionsfraktion (HFrEF) sollten bei fehlender Kontraindikation mit einem Betarezeptorenblocker behandelt werden. Diese beiden Empfehlungen beinhalten zum Beispiel die Nationale VersorgungsLeitlinie Herzinsuffizienz seit 2010. Für Personen mit einer geringgradig eingeschränkten linksventrikulären Ejektionsfraktion (HFmrEF) und für Personen mit einer Herzinsuffizienz mit erhaltener Ejektionsfraktion (HFpEF) ist die Evidenz für den Nutzen einer medikamentösen Therapie unzureichend.

Um eine höhere Spezifität zu erreichen, werden in der Analyse nur die Fälle aufgegriffen, bei denen die Empfehlungen zutreffen. Die Zielgruppe der Versicherten mit HFrEF kann jedoch über die ICD-Codierung nicht isoliert werden, da die ICD-Klassifikation eine Kodierung der Linksherzinsuffizienz ohne Differenzierung zwischen HFrEF, HFmrEF und HFpEF vorsieht. Auf Basis der ICD-10-Codes ist es aber möglich, eine Differenzierung zwischen den NYHA-Stadien vorzunehmen. Daher wurden die symptomatischen Personen (NYHA II–IV) in dieser Analyse eingeschlossen. Hintergrund ist, dass insbesondere in dieser Gruppe eine Therapie zu erwarten ist.

Bei der Analyse von Menschen ab 65 Jahren mit einer Herzinsuffizienz und Vorhofflimmern, die orale Gerinnungshemmer erhalten (berücksichtigte ATC-Codes s. Tab. 1), und bei der Influenza-Impfrate von Menschen mit einer Herzinsuffizienz wurden entsprechend den Leitlinienempfehlungen alle Formen von Herzinsuffizienz berücksichtigt.

- Herzinsuffizienz (ICD-10: I50.x)

- Hypertensive Herzkrankheit mit (kongestiver) Herzinsuffizienz (ICD-10: I11.0)
- Hypertensive Herz- und Nierenkrankheit mit (kongestiver) Herzinsuffizienz (ICD-10: I13.0)
- Hypertensive Herz- und Nierenkrankheit mit (kongestiver) Herzinsuffizienz und Niereninsuffizienz (ICD-10: I13.2)

Bei Personen mit Vorhofflimmern (ICD-10: I48) erhöht das Vorhandensein einer Herzinsuffizienz nochmals das Risiko, einen Schlaganfall zu erleiden. Ziel einer Therapie mit oralen Gerinnungshemmern ist die Senkung des Schlaganfall-Risikos. Der Nutzen dieser Gerinnungshemmung ist seit den 1990er-Jahren durch randomisierte Studien belegt und wird seit 2013 von der Leitlinie der Europäischen Gesellschaft für Kardiologie (ESC) empfohlen, wobei Kontraindikationen zu beachten sind. Nach der Leitlinie zur Diagnose und Behandlung von Vorhofflimmern der ESC sollten Personen mit einem erhöhten Schlaganfallrisiko gemessen durch einen CHA2DS2-VASc-Score von 2 oder mehr mit oralen Gerinnungshemmern behandelt werden. Die Gerinnungshemmung stellt unabhängig von der Art des Vorhofflimmerns (paroxysmales, persistierendes oder permanentes Vorhofflimmern) für diese Personengruppe einen wichtigen Bestandteil der Therapie dar. Definitionsgemäß erhalten alle Menschen mit Vorhofflimmern und Herzinsuffizienz einen Risikopunkt. Ein weiterer Risikopunkt wird vergeben an alle Patientinnen und Patienten über 65 Jahre. Weibliches Geschlecht ergibt einen weiteren Risikopunkt. Bei einem CHA2DS2-VASc-Score von 2 beträgt das prospektive Schlaganfallrisiko 2,2% pro Jahr. Personen mit 3 Risikopunkten haben ein prospektives Schlaganfallrisiko von 3,2% pro Jahr (Camm et al. 2010). Hiermit ist bei dieser Population die Indikation für eine Thromboembolieprophylaxe mittels oraler Gerinnungshemmung gegeben. Wenn gemäß ICD-10 GM die Diagnosen Vorhofflimmern sowie Herzinsuffizienz kodiert sind, kann die betreffende Patientengruppe mit hoher Spezifität identifiziert werden.

Sowohl die ständige Impfkommission (STIKO) als auch die Weltgesundheitsorganisation (WHO) und die Nationale VersorgungsLeitlinie empfehlen für alle Personen mit erhöhter gesundheitlicher Gefährdung infolge einer chronischen Erkrankung wie Herzinsuffizienz eine jährliche Impfung gegen die saisonale Influenza. Es besteht für diese Personengruppe ein erhöhtes Risiko, schwere oder tödliche Krankheitsverläufe einer Influenza-Infektion zu entwickeln. Retrospektive Auswertungen von RCTs und Kohortenstudien weisen auf eine Senkung von Mortalität und Hospitalisierung in dieser Gruppe hin. Zudem empfiehlt die STIKO die jährliche Grippeschutzimpfung für alle Personen ab 60 Jahren. Die WHO empfiehlt die Impfung von älteren Personen ohne Spezifikation des Alters. Während der COVID-19-Pandemie sind diese Empfehlungen weiterhin gültig. Die Influenza-Impfung kann dabei auch gleichzeitig mit einer COVID-(Booster-)Impfung verabreicht werden. Eine hohe Influenza-Impfquote ist gerade im Rahmen der COVID-19-Pandemie bei Risikogruppen essenziell, um eine Entlastung des Gesundheitssystems zu gewährleisten und zum Schutz der Menschen (STIKO 2022; WHO 2022).

6.3   Ergebnisse

Für die betrachteten Patientinnen und Patienten mit Herzinsuffizienz zeigt sich ein hoher Umsetzungsgrad der Leitlinienempfehlung für den Indikator Anteil der Personen, die einen ACE-Hemmer oder AT1-Blocker erhalten, mit einem Median von über 81%, der über den Auswertungszeitraum stabil ist (s. Abb. 1). Bei einem gewissen Anteil der Menschen mit Herzinsuffizienz bestehen Kontraindikationen gegenüber der Therapie mit ACE-Hemmern und AT1-Blockern, sodass laut QISA-Band ein Referenzwert von 90% angestrebt wird. Bei keiner Raumordnungsregion kann eine entsprechend

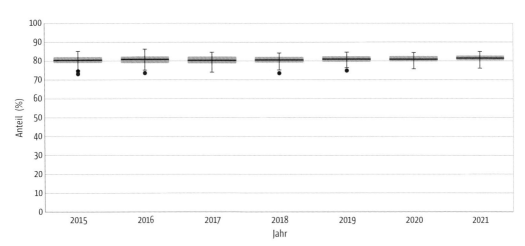

Abb. 1   Ergebnisse für den Indikator „Personen mit Herzinsuffizienz, die mit einem ACE-Hemmer oder AT1-Blocker behandelt werden" mit Angabe von Spanne, Median und Quartilen nach Raumordnungsregionen. *Lesehinweis:* Die Whiskers reichen jeweils bis zur größten bzw. kleinsten Beobachtung, sofern es sich nicht um einen Ausreißer handelt. Ein Ausreißer wurde als eine Beobachtung definiert, welche um mehr als das 1,5-Fache des Interquartilsabstands nach oben vom oberen Quartil bzw. nach unten vom unteren Quartil abweicht. Sofern Ausreißer vorhanden sind, wurden diese im Boxplot als Punkte dargestellt.

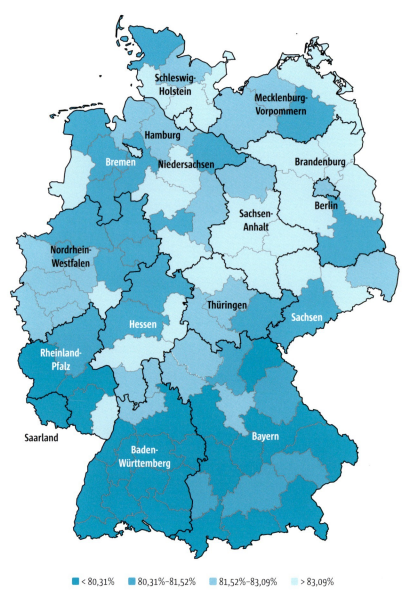

Geoinformationen: © Bundesamt für Kartographie und Geodäsie (2022)
https://sg.geodatenzentrum.de/web_public/Datenquellen_GE5000.pdf
Daten verändert, Gruppierung auf Basis eigener Berechnungen

Abb. 2   Ergebnisse für den Indikator „Personen mit Herzinsuffizienz, die mit einem ACE-Hemmer oder AT1-Blocker behandelt werden" für das Datenjahr 2021 in den einzelnen Raumordnungsregionen

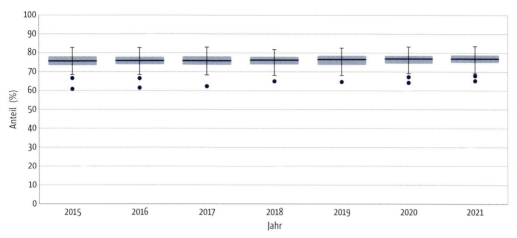

Abb. 3 Ergebnisse für den Indikator „Personen mit Herzinsuffizienz, die mit einem Beta-Rezeptorenblocker behandelt werden" mit Angabe von Spanne, Median und Quartilen nach Raumordnungsregionen (Lesehinweis s. Abb. 1)

hohe Rate beobachtet werden (s. Abb. 1). Bei der Auswertung der regionalen Verteilung zeigen sich deutliche regionale Unterschiede, insbesondere besteht ein Ost-West- bzw. Nord-Süd-Gefälle, mit höherem Erfüllungsgrad im Osten und Norden (s. Abb. 2).

Die Umsetzung der Leitlinienempfehlungen zur Behandlung von Personen mit symptomatischer Herzinsuffizienz mit Betablockern zeigt mit 77 % im Median und einem angestrebten Referenzwert im QISA-Band von 85 % einen vergleichbaren Umsetzungsgrad (Peters-Klimm et al. 2020). Auch hier zeigt sich im Beobachtungszeitraum keine relevante Veränderung (s. Abb. 3). Es zeigen sich auch bei diesem Indikator regionale Unterschiede, mit höherem Erfüllungsgrad im Norden als im Süden (s. Abb. 4).

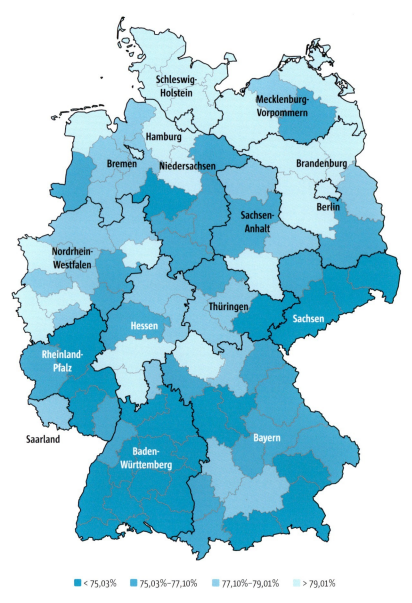

Geoinformationen: © Bundesamt für Kartographie und Geodäsie (2022)
https://sg.geodatenzentrum.de/web_public/Datenquellen_GE5000.pdf
Daten verändert, Gruppierung auf Basis eigener Berechnungen

Abb. 4   Ergebnisse für den Indikator „Personen mit Herzinsuffizienz, die mit einem Beta-Rezeptorenblocker behandelt werden" für das Datenjahr 2021 in den einzelnen Raumordnungsregionen

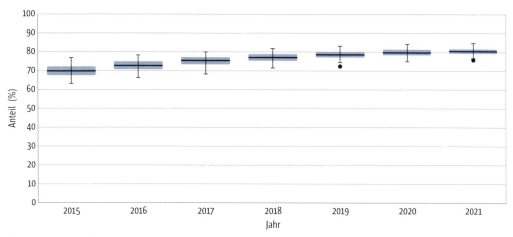

Abb. 5   Ergebnisse für den Indikator „Personen ab 65 Jahren mit einer Herzinsuffizienz, die bei Vorhofflimmern mit oralen Antikoagulantien behandelt werden" mit Angabe von Spanne, Median und Quartilen nach Raumordnungsregionen (Lesehinweis s. Abb. 1)

Die Ergebnisse dieser Auswertung passen zu den Ergebnissen einer Analyse aus 2016, die die Weiterbehandlung von Menschen nach stationärem Aufenthalt aufgrund einer Herzinsuffizienz aufzeigt. Der Anteil der Personen mit ACE-Hemmer oder AT1 Blocker-Behandlung lag hier bei 79,67%. 62,69% der Personen erhielten einen Betablocker. Auch hier konnten ähnliche regionale Unterschiede gezeigt werden (Freund et al. 2016).

Die Behandlung von Menschen ab 65 Jahren mit Herzinsuffizienz, die bei Vorhofflimmern mit oralen Gerinnungshemmern behandelt werden, hat sich im Beobachtungszeitraum deutlich gesteigert (s. Abb. 5). Der Umsetzungsgrad der Leitlinienempfehlung ist im Median von 70% in 2015 auf über 80% in 2021 angestiegen, sodass hier ab dem Jahr 2020 der im QISA-Band vorgeschlagene Referenzwert von 80% erreicht wird. 2015 zeigte sich noch eine geringere Umsetzung der Leitlinienempfehlung im Osten Deutschlands im Vergleich zum Westen (s. Abb. 6). Die beobachtete Steigerung betrifft insbesondere den Osten Deutschlands; im Beobachtungszeitraum wurde daher das Gefälle zwischen Ost und West ausgeglichen (s. Abb. 7).

2015

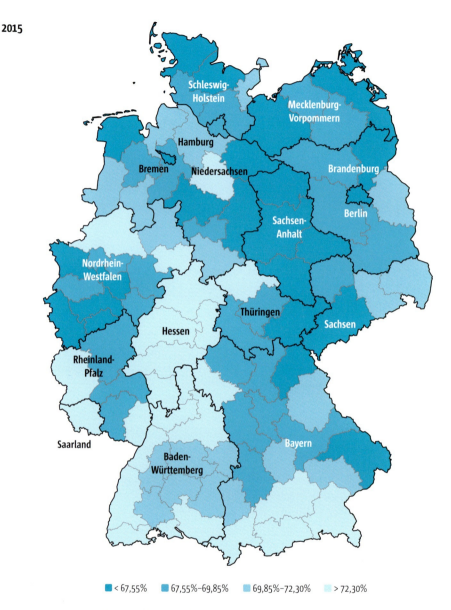

Geoinformationen: © Bundesamt für Kartographie und Geodäsie (2022)
https://sg.geodatenzentrum.de/web_public/Datenquellen_GE5000.pdf
Daten verändert, Gruppierung auf Basis eigener Berechnungen

Abb. 6   Ergebnisse für den Indikator „Personen ab 65 Jahren mit einer Herzinsuffizienz, die bei Vorhofflimmern mit oralen Antikoagulantien behandelt werden" für das Datenjahr 2015 in den einzelnen Raumordnungsregionen

2021

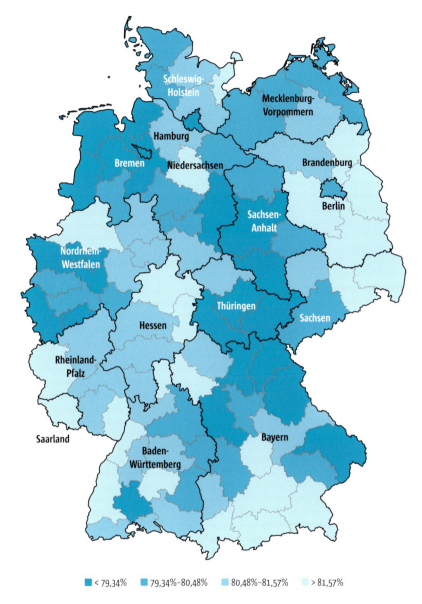

■ < 79,34%   ■ 79,34%–80,48%   ■ 80,48%–81,57%   ■ > 81,57%

Geoinformationen: © Bundesamt für Kartographie und Geodäsie (2022)
https://sg.geodatenzentrum.de/web_public/Datenquellen_GE5000.pdf
Daten verändert, Gruppierung auf Basis eigener Berechnungen

Abb. 7   Ergebnisse für den Indikator „Personen ab 65 Jahren mit einer Herzinsuffizienz, die bei Vorhofflimmern mit oralen Antikoagulantien behandelt werden" für das Datenjahr 2021 in den einzelnen Raumordnungsregionen

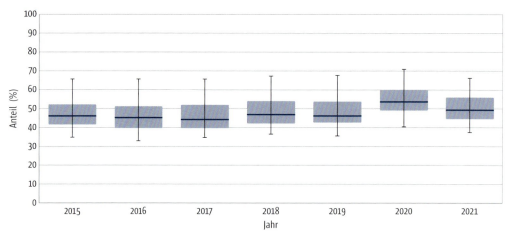

Abb. 8   Ergebnisse für den Indikator Influenza-Impfrate bei Personen mit einer Herzinsuffizienz, mit Angabe von Spanne, Median und Quartilen nach Raumordnungsregionen (Lesehinweis s. Abb. 1)

Die Influenza-Impfrate bei Personen mit Herzinsuffizienz blieb von 2015 bis 2019 relativ stabil auf einem unbefriedigenden Niveau. Im ersten Pandemiejahr 2020 zeigte sich ein deutlicher Anstieg, um in 2021 fast wieder auf das Niveau der vorherigen Jahre abzusinken, sodass ein Pandemie-Effekt vorliegen dürfte (s. Abb. 8)

Die Umsetzung der Empfehlungen zur saisonalen Influenza-Impfung ist bei Personen mit Herzinsuffizienz mit knapp 50% im Median im Jahr 2021 deutlich zu niedrig. Der von STIKO und WHO empfohlene vollständige Impfschutz wird nicht annähernd erreicht. Im Osten des Landes werden Personen mit Herzinsuffizienz häufiger gegen Influenza geimpft als in den westlichen Bundesländern (s. Abb. 9). Dieser regionale Unterschied wurde auch für die gesamte Gruppe der Menschen mit Empfehlung zu einer jährlichen Influenza-Impfung in einer Auswertung der Daten der Kassenärztlichen Vereinigung beobachtet (Rieck et al. 2020). In dieser Analyse konnten nur Influenza-Impfungen berücksichtigt werden, die über die AOKs abgerechnet wurden. Bei den meisten Impfungen sind die Durchimpfungsraten in Ostdeutschland höher als in Westdeutschland. Es werden signifikante Unterschiede bei den Impfquoten gegen Pertussis und bei der Masernimpfung beobachtet (Poethko-Müller et al. 2013).

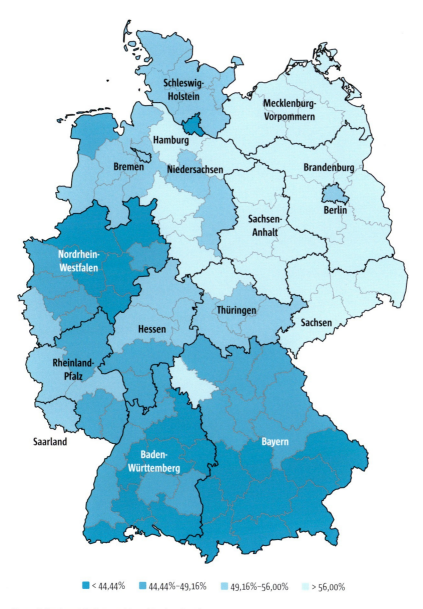

Geoinformationen: © Bundesamt für Kartographie und Geodäsie (2022)
https://sg.geodatenzentrum.de/web_public/Datenquellen_GE5000.pdf
Daten verändert, Gruppierung auf Basis eigener Berechnungen

Abb. 9   Ergebnisse für den Indikator Influenza-Impfrate bei Personen mit einer Herzinsuffizienz für das Datenjahr 2021 in den einzelnen Raumordnungsregionen

6.4 Diskussion

In der Analyse wurde auf Basis von Krankenkassenroutinedaten der Umsetzungsgrad von Leitlinienempfehlungen für Patienten mit Herzinsuffizienz untersucht. Die Leitlinienempfehlungen beruhen auf Studien mit sehr hohem Evidenzniveau, die eine Symptomreduktion, Verminderung der Hospitalisierungen und Prognoseverbesserung zeigen konnten. Die Empfehlungen zur jährlichen Influenza-Impfung beruhen lediglich auf retrospektiven Subgruppenanalysen von RCTs und Kohortenstudien, die auf eine Senkung von Mortalität und Hospitalisierungen hinweisen.

Die Verwendung der Routinedaten aller AOKs hat den Vorteil, die Umsetzung der Empfehlungen für etwa ein Drittel der Bevölkerung erheben zu können. Routinedaten bergen jedoch auch Nachteile. Die Ejektionsfraktion wird nicht kodiert, eine Näherung erfolgte daher über den Grad der Symptomatik gemäß NYHA. Kontraindikationen können nur partiell dargestellt werden. Daher kann nicht eine Umsetzung der Empfehlungen bei allen betroffenen Patienten unterstellt werden. Die Analyse verwendet daher die im QISA-Band vorgeschlagenen Zielwerte als Referenzwert. Werden vorhandene Krankheiten nicht kodiert, können die betroffenen Patientinnen und Patienten nicht identifiziert werden, wodurch die Sensitivität sinkt. Durch geeignete Validierungsmaßnahmen konnte jedoch eine hohe Diagnosesicherheit zulasten der Sensitivität erreicht werden.

6.5 Fazit

Zusammenfassend zeigt die Analyse zur Umsetzung der Leitlinienempfehlungen eine gute bis moderate Umsetzung der Indikatoren ACE-Hemmer oder AT1-Blocker und Betablocker. Es findet sich im Beobachtungszeitraum von 2015 bis 2021 eine deutliche Steigerung bei der Behandlung mit oralen Gerinnungshemmern bei Personen ab 65 Jahren mit einer Herzinsuffizienz und Vorhofflimmern, die den im QISA-Band vorgeschlagenen Referenzbereich in einigen Regionen erreicht. Die Rate der Personen mit Herzinsuffizienz, die eine jährliche Influenza-Impfung erhalten, ist unbefriedigend.

Literatur

Bundesärztekammer (BÄK), Arbeitsgemeinschaft der Wissenschaftlichen Medizinischen Fachgesellschaften (AWMF), Kassenärztliche Bundesvereinigung (KBV) (2017) Nationale VersorgungsLeitlinie Chronische Herzinsuffizienz – Langfassung. 2. Auflage, Version 3. DOI: 10.6101/AZQ/000407

Bundesärztekammer (BÄK), Kassenärztliche Bundesvereinigung (KBV), Arbeitsgemeinschaft der Wissenschaftlichen Medizinischen Fachgesellschaften (AWMF) (2009) Nationale VersorgungsLeitlinie Chronische Herzinsuffizienz – Langfassung. 1. Auflage, Version 1.4.

Bundesärztekammer (BÄK), Kassenärztliche Bundesvereinigung (KBV), Arbeitsgemeinschaft der Wissenschaftlichen Medizinischen Fachgesellschaften (AWMF) (2019) Nationale VersorgungsLeitlinie Chronische Herzinsuffizienz – Langfassung. 3. Auflage. Version 3. DOI: 10.6101/AZQ/000482

Camm AJ et al. (2010) ESC Guidelines for the management of atrial fibrillation. European Heart Journal 31, 2369–2429. DOI: 10.1093/eurheartj/ehq278

Freund T et al. (2016) Qualität der poststationären Arzneimittelversorgung von Patienten mit Herzinsuffizienz. In: Klauber J et al. (Hrsg.) Krankenhaus-Report 2016: Schwerpunkt „Ambulant im Krankenhaus". 229–246. Schattauer Stuttgart.

Heidenreich PA et al. (2022) AHA/ACC/HFSA Guideline for the Management of Heart Failure: A Report of the American College of Cardiology/American Heart Association Joint Committee on Clinical Practice Guidelines. Circulation 145(18), e895-e1032. DOI: 10.1161/CIR.0000000000001063

Hindricks G et al. (2021) ESC Guidelines for the diagnosis and management of atrial fibrillation developed in collaboration with the European Association for Cardio-Thoracic Surgery (EACTS). European Heart Journal 42(5), 373–498. DOI: 10.1093/eurheartj/ehaa612

Kirchhof P et al. (2016) 2016 ESC Guidelines for the management of atrial fibrillation developed in collaboration with EACTS. European Heart Journal 37(38), 2893–2962

Komajda M et al. (2005) Adherence to guidelines is a predictor of outcome in chronic heart failure: the MAHLER survey. European Heart Journal 26(16), 1653–1659. DOI: 10.1093/eurheartj/ehi251

McDonagh TA et al. (2021) ESC Guidelines for the diagnosis and treatment of acute and chronic heart failure: Developed by the Task Force for the diagnosis and treatment of acute and chronic heart failure of the European Society of Cardiology (ESC) With the special contribution of the Heart Failure Association (HFA) of the ESC. European Heart Journal 42(36), 3599–3726. DOI: 10.1093/eurheartj/ehab368

Mostert C et al. (2022) Krankenhaus-Directory 2020 – DRG-Krankenhäuser im Vergleich. In: Klauber J et al. (Hrsg.) Krankenhaus-Report 2022. Patientenversorgung während der Pandemie. Springer Berlin/Heidelberg

Peters-Klimm F, Andres E (2020) QISA Band C8 Herzinsuffizienz. Qualitätsindikatoren für die Versorgung von Patientinnen und Patienten mit Herzinsuffizienz. KomPart Verlagsgesellschaft Berlin

Poethko-Müller C, Schmitz R (2013) Impfstatus von Erwachsenen in Deutschland. Ergebnisse der Studie zur Gesundheit Erwachsener in Deutschland (DEGS1). Bundesgesundheitsblatt 56, 845–857. DOI: 10.1007/s00103-013-1693-6

Ponikowski P et al. (2016) 2016 ESC Guidelines for the diagnosis and treatment of acute and chronic heart failure: The Task Force for the diagnosis and treatment of acute and chronic heart failure of the European Society of Cardiology (ESC). European Heart Journal 37(27), 2129–220

Remschmidt C et al. (2016) Hintergrundpapier der STIKO: Evaluation der bestehenden Influenzaimpfempfehlung für Indikationsgruppen und für Senioren (Standardimpfung ab 60 Jahren). Bundesgesundheitsblatt 59, 1606–1622. DOI 10.1007/s00103-016-2467-8

Rieck T et al. (2020) Impfquoten bei Erwachsenen in Deutschland – Aktuelles aus der KV-Impfsurveillance und der Online-befragung von Krankenhauspersonal OKaPII. Epidemiologisches Bulletin 47, 3–26. DOI 10.25646/765

Ständige Impfkommission (STIKO) (2022) Empfehlungen der Ständigen Impfkommission (STIKO) beim Robert Koch-Institut 2022. Epidemiologisches Bulletin 4, 3–67. DOI: 10.25646/9285.3

Statistisches Bundesamt (2017) Diagnosedaten der Patienten und Patientinnen in Krankenhäusern (einschl. Sterbe- und Stundenfälle). URL: https://www.destatis.de/DE/Themen/Gesellschaft-Umwelt/Gesundheit/Krankenhaeuser/Publikationen/Downloads-Krankenhaeuser/diagnosedaten-krankenhaus-2120621167004.pdf;jsessionid=E988EF07A8E6DA03B2EA45A16D007A84.live722?__blob=publicationFile (abgerufen am 09.03.2023)

World Health Organization (WHO) (2022) Vaccines against Influenza: WHO position paper. Weekly Epidemiological Record 97(19), 185–208

World Health Organization Europe (WHO) (2016) Methods for assessing influenza vaccination coverage in target groups. URL: https://www.euro.who.int/__data/assets/pdf_file/0004/317344/Methods-assessing-influenza-vaccination-coverage-target-groups.pdf (abgerufen am 09.03.2023)

Yancy CW et al. (2013) 2013 ACCF/AHA guideline for the management of heart failure: executive summary: a report of the American College of Cardiology Foundation/American Heart Association Task Force on practice guidelines. Circulation 128(16), 1810–52

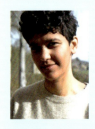

Dana van Gassen

Dana van Gassen kommt aus Belgien und hat dort Medizin studiert. Nach ihrem Abschluss hat sie zuerst in Krefeld und danach in Berlin als Urologin gearbeitet. Sie ist seit Juni 2022 beim AOK-Bundesverband im Stab Medizin tätig. Sie beschäftigt sich unter anderem mit QISA – das Qualitätsindikatorensystem für die ambulante Versorgung und ist zuständig für die Weiterentwicklung des Projektes.

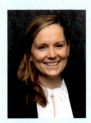

Kristin Borgstedt, M.Sc.

M.Sc. Management und Qualitätsentwicklung im Gesundheitswesen, seit 2021 als Referentin Versorgungsmanagement im AOK-Bundesverband tätig und mitverantwortlich für die Umsetzung und Weiterentwicklung des QuATRo-Projektes.

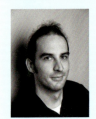

Dipl.-Stat. Guido Büscher

Studium der Statistik mit Schwerpunkt Biometrie in Dortmund. Von 2006 bis 2012 wissenschaftlicher Mitarbeiter am Institut für Gesundheitsökonomie und Klinische Epidemiologie der Universität zu Köln. Seit 2013 Referent im AOK-Bundesverband, betreut seit 2014 u.a. das AOK Projekt „Qualität in Arztnetzen – Transparenz mit Routinedaten".

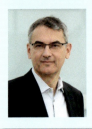

Dr. Gerhard Schillinger

Gerhard Schillinger ist als Facharzt für Neurochirurgie seit 2004 beratender Arzt beim AOK-Bundesverband und seit 2009 Leiter des Stabs Medizin. Dort beschäftigt er sich unter anderem mit der Bewertung von Untersuchungs- und Behandlungsverfahren auf dem Boden der evidenzbasierten Medizin, innovativen Entwicklungen in der Medizin, Unterstützungsangeboten für Patientinnen und Patienten und deren Angehörigen, Projekten zur Weiterentwicklung der medizinischen Versorgung sowie der Unterstützung von Ärztinnen und Ärzten bei der Qualitätsarbeit.

7 Leitlinienkonformität bei der Durchführung von Kontroll-Koronarangiographien

Elke Jeschke, Christian Günster und Martin Möckel

C. Günster | J. Klauber | D. Klemperer | M. Nothacker | B.-P. Robra | C. Schmuker (Hrsg.) Versorgungs-Report. Leitlinien – Evidenz für die Praxis.
DOI 10.32745/9783954668007-7, © MWV Medizinisch Wissenschaftliche Verlagsgesellschaft Berlin 2023

Kontroll-Koronarangiographien nach perkutaner Koronarintervention (PCI) werden in den klinischen Leitlinien seit einigen Jahren nicht mehr empfohlen, wenn keine therapeutische Konsequenz zu erwarten ist. In dem vorliegenden Artikel wird untersucht, wie sich für elektive PCI-Patienten die Häufigkeit von Koronarangiographien im Jahr nach der PCI im Zeitraum von 2009 bis 2018 entwickelt hat. Als Ergebnis zeigt sich eine deutliche Abnahme der Koronarangiographien nach PCI innerhalb von 91 bis 365 Tagen, darunter auch der Kontroll-Koronarangiographien. Ursache für diese Entwicklung ist neben der geänderten Leitlinienempfehlung auch die medizinische Entwicklung mit optimierter Stenttechnologie und Begleittherapien und dem damit verbundenen geringeren Risiko der Progression der Koronaren Herzkrankheit (KHK) und von Rezidivstenosen. Deutliche regionale Unterschiede in der Eingriffshäufigkeit weisen auf weiteres Potenzial für eine stringentere Indikationsstellung in einzelnen Regionen hin.

Routine follow-up coronary angiography has no longer been recommended by clinical guidelines in the past few years if no intervention is expected as a consequence. The current study examines the 1-year rates of coronary angiography following elective PCI between 2009 and 2018. Results show a marked decline in coronary angiography performed 91 to 365 days after PCI, including routine follow-up coronary angiography. This development is due both to the altered guidelines and to medical progress with improved stent technology and supporting treatment, which results in lower risk of coronary artery disease progression and recurrent stenosis. Marked regional differences in intervention rates indicate potential for a more rigorous indication in individual regions.

7.1 Einleitung

Die Koronare Herzkrankheit (KHK) ist eine häufige und schwere Erkrankung im Erwachsenenalter und führt seit Jahren die Todesursachenstatistik in Deutschland an (Statistisches Bundesamt 2022). Für die Diagnostik und Therapie der KHK sind Herzkatheteruntersuchungen (Koronarangiographien) und perkutane Koronarinterventionen (PCIs) von zentraler Bedeutung. Im Jahr 2020 wurden in Deutschland insgesamt 731.368 (2019: 807.803) Koronarangiographien und 299.439 PCIs (2019: 328.124) durchgeführt (IQTIG 2022). Bei 88,3 % der PCIs wurden neben der Aufdehnung der Gefäße auch Gefäßstützen, sog. Stents, implantiert (Deutsche Herzstiftung 2022).

In den letzten Jahren wurde die Herzkatheterdiagnostik und -therapie durch verbesserte Kathetertechnik, die Etablierung des radialen Zugangs und neue Stent-Materialien optimiert. Insbesondere zeigten RCTs und Meta-Analysen, dass der Einsatz von medikamentenfreisetzenden Stents (drug eluting stent; DES) im Vergleich zu nicht medikamentenfreisetzenden Stents (bare metal stent; BMS) zu einer signifikanten Reduktion von In-Stent-Restenosen führt (Moses et al. 2003; Stone et al. 2004; Valgimigli et al. 2014). In Bezug auf die Nachsorge der Patienten mit unkomplizierter Implantation eines koronaren Stents zeigten Studien, dass routinemäßig durchgeführte Kontrollkoronarangiographien weder bei Patienten nach akutem Koronarsyndrom noch nach elektiver Intervention zu einem besseren Outcome führen (Pinto et al. 2006; Stone et al. 2010). Die Leitlinien wurden entsprechend angepasst (Hamm et al. 2008; Levine et al. 2011; Windecker et al. 2014) und die Deutsche Gesellschaft für Kardiologie (DGK) hat im Rahmen der „Klug entscheiden"-Initiative die folgende Negativempfehlung formuliert:

„Nach unkomplizierter perkutaner Koronarintervention (PCI) soll KEINE routinemäßige ‚Kontrollkoronarangiographie' durchgeführt werden."

Eine entsprechende Indikation bestehe bei asymptomatischen Patienten nicht (Baldus et al. 2016). Für die Verlaufsbeobachtung wird der Fokus auf die Einstellung der Risikofaktoren und die Durchführung von Belastungstests gelegt (Rassaf et al. 2013). Geplante Kontrollangiographien (z.B. nach 6 Monaten) führen weiterhin zu gehäuften Re-PCIs bei angiographischer

Restenose (Jeschke et al. 2013), ohne den Nachweis eines klinischen Nutzens (Morice et al. 2002). Auch sind diese erneuten Interventionen trotz optimierter Untersuchungstechnik mit einem Restrisiko für periinterventionelle Komplikationen behaftet (Rassaf et al. 2013).

In dem vorliegenden Artikel wird untersucht, wie sich für elektive PCI-Patienten die Häufigkeit von Koronarangiographien im Jahr nach der PCI über die Zeit entwickelt hat. Insbesondere wird der Frage nachgegangen, inwieweit eine Abnahme von Kontroll-Koronarangiographien zu verzeichnen ist.

7.2 Methode

7.2.1 Datengrundlage

Grundlage der vorliegenden Analyse sind bundesweite pseudonymisierte Abrechnungsdaten und Versichertenstammdaten der AOK (Allgemeine Ortskrankenkassen) der Jahre 2008 bis 2019. Die Ein- und Ausschlusskriterien basieren auf den Definitionen des Leistungsbereiches „Therapeutischer Herzkatheter (PCI) bei Patienten ohne Herzinfarkt" (QSR-Indikatorenhandbuch) aus dem QSR-Verfahren (Qualitätssicherung mit Routinedaten) des Wissenschaftlichen Instituts der AOK (WIdO) (Jeschke u. Günster 2022). Mit dem QSR-Verfahren ist es möglich, unterschiedliche Krankenhausaufenthalte und Praxiskontakte einer Person zuzuordnen, ohne dass diese re-identifizierbar ist. In die Analysen eingeschlossen wurden somit Patienten und Patientinnen mit vollstationärer PCI mit Stent ohne die Hauptdiagnose Herzinfarkt. Ausschlusskriterien waren ein Alter unter 20 Jahren, eine Organtransplantation im PCI-Aufenthalt und Vorjahresereignisse wie PCI, Operation am Herzen sowie Transplantationsprozedur. Für die vorliegende Analyse wurden die QSR-Ausschlusskriterien um Fälle mit einer Hauptstammstenose im PCI-Aufenthalt erweitert, da es sich hierbei hinsichtlich der untersuchten Fragestellung um eine spezielle Risikokonstellation handelt.

7.2.2 Endpunkt

Als Endpunkt betrachtet wurden Koronarangiographien ohne Intervention innerhalb eines Jahres nach der PCI. Der Ein-Jahreszeitraum wurde dann in die Zeitfenster 1–90 Tage, 91–180 Tage und 181–365 Tage unterteilt, um zwischen Koronarangiographien im Rahmen geplanter zweizeitiger Eingriffe, nach den Leitlinien nicht empfohlenen Kontrollen und überwiegend ungeplanten Re-Koronarangiographien ohne Intervention infolge der Progredienz der Erkrankung zu unterscheiden. Ausgewertet wurden vollstationäre, ambulant am Krankenhaus bzw. im vertragsärztlichen Bereich durchgeführte Koronarangiographien.

7.2.3 Statistische Analysen

Patientenkollektive und Endpunkthäufigkeiten in verschiedenen Zeitfenstern wurden deskriptiv analysiert. Unterschiede zwischen den Jahren 2009 und 2018 wurden mit dem Chi-Quadrat-Test bzw. dem Mann-Whitney-U-Test ermittelt. Zur Analyse von Trends im Zeitverlauf wurde der Cochran-Armitage-Test verwendet. Im Sinne einer Sensitivitätsanalyse wurde weiterhin der Einfluss des Jahres auf den Endpunkt Koronarangiographie innerhalb von 91–180 Tagen mit einem multiplen logistischen Regressionsmodell mit robusten Sandwich-Varianzschätzern analysiert und adjustierte Odds Ratios (OR) mit 95%-Konfidenzintervall (KI) berechnet. Dabei wurde für das Alter, Geschlecht, Vorjahresereignisse (Herzinfarkt, Dialyse, antithrombotische Medikation), 2- und 3-Gefäßerkrankung, Anzahl PCI (1 Koronararterie vs. mind. 2) sowie Begleiterkrankungen im PCI-Aufenthalt nach der Elixhauser-Klassifikation (Elixhauser et al. 1998; Quan et al. 2009) kont-

rolliert. Die Komorbiditäten wurden als einzelne dichotome Variablen und das Patientenalter als kontinuierliche Variable kodiert. Für das Jahr 2018 wurden regionale Analysen durchgeführt. Dabei wurde die Spannweite der Endpunkthäufigkeiten nach Bundesland ermittelt sowie der Einfluss des Bundeslandes unter Kontrolle der oben genannten Patienteneigenschaften mit multiplen logistischen Regressionsmodellen analysiert. Fälle ohne Ereignis, bei denen die AOK-Mitgliedschaft innerhalb des Nachbeobachtungszeitraums endete, wurden zensiert. Alle Analysen wurden mit STATA 16.0 (StataCorp LP, College Station, Texas) durchgeführt.

7.3 Ergebnisse

7.3.1 Studienpopulation

Im Jahr 2009 wurden 32.395 PCIs bei Patienten ohne Herzinfarkt und im Jahr 2018 40.034 entsprechende PCIs in die Analysen eingeschlossen (s. Tab. 1). Ein Drittel der Fälle entfiel auf weibliche Patienten. Das mediane Alter betrug im Jahr 2009 70 Jahre und im Jahr 2018 71 Jahre. Während des Zehn-Jahres-Studienzeitraums stieg der Anteil von Patienten mit kardiovaskulären Erkrankungen wie Hypertonie, Mehrgefäßerkrankung, Herzinsuffizienz, kardialer Arrhythmie und Herzklappenerkrankung sowie anderen Begleiterkrankungen wie Diabetes, chronischer Nierenerkrankung und COPD. Allein der Anteil adipöser Patienten war 2018 signifikant geringer als 2009.

7.3.2 Prozeduren im PCI-Aufenthalt

Der Anteil der Fälle mit einer PCI in mehreren Koronararterien stieg von 10% im Jahr 2009 auf 22% im Jahr 2018 (s. Tab. 1). Auch bei den im PCI-Aufenthalt durchgeführten Prozeduren wie der Implantation eines Schrittmachers, der Im-

Tab. 1 Basisdeskription der PCI-Patienten ohne Herzinfarkt (Vollstationäre AOK-Patienten der Jahre 2009 und 2018. *Signifikanzniveau p = 0,0019 nach Bonferroni-Korrektur. Signifikante Ergebnisse fett hervorgehoben.)

Jahr	2009	2018	p-Wert*
Anzahl [N]	32.395	40.034	
Alter [Median (IQR)]	70 (62–76)	71 (62–79)	**< 0,001**
Weibliche Patienten [%]	32,98%	32,49%	0,138
Diagnosen im PCI-Aufenthalt [%]			
Kardiovaskuläre Erkrankungen			
Alter Myokardinfarkt	9,54%	10,38%	**< 0,001**
Hirninfarkt	0,39%	0,69%	**< 0,001**
TIA	0,32%	0,25%	0,096
Intrazerebrale Blutung	0,05%	0,03%	0,343
Herzinsuffizienz	23,54%	35,45%	**< 0,001**
NYHA-Stadium > 1	19,29%	30,09%	**< 0,001**
1-Gefäßerkrankung	32,55%	29,24%	**< 0,001**
2-Gefäßerkrankung	31,57%	31,82%	0,476
3-Gefäßerkrankung	35,88%	38,94%	**< 0,001**
Schock	0,37%	0,99%	**< 0,001**
Hypertonie	76,48%	81,47%	**< 0,001**
Kardiale Arrhythmie	22,76%	31,64%	**< 0,001**
Erkrankung der Herzklappen	8,81%	16,12%	**< 0,001**
Periphere Gefäßkrankheit	10,85%	12,79%	**< 0,001**
Andere Begleiterkrankungen			
Diabetes	32,28%	35,09%	**< 0,001**
COPD	7,64%	10,08%	**< 0,001**
Chronische Niereninsuffizienz	18,30%	22,99%	**< 0,001**
Terminale Niereninsuffizienz	3,85%	4,29%	0,003
Hypothyreose	5,62%	11,60%	**< 0,001**
Adipositas (BMI ≥ 30 kg/m²)	12,75%	11,38%	**< 0,001**
Prozeduren im PCI-Aufenthalt			
PCI mehrere Koronararterien	10,03%	21,97%	**< 0,001**
Implantation Schrittmacher	1,04%	1,44%	**< 0,001**
Implantation Defibrillator	0,77%	0,56%	**0,001**
Dialyse	1,51%	2,03%	**< 0,001**

plantation eines Defibrillators und Dialysen gab es eine signifikante Zunahme über die Zeit.

Die Abbildung 1 zeigt die Verschiebung der Anteile der implantierten Stent-Arten zugunsten der DES während des Studienzeitraums. Nach den Einschlusskriterien bekamen alle Patienten einen Stent. Wurden im Jahr 2009 bei 59% der PCIs BMS und 41% DES verwendet, lag der Anteil der DES im Jahr 2018 bei nahezu 100% (p for Trend < 0,001).

7.3.3 Koronarangiographien innerhalb eines Jahres nach der PCI

Eine Koronarangiographie ohne Intervention innerhalb eines Jahres wurde im Jahr 2009 bei 21,5% der Fälle und im Jahr 2018 bei 13,6% der Fälle durchgeführt (minus 7,9 Prozentpunkte). Die Abbildung 2 zeigt den wochenweisen Vergleich des Anteils der Koronarangiographien nach der PCI für die Jahre 2009 und 2018. Insgesamt zeigt sich für beide Jahre ein ähnliches Muster mit Peaks nach 6 Wochen (ca. 40 Tage), 13 Wochen (ca. 90 Tage) und 26 Wochen (ca. 6 Monate), aber mit geringeren Anteilen von

Folge-Koronarangiographien im Jahr 2018 (Ausnahme Woche 6).

So betrug der Anteil der Koronarangiographien ohne Intervention innerhalb von 1–90 Tagen im Jahr 2009 5,7% und im Jahr 2018 4,4% (minus 1,3 Prozentpunkte). Kontroll-Koronarangiographien im Zeitraum von 91 bis 180 Tagen wurden im Jahr 2009 bei 6,1% der Fälle und 2018 nur noch bei 3,3% der Fälle durchgeführt (minus 2,8 Prozentpunkte). Berücksichtigt man in der Analyse die Änderungen in der Patientenpopulation über die Jahre, so hat sich das Risiko für eine Koronarangiographie innerhalb von 91 bis 180 Tagen im Jahr 2018 gegenüber 2009 fast halbiert (2018: adjustiertes OR = 0,51 [95%-KI: 0,45–0,57]; Referenz 2009). Im Zeitfenster von 180–365 Tagen wurde im Jahr 2009 bei 9,7% der Fälle eine Koronarangiographie und im Jahr 2018 bei 6,0% der Fälle durchgeführt (minus 3,7 Prozentpunkte; 2018: adjustiertes OR = 0,58 [95%-KI: 0,52–0,64]; Referenz 2009).

Die Abbildung 3 zeigt den Anteil der Folge-Koronarangiographien ohne Intervention stratifiziert nach Ein- und Mehrgefäßerkrankung. Innerhalb eines Jahres wurde im Jahr 2009 bei

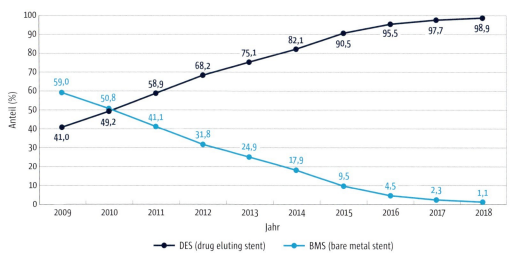

Abb. 1   Anteil implantierter Stents bei PCI-Patienten mit Stent ohne Herzinfarkt 2009 bis 2018

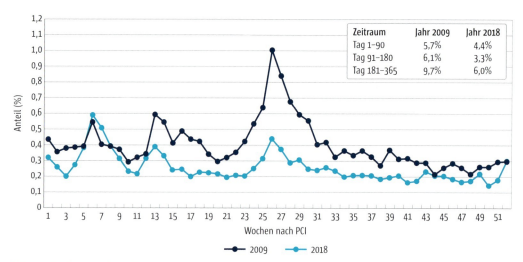

Abb. 2   Wochenweise Darstellung der Koronarangiographien ohne Intervention nach PCI mit Stent (ohne Herzinfarkt) 2009 vs. 2018

20,1% der Fälle mit Eingefäßerkrankung und bei 22,1% der Fälle mit Mehrgefäßerkrankung eine Koronarangiographie nach der PCI durchgeführt. Im Jahr 2018 sank die Häufigkeit auf 12,2% bei Eingefäßerkrankung und 14,3% bei Mehrgefäßerkrankung. In allen betrachteten Zeitfenstern ist der Anteil der Patienten mit einer Folge-Koronarangiographie bei Patienten mit Mehrgefäßerkrankung im Vergleich zur Eingefäßerkrankung etwas höher und es gab jeweils deutlich geringere Raten im Jahr 2018. Für Kontroll-Koronarangiographie im Zeitraum von 91–180 Tagen betrug die Abnahme bei PCI-Patienten mit Eingefäßerkrankung 2,9 Prozentpunkte und bei Mehrgefäßerkrankung 2,7 Prozentpunkte.

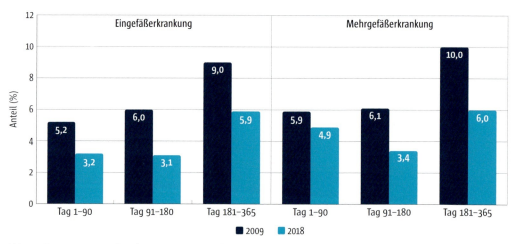

Abb. 3   Koronarangiographie ohne Intervention nach PCI mit Stent (ohne Herzinfarkt) bei Eingefäß- und Mehrgefäßerkrankung 2009 vs. 2018

Die Häufigkeit von Folge-Koronarangiographien unterscheidet sich stark zwischen den Bundesländern. So liegt die Häufigkeit für Koronarangiographien innerhalb von 91–365 Tagen nach der PCI für das Jahr 2018 zwischen 5,7% in Sachsen und 13,3% in Hessen (Bund: 9,2%). Für den Zeitraum 91–180 Tage reicht die Spanne von 1,6% in Sachsen bis 4,0% in Thüringen, für den Zeitraum von 181–365 Tagen von 3,4% in Bremen bis 10,0% in Hessen. Deutliche Unterschiede bleiben auch nach Risikoadjustierung für Patienteneigenschaften bestehen. So gibt es hinsichtlich der Folge-Koronarangiographien für alle analysierten Zeiträume ein geringeres Risiko in Sachsen, Niedersachsen und Baden-Württemberg als in Hessen (z.B. 91–365 Tage: SN: adjustiertes OR = 0,47 [95%-KI 0,38–0,60]; NI: 0,66 [0,54–0,80]; BW: 0,58 [0,49–0,69]; Referenz: HE).

7.4 Diskussion

Die vorliegende Analyse zeigt, dass die Häufigkeit von Koronarangiographien innerhalb eines Jahres nach einer PCI bei Patienten ohne Herzinfarkt in den letzten Jahren deutlich zurückgegangen ist. Dies gilt insbesondere für den Zeitraum von 91–365 Tagen (2009: 17,8%; 2018: 9,3%) und die darin enthaltenen Kontroll-Koronarangiographien. Die wochenweise Analyse zeigt einen Rückgang über den gesamten Zeitraum, am deutlichsten aber im Zeitfenster um 180 Tage.

Für diese Entwicklung lassen sich zwei wesentliche Faktoren ursächlich ausmachen. Zum einen werden routinemäßige Kontrollen seit längerem nicht mehr empfohlen, sondern die DGK hat im Gegenteil eine Negativempfehlung dazu gegeben (Baldus et al. 2016). Zum anderen hat die medizinische Entwicklung mit optimierter Stenttechnologie und Begleittherapien dazu geführt, dass Risiko der Progression der KHK und von Rezidivstenosen zu senken. So stieg z.B. der Anteil der DES im Studienzeitraum von 41% im Jahr 2008 auf 99% im Jahr 2019.

Die Abnahme der Folge-Koronarangiographien nach PCI ist umso bemerkenswerter, als die Anzahl der Ersteingriffe und die Erkrankungsschwere im Studienzeitraum zugenommen haben. So zeigt sich sowohl in den vorliegenden AOK-Daten als auch im Bund eine Ausweitung der PCIs in den letzten Jahren, mit einem wachsenden Anteil an älteren Patienten und komplexeren Fällen (z.B. Bund PCI ≥ 80 Jahre 2008: 13,1%; 2021: 23,2%) (Deutsche Herzstiftung 2022). Wie erwartet zeigt die stratifizierte Analyse nach Ein- und Mehrgefäßerkrankung für alle betrachteten Zeitfenstern einen etwas höheren Anteil der Patienten mit einer Folge-Koronarangiographie bei Patienten mit Mehrgefäßerkrankung, aber sonst ebenfalls deutlich geringere Raten im Jahr 2018. Parallel ist allerdings auch die Erkenntnis gewachsen, dass der konservativen, medikamentösen Therapie eine größere Bedeutung zukommt, als lange angenommen wurde (Spertus et al. 2020; Maron et al. 2020). Hier spielt vermutlich sowohl das Eingriffsrisiko als auch die begrenzte Wirksamkeit der PCI bei koronarer Mehrgefäßerkrankung und oft diffuser Atherosklerose eine Rolle. Dementsprechend wurde erst kürzlich gezeigt, dass die koronare Revaskularisation bei einer ischämischen Herzinsuffizienz keine Vorteile gegenüber optimaler nicht-interventioneller medizinischer Therapie hat (Perera 2022 et al.).

Die vorliegende Analyse zeigt weiterhin regionale Unterschiede bei der Häufigkeit der Folge-Koronarangiographien auf. So erhalten z.B. in Sachsen 5,7% der Patienten eine Koronarangiographie im Zeitraum von 91–365 Tagen während es in Hessen mit 13,3% mehr als doppelt so viele Patienten sind. Erst kürzlich wurde in einer großen routinedatenbasierten Studie für Deutschland ein Zusammenhang der Häufigkeit von Koronarangiographien bei Patienten ohne Infarkt mit der Anzahl an Linksherzkatheter-Messplätzen in der Region festgestellt.

Bei Infarktpatienten existierte ein solcher Zusammenhang mit den regionalen Angebotsstrukturen nicht (Frank-Tewaag et al. 2022). Auch wenn unklar ist, ob sich die Rate der Kontroll-Koronarangiographien bundesweit weiter verringern wird und ob dies im Hinblick auf das Outcome wünschenswert ist, könnte die regionale Variation auch ein Hinweis auf uneinheitliche Leitlinienadhärenz bei non-Infarkt-Patienten sein (Ebert-Rall 2022).

7.5 Limitationen

Die Analyse beruht auf AOK-Daten. Mit derzeit ca. 27 Millionen Versicherten und einem Drittel der Krankenhausfälle wird eine große Gruppe abgebildet. Dennoch ist die externe Validität eingeschränkt, da bekannt ist, dass sich die AOK-Versicherten hinsichtlich ihrer Charakteristik wie Alter und Geschlecht von anderen Krankenkassen unterscheiden (Hoffmann u. Icks 2013). Weiterhin fehlen in den verwendeten Routinedaten über die Abrechnung hinausgehende Informationen. So ist die Abgrenzung einer unkomplizierten PCI und eines anschließenden asymptomatischen Verlaufs mit den vorliegenden Daten nicht sicher möglich. Weiterhin fehlt die Angabe, aus welchem Grund die Koronarangiographie ohne Intervention im Jahr nach der PCI durchgeführt wurde. Die verwendeten Zeitfenster stellen hier nur eine Näherung dar. Der Zeitraum für nicht empfohlene Kontrollen wurde mit 91–180 Tagen nach der PCI konservativ gewählt. So ist davon auszugehen, dass es auch nach mehr als 180 Tagen sowohl geplante Kontrollen als auch ungeplante Koronarangiographien wegen der Progredienz der Begleiterkrankung gibt.

7.6 Fazit

Insgesamt zeigt die vorliegende Studie eine deutliche Abnahme der Koronarangiographien nach PCI innerhalb von 91–365 Tagen, darunter auch der Kontroll-Koronarangiographien. Ursache für diese Entwicklung ist neben der geänderten Leitlinienempfehlung auch die medizinische Entwicklung mit optimierter Stenttechnologie und Begleittherapien und dem damit verbundenen geringeren Risiko der Progression der Koronaren Herzkrankheit (KHK) und von Rezidivstenosen. Die deutlichen Unterschiede in der Eingriffshäufigkeit zwischen den Bundesländern weisen auf weiteres Potenzial für eine stringentere Indikationsstellung zur Koronarangiographie in einzelnen Regionen hin.

Literatur

Baldus S, Werdan K, Levenson B, Kuck KH (2016) Klug entscheiden … in der Kardiologie. Dtsch Arztebl 113, 27–28

Instituts für Qualitätssicherung und Transparenz im Gesundheitswesen (IQTIG) (2022) Bundesqualitätsbericht zum Erfassungsjahr 2021. URL: https://iqtig.org/veroeffentlichungen/bundesqualitaetsbericht (abgerufen am 09.03.2023)

Deutsche Herzstiftung e.V. (Hrsg.) (2022) 33. Deutscher Herzbericht 2021. URL: https://www.herzstiftung.de/system/files/2022-09/DHB21-Herzbericht-2021.pdf (abgerufen am 09.03.2023)

Ebert-Rall T (2022) Professor Donner-Banzhoff: „Oft kennen Hausärzte bei KHK relevante Leitlinie nicht". Interview. URL: https://www.aerztezeitung.de/Kooperationen/Professor-Donner-Banzhoff-Oft-kennen-Hausaerzte-bei-KHK-relevante-Leitlinie-nicht-431952.html (abgerufen am 09.03.2023)

Elixhauser A, Steiner C, Harris DR et al. (1998) Comorbidity measures for use with administrative data. Med Care 36, 8–27

Hamm CW, Albrecht A, Bonzel T et al. (2008) Leitlinie Diagnostische Herzkatheteruntersuchung. Clin Res Cardiol 9, 475–512

Hoffmann F, Icks A (2012) Structural differences between health insurance funds and their impact on health services research: results from the Bertelsmann Health-Care Monitor. Gesundheitswesen 74, 291–7

Jeschke E, Baberg HT, Dischedl P et al. (2013) Komplikationen und Folgeeingriffe nach koronaren Prozeduren in der klinischen Routine. Eine Ein-Jahres-Follow-up-Analyse auf der Grundlage von AOK-Routinedaten. Dtsch Med Wochenschr 1380, 570–575

Jeschke E, Günster C (2022) Qualitätssicherung mit Routinedaten (QSR). GGW 22(4), 2–34

Jeschke E, Searle J, Günster C et al. (2017) Drug-eluting stents in clinical routine: a 1-year follow-up analysis based on German health insurance administrative data from 2008 to 2014. BMJ Open 2017, 0:e017460

Levine GN, Bates ER, Blankenship JC et al. (2011) 2011 ACCF/AHA/SCAI Guideline for Percutaneous Coronary Intervention: a report of the American College of cardiology Foundation/American Heart Association Task Force on Practice Guidelines and the Society for Cardiovascular Angiography and Interventions. Circulation 124, e574–e651

Maron DJ, Hochman JS, Reynolds HR et al. (2020) Initial Invasive or Conservative Strategy for Stable Coronary Disease. N Engl J Med. 382(15), 1395–1407

Moses JW, Leon MB, Popma JJ et al. (2003) Sirolimus-eluting stents versus standard stents in patients with stenosis in a native coronary artery. N Engl J Med 349, 1315–23

Morice MC, Serruys PW, Sousa JE et al. (2002) RAVEL Study Group. Randomized Study with the Sirolimus-Coated Bx Velocity Balloon-Expandable Stent in the Treatment of Patients with de Novo Native Coronary Artery Lesions. A randomized comparison of a sirolimus-eluting stent with a standard stent for coronary revascularization. N Engl J Med 346, 1773–1780

Perera D, Clayton T, O'Kane PD et al. (2022) Percutaneous Revascularization for Ischemic Left Ventricular Dysfunction. N Engl J Med. 387(15), 1351–1360

Pinto DS, Stone GW, Ellis SG et al. (2006) Impact of routine angiographic follow-up on the clinical benefits of paclitaxel-eluting stents. Results from the TAXUS-IV Trial. J Am Coll Cardiol 48, 32–6

Quan H, Sundararajan V, Halfon P et al. (2005) Coding algorithms for defining comorbidities in ICD-9-CM and ICD-10 administrative data. Med Care 43, 1130–9.

Rassaf T, Steiner S, Kelm M (2013) Postoperative care and follow-up after coronary stenting. Dtsch Ärztebl Int 110(5), 72–82

Spertus JA, Jones PG, Maron DJ et al. (2020) Health-Status Outcomes with Invasive or Conservative Care in Coronary Disease. N Engl J Med 382(15), 1408–1419

Statistisches Bundesamt (Destatis) (2022) Todesursachenstatistik 2021. URL: https://www.destatis.de/DE/Presse/Pressemitteilungen/2022/12/PD22_544_23211.html (abgerufen am 10.03.2023)

Stone GW, Ellis SG, Cox DA et al. (2004) A polymer-based, paclitaxeleluting stent in patients with coronary artery disease. N Engl J Med 350, 221–31

Stone GW, Parise H, Witzenbichler B et al. (2010) Selection criteria for drug versus bare-metal stents and the impact of routine angiographic follow-up: 2-year insights from the HORIZONS-AMI (Harmonizing Out-comes with Revascularization and Stents in Acute Myocardial Infarction) trial. J Am Coll Cardiol 56, 1597–604

Frank-Tewaag J, Bleek J, Günster C et al. (2022) Regional variation in coronary angiography rates: the association with supply factors and the role of indication: a spatial analysis. BMC Cardiovasc Disord 22(1), 72

Valgimigli M, Sabaté M, Kaiser C et al. (2014) Effects of cobalt-chromium everolimus eluting stents or bare metal stent on fatal and nonfatal cardiovascular events: patient level meta-analysis. BMJ 349, g6427

WIdO (Wissenschaftliches Institut der AOK) (2020) QSR-Indikatorenhandbuch – Verfahrensjahr 2020. Berlin. URL: https://www.qualitaetssicherung-mit-routinedaten.de/imperia/md/qsr/methoden/indikatorenhandbuch_2020_final.pdf (abgerufen am 10.03.2023)

Windecker S, Kolh P, Alfonso F et al (2014) 2014 ESC/EACTS Guidelines on myocardial revascularization: The Task Force on Myocardial Revascularization of the European Society of Cardiology (ESC) and the European Association for Cardio-Thoracic Surgery (EACTS), developed with the special contribution of the European Association of Percutaneous Cardiovascular Interventions (EAPCI). Eur Heart J 35(37), 2541–619

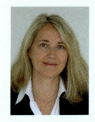

Dr. rer. nat. Elke Jeschke, M.Sc. Epi.

Promotion in Fachbereich Organische Chemie an der Universität Rostock. Von 1995–2010 als wissenschaftliche Mitarbeiterin und Projektkoordinatorin in verschiedenen wissenschaftlichen Einrichtungen tätig. 2009 Abschluss als Master of Science in Epidemiology. Seit Februar 2011 beim Wissenschaftlichen Institut der AOK (WIdO) und dort Projektleiterin des Verfahrens Qualitätssicherung mit Routinedaten (QSR).

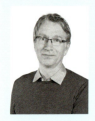

Dipl.-Math. Christian Günster

Studium der Mathematik und Philosophie in Bonn. Seit 1990 beim Wissenschaftlichen Institut der AOK (WIdO). Leitung des Bereichs Qualitäts- und Versorgungsforschung. Mitherausgeber des Versorgungs-Reports. Mitglied des Arbeitskreis Versorgungsdaten des Forschungsdatenzentrums Gesundheit am Bundesinstitut für Arzneimittel und Medizinprodukte (BfArM). Von 2002 bis 2008 Mitglied des Sachverständigenrates nach § 17b KHG des Bundesministeriums für Gesundheit. Arbeitsschwerpunkte sind Methoden der Qualitätsmessung und Versorgungsanalysen mittels Routinedaten.

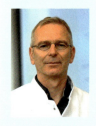

Prof. Dr. med. Martin Möckel

Martin Möckel ist Facharzt für Innere Medizin, Nephrologie und Kardiologie, hat die fakultative Facharztbezeichnung Spezielle internistische Intensivmedizin inne und verfügt über die Zusatzqualifikation „Interventionelle Kardiologie" der DGK. Zudem ist er außerplanmäßiger Professor für Innere Medizin und Univ.-Prof. für kardiovaskuläre Prozessforschung an der Charité sowie Gastprofessor für Epidemiologie an der James Cook University, Australien. Seit 2010 ist er Ärztlicher Leiter der Notfallmedizin und Chest Pain Units an der Charité Virchow-Klinikum und Mitte. Seit 2015 führt er die Zusatzbezeichnung Klinische Notfall- und Akutmedizin und ist dafür voll weiterbildungsbefugt. Er ist Mitglied zahlreicher Fachgesellschaften, wie der ESC, AHA, DGK, EUSEM, DIVI und DGINA. Zudem ist er Editor-in-Chief der Zeitschrift „Biomarkers" und Mitglied des Editorial Boards des European Journal of Emergency Medicine.

8 Geschlechtsspezifische reale Versorgungssituation von arteriosklerotischen kardiovaskulären Erkrankungen – Ergebnisse aus dem Innovationsfondsprojekt GenderVasc

Eva Freisinger

C. Günster | J. Klauber | D. Klemperer | M. Nothacker | B.-P. Robra | C. Schmuker (Hrsg.) Versorgungs-Report. Leitlinien – Evidenz für die Praxis.
DOI 10.32745/9783954668007-8, © MWV Medizinisch Wissenschaftliche Verlagsgesellschaft Berlin 2023

GenderVasc untersucht geschlechtsspezifische Unterschiede in der Versorgung kardiovaskulärer Patienten an Hand von Routine-Daten des Gesundheitssystems (Statistisches Bundesamt DESTATIS, AOK). Im Fokus der Untersuchungen stehen neben der deskriptiven Analyse von bundesweiten Versorgungstrends die Reflexion gültiger Leitlinienempfehlungen und Re-Translation von geschlechtsspezifischen Forschungsergebnissen in die klinische Real-Versorgung. Übergeordnetes Ziel des Projekts GenderVasc ist die Optimierung und der rationale Ressourceneinsatz des medizinischen Versorgungsbedarfs, um zu einer Verbesserung der Qualität, insbesondere der Ergebnisqualität, beizutragen.

Basierend auf Daten des Statistischen Bundesamtes (DESTATIS) wurden epidemiologische Trendentwicklungen zur Herzinfarktversorgung in Deutschland untersucht, sowie Arbeiten zum geschlechtsabhängigen Einfluss kardiovaskulärer Risikofaktoren auf die Prognose der Herzinfarkt-Patienten veröffentlicht. So entfallen zwei Drittel aller Herzinfarkte weiterhin auf Patienten männlichen Geschlechts, Frauen mit ST-Hebungsinfarkt sind im Geschlechtsvergleich 12 Jahre älter und weisen häufiger kardiovaskuläre Komorbiditäten auf. Im Rahmen der stationären Behandlung kamen invasive Therapieverfahren bei weiblichen Behandlungsfällen signifikant seltener zum Einsatz, insbesondere bei Patientinnen im Alter < 40 Jahren und > 80 Jahren. Die beobachtete Krankenhaussterblichkeit war bei STEMI-Patientinnen auf Bundesebene mit 15% gegenüber männlichen STEMI-Patienten (10%, p < 0.001) relevant erhöht. Analog belegen deskriptive Analysen zur Real-Versorgung von Patientinnen und Patienten mit peripherer arterieller Verschlusskrankheit eine dramatische Unterversorgung insbesondere in kritischen Krankheitsstadien entgegen allen gültigen Leitlinienempfehlungen.

Die Ergebnisse der bisherigen Studien fanden direkten Eingang in tägliche klinische Behandlungsentscheidungen. Gestützt wurde dies durch eine Implementierung in Leitlinien und Empfehlungen der Fachgesellschaften, wie für die von den GenderVasc-Kollaboratoren publizierten Erkenntnisse zur epidemiologischen Entwicklung von koronarer und peripherer Arteriosklerose sowie der dramatischen Unterversorgung mit revaskularisierenden Maßnahmen in die S3-Leitlinie für pAVK ersichtlich ist.

GenderVasc aims to examine gender-specific differences in the care of cardiovascular patients using routine data from the health system (Federal Statistical Office DESTATIS, healthcare insurance AOK). In addition to the descriptive analysis of nationwide health care trends, the investigations focus on the reflection of valid guideline recommendations and re-translation of gender-specific research results into real clinical care. The overarching goal of the GenderVasc project is to optimize and economize the need for medical care in order to contribute to improving quality, especially result quality.

Based on data from the Federal Statistical Office (DE-STATIS), epidemiological trends in myocardial infarction in Germany were examined, furthermore investigations on the gender-dependent impact of cardiovascular risk factors on the prognosis of patients with acute coronary syndrome were published.

Two thirds of all myocardial infarctions are still in male patients, and women with ST segment elevation myocardial infarction are 12 years older in a gender comparison and more frequently have cardiovascular co-morbidities. In the context of inpatient treatment, invasive therapy procedures were used significantly less frequently in female treatment cases, especially in patients aged < 40 years and > 80 years. The observed in-hospital mortality was significantly increased in female STEMI patients nationwide by 15% compared to male STEMI patients (10%, p < 0.001). Analogously, descriptive analyzes of the real care of patients with peripheral arterial occlusive disease show a dramatic undercare, especially in critical stages of the disease, contrary to all valid guideline recommendations.

The results of previous studies have been directly incorporated into daily clinical treatment decisions. This was supported by an implementation in guidelines and recommendations of the medical societies, as can be seen in the findings published by the GenderVasc collaborators on the demographic development of coronary and peripheral arteriosclerosis and the dramatic undersupply of revascularizing measures in the S3 guideline for PAD.

8.1 GenderVasc Projekt Synopsis

8.1.1 Einleitung

Herz- und Gefäßkrankheiten führen die Statistik der Todesursachen in Deutschland an – sowohl bei Frauen als auch bei Männern. Doch wurden bei kardiovaskulären Erkrankungen zuletzt immer wieder Unterschiede bei weiblichen und männlichen Patienten erkannt. So zeigen sich geschlechtsabhängige Besonderheiten beispielsweise in der Häufigkeit, in der Ausprägung und im Verlauf einer Krankheit sowie auch bei der Inanspruchnahme medizinischer Leistungen (Leifheit-Limson et al. 2015; Arora et al. 2019; Lichtman et al. 2018). Diesen Aspekten wird in der Gesundheitsversorgung bisher jedoch noch wenig Beachtung geschenkt. Die geschlechtsspezifische Realversorgung kardiovaskulärer Patienten an Hand von Routinedaten der Gesundheitssektoren abzubilden ist Gegenstand des vom Innovationsfonds des gemeinsamen Bundesausschusses (G-BA) geförderten Projekts GenderVasc. Bei arteriosklerotisch bedingten Erkrankungen, konkret der koronaren Herzerkrankung (insbes. Herzinfarkt), der peripheren arteriellen Verschlusskrankheit sowie der cerebrovaskulären Arteriosklerose (insbes. ischämischer Schlaganfall) sollen geschlechtsspezifische Unterschiede in der Krankheitsepidemiologie, als auch der Anwendung und Effektivität etablierter diagnostischer und therapeutischer Verfahren untersucht werden.

Im Fokus der Untersuchungen stehen neben der deskriptiven Analyse von bundesweiten Versorgungstrends die Reflexion gültiger Leitlinienempfehlungen und Re-Translation von geschlechtsspezifischen Forschungsergebnissen in die klinische Real-Versorgung. Übergeordnetes Ziel des Projekts GenderVasc ist die Optimierung und der rationale Ressourceneinsatz des medizinischen Versorgungsbedarfs, um zu einer Verbesserung der Qualität, insbesondere der Ergebnisqualität, beizutragen (s. Abb. 1).

Hierzu sollen Projektergebnisse in Leitlinien und Empfehlungen sowie in Informationsmaterialien für Ärzte- und Patientenschaft Eingang finden. Langfristig kann das Projekt dazu beitragen, eine bedarfsgerichtete medizinische

8 Geschlechtsspezifische reale Versorgungssituation von arteriosklerotischen
   kardiovaskulären Erkrankungen – Ergebnisse aus dem Innovationsfondsprojekt GenderVasc

II

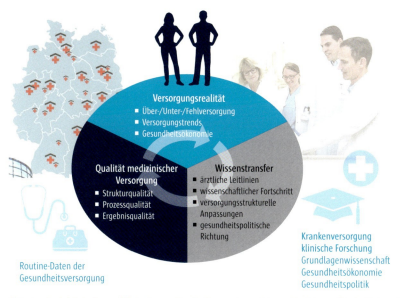

Abb. 1 Projektinhalte und Zielsetzung: GenderVasc untersucht geschlechtsspezifische Unterschiede in der Versorgung
kardiovaskulärer Patienten anhand von Routinedaten des Gesundheitssystems.

Versorgung kardiovaskulär erkrankter Patientinnen und Patienten sicherzustellen. Im Folgenden dargestellt werden die konkreten Analysen der Real-Versorgung bei Herzinfarkt und peripherer arterieller Verschlusskrankheit in Bezug auf aktuell gültige Versorgungsstandards.

8.1.2 Methodik

Datenbasis

Die wissenschaftliche Basis des Projekts wird gebildet durch eine umfassende Analyse von Routinedaten des Gesundheitssystems (s. Abb. 2). Einerseits werden hierzu Daten des Statistischen Bundesamtes (DESTATIS) ausgewertet, welche die jährlich aggregierten stationären Fälle auf Bundesebene abbilden. Andererseits stehen anonymisierte Routinedaten von jährlich rund ca. 25,5 Millionen AOK-Versicherten über einen Zeitraum von mehr als einer Dekade zur Verfügung. Die beiden Datenquellen liefern zusammen umfängliche Ge-

sundheits- und Kostendaten aus dem stationären, ambulanten und rehabilitativen Sektor. Geschlechtsspezifische Risikofaktoren werden dabei erfasst und die aktuelle Versorgungsrealität anhand geeigneter Parameter bewertet.

Statistik

Die statistischen Auswertungen umfassen eine deskriptive Darstellung der Patientenpopulation hinsichtlich demografischer und klinischer (Verlaufs-)Parameter anhand von definierten primären und sekundären Zielgrößen inkl. einer Beschreibung der geschlechtsspezifischen und geschlechtsassoziierten Versorgungssituation. Die statistischen Analysen wurden dabei zugeschnitten auf die jeweiligen Hypothesen und Sub-Populationen. So wurde eine Baselinephase von 2–4 Jahren definiert, in der ausgehend vom definierten Indexfall alle codierten Diagnosen und/oder Ereignisse (gemäß ICD-10, OPS- und ATC-Codes) nach klinisch relevanten Komorbiditäten und Risikofaktoren

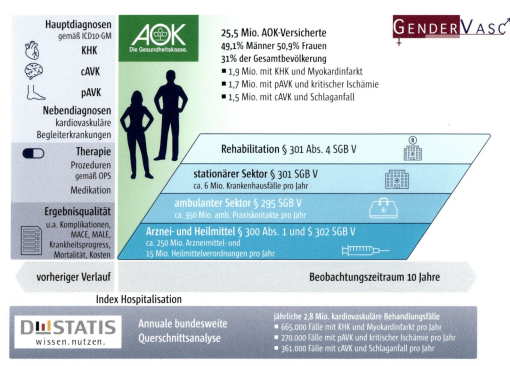

Abb. 2   Datenbasis der Querschnittsanalyse: GenderVasc nutzt die Datenbank des Statistischen Bundesamtes zur Abbildung der annualen bundesweiten Krankenhausfälle sowie die personenbezogenen Versichertendaten der AOK zur Abbildung von longitudinalen sektorenübergreifenden Verläufen.

durchsucht wurden. In der aktiven Nachbeobachtungsphase wurde entsprechend das Eintreten definierter primärer und sekundärer Endpunkte, ggf. unter Berücksichtigung weiterer Kovariaten, erfasst. Aufbauend auf den univariablen Ergebnissen wurden anschließend multivariate Regressionsanalysen zur Adjustierung von Einflussgrößen durchgeführt. ·

8.2 Ergebnisse zur geschlechtsspezifischen Leitlinienadhärenz

8.2.1 Akutes Koronarsyndrom

Definition und Epidemiologie

Das akute Koronarsyndrom (ACS) als Akutausprägung der koronaren Herzkrankheit ist gekennzeichnet durch eine plötzlich eintretende Minderperfusion des Herzmuskels. Durch den myokardialen Zelluntergang werden Herzmuskelenzyme freigesetzt (kardiales Troponin, nt-pro BNP), und es kann ferner durch die Potenzialdifferenzen zwischen vitalem und avitalem Gewebe zu pathognomonischen Veränderungen im EKG kommen. Das klinische Bild ist geprägt von akuter Brustenge, Atemnot, von variierenden Symptomen einer Herzinsuffizienz, Lungenödem, Herzklappen-Insuffizienz, Herzmuskel-/Papillarmuskel-Ruptur, oder auch (maligner) Arrhythmien. Definitionsgemäß werden als ACS zusammengefasst: der ST-Strecken-Hebungsinfarkt (STEMI), der Nicht-ST-Strecken-Hebungsinfarkt (NSTE-ACS), sowie die instabile Angina pectoris (UA). Die Inzidenz des ACS wird europaweit auf 190 pro 100.000 EW pro Jahr geschätzt (Widimsky et al. 2010). In

8 Geschlechtsspezifische reale Versorgungssituation von arteriosklerotischen
   kardiovaskulären Erkrankungen – Ergebnisse aus dem Innovationsfondsprojekt GenderVasc

II

Deutschland führt der akute Herzinfarkt jährlich zu über 203.000 stationären Behandlungsfällen und ist mit einer hohen Akut-Sterblichkeit verbunden (STEMI 12%, NSTE-ACS 10%; [Freisinger et al. 2014]). Der akute Myokardinfarkt ist damit die häufigste Todesursache bundesweit, sowohl bei Männern als auch bei Frauen.

ACS Management

Gemäß geltenden europäischen Leitlinien (Ibanez et al. 2018; Collet et al. 2020) stehen die sofortige invasive Koronarangiographie und Reperfusion im Management des STEMI (Level of Evidence IA) unter Einhaltung einer Door-to-Needle-Time von maximal 90 Minuten im Vordergrund der Akuttherapie. Beim NSTE-ACS werden invasive Maßnahmen je nach Risikokonstellation sofort (< 2 h)/früh (< 24 h)/oder selektiv durchgeführt. Ergänzend gehört eine Pharmakotherapie, bestehend aus Thrombozyten-Aggregationshemmern/Antikoagulanzien, im Folgenden Betablocker, Lipidsenker, ggf. Angiotensin-Converting-Enzyme-Hemmer/Angiotensin-II-Rezeptorblocker, Mineralocorticoid-Rezeptorantagonisten, Calciumantagonisten oder Nitrate zur Standardtherapie. Eine wirksame Kontrolle der begleitenden Risikofaktoren sollte bei allen ACS-Patienten gelten, wobei die Bedeutung der strikten Einhaltung von Sekundärpräventionsmaßnahmen in den Leitlinien übereinstimmend betont wird.

Erkenntnisse aus GenderVasc zur geschlechtsspezifischen Leitlinienadhärenz bei ACS

Basierend auf den Daten des Statistischen Bundesamtes wurden jährlich bundesweit > 68.000 STEMI-Fälle und rund 150.000 NSTE-ACS Fälle identifiziert (Kühnemund et al. 2021). Die geschlechtsspezifische Charakterisierung der nationalen Krankenhaus-Kohorte mit ACS ergab ein deutliches Überwiegen von Behandlungsfällen männlichen Geschlechts (70% STEMI, 65% NSTE-ACS). Weibliche STEMI-Fälle waren mit einem im Vergleich zu männlichen Behandlungsfällen höheren Alter (74 Jahre vs. 62 Jahre) und ausgeprägterem kardiovaskulärem Risikoprofil (u.a. chron. Niereninsuffizienz 19% vs. 12%; Hypertonie 69% vs. 65%; linksventrikuläre Herzinsuffizienz 36% vs. 32%; alle p < 0.001) assoziiert. Behandlungsfälle mit NSTE-ACS waren noch älter (78 Jahre vs. 71 Jahre) und zeigten einen noch höheren Grad an Multimorbidität.

Hinsichtlich der durchgeführten Prozeduren während des stationären Krankenhausaufenthaltes zeigte sich eine signifikant geringere Anwendung invasiver Therapieverfahren bei Behandlungsfällen weiblichen Geschlechts (s. Abb. 3). Die beobachtete Unterversorgung weiblicher Behandlungsfälle zeigte sich besonders ausgeprägt in sehr jungen (< 40 Jahren) und hochbetagten (> 80 Jahren) Patientenfällen.

Längsschnittliche Analysen an 17.444 AOK-Versicherten mit Erstereignis eines STEMI im Zeitraum 2008–2018 belegen die Versorgungslücke invasiver Therapien bei Patienten beiden Geschlechts (Alter < 60 Jahre: weiblich 90% vs. männlich 92%; ≥ 60 Jahre: weiblich 75% vs. männlich 84%). Die Durchführung von diagnostischer Angiographie, PCI, oder koronarer Bypassoperation war dabei in allen Analysen für beide Geschlechter mit einem positiven Nutzen für das Überleben der In-Hospital-Phase belegt (im Vergleich zu „keine diagnostische Angiographie"). Temporäre hämodynamische Unterstützungssysteme sowie die Verschreibung leitliniengerechter medikamentöser Therapie (Thrombozyten-Aggregationshemmer, Statin, ACE-Inhibitoren, m-Rezeptor Blocker; ARB zu > 80% der Patienten) wurden in beiden Geschlechtern gleich häufig angewendet (Fischer et al. 2022). Eine weiterführende Analyse an > 175.000 STEMI Patienten der AOK bestätigt diesen Versorgungstrend, zeigt aber zudem,

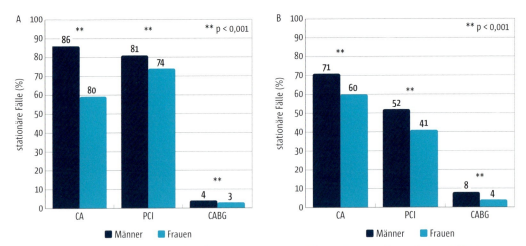

Abb. 3 Häufigkeit von Koronarangiographie (CA), Koronarintervention (PCI) und koronarer Bypass-Anlage (CABG) im stationären Fall-Setting mit Hauptdiagnose STEMI (A) und NSTE-ACS (B). Daten des Statistischen Bundesamtes Stand 2019. Die Daten zeigen eine signifikante Unterversorgung mit Leitlinien-empfohlenen invasiven Therapiestrategien insbesondere weiblicher Patientenfälle mit ACS (Kühnemund et al. 2021, veröffentlicht unter Creative Commons Lizenz CC BY 4.0).

dass weibliche Patienten signifikant seltener die Gesamtheit aller empfohlenen vier Pharmakon-Gruppen erhalten (s. Abb. 4). Diese wiederum waren klar mit einem Überlebensvorteil assoziiert (geschlechtsspezifisches Sterblichkeitsrisiko bei Erfüllen aller vier medikamentösen Therapieregime: weibliches Geschlecht HR 0,52, 95% CI 0,50–0,55; männliches Ge-

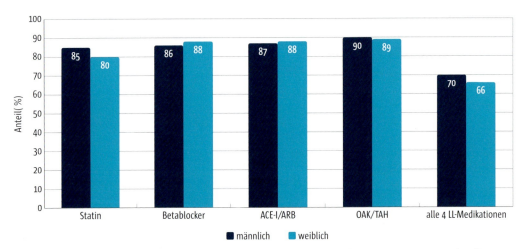

Abb. 4 Häufigkeit leitliniengerechter medikamentöser Tertiärprävention nach Entlassung aus stationärer Behandlung männlicher und weiblicher Patienten mit STEMI; alle p < 0,001 (nach Lange et al. 2022; Datenquelle: AOK 2010–2017)

8 Geschlechtsspezifische reale Versorgungssituation von arteriosklerotischen
kardiovaskulären Erkrankungen – Ergebnisse aus dem Innovationsfondsprojekt GenderVasc

II

schlecht HR 0,48, 95% CI 0,47–0.50, $p^{int\,a}$ = 0,014; [Lange et al. 2022]).

Mit Blick auf die Prognose erlitten weibliche Patienten vermehrt Akutkomplikationen in der Frühphase nach STEMI (u.a. kardiogener Schock, akutes Nierenversagen, kardiopulmonale Reanimation). Insbesondere junge Frauen < 50 Jahren hatten danach ein besonders erhöhtes Risiko für eine eingeschränkte Prognose (reduziertes Überleben; schwerwiegende kardiale Ereignisse; Re-Infarkt). Vor dem Hintergrund einer Krankenhaussterblichkeit von 15% der weiblichen und 10% der männlichen STEMI-Fälle (p < 0.001, Datenjahr 2017), sowie einem erhöhten Sterberisiko des weiblichen Geschlechts auch unter Berücksichtigung von Begleitkonstellationen (30-Tages Sterblichkeit bei Erstinfarkt; weibliches Geschlecht OR 1,07; 95%-KI 1,03–1,10; [Fischer et al. 2022]) bedarf die Unterversorgung mit invasiven Therapiemaßnahmen im stationären Gesundheitssektor einer dringenden weiterführenden Aufarbeitung.

8.2.2 Periphere Arterielle Verschlusskrankheit

Definition und Epidemiologie

Die arteriosklerotische Manifestation in den Becken- und Beinarterien wird als periphere arterielle Verschlusskrankheit der unteren Extremitäten (pAVK) bezeichnet und entsprechend ihrer klinischen Ausprägung nach Fontaine bzw. Rutherford klassifiziert (Hofmann et al. 2023). Dabei bezeichnen die niederen Stadien (Fon. IIa/b bzw. RF 1–3) eine Erkrankung im Stadium der Ischämie- bedingten Gehstreckenlimitation (Claudicatio intermittens, IC), wohingegen die Stadien der chronisch kritischen Ischämie (CLTI) durch Ruheschmerz und Gewebsuntergang (ischämisches Ulkus, Nekrose) gekennzeichnet sind (Fontaine III, IV bzw. RF 4–6). Patienten im pAVK-Stadium der CLTI

sind akut bedroht, eine Amputation zu erleiden, darüber hinaus weisen sie ein dramatisch erhöhtes Risiko schwerwiegender kardiovaskulärer Ereignisse und erhöhter Sterblichkeit auf (Ein-Jahres-Sterblichkeit rund 30%, 30–60% Amputation; [Norgren et al. 2018]). Jedoch sind bereits Patienten im pAVK Stadium der IC als ausgesprochenes kardiovaskuläres Risikokollektiv anzusehen – innerhalb von nur fünf Jahren erleiden 20% einen Progress ihrer pAVK, davon in einem Drittel hin zu Stadien der CLTI (Olinic et al. 2018).

pAVK-Management

Gemäß gültigen Leitlinien ist eine stadiengerechte Therapie bestehend aus Lebensstil-modifizierenden, medikamentösen, und ggf. invasiven Maßnahmen (endovaskulär, operativ) indiziert (Aboyans et al. 2018; Lawall et al. 2015) (s. Tab. 1). Hinsichtlich der Pharmakotherapie besteht eine klare Indikation zur Statingabe in allen pAVK-Stadien (IA-Indikation) und zur Gabe blutverdünnender Medikamente (Thrombozyten-Aggregationshemmung; bzw. falls anderweitig indiziert orale Antikoagulation) in symptomatischen Krankheitsstadien. Hervorzuheben ist die dringliche Empfehlung zur Revaskularisation im Stadium der CLTI zum Erhalt der akut von Amputation bedrohten Extremität. Einem endovaskulären Ansatz wird aufgrund der geringeren Invasivität und vergleichbar hohen technischen Erfolgsrate unter Einsatz moderner Technologien durch erfahrene Untersucher gegenüber der offen-chirurgischen peripheren Bypass-Anlage zumeist der Vorzug gegeben (Schulte et al. 2015). Eine weiterführende kardiovaskuläre Diagnostik zur Erkennung einer polyvaskulären Arteriosklerose und Detektion weiterer zugrundeliegender Risikofaktoren ist in allen pAVK-Stadien durchzuführen und entsprechend therapeutisch zu berücksichtigen (Hofmann et al. 2023). Die Leitlinien legen darüber hinaus großen Wert auf

Tab. 1 Stadiengerechte Therapie der pAVK – die Therapie der pAVK erfolgt stadiengerecht und umfasst medikamentöse, Lebensstil-modifizierende und ggf. invasive Therapiemaßnahmen

		Asymptomatische pAVK	Claudicatio intermittens	Chronisch kritische Ischämie
Lebensstil-Modifikation	u.a. Nikotinkarenz	+	+	+
	Bewegung, strukturiertes Gehtraining	+	+	(+)
	diätetische Maßnahmen	+	+	+
medikamentöse Therapie	Statine	+	+	+
	Thrombozyten-Aggregationshemmung	–	+	+
	Schmerztherapie	–	(–)	+
invasive Therapiemaßnahmen (Revaskularisation)		–	(+)	+ +
kardiovaskuläres Screening/ Risikoprofil-Bestimmung und entsprechende Therapien		+	+	+

einen interdisziplinären Behandlungsansatz, was durch die bundesweite Bildung von Gefäßzentren aufgegriffen wurde.

Erkenntnisse aus GenderVasc zur geschlechtsspezifischen Leitlinienadhärenz bei pAVK

Die pAVK führt bundesweit zu > 190.000 stationären Behandlungsfällen pro Jahr, davon entfallen zwei Drittel auf Patienten männlichen Geschlechts (Block et al. 2022). Auf Patientenebene der AOK Versicherten bestätigt sich ein Überwiegen männlicher Patienten in der stationären Behandlung (68% im Stadium der IC [Makowski et al. 2021], 57% im Stadium der CLTI [Makowski et al. 2022]). Die Unterrepräsentanz weiblicher Patienten im stationären Setting wirft angesichts einer nahezu ausgeglichenen Prävalenz der pAVK in der Allgemeinbevölkerung (Lawall et al. 2015) die Frage eines Versorgungsdefizits von Frauen mit pAVK auf. Hinsichtlich der Krankheitsschwere lässt sich in der bundesweiten Krankenhauskohorte festhalten, dass jeder

zweite Behandlungsfall im Stadium der CLTI erfolgt. Invasive Therapieverfahren kommen in rund 60% aller Behandlungsfälle zur Anwendung. Mit steigendem pAVK-Schweregrad war eine Abnahme des Einsatzes revaskularisierender Maßnahmen zu verzeichnen (14–16). Dies ist bemerkenswert unter dem Gesichtspunkt, dass die Evidenz für die invasiven revaskularisierenden Maßnahmen im Stadium der IC limitiert sind und dementsprechend eine eher schwache Indikation vorliegt (18,19). Im Stadium der CLTI, in dem eine Revaskularisation zum Extremitätenerhalt dringlich angezeigt ist, erfolgt diese dagegen nur in 61% der weiblichen und 65% der männlichen Patienten (p < 0,001; vgl. Revaskularisationsanteil bei IC 80% [Makowski et al. 2021]). Eine dezidierte Untersuchung amputierter pAVK Patienten bestätigte, dass in 36% der weiblichen und 28% der männlichen Patienten (p < 0.001) innerhalb von zwei Jahren vor Amputation kein Revaskularisationsversuch (endovaskulär oder chirurgisch) unternommen wurde (Makowski et al., noch unveröffentlicht). Der Anteil von Major-Amputationen lag bei 43% der

8 Geschlechtsspezifische reale Versorgungssituation von arteriosklerotischen
kardiovaskulären Erkrankungen – Ergebnisse aus dem Innovationsfondsprojekt GenderVasc

II

weiblichen und 35% der männlichen Amputierten (p < 0.001). Die Zwei-Jahres-Überlebensrate lag bei nur 52% (45% der Frauen vs. 55% der Männer, p < 0.001) und war insbesondere ohne vorherige Revaskularisation signifikant herabgesetzt (38% vs. 51%, p < 0.001; HR 1,037 95%; KI 1,035–1,039 bei Adjustierung auf das Alter, sowie kardiovaskuläre Risikofaktoren und Prozeduren bei stationärer Aufnahme [zeitunabhängig] und im Verlauf [zeitabhängig]). Aber auch die Adhärenz zu sekundärpräventiver Medikation zeigt in allen Krankheitsstadien deutliches Optimierungspotenzial auf. So erhalten nur etwa die Hälfte der Patienten mit IC zum Zeitpunkt der Aufnahme im Krankenhaus ein Statin (46% weibl. vs. 50% männl. [Block et al. 2022]), und ein Drittel eine Thrombozyten-Aggregationshemmung (TAH 30% vs. 36%) bzw. orale Antikoagulation (OAK 9% vs. 10%). Ein noch besorgniserregenderes Bild bietet sich in der Betrachtung der CLTI mit Verordnungsraten für Statine von 40% (35% vs. 43%) und 50% für TAH

bzw. orale Antikoagulanz, und der amputierten pAVK-Patienten (Statine 34% vs. 44%, TAH/OAK 54% vs. 60%, ACE-Inh. bzw. ARB 72% vs. 68%; alle p < 0,001 [Makowski et al., noch unveröffentlicht]). Es ist angesichts der hohen kardiovaskulären Komorbiditäten und fortgeschrittenen Krankheitsstadien nicht nachvollziehbar, warum in einem relevanten Anteil an Patienten allgemein und an Frauen mit pAVK insbesondere, hinsichtlich medikamentöser Präventivmaßnahmen so deutlich von den Empfehlungen der Leitlinien abgewichen wird. Dieses Verordnungsdefizit lässt sich darüber hinaus in allen klinischen Settings (koronar, peripher-arteriell, cerebrovaskulär) auch im Langzeitverlauf nach stationärer Therapie nachweisen.

8.3 Fazit

Das Forschungsprojekt GenderVasc legt relevante Abweichungen in der Real-Versorgung

---

Tab. 2   Einsatz von medikamentöser und invasiver Therapieverfahren zum Zeitpunkt der stationären Aufnahme bei IC und CLTI, bzw. in einem Zwei-Jahres-Zeitfenster vor Amputation. Entgegen gültiger Leitlinienempfehlungen zeigt sich in allen Krankheitsstadien der pAVK ein generelles Versorgungsdefizit, welches bei weiblichen Patienten und mit zunehmendem pAVK-Schweregrad signifikant ausgeprägter ist. Die generelle Indikationsstärke ist (ohne Berücksichtigung möglicher individueller Kontraindikationen) mit –, (+), +, ++ angegeben; die prozentualen Angaben stehen jeweils für weibliche vs. männliche Betroffene. *Während des Zeitraums von 2 Jahren (bis einschließlich 1 Tag) vor Amputation.

	Claudicatio intermittens	Chronisch kritische Ischämie	Amputierte
medikamentöse Therapie			
Statine	+ 46% vs. 50%	+ 35% vs. 43%	+ 34% vs. 44%
Thrombozyten-aggregationshemmung	+ TAH 30% vs. 36% OAK 9% vs. 10%	+ TAH u/o OAK 48% vs. 53%	+ TAH u/o OAK 54% vs. 60%
invasive Therapiemaßnahmen (Revaskularisation)	(+) 82% vs. 83%	++ 61% vs. 65%	++ 64% vs. 71%*
EVR	66% vs. 63%	42% vs. 41%	44% vs. 48%*
chirurgisch	18% vs. 23%	23% vs. 30%	35% vs. 40%*

von gültigen Behandlungsstandards im Bereich der arteriosklerotischen Gefäßerkrankungen offen. Insbesondere Patienten weiblichen Geschlechts sind von einer Unterversorgung mit invasiven und medikamentösen Maßnahmen betroffen (s. Tab. 2). Vor dem Hintergrund chronisch progressiver Krankheitsverläufe und damit einhergehenden Einschränkungen sowie hohem Sterberisiko der koronaren Herzerkrankung als auch bei kritischer Extremitätenischämie ist eine Optimierung therapeutischer und präventiver Maßnahmen von großer Bedeutung. Ferner ist die Identifikation von Risikokollektiven (z.B. Hochbetagte) und deren spezieller Versorgungsbedürfnisse von besonderer Relevanz. Es wird Aufgabe künftiger Projekte sein, die sich daraus ergebenden Fragestellungen – unter Berücksichtigung des Geschlechts – dezidiert aufzuarbeiten.

Literatur

Aboyans V, Ricco JB, Bartelink ML et al. (2018) 2017 ESC Guidelines on the Diagnosis and Treatment of Peripheral Arterial Diseases, in collaboration with the European Society for Vascular Surgery (ESVS): Document covering atherosclerotic disease of extracranial carotid and vertebral, mesenteric, renal, upper and lower extremity arteries Endorsed by: the European Stroke Organization (ESO) The Task Force for the Diagnosis and Treatment of Peripheral Arterial Diseases of the European Society of Cardiology (ESC) and of the European Society for Vascular Surgery (ESVS). Eur Heart J 39, 763–816. DOI: 10.1093/eurheartj/ehx095

Arora S, Stouffer GA, Kucharska-Newton AM, Qamar A, Vaduganathan M, Pandey A, Porterfield D, Blankstein R, Rosamond WD, Bhatt DL, Caughey MC (2019) Twenty Year Trends and Sex Differences in Young Adults Hospitalized With Acute Myocardial Infarction. Circulation 139(8), 1047-1056. doi: 10.1161/CIRCULATIONAHA.118.037137

Block A, Köppe J, Feld J et al. (2022) National trends in lower extremity artery disease with focus on sex disparities. noch unveröffentlichter Beitrag

Collet JP, Thiele H, Barbato E et al. (2020) ESC Scientific Document Group, 2020 ESC Guidelines for the management of acute coronary syndromes in patients presenting without persistent ST-segment elevation: The Task Force for the management of acute coronary syndromes in patients presenting without persistent ST-segment elevation of the European Society of Cardiology (ESC). Eur Heart J 42(14), 1289–1367. DOI: 10.1093/eurheartj/ehaa575

Fischer AJ, Feld J, Makowski L et al. (2022) ST-elevation myocardial infarction as a first event – sex- and age-related mortality. Dtsch Arztebl Int 119, 285–92. DOI: 10.3238/arztebl.m2022.0161

Freisinger E, Fürstenberg T, Malyar N et al. (2014) German Nationwide Data on Current Trends and Management of Acute Myocardial Infarction – Discrepancies between Trials and Real-life. Eur Heart J 35, 979–88

Hoffmann U, Weiß N, Czihal M (Hrsg.) (2023) Klinische Angiologie. Springer Verlag Berlin/Heidelberg

Ibanez B, James S, Agewall S et al. (2018) ESC Scientific Document Group, 2017 ESC Guidelines for the management of acute myocardial infarction in patients presenting with ST-segment elevation: The Task Force for the management of acute myocardial infarction in patients presenting with ST-segment elevation of the European Society of Cardiology (ESC). Eur Hear 39, 119–177. DOI: 10.1093/eurheartj/ehx393

Kühnemund L, Koeppe J, Feld J, Wiederhold A et al. (2021) Gender differences in acute myocardial infarction-A nationwide German real-life analysis from 2014 to 2017. Clin Cardiol 44(7), 890–898

Lange S, Kühnemund L, Feld J et al. (2022) Sex Disparities in Guideline-recommended Therapies and Outcomes after ST- Elevation Myocardial Infarction in a Contemporary Nationwide Cohort of Patients Over an Eight-year Period. Atherosclerosis [accepted article]

Lawall H et al. (2015) Periphere arterielle Verschlusskrankheit: Epidemiologie, Komorbidität und Prognose. Dtsch Med Wochenschr 140, 1798–1802

Lawall H, Huppert P, Rümenapf G (2015) S3-Leitlinie zur Diagnostik, Therapie und Nachsorge der peripheren arteriellen Verschlusskrankheit. AWMF-Register Nr. 065/003 Entwicklungsstufe 3. URL: https://register.awmf.org/assets/guidelines/065-003l_S3_PAVK_periphere_arterielle_Verschlusskrankheit_2020-05.pdf (abgerufen am 10.03.2023)

Leifheit-Limson EC, D'Onofrio G, Daneshvar M, Geda M, Bueno H, Spertus JA, Krumholz HM, Lichtman JH (2015) Sex Differences in Cardiac Risk Factors, Perceived Risk, and Health Care Provider Discussion of Risk and Risk Modification Among Young Patients With Acute Myocardial Infarction: The VIRGO Study. J Am Coll Cardiol 66(18), 1949-1957. doi: 10.1016/j.jacc.2015.08.859

Lichtman JH, Leifheit EC, Safdar B, Bao H, Krumholz HM, Lorenze NP, Daneshvar M, Spertus JA, D'Onofrio G (2018) Sex Differences in the Presentation and Perception of Symptoms Among Young Patients With Myocardial Infarction: Evidence from the VIRGO Study (Variation in Recovery: Role of Gender on Outcomes of Young AMI Patients). Circulation 137(8), 781-790. doi: 10.1161/CIRCULATIONAHA.117.031650

Makowski L, Feld J, Köppe J et al. (2021) Sex related differences in therapy and outcome of patients with intermittent claudication in a real-world cohort. Atherosclerosis 325, 75–82

8 Geschlechtsspezifische reale Versorgungssituation von arteriosklerotischen kardiovaskulären Erkrankungen – Ergebnisse aus dem Innovationsfondsprojekt GenderVasc

Makowski L, Köppe J, Engelbertz C et al. (2022) Sex-related differences in treatment and outcome of chronic limb-threatening ischemia: a real-world cohort. Eur Heart J 43(18), 1759–1770. DOI: 10.1093/eurheartj/ehac016

Makowski L, Köppe J, Engelbertz C et al. (in Review) Sex-related differences in a real world cohort of patients with LEAD-related amputation of the lower extremities

Norgren L, Hiatt WR, Dormandy JA et al. (2007) Inter-Society Consensus for the Management of Peripheral Arterial Disease (TASC II). J Vasc Surg 45 Suppl S. 5–67

Olinic DM, Spinu M, Olinic M et al. (2018) Epidemiology of peripheral artery disease in Europe: VAS Educational Paper. Int Angiol 37, 327–334

Widimsky P, Wijns W, Fajadet J et al. (2010) Reperfusion therapy for ST elevation acute myocardial infarction in Europe: description of the current situation in 30 countries. Eur Heart J 31, 943–57

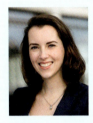

PD Dr. med. Eva Freisinger

Eva Freisinger studierte Humanmedizin an der Universität Magdeburg, einschließlich Auslandsaufenthalten in den USA, der Schweiz und in Großbritannien. Ihre klinische Laufbahn im Fach Angiologie begann am Universitätsklinikum Münster, wo sie zuletzt als Oberärztin in der Klinik für Kardiologie tätig war. Ihr Forschungsschwerpunkt liegt in der Versorgungsforschung kardiovaskulärer Erkrankungen mit dem Schwerpunkt Gender-Medizin, den sie am Universitätsklinikum Leipzig fortsetzt.

9 Kreuzschmerz: Konvergenz und Divergenz der Versorgung mit der Einführung der NVL Kreuzschmerz

Falko Tesch, Toni Lange, Dieter C. Wirtz und Jochen Schmitt

C. Günster | J. Klauber | D. Klemperer | M. Nothacker | B.-P. Robra | C. Schmuker (Hrsg.) Versorgungs-Report. Leitlinien – Evidenz für die Praxis.
DOI 10.32745/9783954668007-9, © MWV Medizinisch Wissenschaftliche Verlagsgesellschaft Berlin 2023

Die Einführung der Nationalen VersorgungsLeitlinie (NVL) Kreuzschmerz im Jahr 2010 führte für Deutschland erstmals Empfehlungen für das Feld der diagnostischen und therapeutischen Verfahren für die Versorgung von Menschen mit unspezifischen Kreuzschmerzen zusammen. In den Folgejahren bis 2016 veränderte sich die Häufigkeit der Anwendung dieser Verfahren. Unterschiede in der Versorgung zwischen den Regionen Deutschlands nahmen teilweise ab (Konvergenz), etwa für die Magnetresonanztomografie, die Verschreibung von Nichtopioid-Analgetika oder die Anwendung der multimodalen Schmerztherapie. Umgekehrt kam es zu einer Zunahme der regionalen Unterschiede in der Versorgung (Divergenz) für Röntgenaufnahmen, Akupunktur, der Verordnung von Massagen und starkwirksamen Opioiden. Dem Ziel der NVL Kreuzschmerz, die Qualität der Versorgung zu harmonisieren, stand bei einigen Verfahren ein ausgeprägtes regionales Muster der Versorgung entgegen, das auch in den Folgejahren bestehen blieb.

The introduction of the National Guideline (NVL) on Low Back Pain in 2010 summarized recommendations for the field of diagnostic and therapeutic procedures for the care of nonspecific low back pain for Germany for the first time. In subsequent years, regional patters with regard to the frequency of use of these procedures changed. Differences in care between the regions of Germany decreased in part (convergence), for example, for magnetic resonance imaging, the prescription of non-opioid analgesics or the use of multimodal pain therapy. Conversely, there was an increase in regional differences in care (divergence) for radiographs, acupuncture, the prescription of massage and potent opioids. The goal of the NVL on low back pain to harmonize the quality of care was countered by a pronounced regional pattern of care in some procedures that persisted in subsequent years.

9.1 Einleitung

Die Nationale VersorgungsLeitlinie Kreuzschmerz wurde im November 2010 eingeführt (BÄK, KBV, AWMF 2010). Eine zweite Auflage, nun mit dem Zusatz „Nicht-spezifischer", folgte im Jahr 2017 (Chenot et al. 2017). Sie löst damit die Empfehlungen zur Therapie von Kreuzschmerzen der Arzneimittelkommission der deutschen Ärzteschaft ab (AkdÄ 2007). Als Kreuzschmerz wird der Bereich des unteren Rückens unterhalb des Rippenbogens und oberhalb des Gesäßes bezeichnet. Schmerzen im Kreuz sind weit verbreitet, sie machen weltweit 7,6% aller in Krankheit verbrachten Lebensjahre aus (WHO 2018).

Wenn keine spezifische Ursache wie anatomischen Deformitäten, Frakturen, Entzündungen oder Tumore der Wirbelsäule sowie auch keine degenerativen Veränderungen der Bandscheiben oder Wirbelkörper und damit verbundene Reizungen oder Schädigungen der Nervenwurzeln (Radikulopathie/Neuropathien) ausgemacht werden können, werden die ICD-10 Codes M54.5 Kreuzschmerz, M54.8 Sonstige Rückenschmerzen oder M54.9 Rückenschmerzen, nicht näher bezeichnet vergeben, um eine unspezifische Ursache für Schmerzen am unteren Rücken anzuzeigen. Diese unspezifischen Schmerzen können etwa ein durch Bewegungsmangel oder Fehlhaltungen verursachtes myofasziales Schmerzsyndrom (Gerwin 2001; Giamberardino et al. 2011; Fricton 2016) am Rücken anzeigen, was mit der derzeitigen bildgebenden Diagnostik nicht nachzuweisen ist. Schätzungen gehen für den primärärztlichen Bereich davon aus, dass weniger als 1% der Patientinnen und Patienten mit neuen Kreuzschmerzen eine spezifische Ursache aufweisen, weitere 5 bis 10% eine Radikulopathie und die übrigen 90 bis 95% eine unspezifische Ursache haben (Bardin et al. 2017).

Eine Aufgabe von Leitlinien ist es, die Versorgung von Patienten zu harmonisieren. Grundsätzlich steht eine Reihe von Instrumenten für die Versorgung bereit. Bei hinreichend langen bestehenden Schmerzen kann z.B. eine Bilddiagnostik, eine symptomatische Therapie mit Medikamenten oder andere konservative Therapien erwogen werden. Da hierbei sowohl eine Über-/Unter als auch Fehlversorgung möglich ist, erhielt das Thema Rückenschmerzen auch im Bericht des Sachverständigenrats zur Begutachtung der Entwicklung im Gesundheitswesen große Aufmerksamkeit (Gerlach et al. 2018). Ziel der vorliegenden Arbeit war es, das Ausmaß der Konvergenz in der Versorgung im zeitlichen Zusammenhang mit der NVL Kreuzschmerz zu beschreiben.

9.2 Methodik

Für die Untersuchung wurden GKV Routinedaten der Allgemeinen Ortskrankenkassen (AOK) im Rahmen des durch den Innovationsausschuss des Gemeinsamen Bundesausschusses (G-BA) geförderten DEWI Projektes verwendet (G-BA 2020). Diese Daten werden mit der europäischen Standardbevölkerung 2013 (Eurostat 2013) altersstandardisiert und für 96 Raumordnungsregionen aggregiert. Hierfür wurde die Versorgung von jährlich etwa 8 Millionen Versicherten fünf Jahre vor und sechs Jahre nach Einführung der Leitlinie untersucht. Es wurden Diagnosen nach der ICD-10-Klassifikation, Arzneimittel nach ATC Klassifikation und medizinische Verfahren nach der OPS, EBM Klassifikation bzw. Heilmittelpositionsnummer herangezogen. Eine Einschränkung ist, dass oft auch Patienten mit unspezifischen Ursachen für ihre Schmerzen eine Diagnose für spezifische Kreuzschmerzen erhalten. Dies entspricht dem Umstand, dass für die Mehrheit der Patienten keine pathophysiologische Diagnose gestellt werden kann (Deyo u. Weinstein 2001). Für die Datenanalyse wurde deswegen der ICD-10 Block M40–M54 „Krankheiten der Wirbelsäule und des Rückens" herangezogen. Ausgeschlossen wurden Versicherte, die gleichzeitig Frakturen an der Wirbelsäule aufwiesen (ICD-10: S12, S22, S32). Es wurden sowohl stationäre Diagnosen als auch ambulante Diagnosen mit dem Kennzeichen „G" für gesichert herangezogen. Auch eine Unterscheidung zwischen akuten (bis 6 Wochen), subakuten (6 bis 12 Wochen) und chronischen Kreuzschmerzen (ab 12 Wochen) war in den GKV Routinedaten nicht abbildbar.

Um die regionale Versorgung von Patienten mit Wirbelsäulenerkrankungen zu analysieren, wurde die Verteilung der Ungleichheit von diagnostischen und therapeutischen Maßnahmen zwischen den 96 Raumordnungsregionen mittels Hoover Index erfasst (Hoover 1936). Grafisch betrachtet entsteht der Index aus der Anordnung der kumulierten relativen Versorgungsraten der einzelnen Regionen der Größe nach, beginnend mit der Region der kleinsten Rate. Anschließend werden auf der X-Achse die kumulierten relativen Häufigkeiten der Regionen abgetragen, wodurch eine sogenannte Lorenz-Kurve entsteht, die bei Gleichverteilung in eine Gerade übergeht. Die längste Vertikale, die zwischen der empirischen Lorenz-Kurve und der Geraden aufgespannt wird bildet den Hoover Index. Er kann Werte von 0 bis 1 annehmen. Der Hoover Index nimmt einen Wert von 1 an, wenn die gesamte Versorgung nur in einer Region stattfindet und 0 wenn die Verordnungsraten in allen anderen Regionen identisch sind.

9.3 Ergebnisse

9.3.1 Diagnostik

Eine Bilddiagnostik soll nach der Nationalen VersorgungsLeitlinie (NVL) Kreuzschmerz nach Ausschluss gefährlicher Verläufe – sogenannter „Red Flags" – nicht bei akuten Kreuzschmerzen (NVL2010:3–5,3–6) erfolgen. „Red Flags" sind Hinweise auf schwerwiegende Verläufe mit dringendem Handlungsbedarf(BÄK, KBV, AWMF 2010). Diese teilen sich in die Bereiche Fraktur, Infektion, Tumor oder Radikulopathie/ Neuropathien auf. Letztere beschreiben etwa in die Beine ausstrahlende Schmerzen, Taubheitsgefühl, Lähmung, Kribbelparästhesien oder eine plötzlich einsetzende Blasen-/Mastdarmstörung. Dabei sollen Röntgen und Computertomografie (CT) nur bei Verdacht auf eine Fraktur herangezogen werden. Die Magnetreso-

nanztomografie (MRT) soll hingegen in Ergänzung einer körperlichen Untersuchung zur Bestätigung des Verdachts auf eine Fraktur, eine Infektion oder eine Radikulopathie/Neuropathie und für den Ausschluss einer Tumorerkrankung herangezogen werden(BÄK, KBV, AWMF 2010).

Im Jahr 2010 wiesen 37 % der Versicherten der AOK eine ICD-10-Diagnose M40–54 auf, von denen 72 % eine M54 „Rückenschmerzen" diagnostiziert bekommen haben. Die Prävalenz dieser Patientengruppe unterscheidet sich kaum zwischen den Regionen Deutschlands. Davon haben 17 % der Patienten mit mindestens einer ICD-10-Diagnose M40–M54 eine Röntgenaufnahme, 5,8 % ein MRT und 2,3 % ein CT erhalten. Diese Raten nahmen bis zum Jahr 2016 für Röntgen und CT um 21,9 bzw. 24 % ab, während diese für MRT um 28,5 % anstieg. Der Hoover Index betrug entsprechend 0,047; 0,070 und 0,146 für diese drei Verfahren. Der Interquartilsabstand der Raten nahm lediglich für CT ab. Während der Hoover Index für CT stabil blieb. Für Röntgen stieg der Hoover Index um 36,2 %, für MRT sank er um 14,3 % (s. Tab. 1).

9.3.2 Physiotherapie

Im Bereich Physiotherapie empfiehlt die NVL Kreuzschmerz als vorrangige Therapieform die Bewegungstherapie/Krankengymnastik für chronische nichtspezifische Kreuzschmerzen. Massagen sollen laut Leitlinie bei chronischem nichtspezifischem Kreuzschmerz in Kombination mit Krankengymnastik angewendet werden. Keine dieser Therapien wird für akute unspezifische Kreuzschmerzen empfohlen (NVL2010:5–6,5–7,5–26,5–27). Eine Wirbelsäulenmanipulation/Wirbelsäulenmobilisation kann bei nichtspezifischem Kreuzschmerz angewendet werden (NVL2010:5–24,5–25). Hierbei wird nicht festgelegt, ob diese durch den Arzt (Chirotherapie) oder den Physiotherapeuten (Manuelle Therapie) erfolgen sollte.

Tab. 1   Diagnostik und Therapien bei Versicherten mit Kreuzschmerz (WS: Indikation für die Wirbelsäule; IQR_{50}: Interquartilsabstand der 96 Regionen [Abstand zwischen dem 25% und 75% Quantil: Bereich in dem 50% der Werte liegen]; Kreuzschmerz umfasst Versicherte mit der ICD-10-Diagnose M40–M54 ohne gleichzeitig S12, S22, S32 im Jahr 2010)

Kategorie	Merkmal	Jahr 2010			Relative Differenz Jahr 2016 zu 2010		
		Rate auf 100.000 Versicherte mit ICD-10 M40–M54 Diagnose	IQR50	Hoover Index	Rate auf 100.000 Versicherte mit ICD-10 M40–M54 Diagnose	IQR50	Hoover Index
Diagnostik WS	Röntgen	17.080	2.865	0,047	−21,9	+8,3	+36,2
	Magnetresonanz-tomografie	5.779	1.277	0,070	+28,5	+19,1	−14,3
	Computer-tomografie	2.379	1.171	0,146	−24,0	−30,1	0,0
Physiotherapie WS	Physiotherapie (Alle)	23.097	6.653	0,089	+3,0	−4,7	−6,7
	Kranken-gymnastik	13.385	5.485	0,104	+7,5	+2,5	+1,9
	Massage	6.444	3.087	0,150	−42,7	−38,3	+23,3
	manuelle Therapie	5.368	5.682	0,340	+43,6	+33,0	−5,9
Pharmakotherapie	nichtsteroidale Antirheumatika	45.754	6.779	0,022	−1,7	+17,4	+18,2
	Nichtopioid-Analgetika	19.191	3.077	0,047	+16,5	−11,0	−14,9
	schwachwirk-same Opioide	5.739	679	0,037	−2,3	−19,1	0,0
	ambulante Injektionen	3.080	1.523	0,186	−16,4	−18,5	+8,6
	Cox-2-Hemmer	2.114	2.025	0,158	+32,3	+34,9	−3,8
	starkwirksame Opioide	1.934	693	0,089	+19,0	+24,0	+18,0
	stationäre Injektionen	1.170	370	0,095	+12,2	+20,3	+4,2
weitere Therapien	Chirotherapie WS	19.156	6.945	0,100	−8,1	−9,5	−3,0
	Akupunktur	3.292	4.039	0,205	−20,1	−13,8	+14,6
	multimodale Schmerztherapie	107	169	0,237	+57,0	+38,5	−11,8

Im Jahr 2010 erhielten 23,1% der Versicherten mit mindestens einer ICD-10-Diagnose M40–54 physiotherapeutische Behandlungen für die Wirbelsäule. Dabei entfielen 13,4% auf Krankengymnastik, 6,4% auf Massage und 5,4% auf die Manuelle Therapie. Insgesamt stieg die Rate für Physiotherapie um 3% bis 2016 an. Während es für Krankengymnastik ein Zuwachs von 7,5% und für Manuelle Therapie von 43,6% waren, sank die Inanspruchnahme für Massagen um 42,7% ab. Der größte Hoover Index im Jahr 2010 lag mit 0,34 für Manuelle Therapie vor. Der Index stieg für Massagen im Untersuchungszeitraum um 23,3% an, während er für Manuelle Therapie um 5,9% absank (s. Tab. 1).

9.3.3 Pharmakotherapie

Die NVL Kreuzschmerz empfiehlt für die Pharmakotherapie zuerst Analgetika ohne Opioide (WHO-Schmerzmittelstufe 1). Bei fehlendem Ansprechen auf diese Analgetika können schwache Opioide (WHO-Schmerzmittelstufe 2) eingesetzt werden (NVL2010:6–10). „Starke Opioide" (WHO-Schmerzmittelstufe 3, BTM-pflichtig) sind möglichst nur im Rahmen eines multimodalen Therapiekonzeptes und in Zusammenarbeit mit schmerztherapeutischen Fachleuten einzusetzen" (NVL2010:6–13). Injektionen von Lokalanästhetika sollten hingegen nicht durchgeführt werden (NVL2010:6–22).

In den GKV Routinedaten konnten in der Gruppe nichtsteroidale Antirheumatika (NSAR) wie Acetylsalicylsäure (ASS), Ibuprofen oder Diclofenac nur hochdosierte NSAR erfasst werden, da gering dosiert rezeptfrei in Apotheken erhältlich sind. Trotzdem haben 45,8% der Versicherten NSAR für Kreuzschmerzen oder andere Gesundheitsprobleme erhalten. Weitere Vertreter der WHO Schmerzmittelgruppe 1 Nichtopioid-Analgetika, wie Paracetamol und Meta-

mizol wurden bei 19,2% und Cox-2-Hemmer bei 2,1% der Versicherten verordnet. Schwachwirksame Opioide und starkwirksam Opioide betrafen 5,7% und 1,9% der Versicherten im Jahr 2010, Injektionen ambulant/stationär jeweils 3,1% und 1,2%. Der kleinste Hoover Index im Jahr 2010 für die Gruppe fand sich mit 0,022 für NSAR und der größte für ambulante Injektionen mit 0,186. Über die Zeit haben die Injektionen insgesamt abgenommen, wobei die Injektionen im stationären Bereich um 12,2% gestiegen sind. Auch der Hoover Index ist leicht angestiegen für Injektionen. Gesunken ist der Hoover Index für Cox-2-Hemmer (−3,8%) und Nichtopioid-Analgetika (−14,9%). Während schwachwirksame Opioide um 2,3% gesunken sind, stiegen starkwirksame Opioide um 19,0% an. Gleichzeitig nahm der Hoover Index für letztere um 18,0% zu (s. Tab. 1).

9.3.4 Weitere Therapien

Die Akupunktur kann bei chronischem Kreuzschmerz angewendet werden (NVL2010:5–2). Allerdings weist die NVL Kreuzschmerz darauf hin, dass kein Vorteil zur Placebo-Akupunktur gefunden wurde. Eine Multimodale Schmerztherapie (MST) soll bei Risikofaktoren für eine Chronifizierung oder chronischen Kreuzschmerz vom Arzt geprüft werden (NVL2010:9–3, 9-4).

Im Jahr 2010 wurde die Chirotherapie bei 19,1% aller Versicherten mit Diagnose M40–54 angewendet, Akupunktur bei 3,3% und Multimodale Schmerztherapie bei 0,11%. Die Raten für Chirotherapie und Akupunktur sind bis 2016 um 8,1% und 20,1% gesunken, während diese für MST um 57,0% anstieg. Bezüglich der Verteilung zwischen den Regionen nahm der Hoover Index um 3,0% für Chirotherapie und um 11,8% bei MST ab, während er um 14,6% für Akupunktur anstieg (s. Tab. 1).

9.3.5 Regionale Muster

Die Ergebnisse zeigen, dass eine zunehmende Verbreitung von diagnostischen und therapeutischen Verfahren sowohl mit einer Zunahme als auch mit einem Abfall der regionalen Unterschiede einhergehen kann: So stieg die Rate an MRT Untersuchungen im Betrachtungszeitraum an, während gleichzeitig der Hoover Index abnahm. Die ebenfalls gestiegene Rate an Manueller Therapie zeigte hingegen kaum Veränderungen in der Verteilung zwischen den Regionen. (s. Abb. 1 u. 2). Auch bei starkwirksamen Opioiden sehen wir ein ausgeprägtes regionales Muster, welches sich im Beobachtungszeitraum weiter ausprägte. Akupunktur konzentrierte sich vor allem in den Großstädten. Die Ungleichverteilung dieser Therapie nahm trotz insgesamt rückläufiger Rate an Akupunktur zu (s. Abb. 1 u. 2).

9.4 Diskussion

Die Einführung der Nationale VersorgungsLeitlinie (NVL) Kreuzschmerz im Jahr 2010 führte für Deutschland erstmals Empfehlungen für das Feld der diagnostischen und therapeutischen Verfahren für die Versorgung von Versicherten mit unspezifischen Kreuzschmerzen zusammen. Unterschiede in der Versorgung zwischen den Regionen Deutschlands nahmen im zeitlichen Zusammenhang mit der NVL teilweise ab (Konvergenz), etwa für die Magnetresonanztomografie, die Verschreibung von Nichtopioid-Analgetika oder die Anwendung der multimodalen Schmerztherapie. Umgekehrt kam es zu einer Zunahme der regionalen Unterschiede in der Versorgung (Divergenz) für Röntgenaufnahmen, Akupunktur, die Verordnung von Massagen und starkwirksamen Opioiden.

Nach der NVL Kreuzschmerz ist das MRT für alle spezifischen Wirbelsäulenerkrankungen relevant. Diese Abgrenzung zu Röntgen und CT zeigt sich auch in der Versorgungspraxis. Ins-

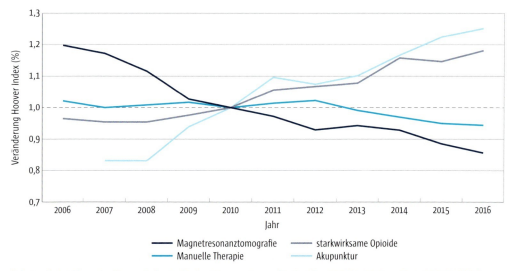

Abb. 1 Entwicklung des Hoover Index im Beobachtungszeitraum für die Jahre 2006 bis 2016 zur Basis 2010 für AOK-Versicherte mit der ambulanten oder stationären ICD-10-Diagnose M40–M54 ohne S12, S22, S32: Magnetresonanztomografie für die Wirbelsäule, manuelle Therapie für die Wirbelsäule, starkwirksame Opioide und Akupunktur

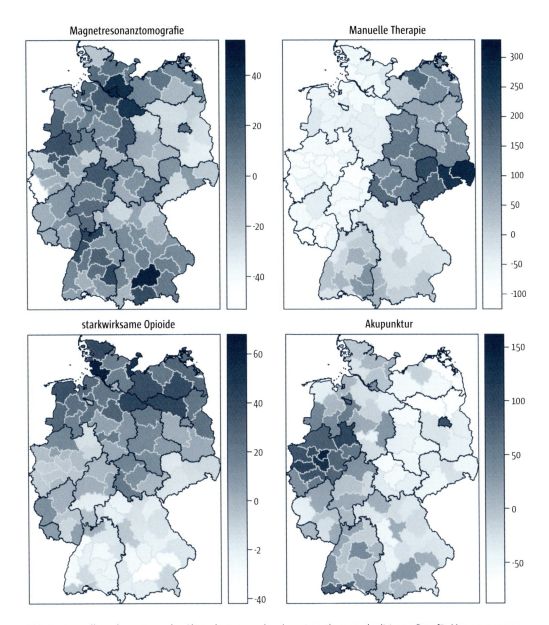

Abb. 2   Darstellung der prozentualen Abweichungen zur bundesweiten altersstandardisierten Rate für Magnetresonanztomografie für die Wirbelsäule, manuelle Therapie für die Wirbelsäule, starkwirksame Opioide und Akupunktur
auf der Deutschlandkarte mit den Grenzen der Bundesländer und Raumordnungsregionen für AOK-Versicherte mit
der ambulanten oder stationären ICD-10-Diagnose M40–M54 im Jahr 2010

gesamt ging die Bildgebung bei Versicherten mit Wirbelsäulenerkrankungen zurück, stieg aber für MRT. Der Hoover Index für MRT-Untersuchungen über den Beobachtungszeitraum nahm ab, was eine Harmonisierung in der Versorgung von Versicherten mit Wirbelsäulenerkrankungen anzeigt.

Im Untersuchungszeitraum stieg die Rate für Manuelle Therapie und sank die Rate für Chirotherapie. Der hohe Hoover Index in der manuellen Therapie blieb trotzdem weitgehend bestehen, da hier ein ausgeprägtes regionales Muster mit höheren Versorgungsraten in den östlichen Bundesländern besteht. Ein ausgeprägtes Muster besteht auch für starkwirksame Opioide, die in Norddeutschland häufiger verordnet wurden als in den südlichen Teilen Deutschlands. Deren Hoover Index nahm allerdings parallel zur Verordnungsrate zu, obwohl die NVL Kreuzschmerz für diese Medikamentengruppe nur eine sehr eingeschränkte Gruppe von Patienten definiert. Auch der Befund zur Nichtanwendung von Injektionen war uneinheitlich. Die Rate für Akupunktur sank, nachdem die NVL Kreuzschmerz eine nur sehr eingeschränkte Anwendung dieser Therapie empfahl. Die hohen Raten der Akupunktur in Großstädten haben mutmaßlich zu einer Erhöhung des Hoover Index beigetragen. Die in der NVL Kreuzschmerz für bestimmte Patientengruppen empfohlene Multimodale Schmerztherapie legte bis zum Jahr 2016 in der Verordnungsrate zu und ihr Hoover Index verringerte sich, was für eine erfolgreiche Implementierung dieser Leitlinienempfehlung spricht.

In der Literatur wird vor allem eine wenig leitlinienkonforme Bildgebung beschrieben, die in der Folge auch zu einer nicht angemessenen Therapie führen kann. Wie im Text beschrieben ist die Bildgebung nur bei einem kleinen Teil der Patienten mit Kreuzschmerz für die Diagnostik relevant. Patientenseitig besteht allerdings eine hohe Erwartungshaltung dafür, eine bildgebende Diagnostik zu erhalten (Lim et al. 2019). Eine Untersuchung aus Deutsch-

land anhand von Arbeitsunfähigkeitsdaten zeigte, dass bei fast jedem dritten Versicherten mit akutem unspezifischem Kreuzschmerzen die von der NVL Kreuzschmerz empfohlene sechswöchige Wartezeit bis zur radiologischen Diagnostik nicht eingehalten wird (Linder et al. 2016). Auch wenn die Gesundheitssysteme sich international unterscheiden, so wurde der Versuch unternommen, die Versorgung von Kreuzschmerzen international zu vergleichen. Eine Metaanalyse von 31 Studien im Zeitraum 1995 bis 2017 zeigte, dass bei jenen, die für eine Bildgebung bei Kreuzschmerzen überwiesen wurden, ein Drittel keine „Red Flags" aufwiesen. Bei Patienten, die in eine primärärztliche Praxis kamen, wurde bei 27,7 % die 6 Wochen Wartezeit nicht eingehalten, 9 % hatten keinen Hinweis für schwere Krankheitsverläufe („Red Flags") und 7 % hatten keinen klinischen Verdacht für eine bestimmte Erkrankung. Allerdings haben auch zwei Drittel der Patienten mit „Red Flags" keine Bildgebung erhalten (Jenkins et al. 2018). In einer australischen Studie zeigte sich, dass zwar nur 1 % der Patienten im primärärztlichen Bereich eine spezifische Ursache für den Kreuzschmerz aufwiesen, aber trotzdem 80 % mindestens eine „Red flag" (Henschke et al. 2009).

Speziell für MRT waren vor allem jene Patienten ohne ausstrahlende Schmerzen in den Beinen und Patienten in Privatpraxen eher von einer Diagnostik ohne hinreichende Indikation betroffen (Kovacs et al. 2013). Auch wirtschaftliche Gründe können eine Rolle spielen. So wiesen Patienten nach einem MRT der Halswirbelsäule 17,3 % mehr Befunde ohne pathologischen Befund auf bei Ärzten, denen das MRT gehörte, im Vergleich zu Patienten, die eine Überweisung zum MRT erhielten. Keine Unterschiede gab es zwischen den Gruppen bei den Befunden mit pathologischem Befund (Amrhein et al. 2014).

Ein Review über 95 Studien zu Interventionen zur Vermeidung ungerechtfertigter Bilddiagnostik zeigte, dass komplexe Interventionen den Einzelinterventionen überlegen sind. Die effektivsten Einzelinterventionen waren Implementationen von Leitlinien und Systeme zur Unterstützung klinischer Entscheidungen (CDSS)(Kjelle et al. 2021). Die Einführung eines CDSS konnte in einer Studie die Zahl der MRT Diagnostik um 30% senken. Dies gelang, indem die Leitlinienempfehlungen in Verbindung mit Konsultationen bei unsicheren Fällen sowie Rückmeldungen, wie der Hausarzt bei der Anwendung von Bilddiagnostik im Verhältnis zu seinen Kollegen steht, abgebildet wurden (Ip et al. 2014). Es wurde darauf aufbauend empfohlen, eine Diagnostiktriage zu etablieren, indem erst andere Ursachen für die Kreuzschmerzen ausgeschlossen werden und anschließend die Patienten in jene mit spezifischen Ursachen, jene mit Radikulopathie und jene mit unspezifischen Schmerzen aufgeteilt werden (Bardin et al. 2017).

Auch wenn die Bilddiagnostik im Untersuchungszeitraum für Deutschland insgesamt zurückging, so könnte eine stärkere Orientierung an den in der Leitlinie genannten „Red Flags" eine mögliche (regionale) Überdiagnostik weiter reduzieren.

Nicht alle untersuchten Verfahren wiesen seit der Einführung der NVL Kreuzschmerz eine Konvergenz in der Versorgung auf. Gerade regionale Cluster erwiesen sich recht persistent gegenüber Veränderungen. Die Existenz der NVL Kreuzschmerz hat letztlich auch die Grundlage dafür gelegt, Anforderungen an ein Disease Management Programm (DMP; s. Kap. 17) Chronischer Rückenschmerz im Jahr 2019 durch den Gemeinsamen Bundesausschuss (GB-A) zu beschließen (G-BA 2019). Es ist zu hoffen, dass sich daraus bald die ersten Verträge ergeben und Patienten mit Kreuzschmerzen koordiniert besser durch das Gesundheitssystem geleitet werden können.

Literatur

Amrhein TJ, Paxton BE, Lungren MP et al. (2014) Physician self-referral and imaging use appropriateness: negative cervical spine MRI frequency as an assessment metric. AJNR Am J Neuroradiol 35, 2248–2253

Arzneimittelkommission der deutschen Ärzteschaft (AkdÄ) (2007) Empfehlungen zur Therapie von Kreuzschmerzen. 3. Auflage. Berlin

Bardin LD, King P, Maher CG (2017) Diagnostic triage for low back pain: a practical approach for primary care. The Medical journal of Australia 206, 268–273

Bundesärztekammer, Kassenärztliche Bundesvereinigung, Arbeitsgemeinschaft der Wissenschaftlichen Medizinischen Fachgesellschaften (BÄK, KBV, AWMF) (2010) Nationale VersorgungsLeitlinie Kreuzschmerz. Langfassung Version 1.0 Ärztliches Zentrum für Qualität (äzq) in der Medizin Berlin

Chenot JF, Greitemann B, Kladny B et al. (2017) Non-Specific Low Back Pain. Deutsches Arzteblatt international 114, 883–890

Deyo RA, Weinstein JN (2001) Low back pain. The New England journal of medicine 344, 363–370

Eurostat (2013) Revision of the European Standard Population: Report of Eurostat's task force

Fricton J (2016) Myofascial Pain: Mechanisms to Management. Oral and maxillofacial surgery clinics of North America 28, 289–311

Gemeinsamer Bundesausschuss (G-BA) (2019) Beschluss über die 16. Änderung der DMP-Anforderungen-Richtlinie (DMP-A-RL): Änderung der Anlage 2, Ergänzung der Anlage 15 (DMP chronischer Rückenschmerz) und der Anlage 16 (chronischer Rückenschmerz – Dokumentation).

Gemeinsamer Bundesausschuss (G-BA) (2020) DEWI – Determinanten bei der Versorgung von Patienten mit Wirbelsäulenoperation. Berlin

Gerlach F, Wolfgang G, Haubitz M et al. (2018) Bedarfsgerechte Steuerung der Gesundheitsversorgung: Gutachten 2018. 613–82 Bonn/Berlin

Gerwin RD (2001) Classification, epidemiology, and natural history of myofascial pain syndrome. Current pain and headache reports 5, 412–420

Giamberardino MA, Affaitati G, Fabrizio A et al. (2011) Myofascial pain syndromes and their evaluation. Best practice & research. Clinical rheumatology 25, 185–198

Henschke N, Maher CG, Refshauge KM et al. (2009) Prevalence of and screening for serious spinal pathology in patients presenting to primary care settings with acute low back pain. Arthritis Rheum 60, 3072–3080

Hoover EM (1936) The Measurement of Industrial Localization. The Review of Economics and Statistics 18, 162–171

Ip IK, Gershanik EF, Schneider LI et al. (2014) Impact of IT-enabled intervention on MRI use for back pain. The American journal of medicine 127, 512–8.e1

Jenkins HJ, Downie AS, Maher CG et al. (2018) Imaging for low back pain: is clinical use consistent with guidelines? A systematic review and meta-analysis. The spine journal: official journal of the North American Spine Society 18, 2266–2277

Kjelle E, Andersen ER, Soril LJJ, van Bodegom-Vos L, Hofmann BM (2021) Interventions to reduce low-value imaging – a systematic review of interventions and outcomes. BMC Health Serv Res 21, 983

Kovacs FM, Arana E, Royuela A et al. (2013) Appropriateness of lumbar spine magnetic resonance imaging in Spain. European journal of radiology 82, 1008–1014

Lim YZ, Chou L, Au RT et al. (2019) People with low back pain want clear, consistent and personalised information on prognosis, treatment options and self-management strategies: a systematic review. Journal of physiotherapy 65, 124–135

Linder R, Horenkamp-Sonntag D, Engel S et al. (2016) Überdiagnostik mit Bildgebung bei Rückenschmerzen. Deutsche medizinische Wochenschrift (1946) 141, e96-e103

World Health Organisation (WHO) (2018) Global Health Estimates 2016: Disease burden by Cause, Age, Sex, by Country and by Region 2000–2016

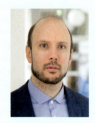

Falko Tesch

Studium der Demografie und Statistik an der Universität Rostock und der Otto-Friedrich-Universität Bamberg. Seit 2015 wissenschaftlicher Mitarbeiter am Zentrum für Evidenzbasierte Gesundheitsversorgung (ZEGV) am Universitätsklinikum und der Medizinischen Fakultät Carl Gustav Carus der Technischen Universität Dresden. Seine Forschungsschwerpunkte liegen im Bereich muskuloskelettale Epidemiologie und Pharmakoepidemiologie.

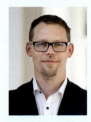

Dr. rer. medic. Toni Lange

Studium der Physiotherapie, Gesundheitswissenschaften und Biostatistik an der Brandenburgischen Technischen Universität Cottbus-Senftenberg, der Technischen Universität Dresden und der Ruprecht-Karls-Universität Heidelberg. Seit 2014 wissenschaftlicher Mitarbeiter am Zentrum für Evidenzbasierte Gesundheitsversorgung (ZEGV) am Universitätsklinikum und der Medizinischen Fakultät Carl Gustav Carus der Technischen Universität Dresden. Seine Forschungsschwerpunkte liegen im Bereich muskuloskelettale Versorgungsforschung und Evidenzsynthese.

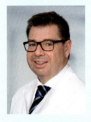

Prof. Dr. med. Dieter C. Wirtz

Medizinstudium an der Rheinisch-Westfälischen Technischen Hochschule Aachen, anschließend ärztliche Tätigkeit an der Chirurgischen Klinik Wiesbaden und der Orthopädischen Universitätsklinik der Rheinisch-Westfälischen Technischen Hochschule Aachen. Er ist seit 1998 Facharzt für Orthopädie und habilitierte sich 2001 auch für dieses Fachgebiet. Seit 2006 ist er W3-Professor für das Fachgebiet Unfallchirurgie/Orthopädie und leitet als Direktor die Klinik und Poliklinik für Orthopädie und Unfallchirurgie am Universitätsklinikum Bonn.

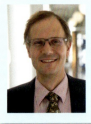

Prof. Dr. med. Jochen Schmitt

Medizinstudium an den Universitäten Würzburg, Hamburg und Leipzig, anschließend ärztliche Tätigkeit am Universitätsklinikum Dresden in der Klinik und Poliklinik für Dermatologie. Er ist seit 2007 Facharzt für Dermatologie und Venerologie und habilitierte sich 2009 auch für dieses Fachgebiet. Seit 2011 ist er W2-Professor für Sozialmedizin und Versorgungsforschung und seit 2012 Direktor des Zentrums für Evidenzbasierte Gesundheitsversorgung (ZEGV) am Universitätsklinikum und der Medizinischen Fakultät Carl Gustav Carus an der Technischen Universität Dresden.

10 Tonsillektomie: Leitlinienadhärenz bei der Indikationsstellung

Caroline Schmuker, Christian Günster und Jochen P. Windfuhr

C. Günster | J. Klauber | D. Klemperer | M. Nothacker | B.-P. Robra | C. Schmuker (Hrsg.) Versorgungs-Report. Leitlinien – Evidenz für die Praxis.
DOI 10.32745/9783954668007-10, © MWV Medizinisch Wissenschaftliche Verlagsgesellschaft Berlin 2023

Für Deutschland liegt seit 2015 erstmalig eine medizinische Leitlinie (LL) zur Therapie entzündlicher Erkrankungen der Gaumenmandeln vor. Die LL empfiehlt die chirurgische Entfernung der Gaumenmandeln (Tonsillektomie, TE) erst dann, wenn sich in den letzten 12 Monaten mindestens 6 ärztlich diagnostizierte und antibiotisch behandelte Tonsillitisepisoden ereignet haben. Diese Studie geht der Frage nach, wie hoch der Anteil der TE-Patienten und Patientinnen ist, die präoperativ in höchstens einem Quartal wegen Halsschmerzen in ambulanter Behandlung waren und ein Antibiotikum erhielten. Diese Operationalisierung war notwendig, da die Anzahl der Halsschmerzepisoden innerhalb eines Quartals mit der verfügbaren Datengrundlage nicht bestimmt werden kann.

Datengrundlage sind AOK-Routinedaten aus dem Zeitraum 2012 bis 2019 von Versicherten mit Tonsillektomie wegen „chronischer Tonsillitis". Für die Analyse der präoperativen Behandlung wurde ein patientenindividueller Beobachtungszeitraum von 5 Quartalen betrachtet.

Der Anteil der Patienten und Patientinnen, die vor Tonsillektomie in höchstens einem Quartal ambulant wegen Halsschmerzen behandelt wurde, ist von 50,1 Prozent im Jahr 2012 (10.099/20.173) auf 44,2 Prozent im Jahr 2019 (3.737/8.449) kontinuierlich zurückgegangen. In der regionalen Betrachtung zeigten sich Unterschiede. Die Anteile der tonsillektomierten Personen ohne ambulante Vorbehandlung variierten regional zwischen 34,7 und 59,8 Prozent. Auch unter Berücksichtigung methodischer Limitationen wurden mehr Patienten und Patientinnen mit einer geringen bis fehlenden Belastung durch Halsschmerzepisoden tonsillektomiert, als es die Leitlinienempfehlung erwarten ließ.

In 2015, clinical practice guidelines for the treatment of tonsillitis were published. These guidelines recommend surgical removal of the tonsils (tonsillectomy) only after at least 6 episodes of tonsillitis treated with antibiotics in the previous 12 months. This study examines the proportion of patients undergoing tonsillectomy (te) who preoperative were no more than one quarter in outpatient care due to sore throat episodes treated with antibiotics. This operationalisation was necessary because the exact number of sore throat episodes cannot be identified.

The study is based on claims data of AOK-insured patients who underwent tonsillectomy with diagnose „chronic tonsillitis" in the period between 2012 and 2019. To analyse preoperative care, we determined a patient individual observation time of 5 quarters.

The proportion of patients who underwent tonsillectomy with no more than one quarter of treatment due to sore throat episodes beforehand went down continuously from 50,1 percent in 2012 (10.099/20.173) to 44,2 percent in 2019 (3.737/8.449). The results show regional differences The proportion differs from 34,7 to 59,8 between the examined regions. Taking into account limitations in the study methods, more patients with no or few sore throat episodes underwent tonsillectomy than could be expected by the guidelines.

10.1 Einleitung

Für Deutschland liegt seit dem Jahr 2015 erstmalig eine konsensbasierte Leitlinie zur Therapie entzündlicher Erkrankungen der Gaumenmandeln vor (AWMF 2015). Die Leitlinie spricht Empfehlungen zur Diagnostik sowie zur konservativen und operativen Behandlung dieses Krankheitsbilds aus. Der Fokus der vorliegenden Analyse liegt auf den spezifischen Empfehlungen zur Operationsindikation: der Tonsillektomie (TE). Der Beitrag demonstriert exemplarisch, wie auf Basis von GKV-Routinedaten Erkenntnisse über die mutmaßliche Umsetzung von Leitlinienempfehlungen gewonnen werden können. Das Fallbeispiel knüpft an eine vorherige Studie an, die Halsschmerzen als Operationsindikation vor und nach Veröffentlichung der Tonsillitis-Leitlinie untersuchte (Windfuhr et al. 2021). Für die vorliegende Analyse wurde der Datenzeitraum aktualisiert und zusätzlich die regionale Variabilität der Indikationsstellung untersucht.

Die TE ist ein voll- oder teilstationär durchgeführter Eingriff, bei dem die Gaumenmandeln chirurgisch vollständig entfernt werden. Die gleichzeitige Entfernung der Rachenmandeln wird als Adenotonsillektomie (ATE) bezeichnet. Davon abzugrenzen ist die Tonsillotomie (TO), die eine Teilentfernung der Gaumenmandel darstellt und hier nicht untersucht

wurde. Die Leitlinie empfiehlt eine TE erst dann, wenn sich in den letzten 12 Monaten mindestens 6 ärztlich diagnostizierte und antibiotisch behandelte Tonsillitisepisoden ereignet haben. In den wenigen randomisiert kontrolliert ausgeführten Studien mit Kindern, Jugendlichen und Erwachsenen zeigte sich nur ein sehr moderater Effekt der TE auf die Anzahl der Halsschmerzepisoden und Tage mit Halsschmerzen gegenüber einer konservativen Therapie (Burton et al. 2014). Gleichzeitig müssen bei der Indikationsstellung der TE auch potenziell lebensgefährliche Komplikationsrisiken, insbesondere das Risiko von Nachblutungen, vertreten werden (Ostvoll et al. 2015; Ostvoll et al. 2018; Windfuhr 2013).

Nach Daten des Statistischen Bundesamts ist in Deutschland seit Jahren ein Rückgang der Tonsillektomie-Fallzahlen zu verzeichnen, der durch die Veröffentlichung der Leitlinie im Jahr 2015 lediglich ein Akzent verliehen bekam (Windfuhr u. Chen 2020; Windfuhr u. Chen 2019). Sehr viel stärker hat sich jedoch die COVID-19-Pandemie auf die Fallzahlen ausgewirkt (Windfuhr u. Günster 2022). Die AOK-Routinedaten bieten die Möglichkeit, patientenbezogene Behandlungsverläufe über einen längeren Zeitraum und sektorenübergreifend zu verfolgen. Mit dieser Datengrundlage lässt sich die Leitlinienadhärenz besser abschätzen als über die populationsbezogenen Daten des Statistischen Bundesamts.

In der vorliegenden Studie wurden zunächst die Patientinnen und Patienten identifiziert, die innerhalb eines Beobachtungszeitraums tonsillektomiert worden waren. Anhand der AOK-Routinedaten konnte für jeden dieser Patienten die präoperative ambulante ärztliche Behandlung einschließlich der Antibiotikaverordnungen ermittelt werden. Die Studie ging dann der Frage nach, wie viele der TE-Patienten präoperativ in höchstens einem Quartal wegen Halsschmerzen ambulant behandelt wurden und ein Antibiotikum erhielten. Bei diesen Patienten und Patientinnen ist die Indikation zur

TE nicht ohne Weiteres nachvollziehbar, da gemäß Leitlinienempfehlung ein Behandlungsquartal mit Halsschmerzen nicht ausreicht, um eine TE zu rechtfertigen.

10.2 Methoden

10.2.1 Datenbasis

Datenbasis für die retrospektive Sekundärdatenanalyse bilden die Abrechnungsdaten von AOK-Versicherten aus dem Zeitraum von 2012 bis 2019. Daten nach 2019 werden wegen der gesonderten Versorgungslage unter COVID-19-Pandemiebedingungen nicht berücksichtigt (Windfuhr u. Günster 2022). Analog zu einer vorherigen Studie (Windfuhr et al. 2021) wurden alle voll- und teilstationären Krankenhausfälle mit Hauptdiagnose „chronische Tonsillitis" (ICD-10 J35.0) selektiert, bei denen in der Abrechnung eine TE (OPS Code 5-281.0) oder ATE (OPS-Code 5-282.0) gemäß Operationen- und Prozedurenschlüssel (OPS) dokumentiert war. Fälle mit einer Schlafapnoe als Nebendiagnose (ICD-10 G47.3) wurden ausgeschlossen. Für die Analyse der präoperativen ambulanten Behandlung wurde ein individueller Beobachtungszeitraum von 5 Quartalen betrachtet: das Quartal, in dem die Operation stattfand sowie 4 präoperative Quartale.

Die Regionalanalyse bezieht sich auf Eingriffe, die zwischen 2016 und 2019 vorgenommen wurden. Grundlage hierfür waren die 96 Raumordnungsregionen des Bundesinstituts für Bau-, Stadt- und Raumforschung (BBSR) mit Stand vom jeweiligen Beobachtungsjahr. Die Zuordnung erfolgte über die in den Versichertenstammdaten gespeicherte Postleitzahl des Versichertenwohnortes, nicht des Behandlungsorts. Da die Indikationsstellung zur TE in der Leitlinienempfehlung weder alters- noch geschlechtsspezifisch ist, wurde die Bevölkerungsstruktur in den Regionen hier nicht berücksichtigt.

10.2.2 Operationalisierung

Um der Indikationsstellung nachzugehen, wurden die Fälle mit der Hauptdiagnose „chronische Tonsillitis" über den ICD-Code J35.0 identifiziert. Es wurden dann diejenigen Patienten identifiziert, bei denen in höchstens einem der vier präoperativen Quartale sowie in dem Quartal des Eingriffs Halsschmerzen in Verbindung mit mindestens einer Antibiotikaverordnung dokumentiert worden waren. Diese Operationalisierung geht von der Annahme aus, dass sich in einem Quartal maximal 3 Halsschmerzepisoden ereignet haben könnten. Technisch war eine detaillierte Aufbereitung der Routinedaten nicht möglich, da Diagnosen aus der ambulanten Behandlung nur quartalsweis ohne Diagnosedatum an die gesetzlichen Krankenkassen übermittelt werden. Als relevante ambulante Behandlungsquartale wurden solche erfasst, in denen bei der ärztlichen Abrechnung mindestens eine der Diagnosen „chronische Tonsillitis" (ICD J35.0), „akute Tonsillitis" (ICD J03) oder „akute Pharyngitis" (ICD J02) dokumentiert wurden. Zugehörige Antibiotikaverordnungen wurden über die Abrechnungsdokumentation erfasst, identifiziert über die „Anatomisch-Therapeutisch-Chemische Klassifikation" (ATC) J02 im Diagnosequartal oder Folgequartal.

10.3 Ergebnisse

10.3.1 Studienpopulation

Zwischen 2012 und 2019 wurden bundesweit 169.590 Tonsillektomien bei AOK-Versicherten registriert, für 123.165 war „chronische Tonsillitis" als Hauptdiagnose dokumentiert. Andere Hauptdiagnosen (46.425) und solche mit der Nebendiagnose Schlafapnoe (2.200) wurden ausgeschlossen. Weiterhin wurden 200 Fälle ausgeschlossen, bei denen zuvor (15 Monate vor dem TE-Datum) eine TE/TO oder ein Krankenhausaufenthalt mit der Hauptdiagnose „chronischen Tonsillitis" dokumentiert worden war.

In die weitere Analyse gingen nur Patientendaten ein, bei denen zugleich eine lückenlose Versichertenzeit über 5 Behandlungsquartale bei der AOK gewährleistet war. Dies war bei 5.504 Versicherten nicht der Fall, die deswegen ausgeschlossen wurden. Das betraf überwiegend jüngere Personen unter 30 Jahren (79,1 Prozent) und ist (abgesehen von seltenen Sterbefällen) durch einen Krankenkassenwechsel zu begründen. Somit verblieben 115.302 TE-Fälle im Analysedatensatz (s. Abb. 1).

10.3.2 Analyse nach Alter und Geschlecht

Im Analysezeitraum 2012 bis 2019 waren die TE-Fallzahlen stark rückläufig: 20.173 Eingriffe im Jahr 2012 standen 8.449 im Jahr 2019 gegenüber (–58%). Die stärksten jährlichen Rückgänge im Vorjahresvergleich waren in den Jahren 2016 und 2017 nach Veröffentlichung der Leitlinien zu beobachten. Setzt man die absoluten jährlichen Fallzahlen in Beziehung zur Entwicklung der AOK-Versichertenzahlen zeigte sich ein Rückgang von 63 auf 30 je 100.000 AOK-Versicherte (s. Tab. 1).

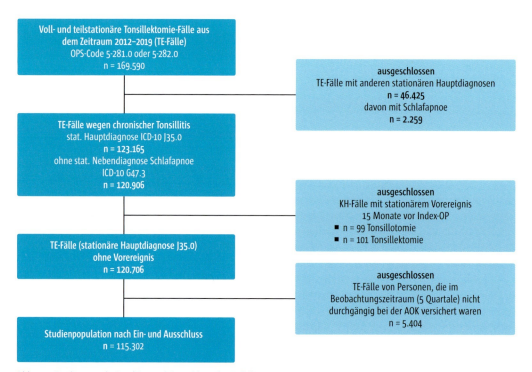

Abb. 1 Studienpopulation (Ein- und Ausschluss der Fälle)

Tab. 1   AOK-Versicherte mit Tonsillektomie nach Alter und Geschlecht, 2012–2019

	2012	2013	2014	2015	2016	2017	2018	2019	2012: 2019
Alle (n)	20.173	18.787	18.258	16.233	12.780	10.642	9.980	8.449	–58%
Je 100.000 AOK-Versicherte	79	74	71	63	48	39	36	30	
Veränderung zum Vorjahr in %		–6,9%	–2,8%	–11,1%	–21,3%	–16,7%	–6,2%	–15,3%	
Geschlecht									
männlich (n)	7.601	7.133	6.762	6.060	4.810	3.981	3.687	3.102	–59%
%	37,7%	38,0%	37,0%	37,3%	37,6%	37,4%	36,9%	36,7%	
weiblich (n)	12.572	11.654	11.496	10.173	7.970	6.661	6.293	5.347	–57%
%	62,3%	62,0%	63,0%	62,7%	62,4%	62,6%	63,1%	63,3%	
Alter in Jahren									
Unter 10 (n)	3.799	3.436	3.152	2.563	1.780	1.467	1.271	1.061	–72%
%	18,8%	18,3%	17,3%	15,8%	13,9%	13,8%	12,7%	12,6%	
10 bis 19 (n)	6.066	5.408	5.160	4.648	3.646	2.930	2.693	2.200	–64%
%	30,1%	28,8%	28,3%	28,6%	28,5%	27,5%	27,0%	26,0%	
20 bis 29 (n)	5.869	5.799	5.709	5.267	4.341	3.768	3.539	3.023	–48%
%	29,1%	30,9%	31,3%	32,4%	34,0%	35,4%	35,5%	35,8%	
30 bis 39 (n)	2.403	2.350	2.476	2.205	1.952	1.575	1.602	1.451	–40%
%	11,9%	12,5%	13,6%	13,6%	15,3%	14,8%	16,1%	17,2%	
40 und älter (n)	2.036	1.794	1.761	1.550	1.061	902	875	714	–65%
%	10,1%	9,5%	9,6%	9,5%	8,3%	8,5%	8,8%	8,5%	
Alter (Mittelwert)	21,6	21,8	22,2	22,5	22,7	22,9	23,3	23,3	
Alter (Median)	20	20	21	21	21	21	22	22	

[1]Voll- und teilstationäre Fälle mit OPS-Code 5-2810 oder 5-2820 und stationärer Hauptdiagnose ICD-10 J350. Ausgeschlossen sind Versicherte mit Nebendiagnose Schlafapnoe, stationären Vorbehandlungen der Tonsillen, sowie Versicherte, die über die Studiendauer nicht permanent bei der AOK versichert waren (inkl. Kinder unter 15 Monaten).

Hiervon waren vor allem die unter 10-Jährigen betroffen (–72%), bei den 10- bis 19-Jährigen war der Rückgang etwas geringer ausgeprägt (–64%) und vergleichbar mit Erwachsenen (–65%). Der überdurchschnittlich hohe Rückgang bei Kindern wirkte sich in der jährlichen Betrachtung auf die Zusammenstellung der Studienpopulation aus: 2019 wurden 61,5% der Eingriffe bei über 20-Jährigen vorgenommen (2012: 51,1%). Bei der Geschlechtsverteilung waren im Jahresvergleich keine analogen Änderungen festzustellen, über 60% der tonsillektomierten Personen waren weiblich.

10.3.3 Präoperative Behandlung zwischen 2012 und 2019

Der Anteil an Patients und Patientinnen mit höchstens einem antibiotischen Behandlungsquartal in der Anamnese nahm insgesamt zwischen 2012 und 2019 geringfügig ab (50,1 % vs. 44,2 %). Es zeigte sich ein stetiger Trend, der sich bereits vor 2015 abzeichnete, danach aber nicht deutlich zunahm (s. Abb. 2). In allen untersuchten Jahren und Altersgruppen betrug dieser Anteil stets über 40 Prozent, besonders hoch – mehr als 60 % – war der Anteil bei den über 40-Jährigen.

Am stärksten sind die Anteile im jungen Erwachsenenalter zwischen 20 und 39 Jahren zurückgegangen (jeweils –9 Prozentpunkte). Sie glichen sich im Zeitverlauf zunehmend dem Niveau der Indikationsstellung bei Kindern und Jugendlichen unter 20 Jahren an.

Mit Blick auf geschlechtsspezifische Versorgungsunterschiede war festzustellen: Der Anteil an Patienten mit höchstens einem präoperativen antibiotisch unterstützten Behandlungsquartal war in allen untersuchten Jahren gegenüber Patientinnen etwas höher (2019: 47 % vs. 43 %; nicht abgebildet).

10.3.4 Regionale Variabilität

Im bundesweiten Durchschnitt lag der Anteil bei den im Berichtszeitraum tonsillektomierten Personen mit höchstens einem antibiotisch unterstützten Behandlungsquartal in der Anamnese bei 46 %. Dieser Anteil war besonders niedrig in Hochrhein-Bodensee (34,9 %) und besonders hoch an der Mecklenburgischen Seenplatte (59,8 %). Bei 22 % der analysierten Regionen betrug der Anteil mindestens 50 %, bei nur 9 % aller Regionen lag der Anteil unter 40 %. Die grafische Darstellung lässt kein Muster erkennen, im Nord-Osten Deutschlands zeigt sich eine gewisse Häufung von Landkreisen mit überdurchschnittlich hohen Anteilen an Tonsillektomierten mit fehlenden antibiotisch

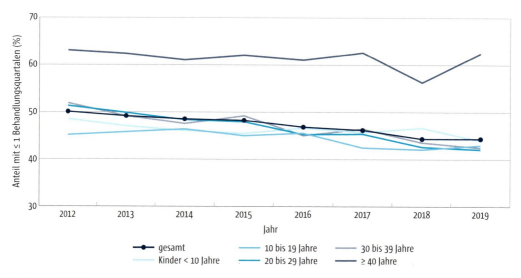

Annahme: pro Behandlungsquartal sind bis zu 3 Halsschmerzepisoden (ICD-10 J35.0, J02 oder J03) möglich;
Rückgang 2012:2019 für gesamt signifikant mit p-Wert <0,001

Abb. 2   Anteil der Tonsillektomiefälle mit ≤ 1 ambulantem Behandlungsquartal mit Antibiotikum wegen Halsschmerzen vor Tonsillektomie (2012–2019)

unterstützten präoperativen Behandlungsquartalen: Mecklenburgische Seenplatte (59,8%), Altmark (57,9%) oder Barnim-Uckermark (57,5%) (s. Abb. 3).

10.4 Diskussion

Der bereits in anderen Studien (Windfuhr u. Chen 2020; Windfuhr u. Chen 2019; Windfuhr 2016) beschriebene Fallzahlrückgang der TE in

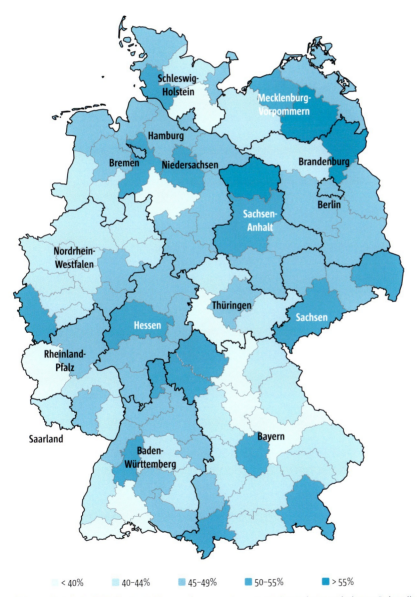

Abb. 3   Anteil der TE-Patienten je Raumordnungsregion mit ≤ 1 Quartal mit ambulanter Behandlung wegen Halsschmerzen und Antibiotikaverordnung in Prozent (2016 bis 2019)

Deutschland wird durch die vorliegende Analyse bestätigt. Dass es sich hierbei um einen seit 2005 bestehenden kontinuierlichen bundesdeutschen Trend handelt, ließ sich in den o.g. Studien durch Zugriff auf die Datenbank des Bundesamts für Statistik belegen und zeigte sich auch in anderen Studien (Braun 2014). Für das Jahr 2016 fand sich eine gewisse Akzentuierung dieses Trends, weswegen die Frage berechtigt ist, ob dies möglicherweise auf eine Änderung der präoperativen Patientenselektion zurückzuführen ist. Dies ließ sich aus den populationsbasierten Datenanalysen nicht ableiten, wohl aber in einer vorangegangenen Studie mit patientenbasierter Datenanalyse (Windfuhr et al. 2021). Die jetzige Studie war auf das Jahr 2019 begrenzt, da die späteren Berichtsjahre im Zeichen der COVID-19-Pandemie unter besonderen gesundheitspolitischen Vorgaben standen (Windfuhr u. Günster 2022).

Der Vorteil der patientenbezogenen Datenanalyse liegt darin, die präoperative Behandlungsintensität der Tonsillektomierten abbilden zu können. Nachteilig an unserer Studie ist jedoch die Quartalsgenauigkeit der ambulanten Behandlung, weswegen das Autorenteam sich dazu entschloss, die Daten von Patienten mit höchstens einem antibiotisch unterstützten Behandlungsquartal auszuwerten. Selbst wiederholte Halsschmerzepisoden in diesem einen Behandlungsquartal wären nach der Leitlinienempfehlung zweifelsfrei nicht ausreichend, um eine TE zu rechtfertigen.

Die Studie kann die Leitlinienadhärenz zwar nicht eindeutig, aber dennoch näherungsweise bewerten. So fällt auf, dass auch vier Jahre nach der Leitlinienpublikation Patienten tonsillektomiert wurden, ohne dass aus den Abrechnungsdaten mehr als ein antibiotisch unterstütztes Behandlungsquartal erkennbar war. Im Jahr 2019 traf dies auf 44,2% der 8.449 Operierten zu.

Der Anteil von Patienten mit dieser Dokumentationslage ist im gesamten Beobachtungszeitraum der vorliegenden Studie ohne merklichen Zusammenhang mit der Leitlinienpublikation zurückgegangen. Die Beobachtung passt zu der Studie von Sumilo (Sumilo et al. 2019), hier fanden sich nur 11,7% (2.144 von 18.281) der Tonsillektomien bei Kindern und Jugendlichen (< 16 Jahre) evidenzbasiert, für 88,3% der Tonsillektomierten war keine Begründung gemäß der nationalen Leitlinienempfehlung (SIGN 2010) erkennbar.

Eine erste Aufarbeitung der bundesweit regional sehr unterschiedlichen Operationshäufigkeiten in der Tonsillenchirurgie wurde 2013 von der Bertelsmann-Stiftung vorgelegt (Bertelsmann Stiftung 2013) und konnte durch eine eigene Studie bestätigt werden (Windfuhr u. Gerste 2015). Dieses Phänomen ist allerdings nicht auf diese Eingriffsart beschränkt, sondern wurde für alle möglichen medizinischen Prozeduren in den OECD-Ländern nachgewiesen (Corallo et al. 2014). Die Ergebnisse unserer Regionalanalyse passen zu diesen Beobachtungen und dem Phänomen variabler ärztlicher Behandlungspfade. So konnten wir im Nord-Osten Deutschlands in bis zu 60% der Eingriffe keinen Zusammenhang zwischen der dokumentierten präoperativen ambulanten Behandlung und TE wegen einer „chronischen Tonsillitis" herstellen, in anderen Regionen lag dieser Anteil bei unter 40%. Das Design unserer Studie ist allerdings nicht dazu geeignet, dieses Phänomen monokausal zu begründen.

Die vollständige Abbildung von Behandlungspfaden ist auf den Zugriff einer geeigneten Datenbank angewiesen, wie beispielsweise in Schweden (Borgstrom et al. 2017).

In Deutschland wäre eine einheitliche und tagesgenaue Erfassung von Daten der ambulanten wie stationären Patientenversorgung notwendig, um zuverlässig Erkenntnisse über die Leitlinienadhärenz in der Versorgungsrealität gewinnen zu können. Hieraus könnten dann Implementierungsprobleme präziser beschrieben und in Abhängigkeit von der regionalen Variabilität verbessert werden. Durch die Abrechnungsmodalitäten war die Studie nicht geeignet, die Zahl an Halsschmerzepisoden präzise zu bestimmen, und es bleibt auch unklar, inwieweit Kodierfehler oder das Kodiersystem selbst einen Einflussfaktor auf die Studienergebnisse verursachten. Trotz aller Einschränkungen lässt unsere Studie aber eine Erklärungslücke zwischen Leitlinienempfehlung und Versorgungsrealität erkennen. Hier besteht dringender versorgungsmedizinischer Forschungsbedarf.

Literatur

AWMF (Arbeitsgemeinschaft der Wissenschaftlichen Medizinischen Fachgesellschaften) (2015) Therapie entzündlicher Erkrankungen der Gaumenmandeln – Tonsillitis. AWMF-Register Nr. 017/024 Klasse: S2k. Online.

Bertelsmann Stiftung (2013) Faktencheck Gesundheit. Entfernung der Gaumenmandeln bei Kindern und Jugendlichen. online.

Borgstrom A, Nerfeldt P, Friberg D, Sunnergren O, Stalfors J (2017) Trends and changes in paediatric tonsil surgery in Sweden 1987–2013: a population-based cohort study. BMJ Open 7, e013346

Braun B (2014) Mandelentfernungen bei Kindern und Jugendlichen (2008 bis 2013). Bremen: Bremer Institut für Arbeitsschutz und Gesundheitsförderung (BIAG) Zentrum für Sozialpolitik (ZeS), Universität Bremen

Burton MJ, Glasziou PP, Chong LY, Venekamp RP (2014) Tonsillectomy or adenotonsillectomy versus non-surgical treatment for chronic/recurrent acute tonsillitis. Cochrane Database Syst Rev CD001802

Corallo AN, Croxford R, Goodman DC, Bryan EL, Srivastava D, Stukel TA (2014) A systematic review of medical practice variation in OECD countries. Health Policy 114, 5–14

Ostvoll E, Sunnergren O, Ericsson E, Hemlin C, Hultcrantz E, Odhagen E, Stalfors J (2015) Mortality after tonsil surgery, a population study, covering eight years and 82,527 operations in Sweden. Eur Arch Otorhinolaryngol 272, 737–43

Ostvoll E, Sunnergren O, Stalfors J (2018) Increasing Readmission Rates for Hemorrhage after Tonsil Surgery: A Longitudinal (26 Years) National Study. Otolaryngol Head Neck Surg 158, 167–176

SIGN (Scottish Intercollegiate Guidelines Network) (2010) Management of sore throat and indications for tonsillectomy. A national clinical guideline. online.

Sumilo D, Nichols L, Ryan R, Marshall T (2019) Incidence of indications for tonsillectomy and frequency of evidence-based surgery: a 12-year retrospective cohort study of primary care electronic records. Br J Gen Pract 69, e33-e41

Windfuhr J, Gerste B (2015) Trends, regionale Variabilität und Indikationstellung von Tonsillektomien in Deutschland. In: Klauber J, Günster C, Gerste B, Robra B, Schmacke N (eds.) Versorgungsreport 2015/2016. Stuttgart: Schattauer

Windfuhr JP (2013) Fehler und Gefahren: Tonsillektomie und andere Standard-Eingriffe. Laryngorhinootologie 92 Suppl 1, S 33–72

Windfuhr JP (2016) Tonsillektomie: offizielle Zahlen und Trends in Deutschland. Laryngorhinootologie, 95 Suppl 1, S 88-S 109

Windfuhr JP, Chen YS (2019) Tonsillenchirurgie in den Bundesländern: Unterschiede und Gemeinsamkeiten. HNO 0

Windfuhr JP, Chen YS (2020) Sind Tonsillektomie und Tonsillotomie „mengenanfällige" Eingriffe? HNO 68, 426–432

Windfuhr JP, Günster C (2022) Impact of the COVID-pandemic on the incidence of tonsil surgery and sore throat in Germany. Eur Arch Otorhinolaryngol 279, 4157–4166

Windfuhr JP, Schmuker C, Günster C (2021) Halsschmerzen als Operationsindikation vor und nach Publikation der Tonsillitis-Leitlinie: Longitudinalstudie mit 115.839 Tonsillektomiefällen. HNO 69, 742–749

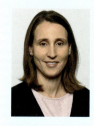

Caroline Schmuker

Studium der Volkswirtschaftslehre an der Universität Heidelberg. Weiterqualifikation im Fachbereich Epidemiologie an der London School of Hygiene and Tropical Medicine (LSHTM). Berufliche Stationen: 2009 bis 2011 Trainee am Wissenschaftlichen Institut der AOK (WIdO) im Bereich Gesundheitspolitik und Systemanalysen, zwischen 2012 und 2017 wissenschaftliche Mitarbeiterin am IGES Institut Berlin. Seit November 2017 wissenschaftliche Mitarbeiterin im Bereich Qualitäts- und Versorgungsforschung am WIdO.

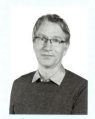

Dipl.-Math. Christian Günster

Studium der Mathematik und Philosophie in Bonn. Seit 1990 beim Wissenschaftlichen Institut der AOK (WIdO). Leitung des Bereichs Qualitäts- und Versorgungsforschung. Mitherausgeber des Versorgungs-Reports. Mitglied des Arbeitskreis Versorgungsdaten des Forschungsdatenzentrums Gesundheit am Bundesinstitut für Arzneimittel und Medizinprodukte (BfArM). Von 2002 bis 2008 Mitglied des Sachverständigenrates nach § 17b KHG des Bundesministeriums für Gesundheit. Arbeitsschwerpunkte sind Methoden der Qualitätsmessung und Versorgungsanalysen mittels Routinedaten.

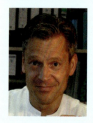

Prof. Dr. med. Jochen P. Windfuhr

Seit 2010 Chefarzt der HNO-Klinik der Kliniken Maria Hilf Mönchengladbach. 2007 Habilitation an der Philipps-Universität Marburg. 1997 Oberarzt und 2000 Leitender Oberarzt der HNO-Klinik des Malteser Krankenhauses St. Anna in Huckingen. 1992–1995 Weiterbildungsassistent und 1996 Funktionsoberarzt an der HNO-Klinik des St.-Elisabeth-Krankenhauses in Köln. 1991–1992 Arzt im Praktikum an der HNO-Klinik des Mutterhauses der Borromäerinnen in Trier. 1991 Dissertation am Institut für medizinische Mikrobiologie und Immunologie an der Johannes Gutenberg-Universität in Mainz. 1984–1990 Studium der Humanmedizin an der Johannes Gutenberg-Universität in Mainz.

III

Handlungsfelder: Wie bringen wir medizinische Leitlinien in die Versorgung?

11 Implementierung klinischer Leitlinien: ein systematischer Ansatz

Michel Wensing

C. Günster | J. Klauber | D. Klemperer | M. Nothacker | B.-P. Robra | C. Schmuker (Hrsg.) Versorgungs-Report.
Leitlinien – Evidenz für die Praxis.
DOI 10.32745/9783954668007-11, © MWV Medizinisch Wissenschaftliche Verlagsgesellschaft Berlin 2023

Dieser Beitrag beschreibt einen systematischen Ansatz für die Implementierung klinischer Leitlinien in fünf Schritten: 1) Definition der Implementierungsziele, 2) diagnostische Analyse für die Umsetzung, 3) Wahl und Ausgestaltung der Umsetzungsstrategien, 4) Planung und Durchführung der Umsetzung, 5) Evaluation von Prozess und Ergebnissen.

This chapter describes a systematic approach to the implementation of clinical guidelines, which specifies five steps: 1) define goals for implementation, 2) do diagnostic analysis for implementation, 3) chose and design implementation strategies, 4) plan and conduct implementation activities, 4) evaluate process and outcomes of evaluation.

11.1 Einführung

Klinische Leitlinien werden in einigen Fällen gleich nach ihrer Veröffentlichung schnell, umfassend und nachhaltig in die Praxis übernommen. Dies ist jedoch nicht häufig der Fall – meist geschieht die Übernahme klinischer Leitlinien in die Praxis langsam, unvollständig oder temporär. Daher bestehen weltweit Diskrepanzen zwischen der empfohlenen und der tatsächlichen Praxis im Gesundheitswesen (z.B. Dreger et al. 2021; Hirsch u. Banzhoff 2020; Squires et al. 2022). Die Forschung hat eine Reihe von Faktoren identifiziert, die eine Implementierung im Gesundheitswesen beeinflussen – von der Kompetenz der Leistungserbringer bis zu organisatorischen und finanziellen Hindernissen für einen Wandel (z.B. McArthur et al. 2021). Um diese Faktoren anzugehen und die Anwendung klinischer Leitlinien zu fördern, können diverse Weiterbildungs- sowie organisatorische, finanzielle und weitere Maßnahmen ergriffen werden. Die Leistungserbringer haben ggf. Herausforderungen bei der Planung und Ausführung der Implementierung in der täglichen Praxis. Einige häufige Missverständnisse bei der Umsetzung klinischer Leitlinien (und anderer Innovationen) im Gesundheitswesen sind:

- die Überzeugung, dass eine gut konzipierte klinische Leitlinie nach ihrer Verbreitung unter den potenziellen Nutzern rasch umgesetzt wird
- die Überzeugung, dass ganz bestimmte Maßnahmen (etwa Änderungen der Vergütung der Leistungserbringer oder „digitale Lösungen") die Antwort auf alle Probleme bei der Umsetzung sind
- die Überzeugung, dass die Implementierung streng systematisch geplant und ausgeführt werden sollte, ohne jegliche Anpassungen während des Umsetzungsprozesses
- die Überzeugung, dass die Umsetzung nicht wirksam gefördert werden kann und daher am besten spontanen Initiativen in der klinischen Praxis überlassen werden sollte
- die Ansicht, dass die Auswirkungen der Umsetzungsmaßnahmen nicht evaluiert werden können oder sollten

Dieser Beitrag gibt eine Einführung in die allgemeinen Aspekte der Umsetzung klinischer Leitlinien im Gesundheitswesen. Abbildung 1 fasst die verschiedenen Schritte eines systematischen Ansatzes zur Implementierung von Leitlinien und anderen Innovationen in der gesundheitlichen Praxis zusammen.

11.2 Ziele der Implementierung

Die meisten Leitlinien enthalten viele konkrete Empfehlungen zur Diagnostik, Behandlung, Beratung und anderen Themen. Im Idealfall sind diese „evidenzbasiert": Ihr Nutzen ist nachgewiesen und es sind keine inakzeptablen Folgeschäden zu erwarten. Die Anzahl der Empfehlungen und die Menge an Informationen kann für die medizinischen Fachkräfte, die diese Empfehlungen in die Praxis umsetzen sollen, überwältigend sein. Häufig ist es notwendig, sich auf die wichtigsten Empfehlungen zu beschränken. Die Auswahl basiert auf Kriterien wie Relevanz für die Patientenversorgung, Stärke der zugrundeliegenden Evidenz und Hinweise auf Diskrepanzen zwischen Empfehlung und Praxis (d.h. Verbesserungspotenzial). Diese Umsetzungsziele sollten konkret, messbar, erreichbar und kohärent sein und sie sollten nicht zu zahlreich sein. Ein Ziel bei der Diabetiker-Versorgung kann zum Beispiel sein, dass gemäß der aktuellen Leitlinie mindestens 80% der diagnostizierten Patienten regelmäßige Check-ups erhalten. Eine 100%ige Einhaltung einer evidenzbasierten Leitlinie spiegelt selten das höchste Niveau evidenzbasierter Praxis wider, weil Begleiterkrankungen, Patientenpräferenzen, soziale Bedingungen und andere Fak-

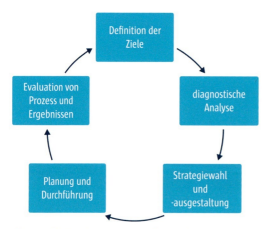

Abb. 1   Schritte eines systematischen Implementierungsansatzes

toren triftige Gründe liefern können, um von den Empfehlungen klinischer Leitlinien abzuweichen.

11.3 Diagnostische Analyse

Der nächste Schritt eines systematischen Ansatzes ist eine „diagnostische Analyse", um die Faktoren zu identifizieren, die mit einer unzureichenden Implementierung verbunden sind (auch als Hindernisse und Vermittler des Wandels beschrieben). Diese sind vielfältig und schließen individuelle, organisatorische, kulturelle und systembezogene Faktoren ein. Bei der Implementierung klinischer Leitlinien sind häufig die folgenden Faktoren von Relevanz:

- Einstellungen und Kompetenzen der Leistungserbringer hinsichtlich einer klinischen Leitlinie
- Verfügbarkeit von Zeit, Personal und anderen Ressourcen
- (erwartete/r) Unterstützung oder Widerstand der institutionellen Leitung, der Kollegen oder Patienten
- Erfahrung und Kompetenz in Bezug auf die Veränderung der medizinischen Praxis und die Organisation der Versorgung

Diese und andere Faktoren wurden durch diverse wissenschaftliche Theorien (z.B. aus der Psychologie, Soziologie und Ökonomie) spezifiziert und von der Versorgungsforschung bestätigt. Die Identifizierung dieser Faktoren wurde als „diagnostische Analyse" beschrieben, die der Wahl und Ausgestaltung der Umsetzungsstrategien vorausgeht (Wensing et al. 2020, S. 157–168). Die Forschungsergebnisse und Theorien wurden in einer Reihe von Rahmenkonzepten zusammengefasst, die mit der Implementierung verbundene Faktoren benennen und diese kategorisieren. Ein weitverbreitetes Rahmenkonzept für die Implementierung in Gesundheitseinrichtungen ist etwa das *Consolidated Framework for Implementation Research* (CFIR), das kürzlich aktualisiert worden ist (Damschroeder et al. 2022). Es spezifiziert 48 Konstrukte in fünf Bereichen: Innovation (d.h. klinische Leitlinie), Äußeres Setting, Inneres Setting, Individuen und Implementierungsprozess (d.h. Umsetzung[smaßnahmen]). Ein anderes Rahmenkonzept ist *Tailored Implementation for Chronic Diseases* (TICD), das vor allem für die ambulante Versorgung entwickelt wurde (Flottorp et al. 2013). Es spezifiziert 57 Konstrukte in sieben Bereichen: Leitlinienfaktoren, individuelle Faktoren der Gesundheitsfachkräfte, Patientenfaktoren, professionelle Interaktion, Anreize und Ressourcen, Bereitschaft für organisatorische Veränderungen sowie soziale, politische und rechtliche Faktoren.

Die Anwendung dieser Rahmenkonzepte erlaubt es, auf bestehendem Wissen aufzubauen und ein breiteres Spektrum von Faktoren zu berücksichtigen, als der gesunde Menschenverstand vermuten ließe. Dies zeigt das Beispiel einer vertieften Studie zu einem bestimmten Faktor im Kontext der Leitlinienimplementierung.

Meinungsfindung und Meinungsführerschaft bei deutschen Hausärztinnen und -ärzten

Die Existenz von ärztlichen Meinungsführern ist ein möglicher Faktor für die Umsetzung klinischer Leitlinien und anderer Innovationen. Im Rahmen einer Studie unter Hausärzten und niedergelassenen Kardiologen in Süddeutschland wurde eine schriftliche Befragung durchgeführt, um Meinungsbildung und Meinungsführerschaft zu drei kontroversen Themen in der kardiovaskulären Prävention (z.B. Zielwerte für die Blutdruckkontrolle) zu untersuchen. Die Studie ergab, dass zwei Drittel der Hausärztinnen und Hausärzte einen bestimmten Kardiologen als ärztliche Meinungsführer nannten, während die übrigen Ärzte keinen Meinungsführer benennen konnten. Mithilfe eines zuvor validierten Fragebogens wurde festgestellt, dass es Unterschiede im selbstberichteten Meinungsbildungs- und Meinungsführungsverhalten gibt, mit relativ hohen Durchschnittswerten für beide Bereiche. Interessanterweise gaben einige Ärzte an, gleichzeitig meinungssuchend und meinungsführend zu sein. Die Meinungen zu den spezifischen kontroversen Themen der kardiovaskulären Prävention wiesen erhebliche Unterschiede auf, es zeigte sich jedoch kein Zusammenhang mit meinungsbildendem und -führendem Verhalten oder der Nennung eines ärztlichen Meinungsführers. Zusammenfassend lässt sich sagen, dass der tatsächliche Einfluss von ärztlichen Meinungsführern auf die Umsetzung von Empfehlungen zumindest in der Primärversorgung recht gering sein dürfte (Hennrich et al. 2022).

Die Faktoren, die mit der Umsetzung zusammenhängen, können auf verschiedene Art und Weise ermittelt werden, wobei Befragungen und Erhebungen unter Leistungserbringern, Patienten und anderen Beteiligten am häufigsten sind. Es gibt viele solcher Studien, die in der Regel mehrere Dutzend Faktoren ermitteln. Es ist deshalb oft notwendig, die Auswahl aus einer Vielzahl von mit der Implementierung verbundenen Faktoren auf die relevantesten zu begrenzen. Die Faktoren können die Umsetzung auf verschiedene Art und Weise leiten. Faktoren, die Veränderungen vermitteln (z.B. die Kenntnis der Leitlinie), können als Zwischenziele der Umsetzungsaktivitäten gewählt und zur Überwachung der Zielerreichung genutzt werden. Faktoren, die Veränderungen moderieren (z.B. organisatorische Merkmale), lassen sich möglicherweise nur schwer verändern, können aber zur Anpassung der Umsetzungsaktivitäten genutzt werden (z.B. unterschiedliche Ansätze in kleinen und großen Krankenhäusern). Faktoren, die erst während der Umsetzungsaktivitäten auftreten (entweder als Mediatoren oder als Moderatoren von Veränderungen), können genutzt werden, um die Interventionen je nach Bedarf und Möglichkeiten flexibel anzupassen.

11.4 Umsetzungsstrategien

Die diagnostische Analyse sollte in die Wahl und Ausgestaltung der Umsetzungsstrategien einfließen: zielgerichtete Aktivitäten, die Übernahme von klinischen Leitlinien und anderen empfohlenen Praktiken fördern sollen. Beispiele solcher Maßnahmen sind die Weiterbildung der Gesundheitsfachkräfte, computergestützte Entscheidungshilfesysteme, Unterstützung durch Implementierungspraktiker, Neuzuschnitt der Rollen der Leistungserbringer, Leistungsmonitoring mit finanziellen Anreizen und Einbeziehung der Patienten in die Verbesserung der Gesundheitsversorgung. Maßnahmen zur Verbreitung von klinischen Leitlinien (z.B. über soziale Medien) werden hier zu den Umsetzungsmaßnahmen gezählt. Die verschiedenen Interessengruppen haben möglicherweise feste Auffassungen hinsichtlich der Umsetzung von Innovationen.

Vorstellungen, wie die Umsetzung von Innovationen erreicht werden kann, sind die Folgenden (Grol 1997):

- Epidemiologe: „überzeugende Daten veröffentlichen"
- Erziehungswissenschaftler: „Weiterbildung anbieten"
- Versorgungsforscher: „Unterschiede in der Versorgung erheben"
- Verhaltensforscher: „Individuelle Wahrnehmung verändern"
- Informatiker: „Entscheidungsunterstützungssysteme einführen"
- Ingenieur: „Gesundheitssystem neu gestalten"
- Soziologe: „Teamwork und Unternehmenskultur verändern"
- Betriebswirt: „Effektivere Führung"
- Politikwissenschaftler: „Machtverhältnisse im System verändern"

Viele Umsetzungsstrategien sind beschrieben worden. Das *Expert Recommendations for Implementing Change* (ERIC) unterscheidet 73 konkrete Maßnahmen, die von „Zugang zu neuen Finanzierungsquellen" bis zu „Zusammenarbeit mit Bildungseinrichtungen" reichen (Powell et al. 2015). Diese wurden grob kategorisiert als Planungsmaßnahmen, Weiterbildungsmaßnahmen, Finanzierungsmaßnahmen, Organisationsumstrukturierungsmaßnahmen, Qualitätsmanagementmaßnahmen und politische Maßnahmen. Andere Autoren fordern eine detailliertere Spezifikation der Strategien in Bezug auf aktive Bestandteile, Wirkmechanismen, Art der Anwendung und angestrebte Ziele (Colquhoun et al. 2014). Die einzelnen Aspekte der gewünschten individuellen Verhaltensänderung der Leistungserbringer können im Sinne von Methoden zur Verhaltensänderung konkretisiert werden (Michie et al. 2021), es gibt jedoch keine Standardterminologie für andere Verfahren und Komponenten von Umsetzungsstrategien.

Einige häufig eingesetzte Maßnahmen für die Implementierung speziell von klinischen Leitlinien sind:

- Weiterbildung der Gesundheitsfachkräfte mithilfe von Fortbildungsveranstaltungen, Praxisbesuchen, gedrucktem Material und/ oder E-Learning-Programmen
- computergestützte Entscheidungsunterstützungssysteme, die Empfehlungen der Leitlinien in Algorithmen integrieren, die zum Zeitpunkt der Entscheidungsfindung Informationen bereitstellen
- Audits und Feedback in Form strukturierter Daten zu ausgewählten Aspekten der Leistungserbringung (z.B. Verschreibung von Medikamenten oder in Auftrag geben von diagnostischen Tests) mit dem Ziel, den Lern- und Verbesserungsprozess zu unterstützen
- Qualitäts- und Sicherheitsmanagementprogramme, die in der Regel Leistungsmessungen und Verbesserungsmaßnahmen in kurzen Zyklen umfassen

- Unterstützung durch externes Personal (z.B. Implementierungspraktiker), das Leistungserbringern Informationen, Motivation und praktische Unterstützung zukommen lässt

Es gibt zahlreiche Studien zur Wirksamkeit von Umsetzungsstrategien, darunter viele clusterrandomisierte Studien. Ein umfassender Überblick über die Ergebnisse ist an anderer Stelle zu finden (z.B. Grimshaw et al. 2014; Wensing et al. 2020, S. 207–330). Einige wichtige Erkenntnisse sind:

- Die Studien in diesem Bereich beziehen sich meist auf die Umsetzung durch ärztliches oder (seltener) Pflegepersonal. Andere Leistungserbringer sind wesentlich seltener in Studien zu Umsetzungsstrategien repräsentiert.
- Meist werden vielfältige Maßnahmenpakete angewendet. Dies macht es schwierig, den Mehrwert einer bestimmten Maßnahme zu bestimmen. Es scheint, dass alle Umsetzungsmaßnahmen wirksam sein *können*, aber keine *immer* wirksam ist.
- Die Auswirkungen von Umsetzungsmaßnahmen auf die Prozesse in der Gesundheitsversorgung sind gering bis mäßig – oft sind nur 5-10% absolute Veränderungen von Aspekten der Leistungserbringung festzustellen (z.B. eine Zunahme um 5% bei der Übereinstimmung von Entscheidungen mit den Empfehlungen). Die Auswirkungen auf die Gesundheitsoutcomes und die Kosten werden viel seltener untersucht.
- Die Merkmale der Zielpopulation sowie der Kontext und Prozess der Implementierung scheinen die Wirkung zu beeinflussen. Es ist jedoch nicht möglich, die Auswirkungen mit einem hohen Maß an Sicherheit vorherzusagen, da der Einblick in diese Faktoren begrenzt ist.
- Die Anpassung der Umsetzungsstrategien an die Hindernisse für einen Wandel ist insgesamt effektiv (Baker et al. 2015), die Wirkung übersteigt jedoch nicht die anderer

Umsetzungsstrategien. Die Methoden für die Anpassung sind heterogen und befinden sich noch in der Entwicklung.

Während die Umsetzung in der Regel darauf gerichtet ist Veränderungen herbeizuführen, sollte bedacht werden, dass die Übernahme klinischer Leitlinien es in manchen Situationen erfordern kann, die derzeitigen Praktiken beizubehalten.

11.5 Planung und Durchführung der Umsetzung

Was können Leistungserbringer im Krankenhaus, in der ambulanten Praxis oder in einem anderen Setting tun, um die Umsetzung von Leitlinien auf regelmäßiger Basis zu fördern? Sie müssen organisatorische, kulturelle, finanzielle und regulatorische Barrieren beachten, die sie nicht ändern können. Zudem wurde die Entscheidung, eine Leitlinie zu implementieren, möglicherweise von anderen Personen getroffen (z.B. von der klinischen oder institutionellen Leitungsebene) als von denen, die sie in die Praxis umsetzen sollen (d.h. die Leistungserbringer). Deshalb hat das mittlere Management (das zwischen dem Vorstand der jeweiligen Institution und den Leistungserbringern angesiedelt ist) häufig eine wichtige Rolle bei der Implementierung von Leitlinien. Im Idealfall werden Leitlinien kontinuierlich in der Praxis angewendet, unterstützt von der jeweiligen Organisation. Es muss eine Balance gefunden werden zwischen der systematischen Planung und strikten Durchführung der Umsetzung mit klarer Anleitung und praktischer Unterstützung einerseits und den Möglichkeiten der Zielgruppe, die Kontrolle zu behalten und die Leitlinie flexibel an sich während der Durchführung ergebene individuelle und lokale Bedürfnisse anzupassen andererseits.

Im Idealfall gibt es in der jeweiligen Gesundheitseinrichtung eine „Implementierungs-Infrastruktur", die die Übernahme klinischer Leitlinien und generell kontinuierliches Lernen erleichtert. Die wesentlichen Bestandteile einer solchen Infrastruktur sind:

- leichter Zugang zu wertvollen Informationen wie evidenzbasierten Leitlinien
- Regelungen für die Weiterbildung, wie z.B. Teilnahmepflicht und ein Programm, das relevante Themen in einem bestimmten Zeitraum abdeckt
- datenbasiertes Leistungsfeedback an die Leistungserbringer in Kombination mit Verbesserungsmaßnahmen in kurzen Zyklen
- eine klinische und institutionelle Leitungsebene sowie ärztliche Fachverbände, die die Implementierung von klinischen Leitlinien unterstützen und eine Kultur der evidenzbasierten Praxis im Gesundheitswesen fördern
- Unterstützung durch externes Personal, wenn der Aufwand für bestimmte Aufgaben über das hinausgeht, was routinemäßig möglich ist

Die Implementierung kann in Form von Projekten organisiert werden, für die eventuell zweckgebundene Mittel bereitgestellt werden sollten. Projektbezogene Organisation hat ihre Vorteile, es gibt jedoch Limitationen für das, was im Rahmen von Projekten erreicht werden kann. Sie erleichtern beispielsweise selten die Vorbereitung der Implementierung. Es ist daher empfehlenswert, ein Gleichgewicht zwischen Investitionen in permanente Infrastruktur und temporären Projekten zu halten. Während Unterstützung oder Coaching durch externes Personal hilfreich oder notwendig sein kann, bleibt die Umsetzung klinischer Leitlinien in erster Linie eine Aufgabe der Leistungserbringer, die nicht vollständig an andere delegiert werden kann (Ringsted et al. 2014). Die Gestaltung der Implementierungs-Infrastruktur sollte natürlich zum Bedarf und zu den Eigenschaften der jeweiligen Leistungserbringer passen. Praxen niedergelassener Ärztinnen oder Ärzte benötigen beispielsweise eine andere Infrastruktur als große Krankenhäuser.

Verbesserung der Antibiotikaverschreibung in der Primärversorgung

Die aktuellen Leitlinien empfehlen, bei unkomplizierten Atemwegsinfektionen die Verschreibung von Antibiotika zu vermeiden. Hausärztinnen und -ärzte in Deutschland verschreiben weniger Antibiotika als ihre Kolleginnen und Kollegen in mehreren anderen Ländern, es gibt jedoch noch Verbesserungspotential. Im Rahmen eines umfangreichen Projektes wurden Hausärzte gebeten, an einem von drei vielschichtigen Umsetzungsprogrammen teilzunehmen:

a) eLearning, Qualitätszirkel, datenbasiertes Feedback zur Antibiotikaverschreibung, zusätzliche Vergütung, Patientenschulungsmaterial sowie eine öffentliche Kampagne;

b) wie Gruppe plus eLearning für Arzthelferinnen und -helfer und Patientenschulung mithilfe von Tablets;

c) wie Gruppe plus computergestütztes Entscheidungshilfetool für die Antibiotikaverschreibung.

Die Umsetzungsmaßnahmen wurden im Rahmen einer clusterrandomisierten Studie mit 196 Hausärzten in verschiedenen Regionen Deutschlands evaluiert. Auf Basis von Routinedaten wurde in allen Studiengruppen eine Verringerung der Antibiotika-Verschreibungsraten um etwa 20% beobachtet; zwischen den Studienarmen gab es keine Unterschiede. Während die Gründe nicht ganz klar waren, deutete eine Prozessevaluation darauf hin, dass die digitalen Geräte (Tablets für Patienten, Entscheidungsunterstützung für Ärzte) in der Praxis nicht häufig genutzt wurden.

11.6 Evaluation der Implementierung

Eine Evaluation der Ergebnisse einer Implementierung kann helfen, das weitere Vorgehen zu planen. Welche Ergebnisse von Interesse sind, hängt offensichtlich von den Zielen der Umsetzungsstrategien ab. Im Kontext klinischer Leitlinien beziehen sich diese auf die Übernahme von Empfehlungen im Gesundheitswesen. Die Auswahl und Messung der Implementierungsergebnisse bedeutet eine Herausforderung, weil die meisten klinischen Leitlinien Abweichungen von den Empfehlungen erlauben, sollten medizinische Erwägungen oder Patientenpräferenzen dies erfordern. Dennoch dokumentieren die meisten Parameter spezifische Aspekte der Gesundheitsversorgung und vergleichen die dokumentierte Praxis mit den Empfehlungen, wie etwa den Prozentsatz der Patienten, die gemäß den Empfehlungen der Leitlinien behandelt wurden. Die entsprechenden Daten können Patientenakten, Routinedaten, Aufnahmebögen der Krankenhäuser oder Umfragen unter Patienten entnommen werden.

Gesundheitsindikatoren (einschließlich gesundheitsbezogener Lebensqualität und funktioneller Status) können ebenfalls als Zielgrößen gewählt werden, ihre Interpretation ist jedoch oft schwierig. Wenn eine Umsetzungsstrategie wenig Wirkung auf die Gesundheitsoutcomes hatte, ist die Strategie möglicherweise fehlgeschlagen oder die medizinische Intervention ist ineffektiv (weil sie beispielsweise nicht wie geplant umgesetzt wurde) oder es kann beides zutreffen. Zudem kann die Zielgruppe der Patienten oder Populationen sich von derjenigen unterscheiden, auf die sich die Nutzenbewertung bezog, die Grundlage für die klinische Leitlinie war. Um die Interpretation der Implementierungsinitiativen zu erleichtern, empfiehlt es sich, Indikatoren aus der klinischen Praxis einzuschließen, die die Einhaltung von Leitlinien unmittelbarer widerspiegeln.

Schließlich können die Wahrnehmungen der Leistungserbringer, Patienten und anderer Beteiligter hinsichtlich des Implementierungsprozesses dokumentiert werden (z.B. Akzeptanz, Zufriedenheit, beabsichtigtes Verhalten). Während diese dabei helfen, den Implementierungsprozess und damit verbundene Faktoren zu verstehen, lassen sie sich jedoch nicht direkt in Gesundheitsoutcomes übersetzen und sollten deshalb besser als Teil der Prozessevaluation betrachtet werden.

11.7 Fazit

Dieser Beitrag beschreibt einen systematischen, schrittweisen Ansatz für die Implementierung von Leitlinien in die Praxis. Die Umsetzung in Einrichtungen des Gesundheitswesens sollte kontinuierlich erfolgen, was dauerhafte Maßnahmen erfordert. Gestaltung und Umsetzung können von der Implementierungswissenschaft im Gesundheitswesen profitieren; Kenntnisse des Bedarfs und der Möglichkeiten vor Ort müssen jedoch ebenfalls berücksichtigt werden.

Literatur

Baker R, Camosso-Stefinovic J, Gillies C et al. (2015) Tailored interventions to adress determinants of practice. Cochrane Database of Systematic Reviews 2015(4), CD005470

Colquhoun H, Leeman J, Michie S et al. (2014) Towards a common terminology: a simplified framework of interventions to promote and integrate evidence into health practices, systems, and policies. Implement Sci 9, 51

Damschroder LJ, Reardon CM, Widerquist MAO et al. (2022) The updated Consolidated Framework for Implementation Research based on user feedback. Implement Sci 17, 75

Dreger M, Eckhardt H, Felgner S et al. (2021) Implementation of innovative medical technologies in German inpatient care: patterns of utilization and evidence development. Implement Sci 16, 94

Flottorp SA, Oxman AD, Krause J et al. (2013) A checklist for identifying determinants of practice: a systematic review and synthesis of frameworks and taxonomies of factors that prevent or enable improvements in healthcare professional practice. Implement Sci 8, 35

Grimshaw J, Thomas RE, Maclennan G et al. (2004) Effectiveness and efficiency of guideline dissemination and implementation trategies. Health Technology Assessment 8, 6

Grol R (1997) Personal paper. Beliefs and evidence in changing clinical practice BMJ 315,418–421

Hennrich P, Arnold C, Traulsen P et al. (2022) Opinion seeking behaviour of healthcare providers in ambulatory cardiovascular care in Germany: a cross-sectional study. BMC Health Serv Res 22, 1404.

Hirsch O, Donner-Banzhoff N (2020) Welcher Anteil der Medikamentenverordnungen in Deutschland ist evidenzbasiert? Gesundheitswesen, 82, 534–540

McArthur C, Bai Y, Hewston P et al. (2021) Barriers and facilitators to implementing evidence-based guidelines in long-term care: a qualitative evidence synthesis. Implement Sci 16, 70

Michie S, Johnston M, Rothman AJ et al. (2021) Developing an evidence-based online method of linking behaviour change techniques and theoretical mechanisms of action: a multiple methods study. NIHR Journals Library

Poss-Doering R, Kronsteiner D, Kamradt M et al. (2021) Assessing Reduction of Antibiotic Prescribing for Acute, Non-complicated Infections in Primary Care in Germany: Multi-step Outcome Evaluation in the Cluster-Randomized Trial Arena. Antibiotics 10, 151

Powell BJ, Waltz TJ, Chinman MJ et al. (2015) A refined compilation of implementation strategies:results from the Expert Recommendations for Implementing Change (ERIC) project. Implement Sci 10, 21

Ringsted C, Hansen TL, Davis D et al. (2006) Are some of the challenging aspects of the CanMEDS roles valid outside Canada? Med Educ 40, 807–815

Squires JE, Cho-Young D, Aloisio LD et al. (2022) Inappropriate use of clinical practices in Canada: a systematic review. CMAJ 194, E 279–E 296

Wensing M, Grol R, Grimshaw J (2020) Improving patient care. The implementation of change in clinical practice. Wiley Blackwell Hoboken

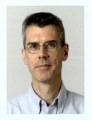

Prof. Dr. Michel Wensing

Michel Wensing hat eine Professur an der Universität Heidelberg in der Abteilung Allgemeinmedizin und Versorgungsforschung des Universitätsklinikums und leitet dort das Masterstudienprogramm Versorgungsforschung und Implementierungswissenschaft. Er ist auch Mitherausgeber der Zeitschrift Implementation Science.

12 Entscheidungshilfen als Beispiel für Leitlinienimplementierung

Fülöp Scheibler, Marion Danner, Jens Ulrich Rüffer und Friedemann Geiger

C. Günster | J. Klauber | D. Klemperer | M. Nothacker | B.-P. Robra | C. Schmuker (Hrsg.) Versorgungs-Report. Leitlinien – Evidenz für die Praxis.
DOI 10.32745/9783954668007-12, © MWV Medizinisch Wissenschaftliche Verlagsgesellschaft Berlin 2023

Entscheidungshilfen für Patientinnen und Patienten und Leitlinien für klinisches Personal haben einige Gemeinsamkeiten. Beispielsweise wird gefordert, dass sie evidenzbasiert sein sollten, also auf Grundlage der aktuellen und systematisch erfassten Ergebnisse der hochwertigsten verfügbaren klinischen Studien zu den jeweiligen (Schlüssel-)Fragestellungen erstellt werden sollten. Beide haben das Ziel, Entscheidungen bezüglich der Diagnostik, Therapie und Nachsorge in der Gesundheitsversorgung auf Basis eines informierten und rationalen bzw. empirischen Fundaments zu fällen. Eine weitere Gemeinsamkeit ist, dass sie in der Praxis weniger oft eingesetzt werden, als dies wünschenswert wäre. Dieser Beitrag befasst sich mit der Fragestellung, wie dieses Ziel in einem größeren Rahmen erreicht werden kann und wie sich diejenigen, die Leitlinien und Entscheidungshilfen entwickeln, gegenseitig dabei unterstützen könnten. Am Beispiel eines Projekts, das vom Innovationsfonds gefördert wurde im Rahmen dessen über vier Jahre Shared Decision Making am gesamten Campus Kiel des Universitätsklinikums Schleswig-Holstein implementiert wurde, sollen Möglichkeiten und Grenzen dieser gegenseitigen Beflügelung aufgezeigt und Synergien ausgelotet werden.

Decision aids for patients and guidelines for clinicians have many things in common. For example, it is required that they should be evidence-based, i.e., based on the current and systematically collected results of the highest quality clinical trials available on the respective (key) questions. Both aim to make decisions regarding diagnostics, therapy and follow-up in health care based on an informed and rational/empirical foundation. Another common feature is that they are used less often in practice than would be desirable. This paper addresses the question of how this goal can be achieved on a larger scale and how the developers of guidelines and decision aids could support each other in doing so. Using the example of a project that was funded by the German Innovation Fund and implemented Shared Decision Making on the entire Kiel-campus of the University Hospital Schleswig-Holstein over a period of four years, the possibilities and limits of this mutual empowerment will be discussed, and synergies explored.

12.1 Hintergrund

Dieser Beitrag befasst sich mit der Frage, wie für Patientinnen und Patienten erstellte Entscheidungshilfen dazu beitragen können, dass evidenzbasierte Leitlinien in der klinischen Praxis besser implementiert werden. Gleichzeitig soll auch die Frage beantwortet werden, wie klinische Leitlinien beschaffen sein müssen, damit sie als Informationsgrundlage für Entscheidungshilfen genutzt werden können. Als Entscheidungshilfen werden dabei Instrumente verstanden, die bei Vorliegen von mehr als einer Versorgungsalternative für Diagnostik, Therapie oder Nachsorge den Versicherten und Betroffenen die Vor- und Nachteile der verschiedenen Möglichkeiten allgemeinverständlich erläutern. Hierauf basierend können Patientinnen und Patienten oder Versicherte informierte Entscheidungen gemeinsam mit dem ärztlichen Personal treffen (Rummer et al. 2023). Der Kommunikationsprozess, der in einer informierten Entscheidung mündet, wird gemeinhin als Shared Decision Making (SDM; deutsch: Partizipative Entscheidungsfindung) bezeichnet (Elwyn et al. 2015). Dabei werden neben klinischen Endpunkten auch Aspekte wie die Lebensqualität, der behandlungsbezogene Aufwand, die subjektiv bewertete Sinnhaftigkeit oder die soziale/finanzielle Situation der Betroffenen berücksichtigt (Rake et al. 2022).

Entscheidungshilfen können in sehr unterschiedlichen Formaten und Medien vorliegen. Angefangen von einfachen Tabellen, sogenannten Faktenboxen, über Broschüren bis hin zu Filmen oder interaktiven Websites. Man unterscheidet allgemein Entscheidungshilfen, die auf die Gespräche mit dem medizinischen Personal vorbereiten und jenen, die unmittelbar das Gespräch zwischen medizinischem Personal und Patient oder Patientin unterstützen sollen (Stacey et al. 2017).

Seit einigen Jahren wird in verschiedenen nationalen und internationalen Leitlinien da- rauf hingewiesen, dass für bestimmte Entscheidungen im Rahmen des Behandlungsprozesses eine Einbeziehung der Betroffenen im Sinne eines SDM empfehlenswert sei. Beispielsweise widmet die Interdisziplinäre S3-Leitlinie für die Früherkennung, Diagnostik, Therapie und Nachsorge des Mammakarzinoms der Partizipativen Entscheidungsfindung ein eigenes Kapitel (Leitlinienprogramm Onkologie; Deutsche Krebsgesellschaft 2021). Dort wird z.B. auf die Patientenleitlinie und eine Entscheidungshilfe zum Mammografie-Screening verwiesen. Darüber hinaus fordern internationale Methodenpapiere für die Erstellung von medizinischen Leitlinien, die Entwicklung von Entscheidungshilfen von Anfang an mitzudenken (National Institute for Health and Care Excellence 2021). Zu ihren zentralen Eckpunkten gehören

- die Verwendung von Formulierungen, die die Diskussion zwischen Patientinnen/Patienten oder Versicherten und Angehörigen der Gesundheits- oder Sozialberufe unterstützen,
- die Darstellung der Möglichkeiten und ihrer Vor- und Nachteile in einer Weise, die eine patientenverständliche Risikokommunikation beinhaltet und eine Arzt-Patient-Diskussion ermöglicht,
- die systematische Identifizierung und Priorisierung von Empfehlungen und klinischen Situationen (Schlüsselfragen), die für SDM am relevantesten sind,
- die Erstellung eines allgemeinen Kapitels über SDM,
- die Bereitstellung von leitlinienbasierten Entscheidungshilfen und
- die Integration von SDM-Aspekten und Entscheidungshilfen in die Leitlinie, ihre Empfehlungen und Algorithmen (s. Kap. 13).

Des Weiteren wird betont, dass Materialien ausschließlich aus hochwertigen, verlässlichen Quellen genutzt werden sollten, wie z.B.

Information, die durch das NICE akkreditiert ist, die Website des National Health Service (NHS), Informationen von geeigneten Patientenorganisationen oder relevante Leitlinien beziehungsweise qualitätsgeprüfte Entscheidungshilfen. Außerdem sei es wichtig, auch den einfachen und niedrigschwelligen Zugang zu diesen Materialien durch Patientinnen und Versicherte zu berücksichtigen (National Institute for Health and Care Excellence 2021). Die entsprechenden Institutionen im deutschen Gesundheitswesen sind z.B. die Website des Gesundheitsministeriums (gesund-bund.de) oder des Instituts für Qualität und Wirtschaftlichkeit im Gesundheitswesen (gesundheitsinformation.de). Als Qualitätskriterien gelten hierzulande die „Gute Praxis Gesundheitsinformation" des Netzwerks Evidenzbasierte Medizin (Deutsches Netzwerk Evidenzbasierte Medizin 2015) oder die Leitlinie evidenzbasierte Gesundheitsinformation (Lühnen et al. 2017). Als zertifizierungs- und Akkreditierungsinstanz hat sich die „Verlässliche Gesundheitsinformation" des Deutschen Netzwerks Gesundheitskompetenz (DNGK) etabliert (Deutsches Netzwerk Gesundheitskompetenz 2023). Hier werden Gesundheitsinformationen anhand folgender sechs Kriterien bewertet:

- Verantwortlichkeit und Interessen, Sachverständigkeit, Autorenschaft
- Ziele, Zweck und Geltungsbereich der Informationen
- Quellen, Überprüfbarkeit der Aussagen
- Aktualität der Informationen
- Finanzierung, redaktionelle Unabhängigkeit, Werbefreiheit
- Qualitätsdarlegung des Angebotes

Informationsangebote, die diese Kriterien berücksichtigen, werden auf den Seiten des DNGK als „Verlässliche Gesundheitsinformationen" gelistet und erhalten das Siegel des DNGK.

12.2 Synergien bei der gleichzeitigen Entwicklung und Implementierung von klinischen Leitlinien, Patientenleitlinien und evidenzbasierten Entscheidungshilfen

Patientenleitlinien sind allgemeinverständliche Versionen von klinischen Leitlinien, die von einer Gruppe von Betroffenen und Fachleuten erstellt werden, um den aktuellen Stand des Wissens in einer bestimmten Erkrankung zusammenzufassen. Patientenleitlinien werden zunehmend parallel zu den klinischen Leitlinien entwickelt und publiziert. Damit können einerseits Inhalte der gesetzlich verpflichtenden Patientenaufklärung und -beratung (Gesetz zur Verbesserung der Rechte von Patientinnen und Patienten [§ 630c-h BGB] 2013) entlang der klinischen Leitlinieninhalte entwickelt werden, sodass professioneller Wissensstand und Gesundheitsinformation für Patientinnen und Patienten bzw. Bürgerinnen und Bürger inhaltlich übereinstimmen. Andererseits können bei der Entwicklung der Informationsmedien Aspekte identifiziert werden, die für Patientinnen und Patienten bzw. Versicherte relevant und wichtig sind, aber aus professioneller Perspektive nicht selbstverständlich im Fokus stehen. Klinische Leitlinien könnten daher auch von der Entwicklung der Patientenmedien profitieren.

Eine Studie über Präferenzen von Menschen mit terminaler Niereninsuffizienz zeigt beispielsweise, dass Patientinnen und Patienten der Sicherheit der Behandlung die höchste Priorität zuordnen. Sicherheit kommt dagegen bei dem befragten nephrologischen Fachpersonen erst an siebter Stelle. Ähnlich divergent zeigt sich die Bewertung anderer Endpunkte (Janssen et al. 2016). Die Auswahl und Gewichtung von Endpunkten hat Einfluss auf die Empfehlungen, die in einer Leitlinie ausgesprochen werden. Würde die Perspektive der Betroffenen in diese Gewichtung einfließen, wären Leitlinienempfehlungen ohne Zweifel patientenzentrierter. In den beschriebenen Fällen liegen sogenannte „präferenzsensitive Entscheidungen" vor, welche konsequenterweise im Rahmen eines SDM von Patientinnen und ärztlichem Fachpersonal gemeinsam getroffen werden sollten. Dafür ist es unerlässlich, evidenz- beziehungsweise leitlinienbasierte Entscheidungshilfen anzubieten.

Ein Beispiel: Soll einer Frau mit Brustkrebs eine Chemotherapie empfohlen werden? [American Society of Clinical Oncology (ASCO)-Empfehlung (Harris et al. 2016)]

Die Wahrscheinlichkeit eines Fernrezidivs in den folgenden zehn Jahren für eine Patientin mit einem Tumor mit *positivem* Nodal-, *negativem* Hormonrezeptor- (ER-, PgR-) und negativem HER2-Rezeptorstatus, liegt ohne adjuvante systemische Therapie bei etwa 50–60 von 100. Eine systematische Übersicht der Early Breast Cancer Trialists Collaborative Group kommt zu dem Ergebnis, dass die Verringerung des Rezidivrisikos mit adjuvanter Chemotherapie etwa ein Drittel (30%) beträgt. Daher würde die Chemotherapie dieses Risiko um etwa 15–20 von 100 (ein Drittel des ursprünglichen Risikos von 50–60 von 100) reduzieren. Mehrere Studien haben ergeben, dass die Wahrscheinlichkeit von tödlichen, lebensbedrohlichen oder dauerhaft lebensverändernden Toxizitäten bei gesunden Frauen, mindestens 2 bis 3% beträgt. Daher kann man davon ausgehen, dass die Zahl der Frauen, die von der adjuvanten Chemotherapie profitieren, die Zahl derer, die geschädigt werden, deutlich übersteigt. Die Leitlinie würde daher in dieser Situation eine Chemotherapie empfehlen (s. linke Seite der Abb. 1).

Dagegen liegt das Risiko eines Fernrezidivs in den folgenden zehn Jahren für eine Patientin mit einem Grad 1 Tumor mit *negativem* Nodal-, *positivem* Hormonrezeptor- (ER+, PgR+) und negativem HER2-Rezeptorstatus ohne adjuvante systemische Therapie bei etwa bei 15–20 von 100. Wenn sie eine Hormontherapie erhält, reduziert sich ihr Risiko um ein Drittel bis um die Hälfte (auf etwa 10 von 100). Wenn nun eine zusätzliche Chemotherapie dieses

verbleibende Risiko um ein weiteres Drittel (30%) senkt, beträgt die zusätzliche Risikoreduktion etwa 3 von 100. Damit ist der Nutzen der Chemotherapie ähnlich hoch wie das Risiko einer schweren Nebenwirkung (2–3 von 100; s. rechte Seite der Abb. 1). Unterhalb einer Schwelle von 10% Rezidivrisiko in zehn Jahren scheint den Leitlinienverfassenden eine Chemotherapie nicht empfehlenswert, weil die potenziellen Nebenwirkungen den erwarteten Nutzen übersteigen (Harris et al. 2016).

Die Leitlinien empfehlen daher, von einer Chemotherapie bei einem Zehn-Jahres-Rezidivrisiko unter 10% generell abzuraten (Harris et al. 2016; Krop et al. 2017).

Dennoch handelt es sich hier um eine Abwägung sehr unterschiedlicher Zielgrößen: Fernrezidive in zehn Jahren gegen tödliche, lebensbedrohliche oder dauerhaft lebensverändernde Toxizitäten der Chemotherapie. Die Präferenzen von Frauen sind in dieser Situation sehr unterschiedlich und bisher wenig untersucht (Marshall et al. 2016). Daher kann es keine einzige richtige Empfehlung für alle betroffenen Frauen geben. Vielmehr sollte die Entscheidung zwischen der Patientin und ihrem Arzt oder ihrer Ärztin gemeinsam getroffen werden. Für die eine Frau mag es sinnvoll und richtig sein, sich für die Chemotherapie zu entscheiden, wenn sie in großer Sorge wegen eines Rezidivs ist. Die Nebenwirkungen der Chemotherapie nimmt sie lieber in Kauf und würde gegebenenfalls die Dosis reduzieren, sollten diese unerträglich werden. Eine andere Frau wünscht sich eine möglichst hohe Lebensqualität und sorgt sich weniger um mögliche Rezidive in zehn Jahren. Für sie wäre die Entscheidung gegen eine Chemotherapie die richtige.

Leitlinienempfehlungen sollten daher, wie oben dargestellt, Nutzen und Nebenwirkungen für Patientinnen und das ärztliche Fachpersonal verständlich aufbereiten und die Entscheidung ergebnisoffen auf die Ebene des Arzt-Patient-Gesprächs verlagern verlagern, ohne eine konkrete Empfehlung auszusprechen. Eine weitere Möglichkeit bestünde darin, derartige Abwägungen auf Basis valide gemessener, aggregierter Präferenzen der tatsächlich Betroffener zu treffen.

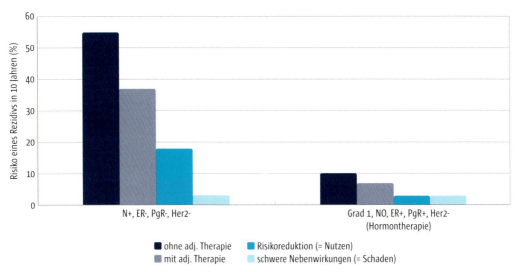

Abb. 1   Nutzen und Schaden einer adjuvanten Chemotherapie bei unterschiedlichen Ausgangsrisiken eines primären Mammakarzinoms (nach Harris et al. 2016)

12.3 Ein Pilotprojekt zur flächendeckenden Implementierung von Entscheidungshilfen in die Versorgung

Im Rahmen eines vom Innovationsfonds geförderten Projekts (Gemeinsamer Bundesausschuss 2023) ist es gelungen, in 18 Kliniken des Universitätsklinikums Schleswig-Holstein (UKSH), Campus Kiel, SDM zum Versorgungsstandard zu machen (Danner et al. 2020; Geiger et al. 2021a; Geiger, et al. 2021b). Dafür wurde das modulare SHARE-TO-CARE-Programm (S2C; https://share-to-care.de/) entwickelt und implementiert. Die vier Module dieses Programms sind:

MODUL 1 – Training für Ärztinnen und Ärzte: Im ersten Schritt wird ein Online-Training absolviert, in dem anhand von Lehrbeispielen ein Grundlagenwissen zu SDM vermittelt wird. Nachfolgend werden von den Ärztinnen und Ärzten zwei reale Entscheidungsgespräche mit zu behandelnden Personen zu einer konkreten Entscheidungssituation auf Video aufgenommen. Auf deren Basis erhalten die Trainingsteilneh-

menden jeweils ein individuelles Coaching mit konkreten Verbesserungsvorschlägen. Die Trainings werden von speziell ausgebildeten S2C-Trainerinnen oder -Trainern durchgeführt (Geiger et al. 2017).

MODUL 2 – Qualifizierung von Pflegekräften: Ausgewählte Pflegekräfte erhalten eine umfassende Schulung zum Decision Coach. In dieser Rolle unterstützen sie Patientinnen und Patienten im Verständnis der medizinischen Inhalte (idealerweise auf Basis vorhandener Entscheidungshilfen). Außerdem helfen die Decision Coaches ihnen dabei, die eigenen Präferenzen und Prioritäten klar zu benennen (Berger-Höger et al. 2019; Schuldt 2020). Die Schulungen zum Decision Coach werden von speziell ausgebildeten S2C-Trainerinnen oder -Trainern durchgeführt.

MODUL 3 – Aktivierung von Patientinnen und Patienten: Sie werden von den Decision Coaches sowie den ärztlichen Fachkräften motiviert und angeleitet, sich aktiv an ihren Therapieentscheidungen zu beteiligen, zum Beispiel, indem sie ihrem Arzt oder ihrer Ärztin die „Drei Fragen" stellen (Shepherd et al. 2011):

- Welche Möglichkeiten habe ich?
- Was sind die Vor- und Nachteile jeder dieser Möglichkeiten?
- Wie wahrscheinlich ist es, dass die Vor- und Nachteile bei mir auftreten?

MODUL 4 – Evidenzbasierte Online-Entscheidungshilfen: Für verschiedene Fragestellungen werden Online-Entscheidungshilfen entwickelt, die auf Grundlage aktueller wissenschaftlicher Erkenntnisse Informationen zu den Behandlungsmöglichkeiten bereitstellen (Dierks u. Scheibler 2019). Diese Informationen sind laienverständlich formuliert, mit Grafiken versehen und filmisch durch Erklärungen von Ärztinnen und Ärzten, sowie Erfahrungsberichten von Patientinnen und Patienten unterstützt (Rummer et al. 2023).

Kliniken, die nach erfolgreichem Abschluss der Implementierung ein S2C-Zertifikat vorweisen können, erlösen seither über einen Selektivvertrag mit der Techniker Krankenkasse ein Zusatzentgelt für SDM pro Patientenfall. Seit 2023 sind die Barmer Ersatzkasse, die Kaufmännische Krankenkasse und die DAK-Gesundheit beigetreten. Weitere Kassen sind ebenfalls an einem Beitritt interessiert. Damit kann die Nachhaltigkeit und Aktualität des Programms am UKSH in Kiel gewährleistet werden.

Für alle Entscheidungshilfen wurde im Rahmen des Kieler Projekts die Evidenz systematisch aufgearbeitet. Dabei war es von Anfang an ein Ziel, Doppelarbeit zu vermeiden und wenn möglich, auf vorhandene, aktuelle und hochwertige Evidenzsynthesen zurückzugreifen. Evidenzbasierte Leitlinien waren daher eine der primären Quellen. Die Fragestellungen der im Rahmen des Projekts entwickelten 80 Entscheidungshilfen wurden vom klinischen Personal des UKSH in ihren jeweiligen Fachgebieten festgelegt. Dabei war die Vorgabe, dass die Fragestellung im klinischen Alltag hinreichend häufig vorhanden sein (> 30 Fälle im Jahr), es sich um eine präferenzsensitive Entscheidung handeln und diese komplex genug sein sollte, als dass die Erstellung einer Entscheidungshilfe tatsächlich eine relevante Unterstützung biete. Es kann daher von einer Auswahl ausgegangen werden, die zwar nicht repräsentativ für jede Uniklinik ist, jedoch hinreichend relevante, präferenzsensitive Themen in der Breite einer großen Uniklinik abbildet.

Rückblickend muss festgehalten werden, dass die verfügbare Evidenzbasis für diese 80 Fragestellungen, vor dem Hintergrund der Tatsache, dass sie von den klinisch Tätigen als häufig und relevant für den Versorgungsalltag beschrieben wurden, eher dünn ausfällt (Danner et al. 2022). Nur etwa ein Drittel der identifizierten Studien wies eine moderate oder hohe Qualität auf (direkte Vergleiche, randomisierte oder zumindest kontrollierte Interventionsstudien). In den meisten anderen Fällen mussten im Rahmen eines „best available evidence"-Ansatzes vorhandene einarmige Kohortenstudien oder andere Quellen indirekt miteinander verglichen werden. Insbesondere bezüglich möglicher Risiken und Nebenwirkungen war die Evidenzbasis sehr schwach. Auch der Vergleich zu keiner zusätzlichen Behandlung oder dem aktiven Zuwarten, wie er von einschlägigen Methodenleitfäden für Entscheidungshilfen gefordert wird (Stacey, Volk, und Leads 2021), fehlte in den meisten Analysen.

Für die 80 Fragestellungen konnten in vier Fällen deutsche S3-Leitlinien verwendet werden (s. Abb. 2), in weiteren 21 Fällen lag eine S3-Leitlinie vor, konnte jedoch aus unterschiedlichen Gründen nicht genutzt werden (Leitlinie veraltet, Ergebnisse zum vorliegenden Vergleich nicht untersucht oder nicht dargestellt, Ergebnisse dargestellt aber nicht in absolute Häufigkeiten übertragbar, etc.). In 15 Fällen fanden sich Leitlinien einer niedrigeren Evidenzstufe, die keine systematische Aufarbeitung der klinischen Studien lieferten. In 30 Fällen konnte keine entsprechende Leitlinie identifiziert werden und in zehn Fällen war die Aufarbeitung der Evidenz nicht erforderlich, da es sich um generische Themen („Soll ich an einer

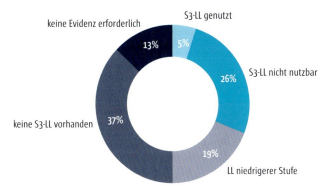

keine Evidenz erforderlich
S3-LL genutzt
13%   5%
26%   S3-LL nicht nutzbar
keine S3-LL vorhanden   37%
19%
LL niedrigerer Stufe

Abb. 2   Wie wurden deutsche Leitlinien zur Erstellung der Share-to-Care Entscheidungshilfen genutzt? (nach Danner et al. 2020)

klinischen Studie teilnehmen") oder um die Übernahme von Inhalten anderer evidenzbasierter Informationen handelte (z.B. die Information des G-BA zum Darmkrebsscreening).

12.4 Schlussfolgerungen

In einer idealen Welt gäbe es zu jeder relevanten Fragestellung eine aktuelle und evidenzbasierte Leitlinie, aus der man die Zahlen für Patienteninformationen und Entscheidungshilfen unmittelbar entnehmen könnte. Die Methodik der MAGICapp zeigt auf, wie dies praktisch funktionieren könnte (MAGIC Evidence Ecosystem Foundation 2023; s. Kap. 2). Dazu wären allerdings für jeden Vergleich und jeden relevanten Endpunkt valide, quantitative Effekte aus vergleichenden Studien erforderlich, die – wie oben gezeigt – nur in einem kleineren Teil der Fälle vorliegen. Auf dem Weg dahin könnten sich diejenigen, die evidenzbasierte Leitlinien und Entscheidungshilfen erstellen, gegenseitig mit Evidenzberichten und deren Aktualisierungen unterstützen, die auf Basis der best-verfügbaren Evidenz erstellt sind. Auch die Nutzung der MAGICapp ist in allen Fällen zu empfehlen, in denen die identifizierten Studien dies zulassen. Des Weiteren könnten bereits nach Festlegung der Schlüsselfragen einer zu erstellenden Leitlinie diejenigen festgelegt werden, für welche die Erstellung einer Entscheidungshilfe sinnvoll erscheint. Für diese Fragestellungen könnte die Evidenz von Anfang an auf eine Weise aufbereitet werden, die eine Übersetzung in die Entscheidungshilfe ermöglicht (z.B. direkter Vergleich der Alternativen, absolute Häufigkeiten, Zahlen für „keine Behandlung", etc.). Sollte sich die Leitliniengruppe für eine „living guideline" mit regelmäßiger Aktualisierung der Evidenz entscheiden, wäre damit gleichzeitig auch die regelmäßige Aktualisierung der Entscheidungshilfe gewährleistet. Im Gegenzug könnte die Leitliniengruppe von jeder Aktualisierung der Entscheidungshilfe profitieren.

Validität und Aktualität der Evidenzgrundlage sind wesentliche Faktoren, die die Nutzung von klinischen Leitlinien und Entscheidungshilfen für Patientinnen und Patienten bzw. Versicherte gleichermaßen verbessern. Eine gezielte Orientierung an den Fragen und Bedarfen („needs") des Nutzerkreises trägt darüber hinaus zur Praktikabilität und damit zur Implementierung dieser Instrumente bei. Es zeigen sich daher wesentliche gemeinsame Ziele und Handlungsfelder bei der Entwicklung von evidenzbasierten Leitlinien und Entscheidungshilfen. Deren Harmonisierung und methodische Abstimmung könnte Doppelarbeit vermeiden, Synergieeffekte erzeugen und die Implementierung in die medizinische Versorgung verbessern.

Literatur

Andre F, Ismaila N, Henry NL et al. (2019) Use of Biomarkers to Guide Decisions on Adjuvant Systemic Therapy for Women With Early-Stage Invasive Breast Cancer: ASCO Clinical Practice Guideline Update-Integration of Results From TAILORx. J Clin Oncol 37, 1956–64

Berger-Höger B, Liethmann K, Mühlhauser I et al. (2019) Nurse-led coaching of shared decision-making for women with ductal carcinoma in situ in breast care centers: A cluster randomized controlled trial. International journal of nursing studies 93, 141–52

Danner M, Debrouwere M, Rummer A, Wehkamp K, Rüffer JU, Geiger F, Wolff R, Weik K, Scheibler F (2022) A scattered landscape: assessment of the evidence base for 71 patient decision aids developed in a hospital setting. BMC Med Inform Decis Mak 22, 44

Danner M, Geiger F, Wehkamp K et al. (2020) Making shared decision-making (SDM) a reality: protocol of a large-scale long-term SDM implementation programme at a Northern German University Hospital. BMJ Open 10, e037575

Deutsches Netzwerk Evidenzbasierte Medizin (2015) Gute Praxis Gesundheitsinformation (Good Practice Health Information). URL: https://www.ebm-netzwerk.de/de/veroeffentlichungen/weitere-publikationen (abgerufen am 22.03.2023)

Deutsches Netzwerk Gesundheitskompetenz (2023) Verlässliches Gesundheitswissen. URL: https://dngk.de/verlaessliches-gesundheitswissen (abgerufen am 22.03.2023)

Dierks M, Scheibler F (2019) Entscheidungshilfen („Decision Aids"): Förderung einer evidenzbasierten Entscheidung zur Teilnahme an Früherkennungsuntersuchungen. In: Günster C, Klauber J et al. (Hrsg.) Versorgungsreport Früherkennung. Medizinisch Wissenschaftliche Verlagsgesellschaft Berlin

Elwyn G, Frosch DL, Kobrin S (2015) Implementing shared decision-making: consider all the consequences. Implementation Science 11, 114

Geiger F, Hacke C, Potthoff J et al. (2021b) The effect of a scalable online training module for shared decision making based on flawed video examples – a randomized controlled trial. Patient Educ Couns 104, 1568–74

Geiger F, Liethmann K, Reitz D et al. (2017) Efficacy of the doktormitSDM training module in supporting shared decision making – Results from a multicenter double-blind randomized controlled trial. Patient Education and Counseling 100, 2331–38

Geiger F, Novelli A, Berg D et al. (2021a) Klinikweite Implementierung von Shared Decision Making, Erste Ergebnisse des Kieler Innovationsfondsprojekts zum SHARE TO CARE Programm. Dtsch Arztebl Int 118, 225–6

Gemeinsamer Bundesausschuss (2023) Beschluss des Innovationsausschusses beim Gemeinsamen Bundesausschuss gemäß § 92b Absatz 3 SGB V zum abgeschlossenen Projekt MAKING SDM A REALITY (01NVF17009). URL: https://innovationsfonds.g-ba.de/downloads/beschluss-dokumente/373/2023-02-23_MAKING-SDM-A-REALITY.pdf (abgerufen am 22.03.2023)

Gesetz zur Verbesserung der Rechte von Patientinnen und Patienten (§ 630c-h BGB) (2013) Bundesanzeiger Verlag. URL: https://www.bgbl.de (abgerufen am 22.03.2023)

Harris LN, Ismaila N, McShane LM et al. (2016) Use of Biomarkers to Guide Decisions on Adjuvant Systemic Therapy for Women With Early-Stage Invasive Breast Cancer: American Society of Clinical Oncology Clinical Practice Guideline Summary. J Oncol Pract 12, 384–9

Janssen IM, Scheibler F, Gerhardus A (2016) Importance of hemodialysis-related outcomes: comparison of ratings by a self-help group, clinicians, and health technology assessment authors with those by a large reference group of patients. Patient Prefer Adherence 10, 2491–500

Krop I, Ismaila N, Stearns V (2017) Use of Biomarkers to Guide Decisions on Adjuvant Systemic Therapy for Women With Early-Stage Invasive Breast Cancer: American Society of Clinical Oncology Clinical Practice Focused Update Guideline Summary. J Oncol Pract 13, 763–66

Leitlinienprogramm Onkologie (Deutsche Krebsgesellschaft, Deutsche Krebshilfe, AWMF) (2021) Interdisziplinäre S3-Leitlinie für die Früherkennung, Diagnostik, Therapie und Nachsorge des Mammakarzinoms, AWMF-Registernummer: 032-045OL. URL: https://register.awmf.org/assets/guidelines/032-045Ll_S3_Mammakarzinom_2021-07.pdf (abgerufen am 22.03.2023)

Lühnen J, Albrecht M, Mühlhauser I et al. (2017) Leitlinie evidenzbasierte Gesundheitsinformation. URL: https://www.leitlinie-gesundheitsinformation.de/wp-content/uploads/2017/07/Leitlinie-evidenzbasierte-Gesundheitsinformation.pdf (abgerufen am 22.03.2023)

MAGIC Evidence Ecosystem Foundation (2023) MAGICapp. URL: https://www.magicevidence.org/magicapp/ (abgerufen am 22.03.2023)

Marshall DA, Deal K, Bombard Y et al. (2016) How do women trade-off benefits and risks in chemotherapy treatment decisions based on gene expression profiling for early-stage breast cancer? A discrete choice experiment. BMJ Open 6, e010981

National Institute for Health and Care Excellence (2021) Shared Decision Making – NICE Guideline. URL: https://www.nice.org.uk/guidance/ng197 (abgerufen am 22.03.2023)

Rake EA, Box ICH, Dreesens D et al. (2022) Bringing personal perspective elicitation to the heart of shared decision-making: A scoping review. Patient Educ Couns 105, 2860–70

Rummer A, Weik K, Danner M (2023) Online-Entscheidungshilfen für Patient:innen. Eine praktische Anleitung für mehr Shared Decision Making im klinischen Alltag. In: Scheibler F, Geiger F, Rüffer JU (Hrsg.) atp-Verlag: Köln

Schuldt A (2020) Projekt im hohen Norden: Pflegekräfte als Decision Coaches. Pflegezeitschrift 73, 10–12

Shepherd HL, Barratt A, Trevena LJ et al. (2011) Three questions that patients can ask to improve the quality of information physicians give about treatment options: a cross-over trial. Patient Educ Couns 84, 379–85

Stacey D, Legare F, Lewis K et al. (2017) Decision aids for people facing health treatment or screening decisions. Cochrane Database Syst Rev 4, CD001431

Stacey D, Volk RJ, Ipdas Evidence Update Leads (2021) The International Patient Decision Aid Standards (IPDAS) Collaboration: Evidence Update 2.0. Med Decis Making 41, 729–33

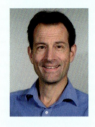

Dr. rer. medic. Fülöp (Fritz) Scheibler, M.A.

Fülöp (Fritz) Scheibler ist seit 2019 Gesellschafter bei der SHARE TO CARE. Patientenzentrierte Versorgung GmbH. Diese ist aus dem Innovationsfonds-Projekt „Making Shared Decision Making A Reality" (2017–2021) am Universitätsklinikum Schleswig-Holstein hervorgegangen. Seit 2017 ist er auch wissenschaftlicher Mitarbeiter im Nationalen Kompetenzzentrum Shared Decision Making in Kiel. Davor war er zwölf Jahre lang im Institut für Qualität und Wirtschaftlichkeit im Gesundheitswesen für die Nutzenbewertung von nichtmedikamentösen Verfahren und die Entwicklung der Website Gesundheitsinformation.de zuständig. 2003 hat er am Klinikum der Universität zu Köln über das Thema Shared Decision Making promoviert.

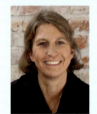

Dr. rer. medic. Marion Danner, MPH

Marion Danner ist seit 2021 mit der DARUM Marion Danner & Anne Rummer GbR selbständig als wissenschaftliche Dienstleisterin im Gesundheitswesen tätig. DARUM beschäftigt sich mit der Auswertung und Zusammenfassung wissenschaftlicher Studien, der zielgruppengerechten Aufbereitung von Evidenz und der Durchführung qualitativer Studien. Vor 2021 war Marion Danner am UKSH im Innovationsfondsprojekt „Making Shared Decision Making a Reality" tätig. Sie hat außerdem zu den verschiedenen Methoden der Präferenzerhebung geforscht und war in den Bereichen Gesundheitsökonomie und evidenzbasierte Medizin am IQWiG und in der Pharmaindustrie tätig. Ihr akademischer Hintergrund ist die (Gesundheits-)Ökonomie (Dr. rer. medic., Dipl.-Vw.) sowie Public Health und Epidemiologie (MPH).

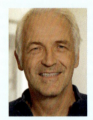

PD Dr. med. Jens Ulrich Rüffer

Jens Ulrich Rüffer ist seit 2020 Geschäftsführer der SHARE TO CARE. Patientenzentrierte Versorgung GmbH. Seit 2009 wirkte er an der Initiierung und Umsetzung einer Vollimplementierung von Shared Decision Making (SDM) an der UNN (Uniklinik Tromsö) in Norwegen mit. Er ist Vorstandsmitglied der Deutschen Fatigue Gesellschaft. Seit 2001 ist er Geschäftsführer der TAKEPART Filmproduktion. 1998 war er an der Gründung des Haus LebensWert zur psychoonkologischen Versorgung der onkologischen Patienten der Universität zu Köln beteiligt. Er hat Humanmedizin (Aachen/Köln) studiert und ist Facharzt für Onkologie.

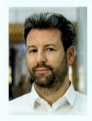

Prof. Dr. Friedemann Geiger, Dipl.-Psych.

Friedemann Geiger leitet das Nationale Kompetenzzentrum Shared Decision Making am Universitätsklinikum Schleswig-Holstein. Er lehrt im Fach Humanmedizin an der Christian-Albrechts-Universität zu Kiel. An der Medical School Hamburg hat er eine Professur für Psychologische Diagnostik inne. Er ist Gesellschafter der SHARE TO CARE. Patientenzentrierte Versorgung GmbH. Sein Forschungs- und Tätigkeitsschwerpunkt liegt in der krankenhausweiten Implementierung und Evaluation von Shared Decision Making.

13 Leitlinien zur Förderung der Patientenbeteiligung und -information

Corinna Schaefer und Jutta Hübner

C. Günster | J. Klauber | D. Klemperer | M. Nothacker | B.-P. Robra | C. Schmuker (Hrsg.) Versorgungs-Report. Leitlinien – Evidenz für die Praxis.
DOI 10.32745/9783954668007-13, © MWV Medizinisch Wissenschaftliche Verlagsgesellschaft Berlin 2023

Leitlinien können die Beteiligung und Information von Patientinnen und Patienten mit folgenden Strategien fördern: Die erste ist, ärztliche Leitlinien so planen und gestalten, dass sie für die Betroffenen relevante Fragen und Bedürfnisse spiegeln. Dies betrifft für den Geltungsbereich und die Schlüsselfragen, die Priorisierung von Endpunkten oder die Darstellung der Optionen im Text. Förderlich für diese Strategie ist es, a) Betroffene am gesamten Prozess der Leitlinienerstellung zu beteiligen und b) durch formale Vorgaben bei der Aufbereitung der Leitlinie das Arzt-Patienten-Gespräch zu unterstützen, beispielsweise die Wortwahl, das Festlegen bestimmter obligatorischer Kapitel oder eine vergleichende Darstellung möglicher Optionen. Dadurch werden Behandelnde besser in die Lage versetzt, zu informieren und partizipative Entscheidungsfindung zu initiieren. Die zweite Strategie besteht darin, die relevanten Inhalte einer Leitlinie direkt für die Betroffenen aufzubereiten. Leitlinienbasierte Entscheidungshilfen ermöglichen es, informierte Gesundheitsentscheidungen – im Idealfall gemeinsam mit den Behandelnden – zu treffen. Andere Formate wie Patientenleitlinien können das individuelle Wissen um die Erkrankung verbessern. Insbesondere, wenn Informationen auf multidisziplinären Leitlinien mit einem strukturierten Konsensprozess beruhen, bieten sie einen Mehrwert gegenüber anderen evidenzbasierten Gesundheitsinformationen: In solche Leitlinien gehen die kollektive klinische Erfahrung der Beteiligten sowie deren teils sehr unterschiedliche Perspektiven in die Evidenzbewertung ein. Trotz der Möglichkeiten, die Leitlinien zur Stärkung der Patientensouveränität bieten, wirken sich andere, auch mit Leitlinien verbundene Rahmenbedingungen des Gesundheitssystems wie Qualitätsindikatoren, Zertifizierung oder Benchmarking, eher kontraproduktiv auf die Einbeziehung der Betroffenen aus.

Guidelines may foster patient involvement with the following strategies: The first is to provide guidelines with a content and a format that reflect questions and needs relevant to patients. This applies to the scope and key questions of a guideline, the prioritization of endpoints or the presentation of options in the guideline. To achieve this goal, it is helpful to a) involve patients in all steps of guideline development and to b) support patient-doctor-interaction through formal standards of guideline presentation that comprise the wording of recommendations, insertion of patient specific chapters or a presentation of evidence and options that allows for comparison. This strategy enables health care professionals to better provide information and engage in shared decision-making. The second strategy is to translate relevant guideline content in formats accessible and understandable for patients. Guideline-based decision aids help making informed decisions – ideally shared decisions. Other formats like patient versions of guidelines can improve individual knowledge of the condition. Especially when a multi-disciplinary panel makes guideline recommendations following a formal consensus method, guideline-based patient information offer a benefit compared to other evidence-based patient information: They reflect the collective clinical experience and the diverging perspectives of the panel members. Though guidelines have the potential to improve patients' sovereignty, other guideline-related factors like performance measures, certification or benchmarking may also pose a barrier to patient involvement in decision making.

13.1 Einleitung

Die Frage „Was sind Leitlinien?" beantwortet das AWMF-Regelwerk eindeutig im Sinne der Patientinnen und Patienten (AWMF 2020a):

„Leitlinien sind systematisch entwickelte Aussagen, die den gegenwärtigen Erkenntnisstand wiedergeben, *um die Entscheidungsfindung von Ärzt*innen sowie Angehörigen von weiteren Gesundheitsberufen und Patient*innen/Bürger*innen* für eine angemessene Versorgung bei spezifischen Gesundheitsproblemen zu unterstützen. [...] Leitlinien sind als ‚Handlungs- und Entscheidungskorridore' zu verstehen, von denen in begründeten Fällen abgewichen werden kann oder sogar muss. Die Anwendbarkeit einer Leitlinie oder einzelner Leitlinienempfehlungen muss in der individuellen Situation geprüft werden nach dem Prinzip der Indikationsstellung, *Beratung, Präferenzermittlung und der partizipativen Entscheidungsfindung*."

Diese Definition macht klar: Das Ziel von Leitlinien ist nicht (nur), Ärztinnen und Ärzten Handlungsempfehlungen zu geben, sondern allen, die daran beteiligt sind, gute Gesund-

heitsentscheidungen zu ermöglichen. Es ist also intendierte Anwendung von Leitlinien, im begründeten Einzelfall von einer Empfehlung abzuweichen, um gemäß den individuellen Voraussetzungen die beste Handlungsoption zu wählen (Kühlein u. Schaefer 2020).

Um angemessene Therapieentscheidungen treffen zu können, brauchen Patientinnen und Patienten entsprechende Informationen. Welche Informationen und welche Art der Aufklärung mindestens dafür nötig sind, legt schon das Patientenrechtegesetz in § 630c und e BGB fest. Ein für Deutschland breit konsentierter Standard beschreibt zudem Anforderungen an verlässliche Gesundheitsinformationen (DNEbM 2015).

Dieser Beitrag widmet sich der Frage, wie Leitlinien die Beteiligung von Betroffenen an ihren Gesundheitsentscheidungen fördern und eine angemessene Information durch die Behandelnden ermöglichen können.

13.2 Begriffsklärung: Patientenbeteiligung

Dieser Beitrag befasst sich mit der Beteiligung von Bürgerinnen und Bürgern beziehungsweise Patientinnen und Patienten in erster Linie auf der Mikro-Ebene der persönlichen Therapieentscheidung. Gleichwohl spielen auch andere Beteiligungsformen eine wichtige Rolle: Beteiligung gibt es auf der Makro-Ebene der Gesetzgebung, insbesondere über die institutionalisierte und gesetzlich geregelte Beteiligung an den Entscheidungen des Gemeinsamen Bundesausschusses (G-BA), siehe auch die Patientenbeteiligungsverordnung von 2003. Sie findet sich aber auch auf der Meso-Ebene, beispielsweise die Beteiligung an Leitlinien (ÄZQ 2008), HTA-Berichten (IQWiG 2022) oder systematischen Übersichtsarbeiten (Morley 2022).

Im Kontext der Leitlinienerstellung hat das Guidelines International Network (GIN) unterschiedliche Strategien definiert, wie Patientin-

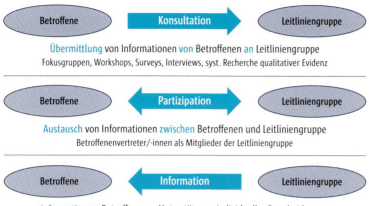

Abb. 1   Strategien der Patientenbeteiligung gemäß GIN (nach CIOMS 2022)

nen und Patienten an der Entwicklung medizinischer Leitlinien mitwirken können. GIN unterscheidet zwischen Strategien der Konsultation, der Partizipation und der Information, jeweils abhängig davon, in welche Richtung die Information fließt (Boivin 2021; s. Abb. 1).

13.3 Förderung der Patientenbeteiligung und -information durch Leitlinien

Sollen Leitlinien Betroffene dabei unterstützen, an Behandlungs- und Gesundheitsentscheidungen mitzuwirken, so sind zwei Voraussetzungen wichtig:

1. Die Leitlinien selbst sollten so gestaltet sein, dass sie die für die Betroffenen relevanten Fragen beantworten, die für sie relevanten Behandlungsergebnisse in den Mittelpunkt stellen und das gemeinsame Gespräch über diese Fragen und Optionen unterstützen (Schaefer u. Hutchinson 2021).
2. Die wichtigen, entscheidungsrelevanten Inhalte aus einer Leitlinie sollten als Informationsformate für unterschiedliche Zielgruppen verständlich aufbereitet werden (Dreesens et al. 2019; van der Weijden et al. 2019).

Die erste Voraussetzung wird durch die Leitliniengruppe während des Erstellungsprozesses der medizinischen Leitlinie geschaffen. Die zweite entsteht, wenn nach Fertigstellung der medizinischen Leitlinie ein entsprechendes Kommunikationsteam die patientenrelevanten Inhalte in allgemeinverständliche Formate überträgt und diese leicht zugänglich zur Verfügung stellt. Sind diese beiden Voraussetzungen erfüllt, können Leitlinien alle an einer Entscheidung Beteiligten darin unterstützen, entsprechende Gespräche zu initiieren und gemeinsam zu führen. Dies ist ein zentraler Aspekt für die Mitwirkung Betroffener an ihrer Behandlung und daher auch wichtig im Sinne der AWMF-Leitliniendefinition (siehe oben). Sind Leitlinien auf diese Weise aufbereitet, so können sie außerdem eine wichtige Informationsquelle für Menschen sein, die sich auf anderen Ebenen der Gesundheitsversorgung engagieren und beteiligen. Eine Übersicht über die Strategien zeigt Tabelle 1.

Tab. 1 Strategien zur Stärkung der Patientenbeteiligung und -information durch Leitlinien

Gestaltung der Leitlinie	Leitlinienbasierte Informationen	
	Informationsformate	Aufbereitung
■ patientengerechte Ziele ■ patientengerechte Schlüsselfragen und Themen ■ patientengerechte Endpunkte ■ Berücksichtigung von Patientenpräferenzen und Bedürfnissen bei der Bewertung von Interventionen ■ Empfehlungen und Wortwahl, die Beteiligung fördern ■ Aufbereitung und Darstellung empfohlener Optionen, die das gemeinsame Gespräch fördern	■ leitlinienbasierte Informations- und Schulungsmaterialien ■ Patientenleitlinien ■ Algorithmen ■ ausführliche Entscheidungshilfen zur Nutzung zuhause ■ Entscheidungshilfen zur gemeinsamen Nutzung in der Konsultation	■ textbasierte Broschüren ■ fremdsprachige/kultursensible Informationen ■ leichte und einfache Sprache ■ interaktive Webformate ■ Videos ■ Erfahrungsberichte

13.3.1 Gestaltung der Leitlinie

Beteiligung der Betroffenen an der Leitlinienerstellung

Um eine Leitlinie so zu strukturieren und darzustellen, dass sie die Fragen und Bedürfnisse der Betroffenen bestmöglich reflektiert, ist es wichtig, sie an der Entwicklung zu beteiligen. Es gibt Hinweise aus vergleichenden Forschungsexperimenten, dass Leitliniengruppen mit Betroffenen teilweise andere Fragen priorisieren und patientengerechter formulieren, als Gruppen ohne (Armstrong et al. 2018). Deshalb gilt die Beteiligung von Betroffenen international als Goldstandard für hochwertige Leitlinien (Qaseem et al. 2012, Insitute of Medicine 2011). Auch in Deutschland ist deren Beteiligung beziehungsweise die Abbildung der Patientenperspektive seit 2020 gemäß Regelwerk der AWMF verpflichtend für S3- und S2k-Leitlinien. Falls keine Patientenorganisation gefunden werden kann, ist gemäß Regelwerk eine andere Form der Abbildung der Patientenperspektive zu wählen (Survey, Fokusgruppe, Suche nach qualitativen Studien). Für Deutschland zeigt eine Analyse des AWMF-Leitlinienregisters, dass viele Leitliniengruppen sich um Einbeziehung von Betroffenen bemühen. Aber nur

bei 58% der S3-Leitlinien und 53% der S2k-Leitlinien waren Betroffene tatsächlich Mitglieder der Leitliniengruppe (Ollenschläger et al. 2018).

Patientinnen und Patienten als Mitglieder einer Leitliniengruppe sind eine von mehreren Methoden der Beteiligung, wenngleich eine zentrale (Boivin 2021). Über den gesamten Entwicklungsprozess der Leitlinie hinweg gibt es unterschiedliche Methoden, abhängig von den Aufgaben und dem Ziel der Beteiligung beim jeweiligen Entwicklungsschritt (s. Abb. 2).

Eine internationale Untersuchung zeigt, dass leitlinienentwickelnde Institutionen häufig mehrere dieser Methoden nutzen, um die Betroffenenperspektive abzubilden (Blackwood et al. 2020). Wie wichtig es ist, bei unterschiedlichen Schritten der Leitlinienentwicklung die Betroffenensicht zu suchen, unterstreicht auch das Ergebnis einer deutschen Arbeitsgruppe (Werner et al. 2021): Werden Erkrankte gefragt, welche Endpunkte und Behandlungsergebnisse sie für wichtig erachten, so stimmen sie in vielem mit den Fachleuten überein. Aber bestimmte Fragen, beispielsweise zu Nebenwirkungen und Komplikationen, sind ihnen deutlich wichtiger als den Fachleuten. Leitlinien, die diese Informationen nicht berücksichtigen, gehen an den Bedürfnissen Betroffener vorbei und stärken ihre Beteiligung gerade nicht.

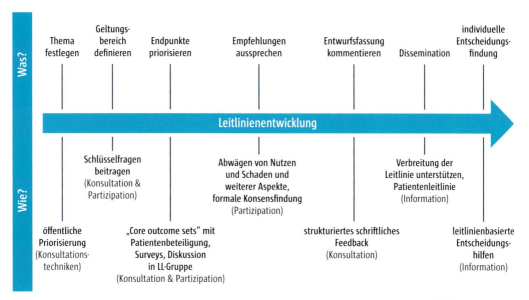

Abb. 2 Aufgaben und Methoden der Patientenbeteiligung im Verlauf der Leitlinienentwicklung (nach CIOMS 2022)

Aufbereitung der Leitlinieninhalte

Neben der Beteiligung von Betroffenen am Entwicklungsprozess können bestimmte formale Aspekte der Leitlinie das Gespräch über Behandlungsentscheidungen im Sinne der partizipativen Entscheidungsfindung fördern. Dazu gehören (Schaefer u. Hutchinson 2021; van der Weijden et al. 2013):

- eine Wortwahl in Empfehlungen, die das Konzept der partizipativen Entscheidungsfindung sichtbar macht (z.B. Optionen „anbieten" oder „empfehlen")
- die vergleichende Darstellung infrage kommender Handlungsoptionen mit verständlicher Risikokommunikation
- Empfehlungen oder generische Kapitel zur partizipativen Entscheidungsfindung
- die Integration von Entscheidungshilfen in die Leitlinie
- die Abbildung von Entscheidungssituationen in Behandlungsalgorithmen

Diese Strategien versetzen die Behandelnden besser in die Lage, Risiken angemessen zu kommunizieren und Entscheidungsgespräche, sogenannte „Option Talks" (Elwyn et al. 2017) zu führen. Die Strategie des „Empowerments" oder der Befähigung der Behandelnden ist wichtig: Einerseits haben auch Ärztinnen und Ärzte Schwierigkeiten, Risiken zu verstehen und angemessen zu kommunizieren (Wegwarth et al. 2012). Andererseits gaben in einer repräsentativen Umfrage in der Deutschen Bevölkerung fast 70% der Befragten an, dass sie sich bei dringendem medizinischen Fragen Information von einer Ärztin oder einem Arzt wünschen. Über drei Viertel hatten sehr starkes oder starkes Vertrauen in die ärztliche Information (Baumann et al. 2019). Auch eine qualitative Erhebung macht deutlich, dass Betroffene in erster Linie von ihren Behandelnden Informationen haben möchten, wenn es um die Therapiewahl geht (Fearns et al. 2016).

Diese Ergebnisse legen nahe, dass Leitlinien das Potenzial haben, die Information der Betroffenen relevant zu verbessern, indem sie die wichtigen Leitlinienaussagen für die Ärztinnen und Ärzte so aufbereiten, dass sie in der Konsultation direkt einsetzbar sind. Eine Untersuchung internationaler Leitlinien zu Koronarer Herzkrankheit und Diabetes Typ 2 fand jedoch, dass die überwiegende Mehrheit der identifizierten Leitlinien die relevanten Risiken nicht verständlich kommunizierte (Morgott 2020). Die Nationale VersorgungsLeitlinie zur Koronaren Herzkrankheit in der Version von 2016 schnitt in dieser Untersuchung am besten ab, weil sie neben transparenter Risikokommunikation in absoluten Zahlen auch für die ärztliche Konsultation aufbereitete Entscheidungshilfen bereitstellte. Seit dieser Untersuchung hat sich einiges verändert: Inzwischen stellen mehr Leitlinien (beispielsweise alle NVL) für relevante Entscheidungssituationen Entscheidungshilfen bereit. Und zunehmend arbeiten deutsche Leitlinien mit dem GRADE-Instrument, das unter anderem die Darstellung absoluter Risiken in den GRADE-eigenen Evidenzprofilen fordert (GRADE Working Group o.J.).

13.3.2 Leitlinienbasierte Informationsformate für Patientinnen und Patienten

Struktur und Aufbereitung der medizinischen Leitlinie können dazu beitragen, dass Behandelnde besser informieren und von sich aus häufiger partizipative Therapieentscheidungen initiieren. Eine zweite wichtige Strategie besteht darin, die Betroffenen selbst durch gezielte und verständliche Informationen bei Kommunikation und Entscheidungen zu unterstützen.

Es gibt für Deutschland sowie international konsentierte Qualitätskriterien für gute Gesundheitsinformationen (z.B. DNEbM 2016; IP-DAS 2013). Einen zentralen Teil dieser Anforderungen erfüllen S3-Leitlinien gemäß AWMF-Regelwerk ohnehin, etwa die systematische Recherche und Bewertung der Evidenz, die Priorisierung von Endpunkten und die

Einbeziehung der Zielgruppe. Zudem besitzen S3-Leitlinien ein Spezifikum, das sie als Grundlage für Gesundheitsinformationen besonders wertvoll macht: Die identifizierte Evidenz wird von einem multidisziplinären Gremium aus unterschiedlichen Perspektiven und kollektiver klinischer Erfahrung bewertet. Dies ist wichtig, weil der monodisziplinäre Blick auf die Evidenz Verzerrung verursachen kann (Hutchings u. Raine 2006). Bei anderen Gesundheitsinformationen ist es üblich, dass nur einzelne Fachleute eine Information prüfen. Dies birgt die Gefahr, dass sie ihre Einzelmeinung einbringen statt einer breit konsentierten Ansicht. Leitlinienbasierte Informationsformate stellen sicher, dass die Behandelnden und die Behandelten auf Basis derselben bewerteten Evidenz und breit konsentierter klinischer Gesichtspunkte miteinander sprechen und über die Therapie entscheiden (Schaefer et al. 2015).

Bürgerinnen und Bürger sehen zudem Bedarf für leitlinienbasierte Informationsformate und wünschen diese ausdrücklich, insbesondere um zu verstehen, warum bestimmte Optionen stärker oder weniger stark empfohlen werden (Fearns et al. 2016).

Je nach dem Ziel der Informationen lassen sich auf Basis der Evidenzaufbereitung und -bewertung der Leitlinie unterschiedliche Formate ableiten. Eine Kategorisierung solcher Formate bietet unter anderem das Guidelines International Network an (GIN 2021; basierend auf Dreesens et al. 2019):

Beteiligung fördern: Entscheidungshilfen

Die in der Tabelle 2 dargestellten Kategorisierungen sind aus strukturierten Diskussionen einer internationalen Expertengruppe hervorgegangen (Dreesens et al. 2019). Deren Einschätzung zeigt: Das einzige Format mit dem Ziel, die Beteiligung von Betroffenen an Gesundheitsentscheidungen im Sinne der partizipativen Entscheidungsfindung aktiv zu för-

Tab. 2   Kategorisierung von leitlinienbasierten Informationsformaten (GIN 2021 nach Dreesens 2019)

Art der Information	Ziel			
	Informieren/schulen	Empfehlungen vermitteln	Entscheidungen unterstützen	Partizipative Entscheidung fördern
Gesundheitsinformationen, Schulungsmaterial	+	–	–	–
Algorithmen	–	+	+	
Entscheidungshilfen zur unabhängigen Nutzung vor oder nach der Konsultation	+	–	+	–
Patientenleitlinien	+	+	+	
Entscheidungshilfen zum Einsatz in der Konsultation	+	–	+	+

dern, ist eine Entscheidungshilfe, die in der ärztlichen Konsultation eingesetzt und gemeinsam besprochen wird. Als Format dazu eignen sich beispielsweise sogenannte „Option Grids" (Elwyn et al. 2013), die in einem einfachen Tabellenformat für Betroffene relevante Fragen zu mehreren Handlungsoptionen einander gegenüberstellen. Auch sogenannte Faktenboxen sind in der Konsultation nutzbar (Schwartz u. Woloshin 2013). Beide Formate werden bereits in Deutschland eingesetzt, beispielweise im Programm für Nationale VersorgungsLeitlinien (NVL). Auch interaktive Angebote sind in Deutschland etabliert. Beispielhaft erwähnt sei arriba® (Donner-Banzhoff u. Altiner 2022), eine Sammlung computerbasierter Entscheidungshilfen, in die im Rahmen des Therapiegesprächs individuelle Faktoren eingetragen und persönliche Risiken ermittelt werden; deren Visualisierung wird dann zur gemeinsamen Abwägung von Nutzen und Schaden genutzt. Arriba bietet beispielsweise ein leitlinienbasiertes Modul zur Entscheidung pro oder contra Linksherzkatheteruntersuchung an.

Ein eigener Beitrag dieses Versorgungsreports widmet sich der Frage, wie Entschei-dungshilfen zur Implementierung von Leitlinien beitragen können. Auf diesen sei zu ausführlichen Aspekten des Formats und weiterer Projekte in Deutschland (zum Beispiel Share-to-Care) verwiesen (s. Kap. 12).

Information verbessern: weitere leitlinienbasierte Formate

Während die Integration von Entscheidungshilfen in Leitlinien ein neueres Konzept ist, gibt es andere leitlinienbasierte Informationsformate schon länger: Beispielsweise sind laienverständliche Darstellungen der Leitlinie, sogenannte Patientenleitlinien schon seit 2006 in Deutschland etabliert. Im Rahmen des Leitlinienprogramms Onkologie (OL) und des Programms für Nationale VersorgungsLeitlinien (NVL) ist dieses Format verpflichtend (ÄZQ, OL u. AWMF 2019). Auch für andere AWMF-Leitlinien liegen Patientenleitlinien vor, die Zahl ist insgesamt aber überschaubar: Im AWMF-Leitlinienregister fanden sich 2018 nur zu 35% der gelisteten S3-Leitlinien entsprechende Dokumente (Ollenschläger et al. 2018). Dies sieht international noch ungünstiger aus: Von

105 untersuchten Organisationen stellten nur 20% laienverständliche Formate bereit (Armstrong u. Bloom 2017).

Um einzelne besonders versorgungsrelevante Empfehlungen besser zu implementieren, hat die AWMF die Initiative „Gemeinsam klug entscheiden" ins Leben gerufen (AWMF 2020b). Nach dem Vorbild von „Choosing wisely" sollen Leitliniengruppen Empfehlungen identifizieren, die ein hohes Potenzial für Über-, Unter- oder Fehlversorgung aufweisen. Diese Empfehlungen sollen auch über die Information von Patientinnen und Patienten stärker implementiert werden. Dazu bietet die AWMF interessierten Fachgesellschaften eine eigene Formatvorlage an. International stehen Choosing Wisely Gesundheitsinformationen durchaus in der Kritik, vor allem, was die Einhaltung von Qualitätsstandards betrifft (Légaré et al. 2016). Generell ist noch nicht ausreichend untersucht, inwieweit diese Patienteninformationsformate zur Implementierung von Empfehlungen und zur Reduktion von Über- oder Unterversorgung beitragen (Schaefer u. Klemperer 2021).

Vielfältige Zielgruppen – vielfältige Formate

Die Anpassung an die Zielgruppe ist eine zentrale Forderung der „Guten Praxis Gesundheitsinformation" (DNEbM 2016). Aus den jüngsten Erhebungen zur Gesundheitskompetenz in Deutschland geht zudem hervor, dass einzelne Gruppen (Menschen mit Migrationshintergrund, Ältere, Menschen mit geringem Bildungsstatus) spezifische Schwierigkeiten im Umgang mit Gesundheitsinformationen berichten (Berens et al. 2022; Schaeffer et al. 2021). Daraus leiten sich Forderungen ab, bei der Informationserstellung die Lebenswelten, Anforderungen und das Informationsverhalten der Zielgruppe zu berücksichtigen und diversivitätssensible Informationen zu erstellen (Adam et al. 2019).

Das bedeutet, entscheidungsrelevante Inhalte von Leitlinien auf sehr unterschiedliche Weise aufzubereiten, um möglichst viele Zielgruppen zu erreichen. Dazu gehören beispielsweise unterschiedliche Sprachniveaus (einfache und leichte Sprache), fremdsprachige beziehungsweise kultursensible Informationen, Visualisierungen, Videos oder Gamification. Für kultursensible Patienteninformationen ist belegt, dass sie für die Zielgruppen besser nutzbar sind, insbesondere für Menschen, die noch stark ihrer Herkunftskultur verbunden sind (Hölzel et al. 2016).

Solche Formate zu erstellen, bedarf jeweils zusätzlicher Expertise. Diese Expertise ist bei vielen leitlinienentwickelnden Organisationen nicht vorhanden, weil sie außerhalb des üblichen Aufgabenspektrums für die Leitlinienerstellung liegt. Deshalb können Kooperationen vorteilhaft sein, bei denen Leitliniengruppen anderen Informationserstellern die evidenzbasierten Inhalte zur Verfügung stellen und bei der Informationserstellung beraten.

Andererseits bestehen bei jedem einzelnen Format besondere Fallstricke, die Leitlinieninhalte angemessen wiederzugeben und Verzerrungen zu vermeiden. Deshalb wird national wie international empfohlen, dass entsprechende Informationen von der Leitliniengruppe auf Konformität geprüft werden (z.B. Schaefer u. Hutchinson 2021; GIN 2021).

Zu Nationalen VersorgungsLeitlinien gibt es regelhaft Informationen in leichter Sprache und Kurzinformationen in mehreren Fremdsprachen. Im Rahmen des Leitlinienprogramms Onkologie wurden auch ganze Patientenleitlinien in andere Sprachen übersetzt. Auch wenn langsam ein Bewusstsein dafür wächst, Informationen in unterschiedlichen Darreichungsformen bereitzustellen, ist insgesamt das Angebot an leitlinienbasierten, fremdsprachigen Informationen oder Informationen in leichter Sprache im AWMF-Register noch sehr überschaubar. Visualisierungen oder andere digitale Aufbereitungen sind sehr selten.

Erfahrungsberichte: Krankheitsbewältigung stärken

Ein weiteres Informationsformat, das insbesondere das Krankheitserleben und den Umgang mit einer Erkrankung abbildet, ist der Erfahrungsbericht. Während in der Beratung und insbesondere in der Selbsthilfe die persönliche Erfahrung schon immer ein wichtiges Element des Austausches war, haben strukturiert erhobene, auf Informationsportalen zur Verfügung gestellte Erfahrungsberichte erst in den letzten Jahren zugenommen. Wegweisend ist hier für Deutschland die DiPEx-Datenbank www.krankheitserfahrungen.de. Qualitätsanforderungen fehlten bislang und wurden erst kürzlich formuliert (DNGK 2022). Hochwertig erhobene Erfahrungsberichte können unter anderem die Beteiligung von Betroffenen an der Krankheitsbewältigung und das Empowerment stärken (Drewniak et al. 2020). Einige Anbieter verlässlicher Gesundheitsinformationen haben ihr Angebot inzwischen dahingehend ergänzt, beispielsweise www.gesundheitsinformation.de. Den Autorinnen dieses Beitrags sind keine Erfahrungsberichte bekannt, die im Kontext einer deutschen Leitlinie erstellt oder erhoben wurden. Allerdings empfehlen viele Leitlinien, Patientinnen und Patienten an entsprechende Selbsthilfeorganisationen zu verweisen.

13.4 Ausblick: Schön und gut – aber die Versorgungsrealität?

Die Stärkung der Patientensouveränität ist ein hehres Ziel, das vielfach formuliert wird und wurde. Leitlinien haben das Potenzial, zu dieser Stärkung beizutragen. Gleichwohl erleben viele die Versorgungsrealität ganz anders: In einer Befragung von über 3.000 Teilnehmenden in Deutschland gaben 58 % an, sie seien in der Arztpraxis noch nie an einer Therapieentscheidung beteiligt gewesen (Braun u. Marstaedt 2014). Fallberichte von Betroffenen aus Deutschland werfen ein ähnliches Schlaglicht (s. Erfahrungsberichte unten).

Auch Ärztinnen und Ärzte erkennen ein Versorgungsproblem: In der Nationalen VersorgungsLeitlinie Diabetes beschreibt die Leitliniengruppe bezüglich der partizipativen Entscheidungsfindung: „Aus der klinischen Erfahrung der Leitliniengruppe wird dieses Konzept noch zu selten umgesetzt" (BÄK, KBV u. AMWF 2021). An diesem Problem haben auch Leitlinien ihren Anteil, denn sie wirken im Versorgungssystem auch auf Weisen, welche die Beteiligung von Patientinnen und Patienten hemmen:

- Qualitative Evidenz legt nahe, dass Ärztinnen und Ärzte insbesondere Empfehlungen pro Intervention als Handlungsaufforderung verstehen (Carlsen et al. 2007).
- Die Patientenperspektive spielt bei leitlinienbasierten Behandlungsempfehlungen aus Tumorkonferenzen in der Regel keine Rolle (Hahlweg et al. 2017, Hahlweg et al. 2015).
- Leitlinienbasierte Qualitätsindikatoren und entsprechende Zertifizierungs-Modelle können dafür sorgen, dass Ärztinnen und Ärzte lieber einer Empfehlung folgen, als Optionen mit den Betroffenen zu besprechen (Légaré u. Witteman 2013).
- Ähnliche Effekte können Leitlinienempfehlungen im Kontext von Behandlungsfehlerklagen verursachen (Mackay u. Liang 2011).

Das Innovationsfonds-geförderte Projekt Share-to-Care zeigt: Wenn die Beteiligung von Patientinnen und Patienten an ihren Behandlungsentscheidungen gelingen soll, braucht es umfassende Versorgungsstrukturen, die das ermöglichen. Die gibt es im derzeitigen Gesundheitssystem nicht (außerhalb von Modellprojekten). Patientenzentrierte Leitlinien und gute Leitlinieninformationen allein reichen dafür nicht. Aber sie sind ein wichtiger Baustein, wenn ihr Potenzial auch wirklich genutzt wird.

13.5 Erfahrungsberichte aus der Onkologie

Hinweis: Die folgenden Zitate stammen aus einer nicht repräsentativen Anfrage an erfahrene Vertreterinnen und Vertreter sowie Mitglieder verschiedener Selbsthilfeorganisationen durch die Autorin dieses Beitrages Jutta Hübner.

„Für das Gespräch über das Ergebnis der Biopsie bekam ich den Termin 4 Tage vor Heiligabend und einen Tag vor meinem 62. Geburtstag genannt. Als Therapieoptionen wurden mir Operation und Bestrahlung genannt. Als Erläuterung wurde mir mitgegeben: ‚Nach einer OP kann man noch bestrahlen, nach einer Bestrahlung nicht mehr operieren.' Der Anruf bei der Hotline des Bundesverbandes Prostatakrebs Selbsthilfe ergab ein anderes Bild: [Bei meinen Werten] solle ich die Entscheidung in Ruhe treffen. Gleichzeitig wurde mir ein Prostatakrebs-Zentrum und die in meiner Wohnortnähe bestehende Selbsthilfegruppe genannt.", **Werner Seelig, Bundesverband Prostatakrebs Selbsthilfe**

„Es fällt auf, dass schon bei der Diagnose-Übermittlung zu große Unterschiede zu verzeichnen sind. Dieser Zustand lässt sich dann auch nicht bei einem sogenannten Aufklärungsgespräch beseitigen. 15 Minuten für das Gespräch sind schon der pure Luxus, aber doch gleichzeitig viel zu wenig, die Angst-Kruste im Patienten soweit aufzulösen, dass er hilfreiche Informationen aufnehmen kann. Patienten berichten auch, dass therapeutischen Maßnahmen oft einfach als selbstverständlich in den Raum gestellt und nicht in einem Vergleich zu Alternativen dargestellt werden. Besonders fällt auf, dass Patienten eher nie etwas von möglichen Nebenwirkungen erfahren. Das ‚wir werden jetzt ...' steht wie ein stillschweigend erwartetes Einverständnis gespenstisch im Raum.", **Christel Prüßner, Leitung einer Prostatakrebs-Selbsthilfegruppe**

„Nach zwei auffälligen PSA-Tests erhielt ich die Aufforderung zur Biopsie: ‚Mein Vater ist auch in ihrem Alter, dem würde ich auch dringend eine Biopsie empfehlen.' Im Krankenhaus wurde mir mitgeteilt, dass eine OP dringend notwendig ist. Über andere Behandlungsmöglichkeiten wurde ich erst auf Nachfrage oberflächlich informiert. Habe mich dann im Internet informiert sowie entschieden, mich operieren zu lassen und mir meinen Chirurgen selbst ausgesucht. Im Mai 2020 dann plötzlich Eröffnung, dass ich ein Rezidiv habe. Ohne Erklärung, was ein Rezidiv bedeutet, Überweisung an einen Radiologen. Der drängt auf sofortige Bestrahlung, angeblich wäre gerade ein Termin frei. Das Gespräch empfand ich als ein Verkaufsgespräch an der Wohnungstür.", **Alexander Riese, Prostatakrebs-Patient**

„Mein Urologe zeigte mir verschiedene Möglichkeiten der Weiterbehandlung auf, favorisierte jedoch die Prostatektomie. Gleichzeitig zeigte er die Möglichkeit auf, eine zweite Meinung bei einem weiteren Urologen einzuholen.", **Jürgen Gorsler, Prostatakrebs-Patient**

„Unsere Gruppenteilnehmerinnen beschweren sich sehr häufig, dass niedergelassene Onkologen [das Gespräch über] eine komplementäre Unterstützung vollkommen ablehnen. Dies führt leider oft dazu, dass die Erkrankten dann trotzdem komplementärmedizinische Maßnahmen ergreifen. Sie nutzen dann häufig keine guten Quellen (Heilpraktiker, Werbeaussagen, Mitbetroffene). Bei totaler Ablehnung des Onkologen trauen sie sich dann auch nicht, ihn über die ergriffenen Maßnahmen zu informieren. Laut Leitlinie sollte das nicht mehr passieren. Mit den Unterstützungshilfen sowohl von der Schulmedizin als auch von den Krankenkassen fühlen wir Patienten uns noch viel zu wenig wahrgenommen.", **Christa Hasenbrink, Landesvorsitzende Frauenselbsthilfe Krebs LV BW/BY**

„Ich wurde telefonisch über die Ergebnisse der ersten Biopsie informiert, als ich gerade im Auto unterwegs war. Die Frage nach der Therapie wurde beantwortet mit ‚Ja was denn wohl, Operation oder Bestrahlung'. Das kurze Gespräch endete mit der Aufforderung, schnellstmöglich einen Termin mit dem Chefarzt zu vereinbaren. Dieses Gespräch hatte ich zeitnah mit

Prof. X. Er hat sich geduldig meiner angenommen und ich fühlte mich gut aufgehoben. Zur Therapie bekam ich den Hinweis, dass man alles mache, was ich selbst wolle. Bestrahlung wäre weniger sinnvoll, aber OP oder aktive Überwachung wäre möglich. Eine Empfehlung, nach der ich gefragt hatte, bekam ich nicht. Es blieb bei mir ein Stück Ratlosigkeit und der Gedanke 'Wenn schon die Ärzte nicht wissen, was das Beste für Dich ist, wie sollst Du als Patient entscheiden?'", **Gerhard Rasokat, Prostatakrebs Selbsthilfe**

"Im Frühjahr 2016 habe ich die Diagnose Prostatakrebs erhalten. Bei der Besprechung nach der Biopsie hat man mir dann zwei Wochen später sofort einen Termin für eine Prostatektomie gegeben. Mögliche Nebenwirkungen wie Impotenz oder Inkontinenz wurden nicht angesprochen.", **Klaus Kronewitz, Prostatakrebs Selbsthilfe**

"Die Leitlinie empfiehlt zwar 'Im ärztlichen Gespräch soll der Patient über alle in dieser Leitlinie beschriebenen relevanten Therapieoptionen, deren Erfolgsaussichten und deren mögliche Auswirkungen informiert werden.' In der Realität trifft aber der Arzt häufig bereits eine Vorauswahl der Behandlungsmöglichkeiten und informiert auch nur darüber (oft nicht ohne eigene Präferenzen). Nicht selten wird eine einzige Behandlung empfohlen, ohne über andere relevante Optionen aufzuklären. Dieser Eindruck stützt sich auf Anrufe bei der Beratungshotline des BPS.
Die Leitlinie empfiehlt auch 'Der Patient soll auf die evidenzbasierten Patientenleitlinien zum Prostatakarzinom hingewiesen werden.' und 'Der Patient soll auf die Möglichkeit hingewiesen werden, sich mit einer Selbst-

hilfegruppe in Verbindung zu setzen.' Seit einem Jahr nach der Veröffentlichung der S3-Leitlinie im Jahr 2009 frage ich zweimal jährlich in einer Reha-Klinik, wer gemäß obigen Empfehlungen informiert wurde. Das Ergebnis schwankt zwischen Null und Zwei von etwa 25 Patienten bei einer leichten tendenziellen Verbesserung in den jüngsten Jahren.", **Paul Enders, Beratungshotline des Bundesverbands Prostatakrebs Selbsthilfe e.V.**

"Es gibt sehr gute Patientenleitlinien. Damit können sie sich die Grundlage für eine Mitentscheidung zur Therapie schaffen. Es ist alles Wichtige in einer gebräuchlichen Sprache notiert. Doch erfährt der Patient, dass es solch eine Patientenleitlinie gibt? Ich frage seit fast einem Jahr bei jedem Treffen mit Patienten in der Reha danach. Bisher kannte niemand diese Leitlinien. Würde es eine Pflicht zur Information, ja zur Aushändigung eines Informationsflyers oder einer Patientenleitlinie geben, dann wären die besten Voraussetzungen zur gemeinsamen Entscheidungsfindung gegeben. Wer hätte die Informationspflicht? Der Arzt der die Diagnose dem Patienten übermittelt.", **Erich Grohmann, Vorsitzender Bundesverband Deutsche ILCO e.V.**

"Das Nierenzellkarzinom ist ein Beispiel, wie es nicht laufen sollte: Die Patientenleitlinien stammen aus 2018 (!) und mittlerweile gibt es bereits die 2. Aktualisierung der S3-Leitlinie. In den Patientenleitlinien ist noch nicht mal die Immuntherapien drin. Zum Glück wissen die wenigsten Patienten, dass es diese gibt. Wenn sie sie aber doch einmal finden, sind sie extrem verunsichert, wenn die vorgeschlagene Therapie nicht enthalten ist.", **Karin Kastrati, Nierenkrebs-Netzwerk Deutschland e.V.**

Literatur

Adam Y, Berens EM, Hurrelmann K et al. (2019) Strategiepapier #6 zu den Empfehlungen des Nationalen Aktionsplans. Gesundheitskompetenz in einer Gesellschaft der Vielfalt stärken: Fokus Migration. Nationaler Aktionsplan Gesundheitskompetenz Berlin

Arbeitsgemeinschaft der Wissenschaftlichen Medizinischen Fachgesellschaften (AWMF) (2020a) Ständige Kommission Leitlinien. AWMF-Regelwerk „Leitlinien" (2. Aufl.)

Arbeitsgemeinschaft der Wissenschaftlichen Medizinischen Fachgesellschaften (AWMF) (2020b) Ad hoc Kommission „Gemeinsam Klug Entscheiden". Manual Entwicklung von Empfehlungen im Rahmen der Initiative Gemeinsam Klug Entscheiden. (V1.3)

Armstrong MJ, Bloom JA (2017) Patient involvement in guidelines is poor five years after Institute of Medicine standards: review of guideline methodologies. Research Involvement and Engagement 3, 19

Armstrong MJ, Mullins CD, Gronseth GS, Gagliardi AR (2018) Impact of patient involvement on clinical practice guideline development: a parallel group study. Implementation Science 13(1), 55

Ärztliches Zentrum für Qualität in der Medizin (ÄZQ) (2008) Handbuch Patientenbeteiligung. Beteiligung am Programm für Nationale VersorgungsLeitlinien®. ÄZQ Berlin

Ärztliches Zentrum für Qualität in der Medizin (ÄZQ), Office des Leitlinienprogramms Onkologie (OL) AWMF-Institut für Medizinisches Wissensmanagement (AWMF-IMWi) (2019) Erstellung von Patientenleitlinien zu S3-Leitlinien/NVL im Rahmen der Leitlinienprogramme. Methodenreport (2. Aufl., V1)

Baumann E, Czerwinski F, Rosset M et al. (2019) Wie informieren sich die Deutschen zu Gesundheitsthemen? Überblick und erste Ergebnisse der HINTS Germany-Studie zum Gesundheitsinformationsverhalten der Deutschen. Trendmonitor. URL: https://www.stiftung-gesundheitswissen.de/sites/default/files/pdf/trendmonitor_Ausgabe%201.pdf (abgerufen am 23.03.2023)

Berens EM, Klinger J, Mensing M (2022) Gesundheitskompetenz von Menschen mit Migrationshintergrund in Deutschland – Ergebnisse des HLS-MIG. Bielefeld: Interdisziplinäres Zentrum für Gesundheitskompetenzforschung (IZGK) Universität Bielefeld

Blackwood J, Armstrong MJ, Schaefer C et al. (2020) How do guideline developers identify, incorporate and report patient preferences? An international cross-sectional survey. BMC Health Services Research 20, 458

Boivin A (2021) GIN PUBLIC toolkit: Patient and Public Involvement in Guidelines. Introduction. URL: https://g-i-n.net/wp-content/uploads/2021/09/GIN-Public-toolkit-intro-on-choosing-an-involvement-strategy-v2.pdf (abgerufen am 23.03.2023)

Braun B, Marstedt G (2014) Partizipative Entscheidungsfindung beim Arzt: Anspruch und Wirklichkeit. In: Bröcken J, Braun B, Meierjürgen R (Hrsg.) Gesundheitsmonitor 2014. Bertelsmann

Stiftung Gütersloh. URL: https://www.bertelsmann-stiftung.de/fileadmin/files/BSt/Publikationen/GrauePublikationen/VV-PmW-PEF.pdf (abgerufen am 23.03.2023)

Bundesärztekammer (BÄK), Kassenärztliche Bundesvereinigung (KBV), Arbeitsgemeinschaft der Wissenschaftlichen Medizinischen Fachgesellschaften (AWMF) (2021) Nationale VersorgungsLeitlinie Typ-2-Diabetes – Teilpublikation der Langfassung (2. Aufl., V1)

Carlsen B, Glenton C, Pope C (2007) Thou shalt versus thou shalt not: a meta-synthesis of GPs' attitudes to clinical practice guidelines. Br J Gen Pract 57(545), 971–8

Council for International Organizations of Medical Sciences (CIOMS) (2022) Patient involvement in the development, regulation and safe use of medicines. CIOMS Working Group report Genf

Deutsches Netzwerk Evidenzbasierte Medizin (DNEbM) (2015) Gute Praxis Gesundheitsinformation. URL: https://www.ebm-netzwerk.de/de/medien/pdf/gpgi_2_20160721.pdf (abgerufen am 31.03.2023)

Deutsches Netzwerk Gesundheitskompetenz (DNGK) (2022) Gute Praxis Erfahrungsberichte. Ein Positionspapier. Konsultationsfassung. URL: https://dngk.de/erfahrungsberichte-im-gesundheitswesen/ (abgerufen am 23.03.2023)

Donner-Banzhoff N, Altiner A (2022) arriba Methodenreport. URL: https://arriba-hausarzt.de/uploads/files/arriba-METH-REPORT-V10.pdf (abgerufen am 23.03.2023)

Dreesens D, Stiggelbout A, Agoritsas T et al. (2019) A conceptual framework for patient-directed knowledge tools to support patient-centred care: Results from an evidence-informed consensus meeting. Patient Educ Couns. 102(10), 1898–1904

Drewniak D, Glässel A, Hodel M, Biller-Andorno N (2020) Risks and Benefits of Web-Based Patient Narratives: Systematic Review. J Med Internet Res 22(3), e15772

Elwyn G, Durand MA, Song J et al. (2017) A three-talk model for shared decision making: multistage consultation process BMJ 359, j4891

Elwyn G, Lloyd A, Joseph-Williams N (2013) Option Grids: shared decision making made easier. Patient Educ Couns 90(2), 207–12

Fearns N, Kelly J, Callaghan M et al. (2016) What do patients and the public know about clinical practice guidelines and what do they want from them? A qualitative study. BMC Health Serv Res 16, 74

GRADE Working Group (o.J.) GRADE Handbook. URL: https://gdt.gradepro.org/app/handbook/handbook.html#h.dce0ghnajwsm (abgerufen am 23.03.2023)

Guidelines International Network (2021) GIN PUBLIC toolkit: Patient Information: Communicating Guidelines to Patients and the Public. GIN 2021c. https://g-i-n.net/toolkit/communicating-guidelines-to-patients-and-the-public (abgerufen am 23.03.2023)

Hahlweg P, Didi S, Kriston L et al. (2017) Process quality of decision-making in multidisciplinary cancer team meetings: a structured observational study. BMC Cancer 17, 772

Hahlweg P, Hoffmann J, Harter M (2015) Absentia: an exploratory study of how patients are considered in multidisciplinary cancer team meetings. PLoS One 10(10), e0139921

Hölzel LP, Ries Z, Kriston L et al. (2016) Effects of culture-sensitive adaptation of patient information material on usefulness in migrants: a multicentre, blinded randomised controlled trial. BMJ Open 6(11), e012008

Hutchings A, Raine R. (2006) A systematic review of factors affecting the judgments produced by formal consensus development methods in health care. J Health Serv Res Policy 11(3), 172–9

Institut für Qualität und Wirtschaftlichkeit im Gesundheitswesen (IQWiG) (2022) Allgemeine Methoden. V6.1. URL: https://www.iqwig.de/methoden/allgemeine-methoden-v6-1.pdf (abgerufen am 23.03.2023)

Institute of Medicine (US) Committee on Standards for Developing Trustworthy Clinical Practice Guidelines. Graham E, Mancher M, Miller Wolman D et al. (2011) Clinical practice guidelines we can trust. National Academies Press (US) Washington DC

Kühlein T, Schaefer C (2020) Leitlinien: Die Kunst des Abweichens. Dtsch Arztebl 117(37), A-1696/B-1448

Légaré F, Hébert J, Goh L (2016) Do choosing wisely tools meet criteria for patient decision aids? A descriptive analysis of patient materials. BMJ Open. 6(8), e011918

Legaré F, Witteman HO (2013) Shared decision-making: examining key elements and barriers to adoption into routine clinical practice. Health Affairs (Millwood) 32(2), 276–84

Mackey TK, Liang BA (2011) The role of practice guidelines in medical malpractice litigation. Virtual Mentor 13(1), 36–41.

Morgott M, Heinmüller S, Hueber S et al. (2020) Do guidelines help us to deviate from their recommendations when appropriate for the individual patient? A systematic survey of clinical practice guidelines. J Eval Clin Pract 26(3), 709–717

Morley R (2022) Cochrane consumer engagement and involvement framework to 2027. URL: https://consumers.cochrane.org/sites/consumers.cochrane.org/files/uploads/inline-files/Cochrane%20consumer%20engagement%20and%20involvement%20framework%20to%202027_1.pdf (abgerufen am 23.03.2023)

Ollenschläger G, Wirth T, Schwarz S et al. (2018) Patient involvement in clinical practice guidelines is poor after 12 years of German guideline standards: a review of guideline methodologies. Zeitschrift fur Evidenz, Fortbildung und Qualität im Gesundheitwesen 135–136, 50–55

Qaseem A, Forland F, Macbeth F et al. (2012) Guidelines International Network: toward international standards for clinical practice guidelines. Annals of Internal Medicine 156(7), 525–31

Schaefer C, Hutchinson A (2021) GIN PUBLIC toolkit: Patient and Public Involvement in Guidelines. Shared Decision Making. URL: https://g-i-n.net/chapter/shared-decision-making (abgerufen am 23.03.2023)

Schaefer C, Klemperer D (2020) Mit Leitlinien, Shared Decision Making und Choosing Wisely gegen Über-, Unter- und Fehlversorgung? 20(2), 23–30

Schaefer C, Zowalla R, Wiesner M et al. (2015) Patientenleitlinien in der Onkologie: Zielsetzung, Vorgehen und erste Erfahrungen mit dem Format. Z Evid Fortbild Qual Gesundhwes 109(6), 445–451

Schaeffer D, Berens EM, Gille S et al. (2021) Gesundheitskompetenz der Bevölkerung in Deutschland – vor und während der Corona Pandemie: Ergebnisse des HLS-GER 2. Interdisziplinäres Zentrum für Gesundheitskompetenzforschung (IZGK), Universität Bielefeld

Schwartz LM, Woloshin S (2013) The Drug Facts Box: Improving the communication of prescription drug information. Proc Natl Acad Sci USA 110 Suppl 3, 14069–74

The International Patient Decision Aid Standards (IPDAS) (2013) Collaboration's Quality Dimensions: Theoretical Rationales, Current Evidence, and Emerging Issues. BMC Medical Informatics and Decision Making 13 Supplement 2. URL: https://bmcmedinformdecismak.biomedcentral.com/articles/supplements/volume-13-supplement-2 (abgerufen am 23.03.2023)

van der Weijden T, Dreesens D, Faber MJ et al. (2019) Developing quality criteria for patient-directed knowledge tools related to clinical practice guidelines. A development and consensus study. Health Expect 22, 201–208

van der Weijden T, Pieterse AH, Koelewijn-van Loon MS et al. (2013) How can clinical practice guidelines be adapted to facilitate shared decision-making? A qualitative key-informant study. BMJ Quality & Safety 22, 855–863

Wegwarth O, Schwartz LM, Woloshin S et al. (2012) Do physicians understand cancer screening statistics? A national survey of primary care physicians in the United States. Annals of Internal Medicine 156(5), 340–9

Werner RN, Gaskins M, Dressler C et al. (2021) Measuring importance of outcomes to patients: a cross-sectional survey for the German anal cancer guideline. J Clin Epidemiol 129, 40–50

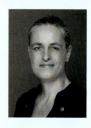

Corinna Schaefer, M.A.

Corinna Schaefer ist stellvertretende Leiterin des Ärztlichen Zentrums für Qualität in der Medizin und verantwortet dort die Abteilungen Evidenzbasierte Medizin/Leitlinien und Patienteninformation/-beteiligung. Das ÄZQ koordiniert das Programm für Nationale VersorgungsLeitlinien, das von Bundesärztekammer, Kassenärztlicher Bundesvereinigung und Arbeitsgemeinschaft der Wissenschaftlichen Medizinischen Fachgesellschaften getragen wird. Sie ist Mitglied der AWMF-Leitlinienkommission, Vorsitzende des Deutschen Netzwerks Gesundheitskompetenz und war von 2010–2020 Chair der Patient and Public Working Group des Guidelines International Network.

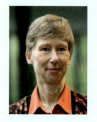

Prof. Dr. med. Jutta Hübner

Jutta Hübner ist Fachärztin für Hämatologie und Internistische Onkologie mit Zusatzbezeichnungen Palliativmedizin und Naturheilverfahren. Sie hat seit 2017 die Professur für Integrative Onkologie am Universitätsklinikum Jena inne. Seit 2010 ist sie Sprecherin der Arbeitsgemeinschaft Prävention und Integrative Onkologie in der Deutschen Krebsgesellschaft.

14 Professionsentwicklung: Wie kommen Leitlinien stärker in die medizinische Ausbildung, Weiterbildung und Fortbildung?

Jana Jünger

C. Günster | J. Klauber | D. Klemperer | M. Nothacker | B.-P. Robra | C. Schmuker (Hrsg.) Versorgungs-Report.
Leitlinien – Evidenz für die Praxis.
DOI 10.32745/9783954668007-14, © MWV Medizinisch Wissenschaftliche Verlagsgesellschaft Berlin 2023

Die Prinzipien der evidenzbasierten Medizin (EBM) und der Leitlinieninitiative der Arbeitsgemeinschaft der Wissenschaftlichen Medizinischen Fachgesellschaften e.V. (AWMF) sowie vieler Fachgesellschaften bilden die Grundlagen für eine patientenzentrierte Medizin, die Über- und Unterversorgung verhindert. Derzeit weist die Anwendung von Leitlinien in der ärztlichen Praxis ein Verbesserungspotenzial auf. Studierende haben bisher wenig Berührungspunkte mit Leitlinien in Lehre und Prüfung, da diese für die ärztliche Weiterbildung und den fachärztlichen Versorgungsbereich ausgelegt sind.

Die Verankerung von Wissenschaftskompetenzen im Studium und deren Überprüfung in den fakultären und staatlichen Prüfungen sind zentrale Voraussetzungen, um eine flächendeckende Implementierung der Anwendung von Leitlinien und evidenzbasierter Medizin in der Praxis zu erreichen. Dazu sind die entsprechenden Lernziel- und Prüfzielkataloge umzugestalten, adäquate Lehrformate zu entwickeln, innovative Prüfungen zu etablieren und die Zusammenarbeit zwischen Fachgesellschaften, AWMF und Dozierenden sowie Prüfenden zu intensivieren. Der Masterplan Medizinstudium 2020, der statt auf die Lehre von Fakten und Wissen stärker auf die Vermittlung von Kom-

petenzen und Fertigkeiten zielt, bietet die Grundlage, um evidenzbasierte Medizin und Leitlinienorientierung in das Medizinstudium aufzunehmen.

In den aktuell gültigen IMPP-Gegenstandskatalog (GK2) wurden erstmalig im Jahr 2019 explizit Lernziele zu Leitlinien aufgenommen. Die Kennzeichnung von studierendengerechten Leitlinieninhalten bei der Aktualisierung der Gallensteinleitlinie (Lynen Jansen et al. 2018) zeigt konkrete Umsetzungsmöglichkeiten auf und kann als Orientierung dienen, wie für Studierende relevante Inhalte in Leitlinien künftig gekennzeichnet werden können. In der Lehre haben sich von ersten Pilotierungen der Vermittlung von Leitlinien in der Allgemeinmedizinischen Lehre bis hin zu internationalen Curricula zu Clinical Reasoning in den letzten 15 Jahren enorme Entwicklungen aufgetan. Neue Prüfungsformate für schriftliche und praktische Prüfungen, wie in dem aktuellen Referentenentwurf für die Ärztliche Approbationsordnung (ÄApprO) vorgesehen, wurden mehrfach im ambulanten und stationären Bereich erprobt. Sie zeigen, dass die Implementierung der reflektierten Anwendung von Leitlinien in Lehre und fakultären Prüfungen wie auch in den abschließenden Staatsprüfungen möglich ist. In medizindidaktischen Qualifizierungsprogrammen für Aus-, Weiter- und Fortbildung wie z.B. dem MedizinDidaktikNetz Deutschland (www.medidaktik.de/) des Medizinischen Fakultätentags und dem Master of Medical Education (Jünger et al. 2020) sollten Multiplikatoren aller Fachrichtungen stärker qualifiziert werden, um die Implementierung von Leitlinienkompetenz in Lehre und Prüfung zu fördern.

The principles of evidence-based medicine (EBM) and the guideline initiative of the Association of Scientific Medical Societies (AWMF) and many professional societies form the basis for patient-centred medicine that prevents overuse and underuse. Currently, the application of guidelines in medical practice shows potential for improvement. So far, students have little contact with guidelines in teaching and examinations, as they are designed for further medical training and specialist care. The anchoring of scientific competencies in studies and their examination in the faculty and state examinations are central prerequisites for achieving a nationwide implementation of the application of guidelines and evidence-based medicine in practice. To this end, the corresponding learning objectives must be redesigned, adequate teaching formats must be developed, innovative examinations must be established and cooperation between professional societies, the AWMF and lecturers as well as examiners must be intensified. The Master Plan for Medical Studies 2020, which instead of teaching facts and knowledge focuses more on teaching competences and skills, provides the basis for including evidence-based medicine and guideline orientation in medical studies.

In the currently valid IMPP subject catalogue (GK2), learning objectives on guidelines were explicitly included for the first time in 2019. The labelling of guideline content suitable for students in the update of the gallstone guideline (Lynen Jansen et al. 2018) shows concrete implementation possibilities and can serve as an orientation for how content relevant for students can be labelled in guidelines in the future. In teaching, enormous developments have taken place over the last 15 years. New examination formats for written and practical examinations have been tested several times in outpatient and inpatient settings. They show that the implementation of the reflected application of guidelines in teaching and faculty examinations

as well as in the final state examinations is possible. In medical didactic qualification programmes such as the MedizinDidaktikNetz Deutschland (www.medidaktik.de/) and the Master of Medical Education (Jünger et al. 2020), multipliers from all disciplines should be qualified to promote the implementation of guideline competence in teaching and examinations.

14.1 Medizinstudium: vom Wissen zur Entscheidungs- und Handlungskompetenz

Die Ausbildung von Medizinstudierenden sollte darauf abzielen, die Studierenden zu befähigen, den individuellen Krankheitsfall in die bestehende Systematik der medizinischen Wissenschaft einzuordnen und hieraus angemessenes ärztliches Handeln abzuleiten. Zudem sollten die Patientinnen und Patienten in die Entscheidungsprozesse mit einbezogen werden als auch befähigt werden, zur Heilung und Behandlung beizutragen, indem u.a. auf korrespondierende Patientenleitlinien hingewiesen wird. Die klinischen Erfahrungen, die Medizinstudierende in Krankenhäusern und zunehmend in der ambulanten Patientenversorgung sammeln, können naturgemäß nur einen begrenzten Grundstock für die ärztliche Berufsausübung bilden. Leitlinien unterstützen dabei den Transfer von wissenschaftlichen Erkenntnissen in die Diagnostik und Therapie sowie in die Versorgung der Bevölkerung. Sie kondensieren evidenzbasiertes, interdisziplinäres Wissen für die alltägliche Praxis und bewerten es nach festgelegten Kriterien. Insbesondere für Berufsunerfahrene stellen Leitlinien somit eine wichtige Hilfe in der Diagnostik- und Behandlungsplanung dar und können Unsicherheit reduzieren.

Obwohl die Anwendung von Leitlinien für eine evidenzbasierte Gesundheitsversorgung und Entscheidungsfindung mit Patientinnen und Patienten somit zahlreiche Vorteile aufweist, **wird im Medizinstudium Leitlinien-**

14   Professionsentwicklung: Wie kommen Leitlinien stärker in die medizinische Ausbildung, Weiterbildung und Fortbildung?

III

kompetenz bisher weder systematisch vermittelt noch geprüft.

Die Vermittlung von Wissen ist nach wie vor eine der zentralen Aufgaben im Medizinstudium in Deutschland (Stallmach u. Jünger 2020). Kaum ein Fach ist für das (Auswendig-) Lernen von Inhalten so bekannt. Bereits jetzt ist jedoch die Stoffmenge im Medizinstudium so groß, dass Studierende befürchten, eine weitere Zunahme des zu lernenden Wissens nicht mehr bewältigen zu können. Gleichzeitig fühlen sich viele Studierende für die Ausübung ihres Berufs nicht gut genug vorbereitet (Köhl-Hackert et al. 2012). Berufsunerfahrene zeigen bereits am Ende des ersten Berufsjahrs Anzeichen hoher psychischer Belastung, da sie von der Komplexität der Integration verschiedenster Wissensinhalte und organisationaler Abläufe an Patientinnen und Patienten überfordert sind. 71 % der deutschen Berufsunerfahrenen gaben Defizite im Verknüpfen von Wissensinhalten mit „clinical reasoning" an, 54 % bzw. 51 % Probleme mit klinischer Entscheidungsfindung und Therapieplanung (Stefanescu et al. 2018).

Auf den ersten Blick scheint es da vermessen, zusätzlich noch die Vermittlung von Leitlinienkompetenz im Medizinstudium zu fordern und diese nicht der Weiter- und Fortbildung zu überlassen. Schließlich sind im AMWF-Leitlinienregister über 800 Leitlinien publiziert, die z.T. einen Umfang von mehreren 100 Seiten aufweisen. Wie kann es gelingen, dass Leitlinien nicht primär als zusätzlicher Lernstoff angesehen werden, sondern der reflektierte Umgang mit Leitlinien und ihr Einbezug in klinische Denk- und Entscheidungsprozesse als Teil von Wissenschaftskompetenz strukturiert vermittelt werden? Wie kann es gelingen, das große Potenzial der Leitlinien zur Verbesserung der Entscheidungs- und Handlungskompetenz sowie der Reduktion von Unsicherheit und Überforderung in der Versorgung gerade für Berufsunerfahrene zu nutzen?

14.2 Derzeitige Herausforderungen zur Vermittlung von Leitlinienkompetenz im Medizinstudium

Leitlinienkompetenz unterstützt ärztliche Kommunikationskompetenz (Jünger 2018) und sollte integriert in die verschiedensten Fach- und Behandlungskontexte gelehrt werden. Die reflektierte Anwendung einer Leitlinie benötigt Kenntnisse über ihre Entstehung und ihre Qualität. Zu lehren und zu üben ist die Anwendung einer oder mehrerer Leitlinien in Bezug auf individuelle Patientinnen und Patienten **und** in verschiedenen Fachkontexten.

Derzeit findet ein methodenerläuternder Unterricht zu Leitlinien zumeist im Rahmen von Lerneinheiten zu evidenzbasierter Medizin z.B. im Querschnittsbereich 1 (Epidemiologie, Medizinische Biometrie und Medizinische Informatik) entsprechend der ÄApprO statt. In den einzelnen Fächern werden klinische Argumentations- und Entscheidungsprozesse vereinzelt in Fallstudien oder an Betroffenen geübt. Leitlinien und ihre Anwendung und Reflexion im Hinblick auf den individuellen Patienten bzw. die individuelle Patientin werden **bisher jedoch nicht systematisch und verbindlich in den Unterricht einbezogen**. Entsprechend findet ein Leitlinienbezug auch **selten Eingang in fakultäre und staatliche Prüfungen**. Die Chance des Transfers von Leitlinienwissen in die klinische Anwendung oder auch den Unterricht am Patientenbett wird somit kaum genutzt. Insofern ist es nicht verwunderlich, dass junge Ärztinnen und Ärzte im Alltag Leitlinien zu wenig in die Versorgung der von ihnen Behandelten einbeziehen.

Eine Studie hat Ärztinnen und Ärzte in England und Wales in den ersten 2 Jahren ihrer Berufstätigkeit befragt, was sie dazu bringt, Leitlinien in der täglichen Versorgung von Patienten anzuwenden (Manikam et al. 2015). Vertrauen in die Leitlinien und Vertrautheit mit ihnen erwiesen sich als die wichtigsten Faktoren. In einer weiteren Studie gab die weit überwiegende Mehrheit von Medizinstudierenden in England und Wales an, der evidenzbasierten Medizin verpflichtet zu sein; ein relevanter Anteil der Befragten sah in Leitlinien eine Beschränkung der ärztlichen Autonomie und ein Mittel zur Kostensenkung (Manikam et al. 2011).

Es lässt sich schlussfolgern, dass es nicht genügt, die Anwendung von Leitlinien vereinzelt im klinischen Kontext zu vermitteln und zu üben. Vielmehr sollten auch die Entstehungsprozesse und die Qualitätssicherung von Leitlinien sowie mögliche Interessenkonflikte und organisationale Kontexte kritisch mit Studierenden reflektiert werden. Entsprechend wird international gefordert, longitudinale Curricula zur evidenzbasierten Medizin im Medizinstudium zu implementieren, in denen der reflektierte Umgang mit Leitlinien ein wichtiges Thema ist (Howard et al. 2022).

14.3 Chancen für die Stärkung von Leitlinienkompetenz im Medizinstudium

In Deutschland wurden in den letzten Jahren mehrfach Forderungen zur Stärkung der Lehre in evidenzbasierter Medizin laut. Empfehlungen des Wissenschaftsrats, der Leopoldina (Baum et al. 2022) und der Masterplan Medizinstudium 2020 weisen in dieselbe Richtung. Übereinstimmend wird die Notwendigkeit gesehen, den Erwerb wissenschaftlicher Kompetenzen zu einem festen Bestandteil des Curriculums zu machen, um die Studierenden zu befähigen, *„individuelle Lösungen für die medizinischen Probleme ihrer Patientinnen und Patienten zu finden und evidenzbasiert"* umzusetzen (Wissenschaftsrat 2014). Die Lehre soll sich zukünftig an der Vermittlung arztbezogener Kompetenzen ausrichten und dabei auch verstärkt wissenschaftliches Arbeiten einschließen, *„indem der routinierte Umgang mit wissenschaftlichen Konzepten und Methoden bereits während der Ausbildung systematischer vermittelt wird"* (BMBF 2017).

Die Forderung nach der Stärkung der Wissenschaftskompetenz ist allerdings nicht neu. Bereits gemäß § 1 Abs. 1 der derzeit geltenden ÄApprO von 2002 ist *„Ziel der ärztlichen Ausbildung [...] der Arzt und die Ärztin, die wissenschaftlich und praktisch in der Medizin ausgebildet [...] sind"* (Bundesministerium der Justiz 2002). Die Absicht, kompetenzorientierte und wissenschaftsbasierte Ausbildung zu stärken, ist demnach bereits in der jetzigen Approbationsordnung enthalten, ihre Umsetzung prinzipiell möglich. **Die fehlende Operationalisierung der übergeordneten Ziele des Medizinstudiums in konkrete Lernziele** führte jedoch zu einer mangelnden verbindlichen Einbindung von evidenzbasierter Medizin und Leitlinienkompetenz in die medizinischen Curricula und Prüfungen.

Mit der Entwicklung des **Nationalen kompetenzorientierten Lernzielkatalogs in der Medizin** (NKLM) wurden Empfehlungen für evidenzbasierte Medizin und Leitlinienorientierung formuliert, die allerdings derzeit (noch) **nicht bindend** für die fakultäre Lehre sind (MFT 2015). Er sieht verpflichtende Lehre zum Erwerb der Wissenschaftskompetenz im Studium vor. Die Verabschiedung des NKLM war wesentliche Grundlage dafür, dass die Bedeutung wissenschaftlichen Denkens und Handelns als Grundlage für den ärztlichen Beruf sowohl im Masterplan Medizinstudium 2020 als auch im Referentenentwurf der neuen Approbationsordnung deutlich zum Ausdruck gebracht wurde.

Es herrscht also weitgehend Einigkeit, dass die Förderung von Wissenschaftskompetenz, EBM und Leitlinienimplementierung bereits im Studium intensiv gelehrt und geprüft werden muss, damit für spätere Weiterbildung und Fortbildung die Grundlagen gelegt werden.

Im Folgenden wird dargelegt, wie durch eine enge Kooperation zwischen der AWMF, den Fachgesellschaften, dem Institut für medizinische und pharmazeutische Prüfungsfragen (IMPP) und den Fakultäten sowie durch Erprobungen in zahlreichen Pilotprojekten die Empfehlungen zur Stärkung der Leitlinienkompe-

14 Professionsentwicklung: Wie kommen Leitlinien stärker in die medizinische Ausbildung, Weiterbildung und Fortbildung?

tenz bei Studierenden in konkrete Maßnahmen verbindlich im Medizinstudium und den Staatsprüfungen operationalisiert werden können.

14.4 Auf dem Weg zu mehr Leitlinienkompetenz von zukünftigen Berufsunerfahrenen

1. Schritt: Aufnahme von Leitlinienkompetenz in die Lernziel- und Gegenstandskataloge

2018 begannen MFT und IMPP aufbauend auf dem NKLM 1.0 einen gemeinsamen Prozess, um den NKLM 2.0 und den kompetenzorientierten Gegenstandskatalog gemeinsam zu entwickeln und aufeinander zu beziehen (MFT 2018). Für das Thema Wissenschaftskompetenz und Implementierung von Leitlinien wurden explizite Lernziele formuliert.

Parallel dazu wurden im Dezember 2019 in der Aktualisierung des Gegenstandskatalogs (GK2-IMPP) erstmalig explizite Lernziele zu Leitlinien im Bereich Wissenschaftskompetenz verabschiedet – soweit unter der derzeit gültigen ÄApprO möglich (s. Tab. 1). Dies war notwendig, da die Gestaltung der Gegenstandskataloge für die Prüfung von Studierenden in der

Tab. 1 Auszug aus dem ersten GK2, der explizit das Thema Leitlinien aufgreift (IMPP 2021)

	D. Übergeordnete Kompetenzen
	1 Medizinisch-wissenschaftliches Denken und Handeln
	D1 Medizinisch-wissenschaftliches Denken und Handeln
2	Die Absolventin und der Absolvent erläutern als kritische Anwenderin und kritischer Anwender die Prinzipien und Methoden der evidenzbasierten Medizin und wenden diese bei Problemstellungen im Rahmen der Behandlung individueller Patientinnen und Patienten und im klinischen Kontext an.
2.5	Leitlinien: Sie erarbeiten sich kritisch eine Einschätzung der Relevanz und Validität der zu einer Problemstellung gefundenen Evidenz. Sie können ...
2.5.1	die Charakteristika der unterschiedlichen, in Leitlinien aufgeführten Studientypen erläutern und sie hinsichtlich ihrer Aussagekraft für die klinische Anwendung reflektieren.
2.5.2	die Merkmale von Leitlinien für die klinische Anwendung erläutern und diskutieren.
2.5.3	die Anforderungen an Leitlinien für die klinische Anwendung erläutern und diskutieren.
2.5.4	die Überprüfung einer Leitlinie hinsichtlich ihrer Validität für die klinische Anwendung durchführen.
2.5.5	die Überprüfung einer Leitlinie hinsichtlich ihrer Relevanz für die klinische Anwendung durchführen.
2.6	Sie stellen die gefundene und bewertete Evidenz den Patientinnen und Patienten in einer für diese verständlichen Form dar und integrieren diese in den Behandlungsablauf. Sie können ...
2.6.1	erhobene und kritisch bewertete Evidenz zur Entscheidungsfindung einer medizinischen Fragestellung in die Versorgungsrealität desärztlichen Alltags integrieren.
2.6.2	die Methode der ärztlich-klinischen Entscheidungsfindung anwenden.
2.7	Sie erläutern und reflektieren ihr eigenes wissenschaftlich-ärztliches Umgehen mit diesen Problemstellungen. Sie können ...
2.7.1	Konkrete Vor- und Nachteile wissenschaftsbasierten Arbeitens im ärztlichen Alltag formulieren.
2.7.2	Als kritische Anwenderinnen und Anwender die Prinzipien und Methoden der evidenzbasierten Medizin und deren Anwendung bei Problemstellungen im Rahmen der Behandlung individueller Patientinnen und Patienten unter Berücksichtigung deren Präferenzen erläutern und diskutieren.

Vergangenheit vielfach hinsichtlich der mangelnden Bezüge auf relevantes, klinisches Handlungswissen und Entscheidungskompetenz kritisiert worden waren. Es wurde eine kompetenzorientierte Neuausrichtung der Staatsexamina begonnen, um die Umstellungsprozesse hin zur kompetenzorientierten Lehre in den Fakultäten auch in den Staatsexamina widerzuspiegeln (constructive alignment). Der 2019 aktualisierte Gegenstandskatalog wurde für das zweite Staatsexamen (M2) ab Frühjahr 2022 gültig (IMPP 2019). Damit ist **bereits jetzt vor Inkrafttreten einer neuen Approbationsordnung die Lehre zur leitliniengerechten Versorgung expliziter Gegenstand der staatlichen Prüfungen.**

Entsprechend den im Masterplan Medizinstudium 2020 geforderten Maßnahmen wurden mittlerweile ein kompetenzorientierter Gegenstandskatalog (Dezember 2020) und der Nationale Kompetenzorientierte Lernzielkatalog (NKLM, 2.0, Mai 2021) veröffentlicht. Beide werden kontinuierlich weiterentwickelt und ab Inkrafttreten einer neuen Approbationsordnung verbindlich.

2. Schritt: Definition von studierendengerechten Leitlinieninhalten

Leitlinien sind primär für berufstätige Ärztinnen und Ärzte sowie für die Weiterbildung konzipiert. Bei der gemeinsamen Analyse von IMPP und AWMF von Leitlinien z.B. im Rahmen des onkologischen Leitlinienprogramms oder der Deutschen Gesellschaft für Gastroenterologie, Verdauungs- und Stoffwechselkrankheiten (DGVS) stellte sich der Umfang vieler Leitlinien als zu groß heraus, um von Studierenden als Lernstoff erwartet werden zu können.

AWMF und IMPP haben daher im Sommer 2020 ein gemeinsames Projekt gestartet, um im Sinne einer patientenorientierten und evidenzbasierten Medizin die Implementierung von **studierendengerechten Leitlinieninhalten in**

Lehre und Prüfung zu fördern (Kreienberg u. Jünger 2020). Dazu sollen in Leitlinien Inhalte markiert werden, die für Studierende relevant sein können. Diese **Inhalte sollen im Anhang der Leitlinien als Exzerpte** zusammengefasst und im Gegenstandskatalog als **Orientierungshilfe** verlinkt werden für:

1. die Prüfungsfragenerstellenden und Sachverständigen des IMPP, um anwendungsorientierte, klinisch relevante Prüfungsfragen zu erstellen
2. die Dozierenden, um Leitlinienwissen in der Lehre zu verankern
3. die Studierenden, um Leitlinienwissen als wichtige Informationsquelle und Entscheidungshilfe zu erkennen und verstehen.

Die Grundlagen für dieses Projekt wurde durch die DGVS gelegt. In der zu aktualisierenden Leitlinie „Gallensteine" wurden Leitlinieninhalte daraufhin untersucht, ob sie für Studierende relevant sind und inwieweit die jeweiligen Inhalte sich bereits in den NKLM und GK-Lernzielen wiederfinden und direkt verlinkt werden können. Die studierendengerechten Leitlinieninhalte werden explizit in der Leitlinie ausgewiesen. Die Leitlinie Gallensteine (Lynen Jansen et al. 2018) stellt somit die erste Leitlinie dar, die auch die studentische Perspektive abbildet (https://www.thieme-connect.de/products/ejournals/html/10.1055/a-0643-4420). Die Identifikation studierendengerechter Leitlinieninhalte bei Neuentwicklung bzw. Aktualisierung einer Leitlinie hat sich als ein zeitlich und ressourcentechnisch mögliches Verfahren etabliert. Es kann allen Fachgesellschaften empfohlen werden. Die Ausweisung von Empfehlungen/Inhalten, die für Studierende relevant sind, hat auch Eingang in die Förderrichtlinien des Innovationsfonds für Leitlinienprojekte gefunden (Innovationsfonds 2022).

14   Professionsentwicklung: Wie kommen Leitlinien stärker in die medizinische Ausbildung, Weiterbildung und Fortbildung?

III

3. Schritt: Integration von Evidenzbasierter Medizin und Leitlinienkompetenz in die Lehre von Medizinstudierenden

Mehrere Studien haben gezeigt, wie Clinical Reasoning (Gruppen 2017; ten Cate et al. 2018) oder Evidenzbasierte Medizin (Weberschock et al. 2005) in die Lehre integriert werden können. Auch der noch bestehende Bedarf an besserer Abstimmung, longitudinaler Verankerung und Verbindlichkeit ist in Studien dargelegt (Sudacka et al. 2021; Parodis et al. 2021; Kumaravel et al. 2020; Kassirer 2010). **Explizite Literatur** hinsichtlich didaktischer Konzepte im Medizinstudium **zur Anwendung von Leitlinien** hingegen ist **spärlich** (Manikam et al. 2015; Goldmann et al. 2016). Der Umgang mit Leitlinien ist, wenn überhaupt, als Baustein in Lehrmodulen zur Wissenschaftskompetenz, zu Clinical Reasoning bzw. evidenzbasierter Medizin integriert. Die systematische Integration von Leitlinieninhalten anhand ausgewählter Patientenbeispiele in die einzelnen Fächer und Module fehlt weitgehend, obwohl edukative Interventionen in Fort- und Weiterbildung sich als effiziente Maßnahmen erwiesen haben (Pereira et al. 2022).

Die Diskussion über die Integration von EBM in die Ausbildung ist fast so alt wie die EBM-Bewegung selbst (Berg et al. 1997). Dabei wurde vor einem Training einer simplen, auf Regeln basierten Anwendung von Leitlinien gewarnt und die didaktische Qualifizierung der Lehrenden im Vermitteln des richtigen Umgangs mit Leitlinien und den darin enthaltenen evidenzbasierten Wissensinhalten gefordert:

„A system using guidelines in education must teach not only how to choose a guideline, but when to apply it, to whom, and, importantly, when its use would be inappropriate." (Berg et al. 1997).

In Deutschland forderte die Deutsche Gesellschaft für Allgemeinmedizin und Familienmedizin e.V. (DEGAM) bereits 1999 eine Ausrichtung der Gegenstandskataloge auf ein fall- und problemorientiertes Training (Gerlach et al. 1999). Zehn Jahre später wurden erstmalig allgemeinmedizinische Leitlinieninhalte im klinischen Studienabschnitt durch einen fallbasierten Online-Kurs vermittelt (Nussbaum et al. 2009). Mittlerweile wird international gefordert, für das Medizinstudium Lern- und Prüfziele zu Leitlinien, die Festlegung der für Studierende relevanten Leitlinieninhalte sowie die geeigneten Vermittlungsmethoden zu definieren (Cooper et al. 2020). Lehre zu Leitlinien sollte nicht nur isoliert in einem Querschnittsbereich, sondern longitudinal in den verschiedenen klinischen Fächern aufeinander abgestimmt vermittelt werden, wobei derzeit noch einige Barrieren bestehen (Hense et al. 2021).

Kürzlich wurde in dem EU-Projekt DID-ACT ein longitudinales Clinical Reasoning Curriculum erstellt, in dem virtuelle Patientenfälle aus den verschiedensten Fächern eingebunden sind. Das Curriculum und die Trainingsmaterialien für Dozierende stehen den medizinischen Fakultäten kostenfrei zur Verfügung (https://did-act.eu).

Gezielte Unterstützung des Trainings zum Umgang mit Leitlinien bieten auch verschiedene Fachgesellschaften an. Berufsunerfahrene z.B. lernen, aus pädiatrischen Leitlinien die relevanten Wissensinhalte zu exzerpieren, die möglichst bei häufigen Erkrankungen wie z.B. einer Otitis media im aktiven Wissen verfügbar sein sollten (Peterson et al. 2017). Das Training der Formulierung angemessener PICO-Fragen bei konkreten Patientenproblemen kann in Ergänzung dazu dienen, relevante Leitlinieninhalte zu finden und kritisch zu bewerten (Mihaljevic et al. 2018). Ab 2023 wird in der Online-Weiterbildungsveranstaltung *„Urologie onLINE"* der Juniorakademie der Deutschen Urologischen Gesellschaft ein Progresstest implementiert, in dem ein Fokus auf der longitudinalen Leitlinienkompetenzentwicklung der Teilnehmer liegt (Leyh u. Necknig 2023).

Für Aus- und Weiterbildung stellt die Lernplattform AMBOSS (www.amboss.com) eine viel genutzte und qualitativ hochwertige Quelle dar, die sich im Lernstoff auf die Leitlinien vieler Fachgesellschaften bezieht und diese mit den entsprechenden Lerninhalten verknüpft. Der Bezug zu Leitlinien wird kontinuierlich ausgebaut. In einer randomisiert-kontrollierten Studie führte die Integration von evidenzbasierten Inhalten, partizipativer Entscheidungsfindung verbunden mit der Identifikation von Interessenkonflikten verglichen mit traditionellen curricularen Lehreinheiten zu einer besseren klinischen Entscheidungs- und Beratungskompetenz bei Patientinnen und Patienten (Koch et al. 2019).

Die Lehre in Leitlinienkompetenz kann somit einerseits dazu dienen, das relevante Wissen, das aktiv für die Behandlung von Betroffenen vorhanden sein sollte, zu identifizieren und andererseits Clinical Reasoning und evidenzbasierte Medizin an konkreten Patientenfällen zu üben.

4. Schritt: Integration der Überprüfung von Leitlinienkompetenz in die Prüfungen von Medizinstudierenden

Die Weiterentwicklung von Lernzielen und Lehrmethoden kann nur gemeinsam mit den sich anschließenden Prüfungen gedacht werden. Leitlinienkompetenz sollte über verschiedene Prüfungsformate im schriftlichen und mündlich-praktischen Bereich erfasst werden und damit eine positive, lernfördernde Prüfungskultur unterstützen. Prüfungen, die formativ in die Lehre integriert sind und Studierenden detailliertes Feedback zu ihrem Performanzniveau geben, tragen auch zu einem effizienteren Lernen bei (Schuwirth u. Van der Vleuten 2011; Wagener et al. 2015).

Schriftliche Prüfungen

Die Festlegung von für Studierende relevanten Leitlinieninhalten kann das Problem lösen, dass häufig in MC-Prüfungen aus Sorge um die Rechtssicherheit nur Faktenwissen geprüft wird. Ein Bezug von MC-Fragen oder anderen Fragentypen auf verabschiedete Leitlinien würde die Anwendungsorientierung von Prüfungsinhalten erhöhen und gleichzeitig die Rechtssicherheit gewährleisten. Parallel werden Studierende motiviert, sich beim Lernen für die Prüfung mit studierendengerechten Leitlinieninhalten zu beschäftigen. Die hier unter Schritt 2 dargestellten Maßnahmen dienen als zentrale Voraussetzung für diese Neuausrichtung der Prüfungen. Wichtig ist, sich in den MC-Fragen auf die Wissensinhalte, Diagnostik- und Behandlungsalgorithmen zu beschränken, die auch Berufsunerfahrenen **jederzeit** ohne Hinzuziehung von Datenbanken zur Verfügung stehen sollten.

Perspektivisch ist vorgesehen, in dem neu ausgerichteten kompetenzorientierten Progresstest des Umbrella Consortiums of Assessment Networks (www.ucan-assess.org; Wagener et al. 2015) ab 2024 im Bereich Wissenschaftskompetenz einen Schwerpunkt auf Performanz und Feedback hinsichtlich studierendengerechten Leitlinieninhalten interessierter Fachgesellschaften zu legen.

Prüfung am Patienten oder an der Patientin im Staatsexamen

Eine praktische Prüfung an Patientinnen und Patienten kann andere Kompetenzinhalte als die schriftlichen Prüfungen erfassen. Der Dritte Abschnitt der Ärztlichen Prüfung (M3-Prüfung) umfasst u.a. die Bearbeitung eines Patientenfalls. Entsprechend dem Referentenentwurf für die Ärztliche Approbationsordnung (BMG 2020) wird die Performanz des Prüflings in acht Bausteinen eines aufeinander aufbauenden, kompetenzorientierten Prüfungskon-

14 Professionsentwicklung: Wie kommen Leitlinien stärker in die medizinische Ausbildung,
    Weiterbildung und Fortbildung?

III

zept erfasst. Die Überprüfung der Leitlinienkompetenz des Prüflings ist im Prüfungsablauf mehrfach integriert. Diese neue M3-Prüfung am Patienten wurde im Rahmen von Pilotierungen in verschiedenen Bundesländern hinsichtlich Prüfungsablauf und Machbarkeit erfolgreich getestet (Demmer et al. 2021).

Studierende formulieren eine auf den bzw. die reale/n Patienten/-in bezogene konkrete Fragestellung nach dem PICO-Schema (Patient Population – Intervention – Comparison – Outcome), beantworten diese selbständig unter Durchführung einer systematischen Recherche hinsichtlich Leitlinien sowie wissenschaftlicher Evidenz (Open Book Exam) und diskutieren ihre Antwort anschließend mit den Prüfern. Die angemessene Dokumentation der klinischen Fragestellung sowie der reflektierten Diagnostik- und Behandlungsplanung unter Bezug auf aktuelle Leitlinien durch den Prüfling ist ein Bewertungskriterium für den schriftlichen *„evidenzbasierten Patientenbericht"* (s. Tab. 2). Als letzten Prüfungsbestandteil erstellen die Studierenden schließlich einen für Laien verständlichen Bericht, in dem der Prüfling – falls möglich – auf Patientenleitlinien verweisen sollte.

Transformativen Charakter wird diese Prüfung dann entfalten, wenn zukünftig PJ-Studierende in Vorbereitung auf ihre praktische M3-Prüfung bei „ihren" Behandelten nicht nur „Kochrezepte" erlernen, sondern fundiert in die Behandlungsplanung anhand von Evidenz und Leitlinien einsteigen und mit dem zuständigen Kollegium diskutieren sowie zur „Übung" während des PJs evidenzbasierte Patientenberichte unter Einbezug von Leitlinien verfassen.

Die neue Prüfung am Patienten bzw. an der Patientin stellt somit die Operationalisierung sogenannter *„anvertraubarer ärztlicher Tätigkeiten (APTs)"* mittels integrierter Performanzerfassung verschiedenster Kompetenzbereiche dar. Wissenschaftliche Erkenntnisse aus dem Bereich der Medizinischen Ausbildungsforschung (Frenk et al. 2010) werden so in konkrete Handlungskontexte eines zukünftigen Staatsexamens transformiert.

Anwendungsorientierte Parcoursprüfung in Fakultäten und Staatsexamina zur Überprüfung von EBM, Leitlinienkompetenz und Choosing Wisely

Die Prüfung an Patientinnen und Patienten im stationären oder ambulanten Kontext stellt eine arbeitsplatzbasierte Prüfung dar, in der die Überprüfung der Leitlinienkompetenz des Prüflings **abhängig** von den jeweiligen Behandelten ist. Vergleichbarkeit zwischen den Prüflingen im Hinblick auf eine spezifische Fragestellung ist jedoch hier nicht möglich.

Hingegen können in einer anwendungsbezogenen Parcoursprüfung (Objective Structured Clinical Examination, OSCE) spezifische leitliniengerechte Behandlung (z.B. einer Patientin mit Gallensteinkolik) oder auch Reflexion kommerziell motivierter Überversorgung (z.B. Tumorresektion beim weit fortgeschrittenen bereits metastasierten Pankreaskarzinom, Stallmach u. Jünger 2020), valide und reliabel überprüft werden. Mihalevic et al. konnten zeigen, dass in einem chirurgischen OSCE die angemessene Formulierung einer PICO-Frage zu einem Patientenfall und die dazu gehörige Open-Book-Recherche in 7 Minuten überprüfbar sind (Mihaljevic et al. 2018). International haben australische Forschende gezeigt, wie die Inhalte eines longitudinalen EBM-Curriculums in sechs über die Studienjahre verteilten OSCE-Stationen erfasst werden können (Kumaravel et al. 2021). Idealerweise reflektieren und diskutieren Studierende in Vorbereitung auf die nächste Prüfung kontinuierlich im klinischen Alltag, ob die Therapie eines Patienten leitliniengerecht und evidenzbasiert ist bzw. warum von den Empfehlungen abgewichen wird. Durch die Stärkung der Studierenden hinsichtlich einer evidenzbasierten und patientenorientierten Versorgung in Lehre und Prüfung wird Überversorgung und Fehlallokation ent-

Tab. 2 Beispielhafter Bewertungsbogen zur Beurteilung einer PICO-Frage und eines evidenzbasierten Patientenberichts (Federmann et al. 2021)

Bewertung des evidenzbasierten Patientenberichtes für das ambulante Setting	Punkte
Inhaltsdokumentation (5%)	0–5

Erfasst alle wesentlichen Aspekte zu:
- Patientenstammdaten, Untersuchungsdatum
- aktueller Beratungsanlass
- Beratungsergebnis
- Infektionen
- Besiedelungen durch multiresistente Erreger

Anamnese (15%)	0–5

Erfasst korrekt alle wesentlichen Aspekte der Anamnese, zum Beispiel:
- aktuelle Beschwerden
- Vorgeschichte (inkl. vorherige Operationen und Eingriffe), Risikofaktoren
- Familienanamnese, ggf. Sozial- und Berufsanamnese
- mögliche Zusammenhänge und/oder Kausalitäten

Körperlicher und psychopathologischer Untersuchungsbefund (10%)	0–5

Stellt folgende Befunde und deren Dokumentation korrekt dar:
- Hauptbefund/Lokalbefunde
- ggf. Veränderungen zu erhaltenen Vorbefunden
- wesentliche Befunde der körperlichen und psychopathologischen Untersuchung

Zusammenfassung des bisherigen Verlaufs (20%)	0–5

- Fasst den Beratungsanlass logisch nachvollziehbar und komprimiert zusammen und berücksichtigt die folgenden Informationen zu:
  - Beratungsanlass
  - ggf. wichtigen Befunden, die zur Diagnosestellung geführt haben
  - differenzialdiagnostischen Überlegungen, Warnhinweise für abwendbar gefährliche Verläufe
  - durchgeführten Therapien inkl. Prozeduren
  - klinischem Verlauf, ggf. Komplikationen inkl. Management und mögliche Konsequenzen
- Erkennt die Bedeutung von Befunden sowie Zusammenhänge und Kausalitäten.

Evidenz und Patientenpräferenz (20%)	0–5

- Fasst die Befunde sinnvoll zusammen und diskutiert diskrepante Befunde kritisch.
- Trifft wenn möglich Entscheidungen unter Berücksichtigung der Patientenpräferenz.
- Bewertet die bisher getroffenen Entscheidungen evidenzbasiert.
- Zitiert ggf. verwendete Literatur korrekt bzw. bezieht sich korrekt auf Leitlinie.
- Wendet wenn möglich Leitlinien auf den konkreten Fall an und begründet dies.
- Diskutiert und erklärt Einzelfallentscheidungen sowie Abweichungen von Leitlinien-Empfehlungen.

14 Professionsentwicklung: Wie kommen Leitlinien stärker in die medizinische Ausbildung, Weiterbildung und Fortbildung?

Fortsetzung Tab. 2

Bewertung des evidenzbasierten Patientenberichtes für das ambulante Setting	Punkte
Procedere inkl. interprofessionelle Aspekte (20%)	0–5

Erfasst alle wesentlichen Aspekte zum weiteren Procedere:
- Nennt weitere Versorgung durch behandelnde/n Arzt/Ärztin (z.B. Behandlung, Wiedervorstellung, Einweisung).
- Gibt Empfehlungen, ob und wenn ja, welche weiteren Leistungserbringer in der nachfolgenden Versorgung involviert sein sollten.
- Liefert einen aktualisierten Medikationsplan (inkl. Erläuterungen zu Wirkstoffbezeichnung und -stärke, Darreichungsform [inkl. besonderer Formen], Dosierung, Erläuterung bei Veränderungen, bekannte Arzneimittelunverträglichkeiten).
- Nennt zu veranlassende Verordnungen = Heilmittel (z.B. Ergotherapie, Physiotherapie, Logopädie).
- Nennt zu veranlassende Hilfsmittel, spricht Verhaltensempfehlungen aus.
- Weist ggf. auf eine Bescheinigung der Arbeitsunfähigkeit hin.
- Beurteilt das Patientenoutcome hinsichtlich der Alltagsaktivität und sozialen Teilhabe (nach ICF).
- Dokumentiert das gemeinsam mit dem/der Patienten/-in geplante weitere Vorgehen (Kontrolltermine, [Nicht-]Erreichen von Behandlungszielen, etc.).

Form und Stil (10%)	0–5

- Drückt sich klar und verständlich aus.
- Verwendet eine gut lesbare Fachsprache ohne Abkürzungen, Ausschweifungen oder Jargon.
- Verwendet Fachbegriffe korrekt.

Gesamtbewertung	/100%

gegengetreten. Damit können gute Prüfungen schrittweise zu einer Veränderung einer von Kommerzialisierung geprägten Behandlungskultur beitragen und transformativen Charakter für die klinische Versorgung entfalten (Frenk et al. 2010).

Für die Auswahl geeigneter OSCE-Szenarien in den einzelnen klinischen Fächern empfiehlt es sich, z.B. aus dem „Klug Entscheiden Sammelband" der Deutschen Gesellschaft für Innere Medizin e.V. (DGIM) oder der *„Gemeinsam Klug Entscheiden"*-Bewegung der AWMF (Richter-Kuhlmann 2015; Nothacker et al. 2017) studierendengerechte Empfehlungen auszuwählen.

Studierendeninitiativen im Bereich Choosing wisely

Unterstützt wird die *„Gemeinsam Klug Entscheiden"*-Bewegung zusätzlich durch eine von Stu-

dierenden geführte Choosing-wisely-Inititative, die sich ausgehend von Kanada mittlerweile weltweit verbreitet hat. STARS („Students and Trainees Advocating for Resource Stewardship") fördert die Integration und Reflexion von Themen wie Überversorgung, Ressourcenmanagement und Gesundheitskosten in die medizinische Ausbildung (Born et al. 2019).

Im Student-Doctor-Network haben Studierende Empfehlungen für Studierende zu 20 klinischen Leitlinien erarbeitet, die für jede bzw. jeden Studierenden und Berufsunerfahrenen relevant sind (The Student Doctor Network 2022). Diese Initiativen zeigen, dass Studierende sich engagiert für eine patientenorientierte, evidenz- und leitlinienorientierte Medizin einsetzen.

14.5 Fazit und Ausblick

Die Vermittlung von Leitlinienkompetenz in allen klinischen Fächern – eingebettet in die Ausbildung zu Wissenschaftskompetenz, EBM und Clinical Reasoning – könnte dazu dienen, dass teils abstrakte Konzepte für Studierende an konkretem Handlungs- und Anwendungsbezug gewinnen. Digitale Lehrmedien wie die AWMF-Leitlinien, die um studierendengerechte Leitlinieninhalte ergänzt werden, sowie virtuelle Patientinnen und Patienten, an denen diese Leitlinieninhalte aufgegriffen werden, könnten in einem übergreifenden Curriculum notwendige Reformen im Medizinstudium unterstützen. Das Aufgreifen der STARS-Initiative im deutschsprachigen Raum zusammen mit der Bundesvertretung der Medizinstudierenden in Deutschland e.V. (bvmd) böte eine Möglichkeit, sich frühzeitig für eine patientenorientierte und evidenzbasierte Medizin zu engagieren, die Kommerzialisierungsbestrebungen Stand halten kann. Die Vermittlung von Leitlinienkompetenz in der Lehre sollte stärker in die Qualifizierung von Lehrenden im Rahmen des MedizinDidaktikNetzes und des Master of Medical Education aufgenommen werden. Die Integration von Leitlinieninhalten in curriculare Lehre, fakultäre und staatliche Prüfungen motiviert die Lernenden, ihre Leitlinienkompetenz zu steigern, und bietet die Möglichkeit, kompetenzorientierte fächerübergreifende qualitätssichernde Prozesse in Studium und Versorgung zu intensivieren.

Literatur

AMBOSS. URL: www.amboss.com (abgerufen am 20.03.2023)

Baum C, Bruns C, Eckart WU, Fulda S, Gärtner J, Grüters-Kieslich A, Guthof R, Krieg T, Kuhlmey A, Schlögl-Flierl K, Wiesemann C, Wiesing U, Wollenberg B (2022) Ärztliche Aus-, Weiter- und Fortbildung – für eine lebenslange Wissenschaftskompetenz in der Medizin. Diskussion Nr. 28, Halle (Saale): Nationale Akademie der Wissenschaften Leopoldina

Berg A, Atkins D, Tierney W (1997) Clinical Practice Guidelines in Practice and Education. J Gen Intern Med 25–33. doi:10.1046/j.1525-1497.12. s2.4.x

BMBF-Bundesministerium für Bildung und Forschung (2017) Masterplan Medizinstudium 2020. URL: https://www.bmbf.de/bmbf/shareddocs/downloads/files/2017-03-31_masterplan-beschlusstext.pdf?__blob=publicationFile%26v=1 (abgerufen am 09.02.2023)

BMG (2020) Referentenentwurf zur Ärztlichen Approbationsordnung vom November 2020. URL: www.bundesgesundheitsministerium.de/fileadmin/Dateien/3_Downloads/Gesetze_und_Verordnungen/GuV/A/Referentenentwurf_AEApprO.pdf (abgerufen am 10.02.2023)

Born BK, Moriates C, Valencia V, Kerssens M, Wong M (2019) Learners as Leaders: A Global Groundswell of Students Leading Choosing Wisely Initiatives. Academic Medicine 94(11)

Bundesministerium der Justiz (2002) Ärztliche Approbationsordnung, ÄApprO. URL: https://www.gesetze-im-internet.de/_appro_2002/BJNR240500002.html (abgerufen am 09.02.2023)

Cooper N, Bartlett M, Gay S, Hammond A, Lillicrap M, Matthan J, Singh M & On behalf of the UK Clinical Reasoning in Medical Education (CReME) consensus statement group (2020) Consensus statement on the content of clinical reasoning curricula in undergraduate medical education. Medical Teacher

Demmer I, Selgert L, Altiner A, Baum E, Becker A, Schmittdiel L, Streitlein-Böhme I, Michiels-Corsten M, Zutz S, Hummers E, Jünger J (2021) Implementation of a uniform nationwide medical licensing examination in general practice. A feasibility study. GMS Journal for Medical Education 38(5)

DID-ACT. Developing, implementing, and disseminating an adaptive clinical reasoning curriculum for healthcare students and educators. URL: https://did-act.eu/integration-guide/ (abgerufen am 02.02.2023)

Federmann A, Selgert L, Gornostayeva M, Hinding B, Lux R, Brünahl C, Post R, Jonietz A, Jünger J (2021) Patientenorientiert lernen, prüfen, handeln – Entscheidungsfindung und ärztliche Dokumentation". Abschlussbericht zum Projekt: „Gemeinsam klug entscheiden und den Patienten und Patientinnen verständlich vermitteln: Überprüfung der klinischen und partizipativen Entscheidungsfindung sowie der Fähigkeit zur ärztlichen Dokumentation im Staatsexamen Medizin". URL: https://www.bertelsmann-stiftung.de/de/publikationen/publikation/did/patientenorientiert-lernen-pruefen-handeln-entscheidungsfindung-und-aerztliche-dokumentation (abgerufen am 09.02.2023)

Frenk J, Chen L, Bhutta ZA, Cohen J, Crisp N, Evans T, Fineberg H, Garcia P, Ke Y, Kelley P, Kistnasamy B, Meleis A, Naylor D, Pablos-Mendez A, Reddy S, Scrimshaw S, Sepulveda J, Serwadda D, Zurayk H (2010) Health professionals for a new century: transforming education to strengthen health systems in an interdependent world. Lancet 376(9756), 1923–58. doi: 10.1016/S0140-6736(10)61854-5

Gerlach FM, Beyer M, Berndt M (1999) Das DEGAM-Konzept – Entwicklung, Verbreitung, Implementierung von Leitlinien für die hausärztliche Praxis. Z Ärztl Forbild Qualitätssich 93, 111–120

Goldmann M, Hasenfuß G, Dehl T, Raupach T (2016) Klug entscheiden ... auch in der Lehre! Deutsches Ärzteblatt. Jg. 113. Sammelband. Beitrag Heft 13/2016

Gruppen LD (2017) Clinical Reasoning: Defining It, Teaching It, Assessing It, Studying It. West J Emerg Med

Hense H, Harst L, Küster D, Walther F, Schmitt J (2021) Implementing longitudinal integrated curricula: Systematic review of barriers and facilitators. Med Educ 55, 558–573. https://doi.org/10.1111/medu.14401

Howard B, Diug B, Ilic D (2022) Methods of teaching evidence-based practice: a systematic review. BMC Medical Education

Innovationsausschuss beim Gemeinsamen Bundesausschuss. Förderbekanntmachung Versorgungsforschung – Medizinische Leitlinien (MedLL) (Geändert am 20.09.2022). URL: https://innovationsfonds.g-ba.de/foerderbekanntmachungen/foerderbekanntmachung-versorgungsforschung-medizinische-leitlinien-medll-geaendert-am-20-09-2022.42 (abgerufen am 20.03.2023)

IMPP Institut für medizinische und pharmazeutische Prüfungsfragen (2021) Gegenstandskatalog für den Zweiten Abschnitt der Ärztlichen Prüfung. 5.1 Auflage. URL: https://www.impp.de/pruefungen/allgemein/gegenstandskataloge.html (abgerufen am 10.02.2023)

Jünger J (2018) Kompetenzorientiert prüfen im Staatsexamen Medizin. Bundesgesundheitsbl 61, 171–177. https://doi.org/10.1007/s00103-017-2668-9

Jünger J, Pante SV, Ackel-Eisnach K, Wagener S, Fischer MR (2020) Vernetzt Euch! Konzeption und Langzeitergebnisse des institutionsübergreifenden Masters of Medical Edcucation (MME) in Deutschland. GMS J Med Educ 37(3), Doc33. doi: 10.3205/zma001326

Kassirer JP (2010) Teaching clinical reasoning: case-based and coached. Acad Med 85(7), 1118–24. doi: 10.1097/acm.0b013e3181d5dd0d

Köhl-Hackert N, Schultz JH, Nikendei Ch, Möltner A, Gedrose B, Bussche H, Jünger J (2012) Belastet in den Beruf – Empathie und Burnout bei Medizinstudierenden am Ende des Praktischen Jahres. Zeitschrift für Evidenz, Fortbildung und Qualität im Gesundheitswesen. https://doi.org/10.1016/j.zefq.2012.02.020

Koch C, Dreimüller N, Weißkircher J, Dies N, Gaitzsch E, Wagner S, Stoll M, Bäßler F, Lieb K, Jünger J (2019) Teaching Conflicts of Interest and Shared Decision-Making to Improve Risk Communication: a Randomized Controlled Trial. Gen Intern Med 35(2), 473–80. doi: 10.1007/s11606-019-05420-w

Kreienberg R, Jünger J (2020) Nutzung von Leitlinieninhalten zur Verbesserung der medizinischen Ausbildung: gemeinsames Anliegen von AWMF und IMPP. Brief an die Fachgesellschaften vom 01.09.2020

Kumaravel B, Heath Hearn J, Jahangiri L, Pollard R, Stocker JC, Nunan D (2020) A systematic review and taxonomy of tools for evaluating evidence-based medicine teaching in medical education. Systematic Reviews. https://doi.org/10.1186/s13643-020-01311-y

Kumaravel B, Stewart C, Ilic D (2021) Development and evaluation of a spiral model of assessing EBM competency using OSCEs in undergraduate medical education. BMC Medical Education. https://doi.org/10.1186/s12909-021-02650-7

Leyh H, Necknig U (2023) Juniorakademie der Deutschen Gesellschaft für Urologie, persönliche Mitteilung

Lynen Jansen P, Gutt C, Jenssen Ch, Barreiros A, Stokes CS, Neubrand M, Lammert F (2018) Leitlinienreport zur aktualisierten S3-Leitlinie der Deutschen Gesellschaft für Gastroenterologie, Verdauungs- und Stoffwechselkrankheiten (DGVS) und der Deutschen Gesellschaft für Allgemein- und Viszeralchirurgie (DGAV) zur Prävention, Diagnostik und Behandlung von Gallensteinen. Z Gastroenterol 56, 116–180. https://doi.org/10.1055/a-0643-4420

Manikam L, Banerjee J, Blackwell N, Lakhanpaul M (2011) Barriers to Incorporating NICE Clinical Practice Guidelines in Medical Education: The Medical Student's Perspective. Med Sci Educ 21(4), 347–354

Manikam L, Hoy A, Fosker H, Wong MHY, Banerjee J, Lakhanpaul M, Knight A, Littlejohns P (2015) What drives junior doctors to use clinical practice guidelines? A national crosssectional survey of foundation doctors in England & Wales. BMC Medical Education 15, 227. doi: 10.1186/s12909-015-0510-3

Medizin Didaktik Netz Deutschland. URL: https://www.medidaktik.de (abgerufen am 10.02.2023)

MFT Medizinischer Fakultätentag der Bundesrepublik Deutschland e.V. (2018) Presseerklärung zur gemeinsamen Entwicklung von NKLM und GK (16.07.2018). Der Nationale Kompetenzbasierte Lernzielkatalog Medizin (NKLM) und die Gegenstandskataloge (GK), in denen die Inhalte der Staatsexamina der Humanmedizin definiert sind, werden zukünftig gemeinsam weiterentwickelt. URL: https://medizinische-fakultaeten.de/medien/presse/presseerklaerung-zur-gemeinsamen-entwicklung-von-nklm-und-gk/ (abgerufen am 28.01.2023)

MFT Medizinischer Fakultätentag der Bundesrepublik Deutschland e.V. (2015) Nationaler Kompetenzbasierter Lernzielkatalog Medizin (NKLM). URL: https://medizinische-fakultaeten.de/wp-content/uploads/2021/06/nklm_final_2015-12-04.pdf (abgerufen am 26.01.2023)

Mihaljevic AL, Probst P, Wagener S, Núñez A, Lindner M, Brass K, Möltner A (2018) OSCE-Station Wissenschaftskompetenz. Jahrestagung der Gesellschaft für Medizinische Ausbildung (GMA). Wien, 19.–22.09.2018. Düsseldorf: German Medical Science GMS Publishing House; DocP12.6

Nothacker M, R Kreienberg R, Kopp IB (2017) „Gemeinsam Klug Entscheiden" – eine Initiative der AWMF und ihrer Fachgesellschaften: Mission, Methodik und Anwendung. Zeitschrift für Evidenz, Fortbildung und Qualität im Gesundheitswesen 3–11. https://doi.org/10.1016/j.zefq.2017.10.012

Nussbaum CF, Fischer MR, Lenz CH, Waldmann UM, Genzel-Boroviczény O, Schelling JS (2009) Vermittlung von allgemeinmedizinischen Leitlinien im klinischen Studienabschnitt durch einen fallbasierten Online-Kurs: Eine Evaluationsstudie an der LMU München. Deutscher Ärzte-Verlag. ZFA. Z Allg Med 85(1)

Parodis I, Andersson L, Durning SJ, Hege I, Knez J, Kononowicz AA, Lidskog M, Petreski T, Szopa M, Edelbring S (2021) Clinical Reasoning Needs to Be Explicitly Addressed in Health Professions Curricula: Recommendations from a European Consortium. Int J Environ Res 18, 11202. URL: https://www.mdpi.com/1660-4601/18/21/11202 (abgerufen am 10.02.2023)

Pereira VC, Silva SN, Carvalho VKS, Zanghelini F, Barreto JOM (2022) Strategies for the implementation of clinical practice guidelines in public health: an overview of systematic reviews. Health Research Policy and Systems. BMC. https://doi.org/10.1186/s12961-022-00815-4

Peterson J, Louden DT, Gribben V, Blankenburg R (2017) Teaching Residents Clinical Practice Guidelines Using a Flipped Classroom Model. MedEdPORTAL 13, 10548. https://doi.org/10.15766/mep_2374-8265.10548

Richter-Kuhlmann E (2015) Choosing wisely: Mut haben, etwas nicht zu tun. Dtsch Arztebl 112(44). A-1810/B-1496/C-1460. URL: https://www.aerzteblatt.de/archiv/172756/Choosing-wisely-Mut-haben-etwas-nicht-zu-tun (abgerufen am 02.02.2023)

Schuwirth LW, Van der Vleuten CP (2011) Programmatic assessment: From assessment of learning to assessment for learning. Med Teach 33(6), 478–85. doi: 10.3109/0142159X.2011.565828

Stallmach A, Jünger J (2020) „Klug entscheiden" in der Gastroenterologie – eine Wissenschaftskompetenz, die bereits im Medizinstudium gelernt werden muss. Z Gastroenterol 58(07), 659–663. doi: 10.1055/a-1153-9320

Stefanescu MC, Sterz J, Herbert Hoefer S, Ruesseler M (2018) Young surgeons' challenges at the start of their clinical residency: a semi-qualitative study. Innov Surg Sci 3(4), 235–243. https://doi.org/10.1515/iss-2018-0015

Sudacka M, Adler M, Durning SJ, Edelbring S, Frankowska A, Hartmann D, Hege I, Huwendiek S, Sobočan M, Thiessen N, Wagner FL, Kononowicz AA (2021) Why is it so difficult to implement a longitudinal clinical reasoning curriculum? A multicenter interview study on the barriers perceived by European health professions educators. BMC Medical Education 21, 575. https://doi.org/10.1186/s12909-021-02960-w

ten Cate O, Custers E JFM, Durning SJ (2018) Innovation and Change in Professional Education 15. Principles and Practice of Case-based Clinical Reasoning Education: A Method for Preclinical Students. Springer Open. Cham, Switzerland. URL: https://www.ncbi.nlm.nih.gov/books/NBK543760/pdf/Bookshelf_NBK543760.pdf (abgerufen am 26.01.2023)

The Student Doctor Network (2022) 20 Clinical Practice Guidelines That Medical Students Should Know. URL: https://www.studentdoctor.net/2017/07/21/20-clinical-guidelines/ (abgerufen am 16.01.2023)

UCAN, Umbrella Consortium for Assessment Networks. URL: www.ucan-assess.org (abgerufen am 10.02.2023)

Wagener S, Möltner A, Timbil, S, Gornostayeva M, Schultz JH, Brüstle P et al. (2015) Development of a competency-based formative progress test with student-generated MCQs: Results from a multi-centre pilot study. GMS Zeitschrift für medizinische Ausbildung 32(4), Doc46. doi: 10.3205/zma000988

Weberschock TB, Charles Ginn T, Reinhold J, Strametz R, Krug D, Bergold M, Schulze J (2005) Change in knowledge and skills of Year 3 undergraduates in evidence-based medicine seminars. Medical Education 39, 665–671. doi: 10.1111/j.1365-2929.2005.02191.x

Wissenschaftsrat (2014) Empfehlungen zur Weiterentwicklung des Medizinstudiums in Deutschland auf Grundlage einer Bestandsaufnahme der humanmedizinischen Modellstudiengänge. Drs. 40 17–14, URL: https://www.wissenschaftsrat.de/download/archiv/4017-14.pdf?__blob=publicationFile&v=3 (abgerufen am 30.01.2023)

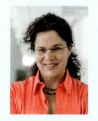

Prof. Dr. med. Jana Jünger, MME

Jana Jünger ist Internistin und Kommunikationsexpertin. Sie ist Mitglied der Studiengangsleitung des Master of Medical Education (MME) an der Medizinischen Fakultät der Universität Heidelberg und wissenschaftliche und ärztliche Leiterin des Instituts für Kommunikations- und Prüfungsforschung gGmbH, Heidelberg. Ihr Schwerpunkt liegt auf der Weiterentwicklung von Kommunikation, interprofessioneller Zusammenarbeit und kompetenzorientierten Prüfungen in der Medizin und den Gesundheitsfachberufen. Von 2016–2022 war sie Direktorin des Instituts für medizinische und pharmazeutische Prüfungsfragen (IMPP) in Mainz. Zuvor Leiterin des Kompetenzzentrums für Prüfungen in der Medizin in Baden-Württemberg und langjährige Oberärztin in der Abteilung für Allgemeine Innere Medizin und Psychosomatik am Universitätsklinikum Heidelberg. Trägerin des Ars Legendi Preises 2011 und des Oskar-Kuhn Preises für Gesundheitskommunikation 2004. Jana Jünger hat zahlreiche Publikationen im Bereich Medizinische Aus-, Weiter- und Fortbildung veröffentlicht und ist Herausgeberin des Praxisbuchs zum Masterplan Medizinstudium 2020 „Ärztliche Kommunikation" sowie mehrerer Bücher zu OSCE-Prüfungen in der Inneren Medizin, Chirurgie und Notfallmedizin.

15 Integration von Leitlinien in die Qualitätsförderung mit QISA und QuATRo

Guido Büscher, Johannes Stock, Andreas Lipécz, Kristin Borgstedt, Edith Andres, Jörg Lindenthal und Katrin Krämer

C. Günster | J. Klauber | D. Klemperer | M. Nothacker | B.-P. Robra | C. Schmuker (Hrsg.) Versorgungs-Report. Leitlinien – Evidenz für die Praxis.
DOI 10.32745/9783954668007-15, © MWV Medizinisch Wissenschaftliche Verlagsgesellschaft Berlin 2023

Leitlinien entfalten ihre Wirkung nur, wenn sie nachhaltig im Alltag der Gesundheitsversorgung ankommen. Exemplarisch werden zwei Ansätze tiefergehend dargestellt, welche die Leitlinienadhärenz in der ambulanten ärztlichen Versorgung fördern: Das Qualitätsindikatorensystem für die ambulante Versorgung (QISA) und dessen Einsatz im Qualitätsmessverfahren QuATRo („Qualität in Arztnetzen – Transparenz mit Routinedaten"). Dabei wird auch auf den gemeinsamen Entwicklungsaspekt wie z.B. die gegenseitige Rückkopplung von Ergebnissen und Erfahrungen eingegangen. Nach einer näheren Beschreibung von QISA und QuATRo wird deren Umsetzung am Beispiel der vernetzten und kooperativen Herangehensweise eines Arztnetzes erläutert und aufgezeigt, welche Impulse für die netzinterne Qualitätsarbeit ausgelöst werden. Untersuchungen zeigen, dass diese Herangehensweise nicht nur die Leitlinienadhärenz, sondern auch die Qualität der Versorgung messbar verbessert.

Guidelines only have an effect if they are sustainably integrated into everyday healthcare. Two approaches are presented in detail as examples that promote adherence to guidelines in outpatient medical care. The quality indicator system for outpatient care (QISA) and its use in the quality measurement method QuATRo ("Quality in doctor networks – transparency with routine data"). Aspects of the development are also addressed, e.g. mutual feedback of results and experiences. In addition to a more detailed description of QISA and QuATRo, their implementation in a doctor's network is explained, including impulses for the network's internal work on quality. Different studies show that this approach will not only improve the adherence to guidelines measurable, but also the quality of care.

15.1 Einführung in das Thema

Leitlinien entfalten ihre Wirkung nur, wenn sie nachhaltig im Alltag der Gesundheitsversorgung ankommen. Der AOK-Bundesverband hat zwei Angebote etabliert, die den notwendigen Transfer neu gestalten und damit gezielt Evidenzbasierung und Versorgungsqualität fördern sollen:

- QISA ist die Abkürzung für das „Qualitätsindikatorensystem für die ambulante Versorgung", das gemeinsam mit dem aQua-Institut entwickelt wurde.

■ Die Abkürzung QuATRo steht für „Qualität in Arztnetzen – Transparenz mit Routinedaten" und bezeichnet das Qualitätsmessverfahren, das die AOK zusammen mit Arztnetzen umsetzt.

QISA stellt evidenz- und leitliniengestützte Qualitätsindikatoren in einer spezifisch ausgearbeiteten Form zusammen, die es Ärztegruppen ermöglicht, sich mit Indikatoren zur Qualität ihrer Versorgung zu befassen und deren Einsatz bei der gemeinsamen Arbeit an der Qualität zu planen. **QuATRo** bietet ein dazu passendes Tool, mit dem AOKs ihren kooperierenden Arztnetzen praxis- und netzbezogene Indikatorwerte in Form von kommentierten Feedbackberichten zur Verfügung stellen. Zudem bietet QuATRo ein Diskussionsforum für die beteiligten Netze und AOKs zum gemeinsamen fachlichen Austausch sowie für Feedback und Benchmarking.

15.2 Was ist QISA?

Qualitätsindikatoren haben sich als Instrument zur Messung und Bewertung von Qualität weithin durchgesetzt. Eine wichtige Grundlage für deren Entwicklung stellen, neben systematischen Evidenzrecherchen, Empfehlungen aus S3-Leitlinien dar. Um deren Adhärenz evaluieren zu können, sollten in den Leitlinien Qualitätsindikatoren formuliert werden. Derzeit definieren allerdings nur 26% der medizinischen, insbesondere die onkologischen Leitlinien diese Qualitätsindikatoren zur Evaluation der Leitlinien bzw. zur Überprüfung ihrer Umsetzung in der Praxis (Deckert et al. 2021; s. Kap. 4).

Wer mit diesen Indikatoren arbeiten möchte, steht vor der Frage, welche Auswahl sich angesichts des breiten Angebots empfiehlt und welche Indikatoren verfügbar, geeignet und

umsetzbar sind. Hier setzt QISA an und bietet verteilt auf 14 Themenbände Qualitätsindikatoren (QI) für wichtige Bereiche der ambulanten Versorgung. Neben häufigen chronischen Erkrankungen beleuchten die QISA-Indikatoren die Qualität in relevanten Querschnittsthemen wie z.B. Pharmakotherapie, Prävention oder Palliativversorgung sowie mit Blick auf regionale Versorgungsmodelle (s. Tab. 1). Der einführende Band A bietet übergreifende Erläuterungen und Hintergründe.

QISA startete im Jahr 2002 mit einem Prototyp und ist damit das bundesweit erste „Qualitätsindikatorensystem für die ambulante Versorgung". Es ist das Ergebnis einer langjährigen Zusammenarbeit zwischen dem AOK-Bundesverband als Auftraggeber und dem aQua-Institut, das die wissenschaftliche Erarbeitung der Indikatoren verantwortet. Die QISA-Indikatoren stehen allen zur Verfügung, die Indikatoren anwenden wollen, um Versorgungsqualität zu messen, zu bewerten und weiterzuentwickeln.

QISA schlägt insoweit eine Brücke zwischen Evidenz und Praxis. Die Anknüpfung an die Evidenz wird durch eine eigene, **spezifische Methodik** gesichert. Für die Praxisorientierung sorgt die konsequente Ausrichtung von QISA auf die **praktische Anwendung der Indikatoren** in ärztlichen Qualitätszirkeln. Bezüglich der Methodik ist zu beachten, dass QISA ein freiwilliges Angebot für alle Interessierten darstellt. Damit unterscheidet es sich stark von obligatorischen Verfahren der indikatorengestützten Qualitätssicherung, wie sie etwa durch den Gemeinsamen Bundesausschuss vorgegeben werden. QISA hat im Vergleich dazu nicht nur einen kleineren Kreis an Teilnehmenden, sondern auch weniger Ressourcen, was die Detailtiefe der methodischen Herleitungen zwangsläufig limitiert. QISA fängt dies mit einem stets an wissenschaftlichen Grundlagen orientierten, in der Umsetzung aber pragmatisch ausgerichteten Vorgehen auf.

Tab. 1 Die QISA-Bände im Überblick (Stand 12/2022)

Erscheinungsjahr		Version 1.0	Version 2.0	Anzahl QI
A	Einführung: QISA stellt sich vor	2009	*	–
B	Allg. Indikatoren für regionale Versorgungsmodelle	2009	*	28
C1	Asthma/COPD	2009	2019	15
C2	Diabetes mellitus Typ 2	2011	2019	11
C3	Bluthochdruck	2010	2020	11
C4	Rückenschmerz	2010	2020	10
C6	Depression	2013	2020	13
C7	Koronare Herzkrankheit	2012	2019	14
C8	Herzinsuffizienz	2012	2020	12
D	Pharmakotherapie	2009	2019	15
D2	Rationaler Antibiotikaeinsatz**	2021		12
E1	Prävention	2009	2021	18
E2	Krebsfrüherkennung	2010	2021	2
F1	Hausärztliche Palliativversorgung	2010	2021	12
F2	Multimorbidität***	2022		22
				Σ 195

Alle QISA-Bände zum Download und weitere Informationen unter https://www.aok.de/gp/qisa-baende (AOK-Bundesverband 2022a)

* Aktualisierung in Arbeit

** entstanden im vom Innovationsfonds geförderten Projekt ARena (Antibiotika-Resistenzentwicklung nachhaltig abwenden; Förderkennzeichen 01NVF16008)

*** entstanden im vom Innovationsfonds geförderten Projekt MULTIqual (Entwicklung und Validierung von Qualitätsindikatoren für Multimorbidität; Förderkennzeichen 01VSF16058)

15.2.1 QISA-spezifische Methodik: Ableitung der Indikatoren aus wissenschaftlicher Evidenz und aus Leitlinien

Bei der Entwicklung von Qualitätsindikatoren geht es stets um die bestmögliche Kombination aus Evidenz und Expertise, aus wissenschaftlicher Grundlegung und sachverständiger Bewertung. Diese Kombination findet sich in allen **drei Stufen der Entwicklung von QISA**, vom Prototyp (interne Pilotversion 2001–02) über die Erstveröffentlichung (Version 1.0 2009–

13) bis zur derzeit vorliegenden Fassung (Version 2.0 2015–22).

Das aQua-Institut hatte in den 1990er-Jahren Know-how zur indikatorenbasierten Arbeit in ärztlichen Qualitätszirkeln, speziell zur Pharmakotherapie, aufgebaut. Bei der **Erarbeitung des QISA-Prototyps** richtete sich die Aufmerksamkeit auf den internationalen Stand bei Wissen und Anwendung von Indikatoren. Die Evidenzrecherche (Cochrane, Medline) bezog sich auf die USA und angelsächsische Länder und dortige Indikatorensysteme.

Leitlinien als Basis für die Indikatorenentwicklung standen nicht im heutigen Umfang zur Verfügung. Hinzugezogen wurde zudem Anwendungsexpertise aus den Niederlanden und Großbritannien. Soweit die Indikatorensets der QISA-Pilotversion nicht schon auf Projekterfahrungen beruhten, erfolgte ergänzend ein Expertenreview.

Die zwischen 2009 und 2013 erstmals veröffentlichten **QISA-Bände** (**Version 1.0**) bauten auf den Indikatorensets der internen Pilotversion auf. Bei geringem Überarbeitungsbedarf wurde über Reviews zusätzliche Expertise herangezogen. Zwei Bände (Depression, Koronare Herzkrankheit) wurden neu aufgesetzt, zwei weitere Bände (Herzinsuffizienz, Palliativversorgung) kamen neu hinzu. Für diese vier Bände erfolgte eine systematische Evidenzrecherche nach Indikatoren und Leitlinien. Das daraus abgeleitete Indikatorenregister wurde mit Experten aus Wissenschaft und Praxis in einem Panelverfahren gemäß der RAND/UCLA-Methode (Fitch et al. 2001) bewertet. Hinzugezogen wurden dabei auch Personen mit der Perspektive von Patientinnen und Patienten. Dies bildete die Basis für die Auswahl der Indikatoren je QISA-Band.

In den Jahren 2009–15 konnte das aQua-Institut als unabhängige Institution gemäß § 137a SGB V (alte Fassung) bei der externen stationären Qualitätssicherung im Auftrag des Gemeinsamen Bundesausschusses sein methodisches Know-how erheblich ausbauen (aQua-Institut 2015). Dies und die bessere Verfügbarkeit von Leitlinien prägten die **Aktualisierung der QISA-Bände** (**Version 2.0**) in den Jahren 2015–22. Dazu führte das aQua-Institut jeweils eine themenspezifische Recherche nach aktuellen, hochwertigen Leitlinien in den Internetportalen der Arbeitsgemeinschaft der Wissenschaftlichen Medizinischen Fachgesellschaften (AWMF), der Deutschen Gesellschaft für Allgemeinmedizin (DEGAM), der Arzneimittelkommission der Deutschen Ärzteschaft (AkdÄ) sowie der Nationalen VersorgungsLeitlinien

durch, aus deren starken Empfehlungen direkt Indikatoren abgeleitet werden können (s.a. Deckert et al. 2021). In einem zweiten Schritt wurden auch internationale Leitlinienportale, z.B. des Guidelines International Network (GIN), der Agency for Health Care Research and Quality (AHRQ) und des National Health Service (NHS) durchsucht.

Im Ergebnis entstand eine Synopse der Leitlinienempfehlungen und der QISA-Indikatoren. Damit wurde der Aktualisierungsbedarf anhand eines festen Prüfalgorithmus bewertet. Den Autorinnen und Autoren stand daneben auch die Anwendererfahrung aus QuATRo in systematisch aufbereiteter Form zur Verfügung. Auf dieser Grundlage wurden in Abstimmung mit dem aQua-Institut, dem AOK-Bundesverband und den Herausgebern die Indikatorensets der Version 2.0 entwickelt. Alle Bände durchliefen zudem ein externes Review.

Mit den Themen „Rationaler Antibiotikaeinsatz" und „Multimorbidität" wurden 2021/22 Ergebnisse aus zwei vom Innovationsfonds geförderten Projekten (ARena, MULTIqual) als **neue Bände D2 und F2** in QISA aufgenommen. Auch diese Bände erfüllen die methodischen Standards der QISA-Version 2.0.

2022 wurde ein **Routineverfahren zur regelmäßigen, bedarfsgerechten Aktualisierung der QISA-Bände** initiiert, um die Aktualität jedes Bandes alle zwei Jahre anhand einer Checkliste zu überprüfen. Geringer Überarbeitungsbedarf wird direkt umgesetzt. Bei größerem Aktualisierungsbedarf wird das Vorgehen gesondert festgelegt (z.B. erneute Evidenz- bzw. Leitlinienrecherche, Panel, Review). Dabei wird stets der Rückfluss von Praxiserfahrungen berücksichtigt, insbesondere aus QuATRo.

Die fachliche Qualität der QISA-Bände stützt sich daneben auf die **Expertise der Autorinnen und Autoren**, hinter denen u.a. acht Lehrstühle für Allgemeinmedizin im deutschsprachigen Raum und weitere Fachinstitutionen stehen, sowie auf die Reviews.

15.2.2 Praxisorientierung: QISA als Brücke zwischen Wissenschaft und Versorgungspraxis

Von Anfang an lag der Fokus von QISA auf der Förderung der Qualitätsarbeit in der ambulanten Versorgung, insbesondere im Rahmen von **ärztlichen Qualitätszirkeln**. Sie ist besonders wirksam, wenn sie sich auf individuelle datengestützte Feedbackberichte für die teilnehmende Ärzteschaft stützt. Individuelle Unterschiede in den Indikatorwerten führen die Diskussion an die kritischen Punkte, an denen sich Versorgungsqualität beeinflussen lässt. Die Gestaltung von QISA ist darauf ausgerichtet, diesen Mechanismus einer internen Qualitätssicherung extern zu unterstützen. Die QISA-Bände sind als **kostenloser Download** verfügbar unter https://www.aok.de/gp/qisa-baende (AOK-Bundesverband 2022a).

Die Praxisorientierung der QISA-Bände zeigt sich in folgenden Punkten:

- Die **Themen** der QISA-Bände bilden relevante Bereiche der ambulanten Versorgung ab.
- Für jedes Thema fasst ein **Qualitätskonzept** die Ansatzpunkte für gute Versorgung zusammen als inhaltliche Basis für den Band.
- Die Auswahl der Indikatoren richtet sich neben der Evidenz primär nach der praktischen **Relevanz und Beeinflussbarkeit** für

Ärztinnen und Ärzte, was zwangsläufig zu einer Dominanz von Indikatoren der Prozessqualität führt.

- Der Aufbau der Bände und die Beschreibung der Indikatoren folgen einer **standardisierten Struktur**. Das gibt den QISA-Bänden den Charakter eines Handbuchs und erleichtert den Anwendenden die Nutzung im Alltag:
  - Begründung und Einordnung des Themas
  - Ansatzpunkte für gute Versorgung (Qualitätskonzept)
  - methodisches Vorgehen
  - Übersicht über die ausgewählten Indikatoren
  - standardisierte Beschreibungen der einzelnen Indikatoren
- Die **standardisierte Beschreibung der Indikatoren** greift viele Aspekte auf, die für die Anwendenden und die Diskussion im Qualitätszirkel **relevant** sind (s. Tab. 2).

15.2.3 Empirische Belege für die praktische Wirksamkeit

QISA geht davon aus, dass sich die Messung von Qualitätsindikatoren und deren strukturierte Rückmeldung an die Praxis (Feedbackbericht) auf ärztliche Verhaltensweisen auswirken kön-

Tab. 2 QISA-Schema zur Beschreibung der einzelnen Indikatoren

Beschreibung des Indikators	Aussage, Begründung, Zielstellung, Voraussetzungen, Ausblick
Berechnung des Indikators	Betrachtungszeitraum, Bezugsebene, Formel: Zähler/Nenner, Ausschlusskriterien, Datenquelle, Verfügbarkeit der Daten
Anmerkungen zur Messgüte	z.B. Validität, Reliabilität, Veränderungssensitivität, Praktikabilität
Bisherige Anwendung und Evidenz	Epidemiologie und Prävalenz, Praxisstudien und Evidenz, Reduzierung der Krankheitslast, Kosteneffektivität, Indikatorensysteme, Leitlinien
Einbindung in das Qualitätsmanagement bzw. die Qualitätszirkelarbeit	Referenzwert, Interpretation, Hinweise zur Einbindung in die Qualitätszirkel-Arbeit, mögliche Handlungskonsequenzen für das Qualitätsmanagement einer Praxis/eines Netzes

nen. Empirische Belege für diese Annahme liefert etwa eine Metaanalyse, die auf der Basis von 140 Studien aus unterschiedlichen Ländern zeigte, dass Feedback die ärztliche Behandlung in verschiedensten Bereichen messbar verbessert (Ivers et al. 2012). Der Effekt bleibt zwar begrenzt, erhöht sich aber u.a. mit der Häufigkeit des Feedbacks, mit der Beteiligung respektierter Kollegen oder in Verbindung mit einer Diskussion von geeigneten Zielsetzungen und Maßnahmen (Ivers et al. 2014). Ähnliche Effekte werden beispielsweise für Qualitätszirkel zur Asthma-Behandlung (Schneider et al. 2008) oder zur Pharmakotherapie (Wensing et al. 2004, 2009; Meeker et al. 2016; Kherad et al. 2021) berichtet.

Dies konnte auch gemeinsam mit dem Arztnetz QuE in einer eigenen quasiexperimentellen Studie (Prätest – Posttest) zur Implementierung der QISA-Indikatoren für Koronare Herzkrankheit (KHK) gezeigt werden (Andres et al. 2018, s. Kap. 15.4).

Aktuell hat dies auch das im Rahmen des Innovationsfonds geförderte ARena-Projekt (Förderkennzeichen: 01NVF16008) für den rationalen Antibiotikaeinsatz bestätigt (Kaufmann-Kolle et al. 2022). ARena war als 3-armige cluster-randomisierte Studie konzipiert, die in 14 Arztnetzen (u.a. auch im Arztnetz QuE) in 196 vorwiegend hausärztlichen Praxen stattfand. Alle drei Interventionsarme fokussierten die gleichen Infektionen, unterschieden sich aber hinsichtlich der Interventionskomponenten, wobei in allen Interventionsarmen u.a. Qualitätszirkel für Ärzte/Ärztinnen mit datenbasierten Feedback-Berichten vorgesehen waren. ARena konnte nachweislich die Versorgung im Sinne eines rationalen Antibiotikaeinsatzes verbessern (s. Kap. 15.5.8).

Bezogen auf die eingesetzten Interventionen erwiesen sich insbesondere die Qualitätszirkel auf Grundlage der Feedbackberichte bei der Förderung eines rationalen Antibiotikaeinsatzes als erfolgreich, was so auch von den Teilnehmenden in den Befragungen im Rahmen der Prozessevaluation bestätigt wurde. Die eingesetzten Indikatoren, u.a. des European Surveillance of Antimicrobial Consumption Network und weitere Qualitätsindikatoren zum rationalen Antibiotikaeinsatz stehen in dem im Rahmen des Projektes entstandenen gleichnamigen QISA-Band D2 zur Verfügung.

Auch wenn sich Effekte des Einsatzes von Indikatoren und Feedback in Qualitätszirkeln zeigen lassen, sind sie damit nicht garantiert. Entscheidende Parameter bleiben die Gestaltung der Berichte und der Qualitätszirkel. Der Aufwand, in dieser Weise mit Indikatoren zu arbeiten, ist für einzelne Ärztinnen bzw. Ärzte, aber auch für selbstorganisierte Qualitätszirkel eines Arztnetzes vergleichsweise hoch (Melle et al. 2013). Hier bietet die Kooperation mit einer Krankenkasse, wie z.B. beim AOK-Projekt QuATRo, eine erhebliche Unterstützung, insbesondere durch die Nutzung von Routinedaten der gesetzlichen Krankenversicherung für die Erstellung der Feedbackberichte.

Insgesamt betrachtet bildet QISA mit Indikatoren, Qualitätskonzept und Hinweisen zur Umsetzung die **inhaltliche Basis für die praktische Arbeit mit Indikatoren**. Die weiteren, für die konkrete Umsetzung erforderlichen Voraussetzungen werden im nachfolgend beschriebenen Projekt QuATRo geschaffen.

15.3 Das QuATRo-Projekt

Die AOK-Gemeinschaft fördert seit langem Maßnahmen, die die Versorgungsqualität ihrer Versicherten verbessern sollen. Ein Beispiel ist das QSR-Verfahren (Qualitätssicherung mit Routinedaten) im stationären Bereich, welches seit 2003 umgesetzt und seitdem kontinuierlich weiterentwickelt wird (AOK-Bundesverband et al. 2007; WIdO 2022). Im Bereich der ambulanten Versorgung gibt es seit der Jahrtausendwende Bestrebungen, über Einzelverträge mit Arztnetzen die ambulante Versorgungsqualität für die Patientinnen und

Patienten zu verbessern. Um die Qualität der Versorgung zu messen und so Unterschiede in der Versorgung zu identifizieren, sind Transparenz über die bisher erreichte Qualität und ein Benchmark mit anderen Leistungserbringern notwendig. An diesem Punkt setzt seit 2012 das Projekt QuATRo an (AOK-Bundesverband 2022b). An QuATRo sind neben den AOKs Baden-Württemberg, Bayern, Hessen, Nordost, NordWest, Rheinland/Hamburg und Rheinland-Pfalz/Saarland insgesamt 51 Arztnetze beteiligt. Koordiniert wird das Projekt durch den AOK-Bundesverband.

Die wissenschaftliche Grundlage der Qualitätsmessung bilden dabei die Qualitätsindikatoren aus dem zuvor beschriebenen QISA-System. Ergänzt werden diese um Indikatoren, die eigens für QuATRo gemeinsam mit den beteiligten Arztnetzen entwickelt wurden. Diese Eigenentwicklungen erfolgten zum einen auf Wunsch der Arztnetze, um z.B. arztnetzspezifische Qualitätsindikatoren aufzunehmen wie die Netztreue (Anzahl konsultierter Hausärztinnen bzw. Hausärzte, welche im Arztnetz organisiert sind vs. Anzahl Hausärzte, welche nicht in dem Arztnetz organisiert sind). Zum anderen werden Qualitätsindikatoren aufgenommen, welche in den Augen der beteiligten Arztnetze bzw. der beteiligten AOKs einen zusätzlichen Informationsgewinn geben wie z.B. Anteil der Asthmatiker ohne langwirksame Bronchodilatatoren in Monotherapie, welche bisher jedoch nicht in QISA enthalten sind. In QuATRo werden explizit Qualitätsindikatoren aus dem QISA-System bzw. entsprechende Eigenentwicklungen berücksichtigt, die sich ausschließlich mit den GKV-Abrechnungsdaten und Versichertenstammdaten berechnen lassen. Dadurch haben die beteiligten Arztnetze keinen Mehraufwand, da diese Daten den beteiligten AOKs z.B. mit der Quartalsabrechnung über die KVen oder des Selektivvertrages bzw. über die Arzneimittelabrechnungsdaten vorliegen. Außerdem ist ein Benchmark mit der Versorgung aller AOK-Ver-

sicherten möglich. Da keine zusätzlichen Daten für die Berechnung der Qualitätsindikatoren erhoben werden, werden Qualitätsindikatoren nicht betrachtet, wenn sie z.B. auf fakultativen Leistungen einer Gebührenposition des einheitlichen Bewertungsmaßstabs (EBM) beruhen und damit nur in Pauschalen im EBM enthalten sind. Auch können Indikatoren nicht berücksichtigt werden, wenn beispielsweise die Schweregrade einer Erkrankung durch den ICD-Katalog nicht exakt abgebildet werden können. Eine Limitation ist darin zu sehen, dass über die Routinedaten nicht abgebildet werden kann, ob eine ärztliche Verordnung in der Apotheke von Patienten einlöst wurde. Bei fehlender Compliance der Patienten kann aus den Daten nicht eindeutig abgeleitet werden, ob Ärzte leitliniengerecht handeln.

Neben allgemeinen Indikatoren aus den Bereichen Steuerung und Koordination der Versorgung, Prävention und Pharmakotherapie werden indikationsspezifische Qualitätsindikatoren zu den Krankheitsbildern Diabetes mellitus Typ 2, Koronare Herzkrankheit, Herzinsuffizienz, Hypertonie, Rückenschmerz, Asthma bronchiale, COPD und Depression (s. Abb. 1) ausgewertet. Zuletzt wurden Indikatoren zur rationalen Antibiotikatherapie in das Set aufgenommen. Insgesamt werden so 53 Qualitätsindikatoren (inklusive Eigenentwicklungen) und weitere Kennzahlen berechnet. Dieses Set wurde gemeinsam zwischen den Arztnetzen und den AOKs abgestimmt und wird kontinuierlich weiterentwickelt.

Bei der Berechnung wird dabei vorrangig auf die Patientenperspektive fokussiert. Dies bedeutet, dass z.B. bei Arzneimittelverordnungen alle gegenüber der AOK abgerechneten Arzneimittel berücksichtigt werden, unabhängig davon, ob eine Verordnung von einer Netzärztin bzw. einem Netzarzt oder netzfremd erfolgt. Einzig Arzneimittelverordnungen, welche im Rahmen des Entlassmanagements von Krankenhäusern bzw. Rehabilitationseinrichtun-

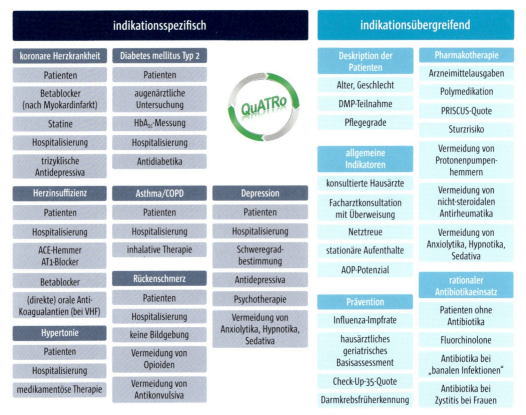

Abb. 1   Aktuell im QuATRo-Set enthaltene Qualitätsindikatoren und Kennzahlen zum jeweiligen Arztnetz

gen erfolgten, werden nicht berücksichtigt, da diese Verordnungen von den Projektbeteiligten nicht als Zeichen einer leitliniengerechten Versorgung durch den ambulanten Versorgungsbereich angesehen werden.

Mit Unterstützung eines externen Beirats von sieben Expertinnen und Experten aus Wissenschaft und ärztlicher Praxis wurde eine Auszeichnung entwickelt. Die QuATRo-Auszeichnung betrachtet 15 Qualitätsaspekte aus der indikationsspezifischen leitliniengerechten Versorgung, der Prävention, der Patientensicherheit sowie der Kommunikation und Kooperation und wird anhand eines dreistufigen Bewertungsverfahren verliehen (AOK Bundesverband 2022c).

15.4 Praxisbeispiel Gesundheitsnetz Qualität und Effizienz eG Nürnberg

Die Qualitätsarbeit ist ein fester Bestandteil des Gesundheitsnetzes Qualität und Effizienz eG Nürnberg (QuE) – einem genossenschaftlich organisierten Zusammenschluss von 63 Haus- und Facharztpraxen. In dem 2005 gegründeten und aus dem Praxisnetz Nürnberg Nord hervorgegangenen Gesundheitsnetz arbeiten 117 Haus- und Fachärztinnen und -ärzte unterschiedlichster Fachrichtungen zusammen. Schwerpunkt ist die Umsetzung Integrierter bzw. besonderer Versorgungsverträge, u.a. mit der AOK Bayern, der TK, der BARMER und der Siemens BKK.

Seit jeher ist es ein Ziel von Ärztenetzen wie QuE, Versorgungsqualität transparent zu machen und auf dieser Basis die Versorgung ihrer Patienten zu optimieren.

Ein verbindliches Qualitätsmanagement, ein Peer-Review-Verfahren auf Ebene der Ärztinnen und Ärzte und der medizinischen Fachangestellten sowie eine umfangreiche Qualitätszirkelarbeit sind zentrale Elemente dieser fachübergreifenden Netz- bzw. Qualitätsarbeit. So finden beispielsweise im Gesundheitsnetz QuE bis zu 30 Qualitätszirkel jährlich statt.

Die Auseinandersetzung mit Qualitätsindikatoren spielt hierbei eine wichtige Rolle. Bereits vor Etablierung bekannter Qualitätsindikatorensysteme wie QISA und deren Umsetzung in QuATRo gab es in QuE interne Parameter und sog. Effizienzkriterien. Hierfür wurden netzeigene Datenquellen und Daten der Kassenärztlichen Vereinigung (z.B. zur Arzneimittelverordnung) herangezogen. Die daraus abgeleiteten Kennzahlen wurden frühzeitig für die Qualitätsarbeit und als Grundlage für eine netzinterne, erfolgsorientierte Vergütung genutzt. Hierzu wurden für ausgewählte Indikatoren Zielwerte festgelegt (z.B. eine Mindestquote an Influenzaimpfungen für Ü-65-Jährige). Praxen, die diesen Zielwert erreicht haben, konnten dann im Rahmen bestehender Integrierter Versorgungsverträge entsprechend profitieren.

Das Gesundheitsnetz QuE konnte in den letzten Jahren umfangreiche Erfahrungen im Umgang mit Qualitätsindikatoren sammeln. In den Jahren 2014–2016 hat QuE im Rahmen eines Pilotprojekts untersucht, wie es sich mit den Indikatoren des QISA-Bandes Koronare Herzkrankheit in den Qualitätszirkeln arbeiten lässt und in welchem Maße sich die Versorgungsqualität hierdurch verbessert (Andres et al. 2018). Die Ausgangswerte zu Projektbeginn zeigten bei den teilnehmenden 32 Hausarztpraxen ein gutes Versorgungsniveau an. Verbesserungspotenzial offenbarte sich bei der Betablocker- und Statintherapie. Nach Durchführung

der Qualitätszirkel zeigte sich für 4 der 11 Indikatoren ein Zuwachs in intendierter Richtung („Betablocker bei KHK und Herzinsuffizienz"/ „Betablocker nach Myokardinfarkt"/„Statine"/ „erfolgreiche Blutdruckkontrolle"). Bei drei dieser Indikatoren lagen die Zugewinne über denen der bayerischen Kontrollgruppe. Bei einem Indikator („Statine") fiel eine große Streuung der Praxiswerte als Ausdruck für Versorgungsunterschiede im Netz auf. Über das Reflektieren von Qualitätsindikatoren in den Qualitätszirkeln können Qualitätsverbesserungsprozesse wirkungsvoll angestoßen werden.

Von 2017–2019 widmeten sich die QuE-Praxen zusammen mit Praxen aus 13 weiteren Arztnetzen dem Thema „Rationale Antibiotikatherapie". Auch in diesem Innovationsfondsprojekt ARena waren indikatorgestützte Feedbackberichte mit begleitender Qualitätszirkelarbeit zentrale Elemente. So waren praxisindividuelle Auswertungen zur erfolgten Antibiotikaverordnung inklusive Benchmark Grundlage der ARena-Zirkelarbeit. ARena hat zu einer signifikanten und relevanten Verbesserung beim rationalen Einsatz von Antibiotika im ambulanten Bereich geführt. In Bezug auf den primären Endpunkt führte ARena über alle Interventionsarme hinweg im Prä-Post-Vergleich bei patientenbezogener Betrachtung zu einer Abnahme der Antibiotika-Verordnungsrate von durchschnittlich 11,4% – in der Regelversorgung (ohne Intervention) betrug die Abnahme im gleichen Zeitraum nur 4,0% (Odds Ratio ARena über alle Interventionsarme versus Regelversorgung: 0,702; 95%-Konfidenzintervall [0,686; 0,718]). Damit hat ARena zu einer deutlichen Verbesserung der Versorgung geführt. Vier von sechs der aufgestellten ARena-Hypothesen konnten bestätigt werden: Die Verordnungsqualität – beurteilt anhand von international entwickelten und national konsentierten Qualitätsindikatoren des ESAC-Net – war in ARena deutlich höher als in der Regelversorgung. Sofern Antibiotika erforderlich waren, wurden zudem im Prä-Post-Vergleich häufiger (in Leitlinien) empfohlene Antibiotika verordnet als in der Regelversorgung. Verantwortlich für die höhere Verordnungsqualität in Bezug auf verschiedene unkomplizierte Infektionen war bei ARena ein Bündel von Interventionskomponenten: ärztliche Qualitätszirkel, papierbasierte Feedback-Berichte (inkl. Hintergrundinformationen) für Ärztinnen und Ärzte, E Learning zur patientenzentrierten Gesprächsführung für Ärztinnen und Ärzte, ergebnisabhängige Vergütung sowie Praxismaterialien für Patientinnen und Patienten und begleitende Informationen für die Öffentlichkeit (Kaufmann-Kolle et al. 2022).

Seit Beginn setzt sich QuE zudem mit der Qualitätsmessung auf Basis von Qualitätsindikatoren auseinander und ist damit eines der Arztnetze, welches am QuATRo-Projekt von Anfang an beteiligt ist.

15.5 Unterstützung der Ärztinnen und Ärzte bei der Leitliniengerechten Versorgung von Patientinnen und Patienten

Das QuATRo-Projekt stellt dem zuständigen Netzmanagement – und damit indirekt allen beteiligten Netzpraxen – zwei Werkzeuge zur Verfügung:

- den QuATRo-Netzbericht und
- das FEP-Tool (FEP steht hierbei für Feedback für die Einzelpraxis).

Dadurch erhält zunächst das Management eines Arztnetzes wichtige Informationen, um niedergelassene Ärzte bei ihrer Qualitätsarbeit zu unterstützen. Mögliche Defizite in der Versorgung werden identifiziert, beispielsweise durch die strukturierte Aufbereitung und die praxisindividuelle Kommunikation der Ergebnisse. Die aufbereiteten Daten bilden die Grundlage für die interaktive Auseinandersetzung und Diskussion im Rahmen der Qualitätszirkelarbeit bis hin zu fortlaufenden Feedbackschleifen zwischen allen Beteiligten. Qualitätsverbesserungen können nur mit der aktiven Mitwirkung aller Netzpraxen erreicht werden.

15.5.1 Der jährliche QuATRo-Netzbericht: Grundlage für die Qualitätsarbeit

Seit 2013 erhalten die teilnehmenden Arztnetze ihren QuATRo-Netzbericht immer im Laufe des ersten Jahresquartals. Dieser Bericht bereitet die Ergebnisse der in QuATRo umgesetzten Qualitätsindikatoren übersichtlich auf Netzebene auf. Aktuell beinhaltet der Bericht 62 Indikatoren und Kennzahlen. Das Netzmanagement wird dadurch in die Lage versetzt, Entwicklungen über die Zeit festzustellen. Eine beispielhafte Abbildung, welche das Arztnetz mit dem Netzbericht erhält, ist in Abbildung 2 dargestellt. Anhand dieser grafischen Darstellung als Box-Whisker-Plot ist ein Vergleich mit anderen Arztnetzen (über-/regionaler QuATRo-Wert), welche am QuATRo-Projekt teilnehmen, und zu allen AOK-Versicherten in der jeweiligen KV-Region (KV-Durchschnitt) sowie bundesweit (AOK-Bundesdurchschnitt) möglich. Dadurch kann das Netzmanagement Optimierungspotenziale ihrer Praxen bezogen auf die Versorgungsqualität identifizieren und eine leitliniengengerechte Versorgung steigern. Im dargestellten Beispiel lässt sich erkennen, dass der eigene Netzwert zu den 25 Prozent der besten Netze gehört und sich die Entwicklung des Indikators im Jahresverlauf stetig verbessert. Neben den Darstellungen der Ergebnisse in Abbildungen und Tabellen enthalten die Netzberichte auch die jeweiligen Rechenregeln in transparenter Form. Ergänzt werden diese Auswertungen um Hinweise zur Einbindung ins Qualitätsmanagement.

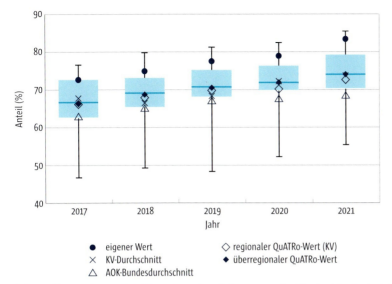

Abb. 2   Beispielhafte grafische Darstellung eines Indikators aus dem Netzbericht. *Lesehilfe:* Der Box-Whisker-Plot zeigt den eigenen Wert eines Netzes im Vergleich zu den von anderen an QuATRo teilnehmenden Arztnetzen realisierten Werte im Jahresverlauf von 2017 bis 2021. Dies ermöglicht einen Eindruck über die Verteilung der Werte anderer Arztnetze je Indikator. Dazu werden verschiedene Lagemaße wie Median, zwei Quartile sowie Minimum und Maximum dargestellt.

15.5.2 Das FEP-Software-Tool: Ergebnisse je Praxis werden sichtbar

Um die gesetzten Qualitätsziele dauerhaft zu erreichen, genügt es allerdings nicht, dass die Daten nur auf der Netzebene vorliegen. Das begründet sich daraus, dass sich so weder Potenziale noch Unterschiede auf Praxisebene ableiten lassen. Diese zu kennen und zu analysieren, sind für die fortlaufende Arbeit jedoch unerlässlich. Ein zentrales Werkzeug hierfür ist das Software-Tool „Feedback für die Einzelpraxen" (kurz FEP-Tool), das – jährlich aktualisiert – allen teilnehmenden Arztnetzen vom AOK-Bundesverband zur Verfügung gestellt wird. Mit diesem lassen sich sämtliche Indikatoren-Ergebnisse in unterschiedlichen Varianten auf Ebene der Einzelpraxis sowie auf Ebene definierter Gruppen und Cluster aufbereiten. Die individuellen Ergebnisse, Schwerpunkte sowie die wichtigsten Optimierungspotenziale

können so auf Praxisebene sichtbar dargestellt werden. Konkrete Verbesserungsmaßnahmen und Ideen zur Zielerreichung lassen sich daraus ableiten bzw. an den jeweiligen Leistungserbringer geben.

15.5.3 Schwerpunkte setzen: die Festlegung von strategischen Jahreszielen

Aufgrund der Vielzahl an Indikatoren und unterschiedlichen Versorgungssituationen in den einzelnen Arztnetzen ist zunächst das Netzmanagement gefordert, aus den beiden zur Verfügung gestellten Informationsquellen (Netzbericht und FEP-Tool) eine erste Aufbereitung und Analyse der Ergebnisse vorzunehmen. Dies bildet die Grundlage für die Diskussion über mögliche Arbeitsschwerpunkte in den darauffolgenden Monaten: Die ärztliche Netzführung sowie das Netzmanagement setzen sich u.a. damit auseinander, welche Indikatoren in diesem Jahr in den Blick genommen werden. Welche Entwicklungen sind schon zufriedenstellend und an welchen Punkten muss man die Netzarbeit ggf. noch intensivieren? Unter Umständen ist es notwendig, tiefergehende Zusatzauswertungen vorzunehmen, um z.B. Argumentationen weiter zu konsolidieren. Geht man eher in die Gruppendiskussion mit den Ärztinnen und Ärzten oder sollten einzelne Netzpraxen gezielt und persönlich kontaktiert und ggf. geschult werden? Diese und viele weitere Fragen müssen geklärt sein, bevor die Kommunikation und die eigentliche Qualitätsarbeit beginnen kann. Hierbei ist stets zu berücksichtigen, dass Praxen verschiedene Versorgungsschwerpunkte setzen und somit auch ein heterogenes Patientinnen- und Patientenklientel behandeln. So haben beispielsweise Hausarztpraxen, die sich intensiv um Heim- und Pflegepatienten kümmern, ganz andere Werte als Praxen, die über digitale Angebote gezielt jüngere Patienten ansprechen. Es ist dann Aufgabe des Netzmanagements, diese Unterschiede zu erkennen und im Diskurs mit den Beteiligten herauszuarbeiten.

15.5.4 Feedback-Bericht für die Arztpraxis und Qualitätszirkel: das Wichtigste individuell und übersichtlich aufbereitet

Der vollständige Bericht mit allen 62 Indikatoren und Kennzahlen ist sehr umfangreich. Es ist daher fragwürdig, ob diese Menge an Information ungefiltert an jede beteiligte Ärztin oder jeden Arzt weitergegeben werden sollte. Hier erscheint es sinnvoller, die Einzelergebnisse adressatengerecht aufzubereiten und zu kommunizieren sowie in „gezielten Dosen" zu übermitteln.

Da Arztnetze im Rahmen des QuATRo-Projekts an einer Auszeichnung teilnehmen können, bei der die Netzergebnisse unter anderem für eine Auswahl von derzeit 15 Indikatoren berücksichtigt werden (AOK-Bundesverband 2022c), bietet es sich an, jeder Praxis für diese Indikatoren sowohl das Netzergebnis als auch das individuelle Ergebnis auf Praxisebene zur Verfügung zu stellen. Dadurch kann jede Netzpraxis erkennen, in welchen Bereichen in ihrem Arztnetz im Sinne der Auszeichnung noch Verbesserungsbedarf besteht. Außerdem kann die jeweilige Praxis sehen, wie groß ihr individuelles Verbesserungspotenzial ist.

Ebenfalls bewährt hat sich das Vorgehen, den Ärztinnen und Ärzten im persönlichen Gespräch diejenigen Indikatoren aufzuzeigen, in denen sie bereits sehr gut sind. Diese werden so entsprechend gewürdigt. Daneben enthält ein individueller Praxisbericht im Gesundheitsnetz QuE stets drei bis fünf Indikatoren bzw. Themen, bei denen noch Optimierungsbedarf besteht. Hierbei ist es elementar, ergänzende und konkrete Anleitungen an die Hand zu geben, mit denen die Mitglieder gezielte Maßnahmen umsetzen können. Thematisch könnte beispielsweise die Optimierung der Arzneimitteltherapiesicherheit im Fokus stehen, sofern sich Auffälligkeiten bei den Indikatoren „Anteil ohne PRISCUS-Verordnung" oder „Anteil ohne Polymedikation" zeigen. Den Ärzten werden dann konkrete Informationen zur PRISCUS-Liste oder auch zur Vermeidung von Polymedikation zur Verfügung gestellt.

Das FEP-Tool bietet zudem die Funktion, Praxen zusammengefasst für einzelne, gezielte Auswertungen zu betrachten. Das bietet sich besonders für die Teilnehmenden der Qualitätszirkel an, da jede Kleingruppe eine für sie angepasste datengestützte Grundlage zur Qualitätsarbeit hat. Konkret können dadurch die Gruppenergebnisse mit dem Netzdurchschnitt und Landesdurchschnitt verglichen werden.

15.5.5 Der Mix macht's: unterschiedliche Varianten der Aufbereitung und Praxisansprache

Die Tätigkeitsschwerpunkte der Praxen in einem Arztnetz sind unter Umständen sehr heterogen, da jede Praxis individuelle Kernaspekte hat, welche das Tagesgeschäft dominieren. Deshalb sollte es für ein Netzmanagement ein wichtiges Anliegen sein, sämtliche betroffenen Mitglieder auf diversen Kanälen zu erreichen und diese zu den im praxisindividuellen Rahmen möglichen Optimierungen anzuspornen. Dafür bieten sich unterschiedliche Wege an.

Bei der Einführung der Qualitätsindikatoren hat sich beispielsweise das Netz QuE entschieden, finanzielle Anreize über sog. Effizienzkriterien zu setzen und ihre Mitglieder mit der damit verbundenen Überschussbeteiligung motiviert, sich noch mehr zu engagieren. Konkret werden zu Beginn eines Jahres diese Effizienzkriterien definiert, deren Erreichen die Höhe der Beteiligung einer Praxis an etwaigen finanziellen Netzüberschüssen bestimmt. Die Effizienzkriterien speisen sich unter anderem aus den Qualitätsindikatoren aus dem QuATRo-Projekt, Arzneimittelparametern der KV, und bestimmten Aktivitäten (z.B. Teilnahme an Fortbildungen, Befragungen oder Netzprojekten). Sie sind die Basis für eine erfolgsabhängige, netzinterne Anreizgestaltung. Dabei waren in den ersten „QuATRo-Jahren" die Ziele bei allen Praxen identisch. In QuE zum Beispiel wurde das Ziel ausgegeben, dass alle Netzpraxen den Landesdurchschnitt für bestimmte Indikatoren erreichen. Daneben gab es Jahresziele, bei denen ein Indikator für alle Teilnehmenden identisch war, sodass die Praxen weitere, selbstgewählte Ziele aus einer zusätzlichen Auswahl der zur Verfügung stehenden Qualitätsindikatoren aus dem QuATRo-Projekt definieren konnten.

Seit 2020 ist QuE dazu übergegangen, für jede Praxis individuelle Kriterien und Zielwerte zu bestimmen. Dafür analysiert das Netzbüro die Daten der Praxen im Detail und berücksichtigt hierbei insbesondere folgende Fragestellungen:

- Wo besteht großes Optimierungspotenzial in der leitliniengerechten Versorgung?
- Wie viele Patientinnen und Patienten aus der Praxis sind davon betroffen?

Dies begründet sich darin, dass der prozentuale Anteil allein betrachtet nicht aussagekräftig ist, da die Ergebnisse von den Rahmenbedingungen der Praxis bzw. dem Patientenklientel abhängig sind. Beispielsweise können Kontraindikationen die Auswertungen, insbesondere bei kleinen Praxen, stark beeinflussen. Daran angepasst hat jede QuE-Hausarztpraxis jene Indikatoren erhalten, bei denen das größte individuelle Verbesserungspotenzial besteht. Begleitend hat das QuE-Netzmanagement genaue Handlungsanleitungen zur Verbesserung der Ergebnisse der Qualitätsindikatoren erarbeitet und individuell mit den Zielen an die QuE-Ärztinnen und -Ärzte verschickt.

Zusätzlich hat es sich in der Netzarbeit als sinnvoll erwiesen, durch das Netzmanagement intensive Praxisgespräche zu führen. Im persönlichen Gespräch besteht für Ärzte die Möglichkeit, sich mit den Qualitätsindikatoren vertraut zu machen, Potenziale aufzuzeigen sowie gemeinsame Ziele zur kontinuierlichen Verbesserung zu vereinbaren. Umgekehrt können aber auch Hinweise von Ärzten zu einzelnen Indikatoren gesammelt und der AOK mitgeteilt werden. Insbesondere neue Netzmitglieder werden auf diese Weise an die indikatorengestützte Qualitätsarbeit herangeführt. Im Arztnetz QuE gab es z.B. bisher zwei Wellen, bei denen alle Hausärztinnen und -ärzte persönlich kontaktiert wurden. Dieses Vorgehen ist sehr zeitaufwendig, da jeder Besuch bzw. die Gespräche individuell vor- und nachzubereiten sind. Das ist nicht in jedem Jahr seitens des Netzmanagements leistbar.

Aus den bisherigen Erfahrungen lässt sich erkennen, dass es stets eines Mixes unterschiedlicher Kommunikationswege, Feedback-Berichte und Zielsetzungen bedarf, um das Thema Qualitätsverbesserung zu einem Dauerbrenner in der Netzarbeit zu machen. Zentrales Kernstück bzw. immer wiederkehrendes Element ist dabei die Qualitätszirkelarbeit.

15.5.6 Zentrales Element: der QuATRo-Qualitätszirkel

Im Arztnetz QuE wurde 2017 ein eigener QuATRo-Qualitätszirkel ins Leben gerufen, der sich halbjährig trifft. Hier kommen alle beteiligten Hausärztinnen und -ärzte in Gruppen von 10–15 Personen zusammen, sodass jede Qualitätszirkel-Runde zwei bis drei Termine erforderlich macht, um alle Ärzte im Netz einzubeziehen. Im kollegialen Umfeld werden neue Ideen und Maßnahmen, die für den Praxisalltag hilfreich sind, entwickelt und diskutiert. Inhalte der Zirkelarbeit sind die Änderungen bei den bestehenden Qualitätskriterien und neue Qualitätsindikatoren aus den QuATRo-Berichten, sodass die Teilnehmenden schon frühzeitig sensibilisiert werden.

In unregelmäßigen Abständen werden auch die fachärztlichen Kolleginnen und Kollegen zu den QuATRo-Zirkeln eingeladen. Gemeinsam werden Themen wie Qualitätsaspekte oder die Steuerung der Patientenversorgung diskutiert, z.B. neue Möglichkeiten, um im Notfall schnellere Termine in Facharztpraxen zu erhalten.

Begleitend erhalten alle Zirkelteilnehmenden stets ein Skript/Handout und ihre persönlichen Ergebnisse zu den besprochenen Qualitätsindikatoren. Im Nachgang fasst das QuE-Netzmanagement die Erkenntnisse aus den Qualitätszirkeln zusammen und bewertet die Vorschläge der Teilnehmenden. Soweit möglich, werden die Verbesserungsvorschläge zeitnah umgesetzt. Zusätzlich erhalten die Moderatorinnen und Moderatoren aus anderen Qualitätszirkeln aktuelle Informationen beispielsweise zu Diabetes oder Asthma, um diese nochmals zu kommunizieren.

15.5.7 Frühzeitig reagieren: Herausforderung zeitlicher Verzug der Datenlieferungen

Die Qualitätsarbeit sowie die Indikatoren entwickeln sich ständig weiter, sodass sie das Gesundheitsnetz QuE auch in Zukunft begleiten werden. Der QuATRo-Bericht erscheint aufgrund der Nutzung der Routinedaten mit einem großen Zeitverzug. Daher ist es für die Mitglieder zum Teil nicht mehr nachvollziehbar, welche Patientinnen und Patienten für die Auswertung berücksichtigt wurden. Wenngleich ein Großteil der Praxen mittels hohen Engagements zur Zielerreichung beiträgt, sind die erarbeiteten Ergebnisse erst mit einem mehrjährigen Verzug sichtbar. Das ist für einige Teilnehmende demotivierend.

Um dieser Herausforderung zu entgegnen, hat QuE zur Unterstützung seiner Mitglieder ein netzspezifisches, elektronisches Abfrage-Werkzeug namens QuEry entwickelt. Damit können die Praxen vorgegebene, standardisierte Suchanfragen zu den Qualitätsindikatoren aus QuATRo starten und hierbei die Suchzeiträume variabel eingrenzen. Damit sieht eine Praxis beispielsweise auf Knopfdruck alle eingeschriebenen AOK-Versicherten über 60 Jahre, die keine Influenza-Impfung erhalten haben und kann diese gezielt über ein Recall-Verfahren zur Impfung einladen.

Das Tool generiert praxisintern eine Liste mit Namen und Geburtsdatum, welche dann zur weiteren Bearbeitung genutzt werden kann. So erhält die Praxis eine Übersicht für das aktuelle Abrechnungsquartal und kann im Bedarfsfall entsprechend gegensteuern. Das QuEry-Tool hat den Vorteil, dass aktuelle Daten in die Auswertung fließen und die Daten in der Praxis bleiben. Allerdings stößt auch QuEry an Grenzen. Qualitätsindikatoren wie „Anteil Älterer ohne PRISCUS-Verordnungen" können nicht über das Tool ausgewertet werden, da keine Medikamentenverordnungen in die Abrechnungsdatei einfließen, bzw. Verordnungen von Praxen, welche nicht am Netz beteiligt sind, u.U. nicht berücksichtigt werden können.

15.5.8 „Überwachung oder Datenschatz?"

Wie bei jeder Veränderung gab es auch bei der Einführung der genutzten Qualitätsindikatoren im Netz QuE unterschiedliche Meinungen und Umsetzungsversuche. Zu Beginn mussten vereinzelt Ressentiments gegenüber der Datenbasis, der Auswertungsmethode oder dem Verdacht einer weitreichenden Überwachung ausgeräumt werden. Erfahrungen zeigen, dass die Netzärztinnen und -ärzte inzwischen wissen, wie wertvoll die Qualitätskennzahlen sind, um eine gute Versorgungsqualität transparent zu machen. Sie erkennen die Vorteile, welche das Erreichen der Ziele für QuE sowie die ärztliche Leistung hat.

Die Indikatoren und das QuATRo-System werden dabei sowohl von den beteiligten Arztnetzen als auch von den beteiligten AOKs weiterentwickelt. Die beteiligten Arztnetze liefern dabei das Wissen und die Erfahrungen aus dem Praxisalltag, welche unmittelbar in die Weiterentwicklung der genutzten Qualitätsindikatoren im QuATRo-Projekt einfließen. Beim jährlichen QuATRo-Workshop der AOK kommen alle teilnehmenden Netze aus Deutschland zusammen, um Veränderungen zu diskutieren und das Qualitätsmessverfahren immer weiter zu optimieren.

Auch im Rahmen des ARena-Projektes ist die (Weiter-)Entwicklung eines Indikatorensets zum rationalen Antibiotikaeinsatz gelungen. An diesem Projekt unter der Konsortialführung des aQua-Instituts haben sich neben der AOK Bayern, die AOK Rheinland/Hamburg, die KV Bayerns, die Agentur deutscher Arztnetze sowie 14 Arztnetze aus Bayern und Nordrhein-West-

falen (hierunter viele QuATRo-Netze) als Konsortialpartner und der AOK-Bundesverband als Kooperationspartner beteiligt. Ziel war es, den Einsatz von Antibiotika auf ein sinnvolles Maß zurückzufahren und ein entsprechendes Problembewusstsein in der Ärzteschaft sowie bei Patienten und der Öffentlichkeit zu schaffen. Zentrales Element der komplexen Intervention waren datengestützte Qualitätszirkel mit praxisindividuellem Feedback für Netzärztinnen und -ärzte. Die im Projekt erarbeiteten Qualitätsindikatoren wurden im neuen QISA-Band „Rationaler Antibiotikaeinsatz" zusammengefasst, hier konnten die vielfältigen praktischen Erfahrungen aus dem ARena-Projekt bei der Berechnung der Indikatoren und der konkreten Arbeit damit in Qualitätszirkeln bzw. Qualitätsmanagement genutzt werden. Nach Veröffentlichung des QISA-Bandes haben sich auch die an QuATRo-beteiligten Arztnetze dafür ausgesprochen, vier Indikatoren im QuATRo-Projekt zu berücksichtigen, die sich anhand der Routinedaten der GKV berechnen lassen.

15.6 Fazit

Eine hohe Versorgungsqualität steht im Fokus eines jeden Arztnetzes. Hier ist die vernetzte und kooperative Arbeitsweise ein wesentlicher Erfolgsfaktor dafür, wie die Auseinandersetzung mit einer indikatorengestützten Qualitätsmessung und die Abstimmung daraus folgender Maßnahmen gelingen kann. Ein Qualitätsindikator ist hierbei ein wichtiges Instrument, wie sich eine (gute) leitlinienorientierte (Netz-)Arbeit – forciert z.B. durch die Qualitätszirkel – auch tatsächlich abbilden lässt. Defizite bzw. Optimierungspotenziale werden „schonungslos" aufgezeigt. Damit erzwingen sie per se eine intensive Auseinandersetzung mit den Themen bzw. den Indikatoren. Eine individuelle Betrachtung praxis- oder netzbezogener Gegebenheiten ist dabei unabdingbar. Die dadurch angestoßenen Diskussions- und

Denkprozesse fördern wiederum die Auseinandersetzung mit Leitlinien und das auf Arzt-, Praxis- und Netzebene. Die verschiedenen Qualitätsindikatoren-Sets geben hierfür umfangreiches Hintergrundwissen an die Hand. Damit grenzen sich die Arztnetze zur reinen Einzelpraxis bzw. Regelversorgung ab und können damit eine qualitativ höhere Versorgung gewährleisten.

Mit QISA und QuATRo haben die AOK-Gemeinschaft, das aQua-Institut und Arztnetze wie QuE den Transfer von Leitlinienempfehlungen in den Alltag der Gesundheitsversorgung erfolgreich operationalisiert. Die dafür umgesetzten Teilschritte bestehen in einer begründeten Auswahl geeigneter Indikatoren, in einer aussagekräftigen Aufbereitung der Indikatorwerte für die beteiligten Praxen sowie in der effizienten Organisation der Qualitätszirkel eines Arztnetzes, in dem Ärztinnen und Ärzte sich mit den Ergebnissen der Indikatormessung auseinandersetzen und geeignete Maßnahmen abstimmen, um die Versorgungsqualität zu verbessern. In begleitenden Projekten wie den im Beitrag dargestellten (QuATRo, QISA-KHK-Projekt und ARena) konnte zudem in einer anschließenden Evaluation die Wirksamkeit dieses Vorgehens nachgewiesen werden.

Der Beitrag zeigt nicht nur, dass es in der beschriebenen Konstellation gelungen ist, die nötigen Prozessschritte für diesen Transfer entlang der Reihe aller Beteiligten erfolgreich zu etablieren. Einmal in Gang gekommen, bleibt der Transfer auch keine Einbahnstraße: Die Erfahrungen aus dem ARena-Projekt wurden für die Entwicklung eines neuen QISA-Bandes zum rationalen Antibiotikaeinsatz genutzt, die Erfahrungen aus den Qualitätszirkeln im KHK-Projekt bildeten die Grundlage für die Aktualisierung 2.0 des gleichnamigen QISA-Bandes. Im QuATRo-Projekt fließen die Diskussionspunkte aus den Qualitätszirkeln in das gemeinsame übergreifende Forum von Arztnetzen und AOK ein. Von dort wiederum werden die Praxiserfahrungen und Anregungen gebündelt an das QISA-Team weitergegeben und finden Eingang in den regelmäßigen Aktualisierungsprozess von QISA. Dieses Kreislaufsystem hat sich über die letzten Jahre etabliert und bildet eine eigene, von den Beteiligten freiwillig und mit Überzeugung getragene und gestaltete Form der Umsetzung von Leitlinien mithilfe von Indikatoren zugunsten einer messbar besseren Qualität der Versorgung. Dass dieses System lebt, belegen auch weitere, im Beitrag erwähnte Entwicklungen, wie etwa die kontinuierliche Verfeinerung der Qualitätszirkelgestaltung oder der Aufbau eines Benchmarkings verschiedener Arztnetze als weiterer Anreiz zu möglichst leitliniengerechter und guter Gesundheitsversorgung.

Die 2019 eingeführte jährlich stattfindende QuATRo-Auszeichnung macht die hohe Versorgungsqualität nun auch für Patientinnen und Patienten sowie die Fachöffentlichkeit transparent (AOK-Bundesverband 2022c). Anhand der QuATRo-Qualitätsindikatoren kann auch für das Gesundheitsnetz QuE eine stetige Weiterentwicklung und Verbesserung nachgewiesen werden. So wurde dem Gesundheitsnetz QuE für das Jahr 2022 erstmals das silberne QuATRo-Siegel der AOK für eine ausgezeichnete Patientenversorgung verliehen (AOK-Bundesverband 2022d). Dass die Patientinnen und Patienten die Bemühungen der Netzärztinnen und -ärzte wahrnehmen und vernetztes Arbeiten mit einer hohen Versorgungsqualität in Verbindung bringen, zeigen die Ergebnisse der in Eigenregie durchgeführten QuE-Patientenbefragung mit über 3.000 Teilnehmenden vom Juli 2022 (Gesundheitsnetz Qualität und Effizienz eG 2022, S. 27ff.).

Literatur

Andres E, Bleek J, Stock J, Bader E, Günter A, Wambach V, Lindenthal J, Breitkreuz T, Klingenberg A, Schillinger G, Szecsenyi J (2018) Messen, Bewerten, Handeln: Qualitätsindikatoren zur Koronaren Herzkrankheit im Praxistest. Zeitschrift für Evidenz, Fortbildung und Qualität im Gesundheitswesen (ZEFQ) 137–138, 9–19. https://doi.org/10.1016/j.zefq.2018.08.003

AOK-Bundesverband/Forschungs- und Entwicklungsinstitut für das Sozial- und Gesundheitswesen Sachsen-Anhalt (FEISA)/ HELIOS Kliniken/Wissenschaftliches Institut der AOK (WIdO) (Hrsg.) (2007) Qualitätssicherung der stationären Versorgung mit Routinedaten (QSR). Bonn. URL: https://www.qualitaetssicherung-mit-routinedaten.de/imperia/md/qsr/publikationen/wido_kra_qsr-abschlussbericht_0407.pdf (abgerufen am 06.03.2023)

AOK-Bundesverband (2022a) QISA-Bände. URL: https://www.aok.de/gp/qisa-baende (abgerufen am 06.03.2023)

AOK-Bundesverband (2022b) QuATRo: Qualitäts-Check für Arztnetze. URL: https://www.aok.de/gp/quatro (abgerufen am 06.03.2023)

AOK-Bundesverband (2022c) Auszeichnung für herausragende Qualitätsergebnisse. URL: https://www.aok.de/gp/quatro-auszeichnung (abgerufen am 06.03.2023)

AOK-Bundesverband (2022d) Die Preisträger 2022. URL: https://www.aok.de/gp/aerzte-psychotherapeuten/versorgungsqualitaet-aerzte/quatro/preistraeger-2022 (abgerufen am 06.03.2023)

aQua-Institut (2015) Allgemeine Methoden im Rahmen der sektorenübergreifenden Qualitätssicherung im Gesundheitswesen nach § 137a SGB V, Version 4.0 (aQua-Methodenpapier), Göttingen. URL: https://www.aqua-institut.de/fileadmin/aqua_de/Projekte/248_Methodenpapier/Methodenpapier_4.0.pdf (abgerufen am 06.03.2023)

Deckert S, Arnold K, Becker M et al. (2021) Methodischer Standard für die Entwicklung von Qualitätsindikatoren im Rahmen von S3-Leitlinien – Ergebnisse einer strukturierten Konsensfindung. QUALITÄT UND SICHERHEIT IN DER GESUNDHEITSVERSORGUNG, 160: 21–33. https://doi.org/10.1016/j.zefq.2020.11.008

Fitch K, Bernstein SJ, Aguilar MD, Burnand B, LaCalle JR, Lazaro P, van het Loo M, McDonnell K, Vader J, Kahan JP (2001) The Rand/UCLA appropriateness method user's manual. Santa Monica: RAND. URL: https://www.rand.org/pubs/monograph_reports/MR1269.html (abgerufen am 06.03.2023)

Ivers N, Jamtvedt G, Flottorp S, Young JM, Odgaard-Jensen J, French SD, O'Brien MA, Johansen M, Grimshaw J, Oxman AD (2012) Audit and feedback: effects on professional practice and healthcare outcomes. Cochrane Database of Systematic Reviews, Issue 6. Art. No.: CD000259. DOI: 10.1002/14651858. CD000259.pub3

Ivers NM, Grimshaw JM, Jamtvedt G, Flottorp S, O'Brien MA, French SD, Young J, Odgaard-Jensen J (2014) Growing literature, stagnant science? Systematic review, meta-regression and cumulative analysis of audit and feedback interventions in health care. J Gen Intern Med 29, 1534–41

Kaufmann-Kolle P, Andres E, Wambach V, Bleek J, Hermann M, Günter A, Einhell K, Bader L, Schürkämper H et al. (2022) Ergebnisbericht (gemäß Nr. 14.1 ANBest-IF): ARena – Antibiotika-Resistenzentwicklung nachhaltig abwenden. Gemeinsamer Bundesausschuss. URL: https://innovationsfonds.g-ba.de/downloads/beschluss-dokumente/136/2022-02-16_ARena_Ergebnisbericht.pdf (abgerufen am 06.03.2023)

Meeker D, Linder JA, Fox CR et al. (2016) Effect of Behavioral Interventions on Inappropriate Antibiotic Prescribing Among Primary Care Practices: A Randomized Clinical Trial. Jama 315(6), 562–570

Kehrad O, Selby K, Martel M et al. (2021) Physician Assessment and Feedback During Quality Circle to Reduce Low-Value Services in Outpatients: a Pre-Post Quality Improvement Study. J Gen Intern Med 36(9), 2672–77

Schneider A, Wensing M, Biessecker K, Quinzler R, Kaufmann-Kolle P, Szecsenyi J (2008) Impact of quality circles for improvement of asthma care: results of a randomized controlled trial. J Eval Clin Pract 14, 185–190

Melle C, Kardel U, Wendel P, Pimperl A, Wetzel M (2013) Zusammenfassung des Projektberichts Pilottest AQUIK-Indikatoren in Gesundes Kinzigtal. URL: https://www.kbv.de/media/sp/Projektbericht_Webversion_140121.pdf (abgerufen am 06.03.2023)

Gesundheitsnetz Qualität und Effizienz eG (2022) Qualitäts- und Nachhaltigkeitsbericht 2022. URL: https://www.gesundheitsnetznuernberg.de/wp-content/uploads/2022/12/QuE-Nuernberg-Qualitaets-und-Nachhaltigkeitsbericht-2022_webversion.pdf (abgerufen am 06.03.2023)

Wensing M, Broge B, Kaufmann-Kolle P, Andres E, Szecsenyi J (2004). Quality circles to improve prescribing in primary medical care: what is their actual impact? J Eval Clin Pract 10, 457–66

Wensing M, Broge B, Riens B, Kaufmann-Kolle P, Akkermans R, Grol R, Szecsenyi J (2009) Quality circles to improve prescribing of primary care physicians. Three comparative studies. Pharmacoepidemiol Drug Saf 18, 763–9

WIdO Wissenschaftliches Institut der AOK (2022) Qualitätssicherung mit Routinedaten. URL: https://www.qualitaetssicherung-mit-routinedaten.de (abgerufen am 06.03.2023)

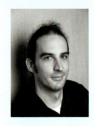

Dipl.-Stat. Guido Büscher

Studium der Statistik mit Schwerpunkt Biometrie in Dortmund. Von 2006 bis 2012 wissenschaftlicher Mitarbeiter am Institut für Gesundheitsökonomie und Klinische Epidemiologie der Universität zu Köln. Seit 2013 Referent im AOK-Bundesverband, betreut seit 2014 u.a. das AOK Projekt „Qualität in Arztnetzen – Transparenz mit Routinedaten".

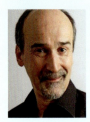

Johannes Stock, M.A.

Soziologe M.A., von 1998 bis 2008 beim AOK-Bundesverband Leiter des Projekts „Neue Versorgungsmodelle – Arztnetze". In dieser Zeit Entwicklung zentraler Bausteine für Arztnetze, darunter der Prototyp für QISA, sowie Konzeption und Begleitung von Pilotprojekten. Zuvor von 1989 bis 1998 Projektleiter bei der Prognos AG, Basel und beteiligt an der Evaluation der ersten Health-Maintenance-Organisations in der Schweiz. Seit 2008 hauptberuflich am Universitätsklinikum Freiburg beschäftigt. Seit 2009 Mit-Herausgeber von „QISA – Das Qualitätsindikatorensystem für die ambulante Versorgung" und auch Co-Autor der QISA-Bände A und B.

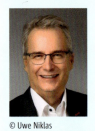

Dr. med. Andreas Lipécz

Andreas Lipécz ist Facharzt für Innere Medizin und führt seit 2002 eine hausärztliche Gemeinschaftspraxis in Nürnberg. Er ist Vorsitzender des Gesundheitsnetzes QuE eG Nürnberg und Mitglied im Bundesvorstand des VirchowBundes. Er ist langjähriger Moderator verschiedener Qualitätszirkel und vertritt seit 2022 die Ärztenetze als Mitglied im QuATRo-Expertenbeirat.

© Uwe Niklas

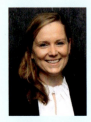

Kristin Borgstedt, M.Sc.

M.Sc. Management und Qualitätsentwicklung im Gesundheitswesen, seit 2021 als Referentin Versorgungsmanagement im AOK-Bundesverband tätig und mitverantwortlich für die Umsetzung und Weiterentwicklung des QuATRo-Projektes.

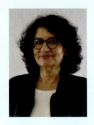

Dipl.-Psych. Edith Andres

Dipl.-Psychologin, systemische Supervisorin, Mitbegründerin und wissenschaftliche Mitarbeiterin des aQua-Instituts für angewandte Qualitätsförderung und Forschung im Gesundheitswesen, Göttingen. Projektentwicklung und -mitarbeit, z.T. als Leitung in verschiedenen Projekten zur Qualitätsförderung mit Qualitätszirkeln und datenbasierten Feedbackberichten, Innovationsfondsprojekte wie z.B. ARena, seit 2012 im aQua-Institut Projektleitung für QISA und Co-Autorin mehrerer QISA-Bände, seit 2021 stellvertretende Projektleitung „Unabhängige Auswertungsstelle (§ 299 Abs. 3 SGB V) im QS-Reha®-Verfahren der GKV".

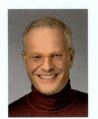

© Uwe Niklas

Jörg Lindenthal, MBA

Jörg Lindenthal ist seit 2006 für das Gesundheitsnetz QuE eG Nürnberg tätig. Seit 2013 leitet der Diplom-Kaufmann das QuE-Netzbüro. Zusammen mit seinem 5-köpfigen Team verantwortet er u.a. die Umsetzung verschiedener Netzverträge zur Besonderen Versorgung sowie die Entwicklung und Umsetzung von Innovationsfonds-Projekten wie z.B. ARena.

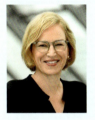

Dr. rer. soc. Katrin Krämer

Studium der Sozialwissenschaften an der Ruhr-Universität Bochum. Anschließend 15 Jahre in der institutionell betriebenen wissenschaftlichen Politikberatung tätig sowie in der Gesundheits- und Sozialforschung, u.a. beim IGES Institut, Berlin. Seit 2011 im AOK-Bundesverband beschäftigt, seit 2012 Leiterin der Abteilung Vertragsentwicklung und seit 2014 Leiterin der Abteilung Versorgungsmanagement.

16 Zertifizierung mit Leitlinienkomponente: das Zertifizierungssystem der Deutschen Krebsgesellschaft (DKG)

Johannes Rückher, Markus Follmann, Martin Utzig und Simone Wesselmann

C. Günster | J. Klauber | D. Klemperer | M. Nothacker | B.-P. Robra | C. Schmuker (Hrsg.) Versorgungs-Report. Leitlinien – Evidenz für die Praxis.
DOI 10.32745/9783954668007-16, © MWV Medizinisch Wissenschaftliche Verlagsgesellschaft Berlin 2023

Hintergrund: In den letzten Jahren hat eine zunehmende Zahl an Arbeiten die Vorteile der Behandlung in zertifizierten Zentren in Bezug auf verschiedene Tumorentitäten gezeigt. Der vorliegende Beitrag stellt die Frage, inwieweit Leitlinieninhalte Anteil an diesen Vorteilen haben. Dazu werden die verschiedenen Schnittstellen von Zertifizierungssystem mit onkologischen S3-Leitlinien dargestellt.

Zentrale Erkenntnisse: Der Qualitätszyklus Onkologie beschreibt, wie Empfehlungen der Leitlinien Eingang in die Zertifizierungssysteme erhalten, wie deren Umsetzung beurteilt und gemessen wird – und nicht zuletzt, welche Konsequenzen die Leitliniengruppen aus diesen Ergebnissen ziehen. Darüber hinaus hat das Zertifizierungssystem weitere Möglichkeiten, die Auseinandersetzung mit Leitlinienwissen zu fördern, etwa durch Übernahme zentraler Empfehlungen in die Zertifizierungskataloge, Verweise auf die Leitlinien in den Zertifizierungsdokumenten oder durch die Erarbeitung von Checklisten/Handreichungen für den klinischen Alltag.

Fazit: Leitlinienempfehlungen sind eine wesentliche Grundlage der Anforderungen an zertifizierte Krebszentren und bilden deren fachliches Fundament. Ihre Umsetzung in der Versorgung wird im Zertifizierungssystem durch regelmäßige Audits und die Messung von Qualitätsindikatoren geprüft. Leitlinien haben somit einen wesentlichen Einfluss auf die Effekte der Zertifizierung.

Background: In recent years, an increasing number of papers have demonstrated the benefits of treatment in certified centers with respect to various tumor entities. This article asks to what extent guideline content contributes to these advantages. For this purpose, the different interfaces of certification systems with oncological S3 guidelines are presented.

Key findings: The quality cycle in oncology describes how guideline recommendations are incorporated into certification systems, how their implementation is assessed and measured – and, last but not least, what consequences the guideline groups draw from these results. In addition, the certification system has further possibilities to promote the discussion of guideline knowledge, for example by adopting central recommendations in the certification catalogs, references to the guidelines in the certification documents, or by developing checklists/handouts for everyday clinical practice.

Conclusion: Guideline recommendations are an essential basis of the requirements for certified cancer centers and form their professional foundation. Their implementation in care is checked in the certification system by regular audits and the measurement of quality indicators. Guidelines thus have a significant influence on the effects of certification.

16.1 Hintergrund

In diesem Jahr feiert die Deutsche Krebsgesellschaft (DKG) das zwanzigjährige Bestehen des Zertifizierungssystems. Der 2003 gemeinsam mit der Deutschen Gesellschaft für Senologie entwickelte Anforderungskatalog für die Diagnostik und Behandlung von Brustkrebs hat sich seit dieser Zeit zu einem komplexen, die weitaus meisten Tumorentitäten umfassenden Zertifizierungssystem entwickelt (s. Abb. 1). Es definiert nicht mehr nur Standards für die Versorgung, sondern misst die Versorgungsleistung bzw. Versorgungsqualität der zertifizier-

ten Zentren mittels spezifischer, teils leitlinienbasierter Kennzahlen.

Seit seinem Bestehen wird das Zertifizierungssystem kritisch hinterfragt. Das ist legitim, weil es nicht nur in die Prozesse und Schnittstellen eines Zentrums eingreift, sondern auch personellen bzw. finanziellen Aufwand auslöst. Die Frage, „was Zertifizierung eigentlich bringt", war dabei zunächst nicht leicht zu quantifizieren. „Gefühlte Vorteile" seitens der Zentren oder Patienten und Patientinnen mögen erfreulich sein, ersetzen aber keine Evidenz. Ab den 2010er-Jahren verdichteten sich die Hinweise auf eine Überlegenheit der Behandlung in zertifizierten Zentren (Beckmann et al. 2011; Butea-Bocu et al. 2021; Cheng et al. 2021; Diers et al. 2021; Greger et al. 2018; Haj et al. 2017; Hoffmann et al. 2018; Jacob et al. 2021; Modabber et al. 2021; Uttinger et al. 2021). Dabei handelte es sich meist um Vorher-Nachher-Vergleiche oder um retrospektive Kohortenstudien mit meist vergleichsweise kleinen Populationen auf Basis von Krankenkas-

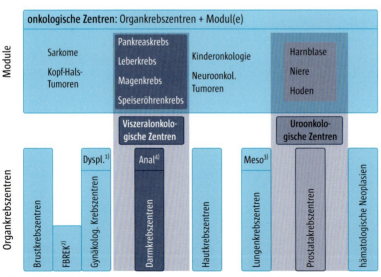

Abb. 1 Aufbau des Zertifizierungssystems (¹⁾ mit dem Gynäkologischen Krebszentrum kooperierende Einheiten bzw. Sprechstunden für gynäkologische Dysplasien; ²⁾ mit Gynäkologischem und/oder Brustkrebszentrum kooperierendes Zentrum für familiären Brust- und Eierstockkrebs (FBREK); ³⁾ auf den Lungenkrebszentren aufbauende Mesotheliomeinheiten; ⁴⁾ an Darmkrebszentren angesiedelte Analkarzinomzentren)

sen-, Krebsregister- oder Studiendaten. Die Ergebnisse der WiZen-Studie waren daher ein Meilenstein: Erstmals wurden auf einer sehr breiten Datenbasis (über 1 Million Fälle) und mit Verknüpfung von Krankenkassen- und Krebsregisterdaten bei vielen Tumorentitäten und unter Berücksichtigung verschiedenster Confounder Überlebensvorteile in den zertifizierten Zentren nachgewiesen. Bei allen 11 untersuchten Tumorentitäten (Ausnahme: Endometriumkarzinom) waren die Überlebensvorteile in mindestens einer der beiden Datenquellen signifikant. Für Karzinome des Kolons, der Mamma, der Prostata sowie für Hirntumoren zeigten sowohl Krankenkassen- als auch Krebsregisterdaten signifikante Überlebensvorteile. Der Überlebensvorteil verstärkte sich mit der zunehmenden Dauer, während der ein Zertifikat gehalten wurde. Deutlicher noch als in Stadium IV waren die Überlebensvorteile in den UICC-Stadien I bis III, also bei (potenziell) kurativ behandelbaren Tumorstadien (Ausnahme: Bronchialkarzinom). Dabei konnte durch die Erkenntnis, dass kaum Unterschiede der Patientenstruktur zertifizierter bzw. nicht zertifizierter Häuser zu beobachten waren, der Vermutung entgegengetreten werden, dass die Überlebensvorteile z.B. in erster Linie durch jüngere Patienten oder durchweg niedrigere Tumorstadien in den zertifizierten Zentren bedingt seien (Schoffer et al. 2022). Warum aber ist die Behandlung in einem zertifizierten Zentrum überlegen? Dies zu beantworten ist angesichts der Komplexität der Intervention „Zertifizierung" nicht leicht. Sicher ist hier nicht ein einzelner, abgrenzbarer Faktor ausschlaggebend. Der vorliegende Artikel befasst sich mit der Rolle einer zentralen, aber mitunter übersehenen Komponente des Zertifizierungssystems: Der Integration von Leitlinien. Welche Rolle spielt die Integration von Leitlinien für die positiven Versorgungseffekte der Behandlung in zertifizierten Krebszentren, wie sie durch die WiZen-Studie gezeigt wurden? Wie gelingt der Transfer von Leitlinienwissen in die klinische Versorgung?

16.2 Zentrale Erkenntnisse

Die Anforderungskataloge (sog. Erhebungsbögen) des Zertifizierungssystems enthalten differenzierte Struktur- und Prozessvorgaben. Sie dienen im Rahmen der komplexen Intervention „Zertifizierung" dazu, zu beurteilen und zu messen, ob ein Zentrum gute Patientenversorgung leistet. Diese hat viele Komponenten. Die beste Annäherung an eine Definition von „guter Versorgung" bilden qualitativ hochwertige Leitlinien: Durch die systematische Recherche, Aufbereitung und Bewertung von Evidenz durch ein interdisziplinäres Panel von Experten und Expertinnen bilden sie den Standard für die Diagnostik und Behandlung einer Erkrankung. Das Leitlinienprogramm Onkologie der DKG fördert die Erstellung und Aktualisierung dieser S3-Leitlinien. Gute Versorgung ist also notwendigerweise und zu einem erheblichen Anteil leitliniengerechte Versorgung.

Die Herausforderung in der Gesundheitsversorgung wie im Zertifizierungssystem insgesamt besteht darin, das aktuelle Wissen aus Leitlinien in der klinischen Versorgung zu verankern. Für die zertifizierten Zentren müssen somit Elemente der Leitlinien in den Zertifizierungsanforderungen abgebildet werden. Ziel ist es, in den jährlichen Audits deren Umsetzung einzuschätzen und die richtigen Konsequenzen zu ziehen. Dieses Vorgehen ist im Qualitätszyklus Onkologie abgebildet (s. Abb. 2). Folgende Prinzipien liegen ihm zugrunde:

- Ausgangspunkt sind die S3-Leitlinien des Leitlinienprogramms Onkologie. Nach deren Fertigstellung oder Überarbeitung prüft eine eigens einberufene Arbeitsgruppe die starken („soll") Empfehlungen der Leitlinie dahingehend, ob diese zu Qualitätsindika-

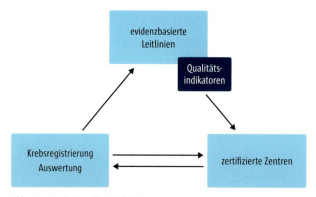

Abb. 2   Qualitätszyklus Onkologie

toren (QI) ausgearbeitet werden können (s. Kap. 4): In einem zweistufigen Prozess wird die Gesamtheit der möglichen QI zunächst mittels Ausschlusskriterien (z.B. fehlende oder schwere Operationalisierbarkeit der Empfehlung) reduziert und dann strukturiert anhand verschiedener Einschlusskriterien (z.B. Erfassung relevanter Verbesserungspotenziale) bewertet. Flankiert wird dieser Prozess durch eine Recherche nach nationalen und internationalen QI. (Leitlinienprogramm Onkologie 2021a; Follmann et al. 2020; Rückher et al. 2021) Das finale bzw. überarbeitete QI-Set wird dann Bestandteil der S3-Leitlinie.

■ Das QI-Set der Leitlinie wird den jeweiligen, ebenfalls interdisziplinär und interprofessionell besetzten Zertifizierungskommissionen (z.B. Zertifizierungskommission der Darmkrebszentren) zur Aufnahme in den sogenannten Kennzahlenbogen vorgeschlagen. Die QI ergänzen damit die bestehenden Kennzahlen wie die Vorstellungsquote in der Tumorkonferenz oder die Beratungsquote durch den Sozialdienst. Es steht der Kommission frei, lediglich eine Auswahl zu übernehmen, etwa wenn der von einem QI adressierte Versorgungsaspekt bereits anderweitig in der Zertifizierung abgebildet ist. In der Regel werden die QI der Leitlinie wie die meisten Kennzahlen mit Zielvorgaben hinterlegt.

■ Im jährlichen Audit liefert der ausgefüllte Kennzahlenbogen einen Überblick, welche Kennzahlenziele erreicht wurden und welche nicht. Bei verfehlten Zielvorgaben diskutieren Zentren und Fachexperten die Ergebnisse fachlich und vereinbaren geeignete Verbesserungsmaßnahmen. Die ausgefüllten Kennzahlenbögen aller Zentren eines Kalenderjahres werden in den sogenannten Jahresberichten zusammengeführt und seitens der DKG kommentiert. Sie bieten somit einen umfassenden Überblick über den Erfüllungsgrad aller Kennzahlen im Laufe der Jahre.

■ Bei der Überarbeitung von Leitlinien inklusive der QI-Sets werden die Ergebnisse der Jahresberichte berücksichtigt. Damit lassen sich Rückschlüsse ziehen, ob und wie die QI der Leitlinie bzw. die zugrundeliegenden Leitlinienempfehlungen in den Zentren umgesetzt werden. Oft lässt sich im Laufe der Jahre eine zunehmende Etablierung, d.h. eine immer bessere Umsetzung von Leitlinienempfehlungen in der Versorgung, feststellen (s. Abb. 3). Mitunter werden QI modifiziert, etwa weil sich Leitlinienempfehlungen geändert haben oder weil QI den betrachteten Versorgungsaspekt nicht wie beabsichtigt abbilden. Ebenso möglich ist es, dass Leitlinienempfehlungen aufgrund der QI-Ergebnisse modifiziert (z.B. eindeutiger formuliert) werden. Bei vollständiger Umsetzung eines QI (und somit fehlendem weiterem Verbesserungsbedarf) ist auch seine ersatzlose Streichung denkbar. Das modifizierte QI-Set wird erneut der Zertifizierungskommission zugeleitet. Der Zyklus beginnt von vorn.

Das bedeutet: So, wie die Zertifizierung von jedem Zentrum eine kontinuierliche Qualitätsprüfung und -verbesserung erwartet, so unterzieht sich auch das System selbst einem vergleichbaren Mechanismus.

Die im Qualitätszyklus Onkologie integrierte Übersetzung von starken Empfehlungen der Leitlinie in QI und deren Erhebung in den Zentren ist das prägnanteste Beispiel für die Implementierung von Leitlinieninhalten in der Zertifizierung, aber nicht das einzige. Das Zertifizierungssystem bietet darüber hinaus weitere Möglichkeiten, Leitlinienwissen in die Versorgung zu integrieren. Diese eignen sich gerade auch für Empfehlungen, die nicht für einen QI in Betracht kommen, etwa weil sie keine starken Empfehlungen oder schwer bzw. nicht ope-

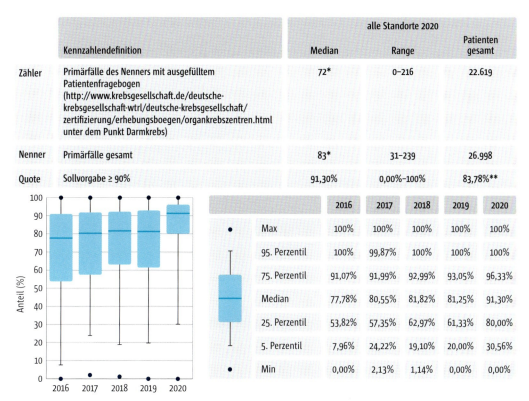

			alle Standorte 2020		
	Kennzahlendefinition	Median	Range	Patienten gesamt	
Zähler	Primärfälle des Nenners mit ausgefülltem Patientenfragebogen (http://www.krebsgesellschaft.de/deutsche-krebsgesellschaft-wtrl/deutsche-krebsgesellschaft/zertifizierung/erhebungsboegen/organkrebszentren.html unter dem Punkt Darmkrebs)	72*	0–216	22.619	
Nenner	Primärfälle gesamt	83*	31–239	26.998	
Quote	Sollvorgabe ≥ 90%	91,30%	0,00%–100%	83,78%**	

	2016	2017	2018	2019	2020
Max	100%	100%	100%	100%	100%
95. Perzentil	100%	99,87%	100%	100%	100%
75. Perzentil	91,07%	91,99%	92,99%	93,05%	96,33%
Median	77,78%	80,55%	81,82%	81,25%	91,30%
25. Perzentil	53,82%	57,35%	62,97%	61,33%	80,00%
5. Perzentil	7,96%	24,22%	19,10%	20,00%	30,56%
Min	0,00%	2,13%	1,14%	0,00%	0,00%

Abb. 3   Auszug Jahresbericht Darmkrebszentren 2022 (DKG 2022c), Kennzahl 7 (Patienten mit Kolorektalem Karzinom und Erfassung Familienanamnese), basierend auf QI 1 der S3-Leitlinie Kolorektales Karzinom (Leitlinienprogramm Onkologie 2019). Die Auswertung der Kennzahlenjahre 2016 bis 2020 zeigt eine zunehmende Verbesserung des Medians der 301 Standorte von Darmkrebszentren und somit eine zunehmende Etablierung des QI der Leitlinie. * Die Angabe des Medians für Zähler und Nenner bezieht sich nicht auf ein bestehendes Zentrum, sondern gibt den Median aller Zähler der Kohorte und den Median aller Nenner der Kohorte wieder. ** Prozentzahl der in Zentren insgesamt gemäß der Kennzahl behandelten Patienten

rationalisierbar sind Dazu gehören insbesondere folgende Instrumente:

- **Formulierung von Leitlinieninhalten als Struktur- und Prozessvorgaben:** In den Anforderungskatalogen gehen viele Vorgaben auf Empfehlungen der Leitlinie zurück. Zwei Beispiele bietet das neue Zertifizierungssystem Analkarzinom in Bezug auf wichtige Elemente des Entlassungsgesprächs und die prätherapeutische Befunddokumentation (s. Tab. 1). In diesem Beispiel handelt es sich allerdings um Empfehlungen, die nur mit unverhältnismäßig

hohem Aufwand mit einem QI abbildbar wären. Der Erhebungsbogen als Dokument und die Begehung des Zentrums während des Audits können der Komplexität der Leitlinienempfehlungen bzw. der konkreten Umsetzung deutlich besser gerecht werden als ein QI.

- **Verweise auf Leitlinien:** Bei komplexeren Zusammenhängen verweisen die Anforderungskataloge auf die S3-Leitlinien des Leitlinienprogramms Onkologie. Hier ist das Zertifizierungssystem der Onkologischen Zentren,

Tab. 1 Beispiele aus dem Bereich Analkarzinom für Elemente des Erhebungsbogens, die auf Empfehlungen der jeweiligen S3-Leitlinie beruhen

Erhebungsbogen Analkarzinomzentren	S3-Leitlinie Analkarzinom
Kap. 1.6.4 Entlassungsgespräch Mit jedem Pat. wird bei der Entlassung ein Gespräch geführt (Kurzdokumentation/Checkliste), in dem mind. folgende Themen angesprochen werden: - Therapieplanung - Individueller Nachsorgeplan (Übergabe Nachsorgepass) - Information über das Vorgehen zur Beurteilung des Therapieerfolgs nach kurativer Radiochemotherapie - Beurteilung des Therapieerfolges durch digital-rektale Untersuchung und Proktoskopie 11 Wochen, 18 Wochen und 26 Wochen nach Beginn der Radiochemotherapie (DKG 2022a)	Empfehlung 10.1 Zur Response-Evaluation nach kombinierter Radiochemotherapie soll eine klinische Untersuchung (digital-rektale Untersuchung, Proktoskopie) 11 Wochen, 18 Wochen und 26 Wochen nach Beginn der Radiochemotherapie erfolgen (Leitlinienprogramm Onkologie 2020).
Kap. 2.2.11 Qualifikation Proktoskopie und Endosonographie anorektal - Facharzt für Allgemein- oder Viszeralchirurgie oder - Facharzt für Innere Medizin und Gastroenterologie oder - Facharzt für Dermatologie, - jeweils mit Zusatz-Weiterbildung Proktologie oder europäischer Zusatzqualifikation EBSQ Coloproctology Anforderung prätherapeutische Befunddokumentation: Es soll der Tumor eingegrenzt werden in Hinblick auf die Lage (angegeben in Steinschnittlage [SSL]), den maximalen Durchmesser, die Ausdehnung perianal und intraanal (in cm und Lagebeziehung zur L. anocutanea und L. dentata), die Beweglichkeit und im Hinblick auf eine Infiltration anderer Organe, insbesondere des Sphinkterapparats und bei Frauen der Vagina (DKG 2022a).	Empfehlung 6.4 Es soll der Tumor eingegrenzt werden in Hinblick auf die Lage (angegeben in Steinschnittlage [SSL]), den maximalen Durchmesser, die Ausdehnung perianal und intraanal (in cm und Lagebeziehung zur L. anocutanea und L. dentata), und Beweglichkeit und im Hinblick auf eine Infiltration anderer Organe, insbesondere des Sphinkterapparats und bei Frauen der Vagina (Leitlinienprogramm Onkologie 2020).

das eine Vielzahl von Tumorerkrankungen und somit auch S3-Leitlinien umfasst, ein anschauliches Beispiel (s. Tab. 2).

■ **Erarbeitung von leitlinienbasierten Handreichungen:** Für die bessere Anwendung von Leitlinienwissen in der klinischen Versorgung erstellt die Zertifizierungskommission Servicedoku-

mente oder Checklisten. So wurden beispielsweise für die Bauchspeicheldrüsenkrebszentren ein auf der S3-Leitlinie Pankreaskarzinom (Leitlinienprogramm Onkologie 2021b) basierender Patientenpfad sowie ein Template zur Beurteilung der Resektabilität beim Pankreaskarzinom entwickelt

Tab. 2   Integration verschiedener relevanter Leitlinien am Beispiel des Erhebungsbogens für Onkologische Zentren (OZ) (DKG 2022b)

Kapitel	Anforderung
1.2.15	Zentrale Liste der Leitlinien/SOPs
	Es ist eine Liste der Leitlinien/SOPs (gemäß Anlage 1) zu führen, zu deren Umsetzung sich die entsprechende Fachdisziplin verpflichtet. In der Liste ist für jede Leitlinie/SOP ein Verantwortlicher zu benennen. SOPs sind aktuelle und konkretisierte Diagnostik- und Therapieanleitungen, die auf bestehenden S1–S3 Leitlinien beruhen. Bei Entitäten, für die keine entsprechenden Leitlinien existieren, wird die Implementierung von adäquaten SOPs erwartet. Für alle Tumorentitäten des Geltungsbereichs sind SOPs nachzuweisen.
	Für den Bereich Palliativmedizin können die SOPs des Netzwerks der Onkologischen Spitzenzentren genutzt werden (http://www.ccc-netzwerk.de/arbeitsgruppen/standard-operating-procedures/netzwerk-sops.html)
1.2.16	Aufgaben des Leitlinienverantwortlichen ■ Überwachung der Aktualität und Weiterentwicklung ■ Bekanntgabe der Leitlinieninhalte an neue Mitarbeiter (Beschreibung der Art der Bekanntgabe sowie der Protokollierung) ■ Überwachung der Leitlinienumsetzung (z.B. Leitlinienaudit, Datenmonitoring) Bei Leitlinienänderung ■ Systematische, zeitnahe und nachweisliche Bekanntgabe von Änderungen (protokolliert z.B. in Form von Fortbildungen, Q-Zirkeln) ■ Änderung von internen Abläufen/Vorgaben aufgrund der geänderten Leitlinien
1.4.8	Dokumentation und Evaluation
	Zur Identifikation des Behandlungsbedarfs ist es erforderlich, ein Screening zu psychischen Belastungen (siehe S3-Leitlinie Psychoonkologie) durchzuführen.
	Die psychoonkologische Versorgung ist fortlaufend anhand geeigneter Instrumente zu dokumentieren und zu evaluieren.
6.2.11	a) Einheitliche standardisierte Schemata für systemische Therapien im OZ
	[...]
	In die Therapiepläne sind die leitlinienentsprechenden Antiemetika aufzunehmen. Im speziellen bei hoch-emetogenen/moderat-emetogenen Therapien soll die leitliniengerechte antiemetische Prophylaxe und Therapie in den Therapieplan aufgenommen werden: http://www.leitlinienprogramm-onkologie.de/leitlinien/supportive-therapie/, Tab. 33
	[...]
9.0.1	Die Integration von Palliativversorgung in die Behandlung der Pat. ist in einer SOP anhand des Behandlungspfades der S3-Leitlinie Palliativmedizin darzustellen.

und auf der Internetseite der DKG veröffentlicht.

Das Zusammenspiel von Leitliniengruppen und Zertifizierungskommissionen ist also von hoher Bedeutung. Das spiegelt sich u.a. darin wider, dass jeweils ein Vertreter der Leitliniengruppe Mitglied der Zertifizierungskommission ist.

Dieses in Deutschland einmalige System bietet gute Voraussetzungen, offene Forschungsfragen zu beantworten oder Versorgungsforschung zu betreiben. Eine Möglichkeit ist die Publikation der QI-Ergebnisse der zertifizierten Zentren, die einen substanziellen Anteil an der Versorgung in Deutschland haben (so geschehen für den Bereich Nieren- und Harnblasenkrebs [Rückher et al. 2021], Melanom [Follmann et al. 2020] und Ovarialkarzinom [Griesshammer et al. 2022]). Doch auch weitergehende Fragestellungen lassen sich mittels der im Rahmen der Zertifizierung erhobenen Daten (z.B. der QI) ableiten. Diese sind sowohl für die Weiterentwicklung der Leitlinien als auch des Zertifizierungssystems relevant. So untersuchte eine jüngst publizierte Arbeit die aktuelle klinische Praxis und die Outcomes nach neoadjuvanter Chemotherapie beim Mammakarzinom unter Routinebedingungen von 2007 bis 2016. Mit den Daten aus 55 zertifizierten Brustkrebszentren (94.638 Patientinnen) konnte die zunehmende Anwendung der diesbezüglichen Leitlinienempfehlungen gezeigt werden (Ortmann et al. 2022).

Die S3-Leitlinien richten sich an medizinisches Personal. Eine leitliniengerechte Versorgung setzt auch eine informierte Entscheidung und eine hohe Compliance der Patienten voraus. Daher gibt das Leitlinienprogramm Onkologie zusätzlich entsprechende Patientenleitlinien heraus. Diese stellen wichtige, patientenrelevante Aspekte der S3-Leitlinien in allgemeinverständlicher Form zusammen. Durch ihre Anwendung kommen Zentren nicht nur ihrer Verpflichtung nach, ihre Patienten umfassend zu informieren. Verständnis für diagnostische und therapeutische Schritte bietet darüber hinaus das Potenzial, dass Patientinnen und Patienten diese so weit möglich unterstützen. Leitlinienwissen soll im Zertifizierungssystem der DKG also kein ärztliches Privileg sein, sondern – soweit möglich und gewünscht – Patienten zugänglich gemacht werden.

16.3 Fazit

Mehrere Studien haben die Vorteile der Behandlung in zertifizierten Zentren gezeigt. Strukturelle und personelle Vorgaben stehen im Zertifizierungssystem der DKG nicht isoliert, sondern werden durch wiederholte Begutachtung vor Ort und wiederholte Messungen von QI flankiert. Die verschiedenen Möglichkeiten, Leitlinien in die Versorgung zu übersetzen (mittels QI, Übernahme als Zertifizierungskriterium, Verweisen, Übersichten und Checklisten), sind ein wesentlicher Bestandteil der Zertifizierung und bedeuten gelebte Leitlinienimplementierung. Die Zertifizierung ist eine komplexe Intervention. Dabei sollte jedoch nicht übersehen werden, dass das Zertifizierungsverfahren gleichzeitig die Komplexität von Leitlinien reduzieren kann: Einerseits, indem sie die wesentlichen Leitlinieninhalte integriert und operationalisiert. Andererseits, indem das Zertifikat die Erfüllung einer Vielzahl von Anforderungen bestätigt und an Externe kommuniziert.

Literatur

Beckmann MW et al. (2011) Quality assured health care in certified breast centers and improvement of the prognosis of breast cancer patients. Onkologie 34(7), 362–7. DOI: 10.1159/000329601

Butea-Bocu MC et al. (2021) Is there a clinical benefit from prostate cancer center certification? An evaluation of functional and oncologic outcomes from 22,649 radical prostatectomy patients. World J Urol 39(1), 5–10. DOI: 10.1007/s00345-020-03411-9

Cheng CY et al. (2021) Do certified cancer centers provide more cost-effective care? A health economic analysis of colon cancer care in Germany using administrative data. Int J Cancer. Jul 2. DOI: 10.1002/ijc.33728

Deutsche Krebsgesellschaft e.V. (DKG) (2022a) Erhebungsbogen Darmkrebszentren (inkl. Analkarzinom) (DZ) Auditjahr 2023. URL: https://www.krebsgesellschaft.de/zertdokumente.html (abgerufen am 14.03.2023)

Deutsche Krebsgesellschaft e.V. (DKG) (2022b) Erhebungsbogen Onkologische Zentren (OZ) Auditjahr 2022. URL: https://www.krebsgesellschaft.de/zertdokumente.html (abgerufen am 14.03.2023)

Deutsche Krebsgesellschaft e.V. (DKG) (2022c) Jahresbericht der zertifizierten Darmkrebszentren 2022. URL: https://www.krebsgesellschaft.de/jahresberichte.html (abgerufen am 14.03.2023)

Diers J et al. (2021) Mortality and complication management after surgery for colorectal cancer depending on the DKG minimum amounts for hospital volume. European Journal of Surgical Oncology 47, 850e857

Follmann M et al. (2020) Quality assurance in melanoma care: guideline-based quality indicators for melanoma – implementation, evaluation and update process. J Dtsch Dermatol Ges 18(8): p. 848–857.

Greger B et al. (2018) Improved outcome in certified colorectal cancer centers in a German county. 33. Deutscher Krebskongress – Perspektiven verändern Krebs – Krebs verändert Perspektiven. Diagnose – Therapie – (Über-)Leben. Berlin, 21.–24 February 2018: abstracts. Oncol Res Treat 41(Suppl 1), 186

Griesshammer E et al. (2022) Quality assurance and improvement in oncology using guideline-derived quality indicators – results of gynaecological cancer centres certified by the German cancer society (DKG). J Cancer Res Clin Oncol. DOI: 10.1007/s00432-022-04060-8

Haj A et al. (2017) Extent of Resection in Newly Diagnosed Glioblastoma: Impact of a Specialized Neuro-Oncology Care Center. Brain Sci. 8(1), 5. DOI: 10.3390/brainsci8010005

Hoffmann H et al. (2018) Mindestmengen in der Thoraxchirurgie: Argumente aus der deutschen DRG-Statistik. In: Dormann F, Klauber J, Kuhlen R (Hrsg.) Qualitätsmonitor 2018. Medizinisch Wissenschaftliche Verlagsgesellschaft Berlin

Jacob A et al. (2021) Association of certification, improved quality and better oncological outcomes for rectal cancer in a specialized colorectal unit. Int J Colorectal Dis 36(3), 517–533. DOI: 10.1007/s00384-020-03792-8

Modabber A et al (2021) Impact of quality certification of multidisciplinary head and neck tumor centers. Cost Eff Resour Alloc. 19(1), 20. DOI: 10.1186/s12962-021-00273-9

Leitlinienprogramm Onkologie (Deutsche Krebsgesellschaft, Deutsche Krebshilfe, AWMF) (2019) S3-Leitlinie Kolorektales Karzinom, Langversion 2.1, AWMF Registrierungsnummer: 021/007OL. URL: https://www.leitlinienprogramm-onkologie.de/fileadmin/user_upload/Downloads/Leitlinien/Kolorektales_Karzinom/Version_2/LL_KRK_Langversion_2.1.pdf (abgerufen am 14.03.2023)

Leitlinienprogramm Onkologie (Deutsche Krebsgesellschaft, Deutsche Krebshilfe, AWMF) (2020) Analkarzinom (Diagnostik, Therapie und Nachsorge von Analkanal- und Analrandkarzinomen), Langversion 1.2, AWMF Registernummer: 081/004OL. URL: https://www.leitlinienprogramm-onkologie.de/fileadmin/user_upload/Downloads/Leitlinien/Analkarzinom/Version_1/LL_Analkarzinom_Langversion_1.2.pdf (abgerufen am 14.03.2023)

Leitlinienprogramm Onkologie (Deutsche Krebsgesellschaft e.V., Stiftung Deutsche Krebshilfe, AWMF) (2021a) Entwicklung von leitlinienbasierten Qualitätsindikatoren. Methodenpapier für das Leitlinienprogramm Onkologie, Version 3.0. URL: https://www.leitlinienprogramm-onkologie.de/fileadmin/user_upload/Downloads/Methodik/QIEP_OL_2021_Version_3.0_.pdf (abgerufen am 14.03.2023)

Leitlinienprogramm Onkologie (Deutsche Krebsgesellschaft, Deutsche Krebshilfe, AWMF) (2021b) S3-Leitlinie Exokrines Pankreaskarzinom, Langversion 2.0, AWMF Registernummer: 032-010OL. URL: https://www.leitlinienprogramm-onkologie.de/fileadmin/user_upload/Downloads/Leitlinien/Pankreaskarzinom/Version_2/LL_Pankreaskarzinom_Langversion_2.0.pdf (abgerufen am 14.03.2023)

Ortmann O et al. (2022) Current clinical practice and outcome of neoadjuvant chemotherapy for early breast cancer: analysis of individual data from 94,638 patients treated in 55 breast cancer centers. Journal of Cancer Research and Clinical Oncology. DOI: 10.1007/s00432-022-03938-x

Rückher J et al. (2021) Guideline-Based Quality Indicators for Kidney and Bladder Cancer in Germany: Development and Implementation. Urologia Internationalis. DOI: 10.1159/000517893

Schoffer O et al. (2022) Wirksamkeit der Versorgung in onkologischen Zentren (WiZen). URL: https://innovationsfonds.g-ba.de/beschluesse/wizen-wirksamkeit-der-versorgung-in-onkologischen-zentren.111 (abgerufen am 14.03.2023)

Trautmann F et al. (2018) Evidence-based quality standards improve prognosis in colon cancer care. Eur J Surg Oncol. 44(9), 1324–1330. DOI: 10.1016/j.ejso.2018.05.013

Uttinger KL et al. (2021) Mortality, complications and failure to rescue after surgery for esophageal, gastric, pancreatic and liver cancer patients based on minimum caseloads set by the German Cancer Society. Eur J Surg Oncol. 5; S0748–7983(21)00953-7. DOI: 10.1016/j.ejso.2021.12.006

Völkel V (2019) Langzeitüberleben von Patienten mit Kolon- und Rektumkarzinomen: Ein Vergleich von Darmkrebszentren und nicht zertifizierten Krankenhäusern. Gesundheitswesen 81(10), 801–807. DOI: 10.1055/a-0858-8852

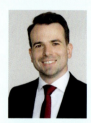

Dr. med. Johannes Rückher

Johannes Rückher ist seit 2020 ärztlicher Referent für die Zertifizierung bei der Deutschen Krebsgesellschaft (DKG). Zuvor war er beim Gemeinsamen Bundesausschuss als Referent zuständig für
die Bereiche Qualitätssicherung und sektorenübergreifende Versorgung. Sein Studium der Humanmedizin und der Medizinökonomie absolvierte er in Bonn und Köln.

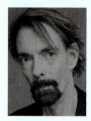

Dr. med. Markus Follmann

Markus Follmann ist Facharzt für Dermatologie und hat Masterabschlüsse in Public Health und
klinischer Epidemiologie. Nach klinischer Tätigkeit arbeitet er seit 20 Jahren im Bereich der evidenzbasierten Medizin und der Leitlinienentwicklung. Er ist AWMF-zertifizierter Leitlinienbera-
ter. Seit 2008 koordiniert er das Leitlinienprogramm Onkologie der Deutschen Krebsgesellschaft,
AWMF und Deutschen Krebshilfe. Er begleitet über 30 S3-Leitlinienprojekte in der Onkologie methodisch. Außerdem widmet er sich der Implementierung von Leitlinien durch empfehlungsba-
sierte Qualitätsindikatoren. Er ist Mitglied des Nationalen Krebsplans und der AWMF Leitlinien-
Kommission. Des Weiteren Mitglied in mehreren internationalen Leitlinienprojekten (z.B. ECIBC
und ECICC), aktives Mitglied im Guideline International Network und der GRADE Working Group.

Dr. med. Martin Utzig

Martin Utzig ist als Chirurg und Thoraxchirurg mehr als 20 Jahre klinisch tätig gewesen. Als langjähriger Koordinator eines zertifizierten Lungenkrebszentrums und Fachexperte/Auditor hat er
sich bereits in dieser Zeit mit dem Zertifizierungssystem der DKG befasst. Seit 2021 ist er ärztlicher Referent im Bereich Zertifizierung der Deutschen Krebsgesellschaft (DKG).

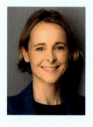

PD Dr. med. Simone Wesselmann

Simone Wesselmann leitet seit 2008 den Bereich Zertifizierung der Deutschen Krebsgesellschaft.
Sie ist Fachärztin für Gynäkologie und Geburtshilfe und hat einen Masterstudiengang in Health
Care Management an der Universität Bayreuth abgeschlossen. 2018 wurde ihr die Venia legendi
von der Universität Erlangen verliehen. Simone Wesselmann ist Mitglied der Nationalen Dekade
gegen Krebs, des Nationalen Krebsplans und genomDE. Sie ist zudem im Beirat des Zentrums für
Krebsregisterdaten am RKI und Mitglied der Entwicklungsgruppen für tumorspezifische Qualitätsindikatoren im Onkologischen Leitlinienprogramm. Darüber hinaus ist sie u.a. für die Mitarbeit
in europäischen Initiativen mit onkologischem Fokus benannt (u.a. iPAAC, CraNE) und vertritt die
DKG in der AG Daten für die Erstellung des onkologischen Basisdatensatzes.

17 Leitlinien und Disease Management Programme: Bedeutung und Wechselwirkung

Corinna Schaefer und Martin Härter

C. Günster | J. Klauber | D. Klemperer | M. Nothacker | B.-P. Robra | C. Schmuker (Hrsg.) Versorgungs-Report. Leitlinien – Evidenz für die Praxis.
DOI 10.32745/9783954668007-17, © MWV Medizinisch Wissenschaftliche Verlagsgesellschaft Berlin 2023

Der Gesetzgeber hat festgelegt, dass Disease Management Programme (DMP) unter Berücksichtigung evidenzbasierter Leitlinien oder gemäß der jeweils bestverfügbaren Evidenz erstellt werden sollen. Da DMP speziell für den deutschen Versorgungskontext entwickelt werden, erscheint es sinnvoll, dass insbesondere deutsche Leitlinien Eingang in DMP finden. Im Rahmen der systematisch ermittelten Leitliniensynopsen des Instituts für Qualität und Wirtschaftlichkeit im Gesundheitswesen (IQWiG) gehören deutsche S3-Leitlinien und Nationale VersorgungsLeitlinien in der Regel zu den am besten bewerteten. Dokumentation und Qualitätszielerhebung der DMP stellen eine wichtige Datenquelle für die Aktualisierung von Leitlinien dar, weil die Erhebung Stärken und Schwächen der Versorgung dokumentiert, auf die Leitlinien reagieren können. DMP können zur Implementierung von Leitlinienempfehlungen und damit auch zur Verbesserung klinischer Endpunkte beitragen. Allerdings sind die neueren DMP bislang nicht in konkrete Verträge umgesetzt worden, sodass es für Herzinsuffizienz, Depression, chronische Rückenschmerzen, Osteoporose und rheumatoide Arthritis keine entsprechenden Versorgungsangebote gibt.

It is stipulated by German law that disease management programs are to be informed by evidence based guidelines or the best available evidence. German DMPs being designed especially for the German health care system, they should most reasonably be based on German guidelines. In the systematically developed guideline synopses by the German Institute for Quality and Efficiency in Health Care, German evidence-based guidelines get high scores. Documentation of care and evaluation of quality goals within the DMPs are an important source for guideline authors, as they highlight health care problems. DMPs can contribute to implementing guideline recommendations and subsequently to improving clinical outcomes. However, the newest DMPs have not yet been translated into contracts between statutory health insurances and health service providers. Hence, to date, there are no structured programs for patients with heart failure, depression, chronic back pain, osteoporosis and rheumatoid arthritis.

17.1 Einleitung

Am 31. Mai 2002 wurde die erste „Nationale VersorgungsLeitlinie Diabetes Mellitus Typ 2" (NVL Diabetes) veröffentlicht (Ollenschläger 2002). Zum 1. Juli 2002 trat die „Vierte Verordnung zur Änderung der Risikostruktur-Ausgleichsverordnung" in Kraft, welche die gesetzlichen Anforderungen an Disease Management Programme (DMP) konkretisierte (Bundesgesetzblatt 2002). Auf dieser Grundlage sind seit dem 1. Juli 2002 DMP zu Typ-2-Diabetes und Brustkrebs möglich; die ersten entsprechenden Programme wurden in der ersten Jahreshälfte 2003 zugelassen (Bundesamt für Soziale Sicherung 2022).

Die unmittelbare zeitliche Nähe ist kein Zufall: DMP und hochwertige Leitlinien verbindet der Anspruch, die angemessene medizinische Versorgung bestimmter Patientengruppen auf der Grundlage aktueller, wissenschaftlich gesicherter Erkenntnisse zu beschreiben und die Versorgungsqualität zu sichern (Bundesärztekammer 2017; G-BA 2022a). Diese wissenschaftlich gesicherten Erkenntnisse sind idealerweise von Experten im Hinblick auf die Übertragbarkeit in das deutsche Versorgungssystem geprüft worden.

Mit der frühen Veröffentlichung der NVL Diabetes im Mai 2002 machen Bundesärztekammer (BÄK), Kassenärztliche Bundesvereinigung (KBV) und Arbeitsgemeinschaft der Wissenschaftlichen Medizinischen Fachgesellschaften (AWMF) als Träger des NVL-Programmes klar: Sie sehen die verfasste Ärzteschaft in der Verantwortung, eine angemessene Versorgung auf der Basis des besten verfügbaren Wissens zu definieren. Dieses Ziel formulieren sie auch im Gründungsvertrag des Programms für Nationale VersorgungsLeitlinien (ÄZQ 2003). So soll sichergestellt werden, dass sogenannte untergesetzliche Normen (zum Beispiel G-BA-Richtlinien) auf einer Grundlage entwickelt werden können, die neben der internationalen Evidenz auch die klinische Expertise der an der Versorgung beteiligten Fachgruppen und die Rahmenbedingungen des deutschen Versorgungssystems berücksichtigt.

Der folgende Beitrag beschreibt, welche Rolle Leitlinien in Deutschland bei der Entwicklung von DMP spielen, welche Prozesse der Gesetzgeber dafür vorgesehen hat, und welche Einflüsse sich aus den DMP für die Aktualisierung von Leitlinien ergeben. Zudem wird diskutiert, ob DMP damit ein geeignetes Instrument für die Implementierung von Leitlinien sein können.

17.2 Disease Management Programme: Prozesse und Elemente

Träger der DMP gemäß §§ 137f und 137g SBG V sind die gesetzlichen Krankenkassen; sie bieten diese Programme für chronisch kranke Versicherte an. In jeder KV-Region schließen einzelne Kassen oder Kassenverbände Verträge mit Vertragsärztinnen und Vertragsärzten beziehungsweise Krankenhäusern. Bevor die einzelnen Verträge als Programme zugelassen werden, prüft das Bundesamt für Soziale Sicherung (BAS), ob diese die in der Richtlinie des G-BA festgelegten Anforderungen einhalten. Nach Angaben des BAS waren bis Ende Dezember 2021 etwa 7,8 Millionen Versicherte in einem oder mehreren DMP eingeschrieben und insgesamt 8.953 Programme zugelassen (Bundesamt für Soziale Sicherung 2022). Bislang gibt es in Deutschland etablierte DMP-Programme zu folgenden Indikationen:

- Asthma
- Brustkrebs
- COPD
- Diabetes Mellitus Typ 1
- Diabetes Mellitus Typ 2
- Koronare Herzkrankheit

Zu folgenden weiteren Indikationen hat der G-BA DMP-Anforderungen beschlossen und im Rahmen der DMP-Anforderungen-Richtlinie

(RiLi) publiziert, entsprechende Verträge stehen jedoch noch aus:

- Chronische Herzinsuffizienz
- Chronischer Rückenschmerz
- Depression
- Osteoporose
- Rheumatoide Arthritis

17.2.1 Elemente von DMP – Entsprechungen zu Leitlinien

DMP setzen inhaltliche Schwerpunkte, die für die Versorgung von besonderer Bedeutung sind. Dazu gehören (KBV 2022):

- Anforderungen an die Behandlung nach aktuellem Stand der medizinischen Wissenschaft in Diagnostik, Therapie und Kooperation der Versorgungssektoren
- Qualitätssicherungsmaßnahmen
- Voraussetzungen für die Einschreibung in das Programm
- Schulungen
- Dokumentation
- Evaluation

Insbesondere durch Vereinbarung individueller Therapieziele und Schulungen stärken DMP die aktive Mitarbeit der Patientinnen und Patienten (G-BA 2022a). Hier findet sich eine Entsprechung zu Leitlinien, insbesondere Nationalen VersorgungsLeitlinien: Die Stärkung von Patientinnen und Patienten durch Vereinbarung individueller Ziele und partizipativer Entscheidung ist in ähnlicher Form auch als übergeordnetes Ziel für NVL definiert (Bundesärztekammer 2017). Dies spiegelt sich in der Struktur und den Inhalten der NVL wider, die Therapieplanung, Therapieziele und partizipative Entscheidungsfindung in jeweils eigenen Kapiteln adressieren und spezifische Entscheidungshilfen für Ärztinnen und Ärzte bzw. Patientinnen und Patienten anbieten.

Qualitätssicherung und -dokumentation sind ebenfalls zentrale Elemente von DMP. Diese beinhalten nicht nur die strukturierte Erfassung und Auswertung der Versorgungsdaten sowie die Definition von Qualitätsindikatoren, sondern auch ein gezieltes Feedbacksystem an die Vertragsärztinnen und -ärzte. Insbesondere über die strukturierte Dokumentation ermöglichen DMP einen fundierten Einblick in die indikationsbezogene Versorgungsqualität in Deutschland. Auch hier liegt eine Entsprechung zu Prozessen bei der Leitlinienentwicklung: Qualitätsindikatoren lassen sich auch auf Basis von Leitlinienempfehlungen ableiten (Nothacker et al. 2015) und sind beispielsweise integraler Bestandteil innerhalb des Leitlinienprogramms Onkologie (Leitlinienprogramm Onkologie 2021).

17.2.2 Prozesse – Leitlinien als DMP-Grundlage

Der Gesetzgeber hat den Gemeinsamen Bundesausschuss beauftragt, die chronischen Erkrankungen auszuwählen, die sich für ein DMP eignen, sowie die inhaltlichen Anforderungen an die einzelnen Programme festzulegen (G-BA 2022b). Auch die bereits oben zitierte vierte Ausgleichsverordnung von 2002 formuliert in § 28b schon recht konkret, wonach sich die Anforderungen für DMP zu richten haben:

„Voraussetzung für die Zulassung eines strukturierten Behandlungsprogramms ist, dass die Behandlung der Krankheit nach § 2 Abs. 1 Satz 3 insbesondere [...] nach dem aktuellen Stand der medizinischen Wissenschaft *unter Berücksichtigung von evidenzbasierten Leitlinien* oder nach der jeweils bestverfügbaren Evidenz erfolgt [...]" (Bundesgesetzblatt 2002)

Diese DMP-Anforderungen erlässt der G-BA als Richtlinie, die er kontinuierlich fortschreibt (G-BA 2022a). Schon dieser Gesetzestext, wie auch § 137f SGB V, machen klar: Grundlage für DMP sollen in erster Linie hochwertige, evidenzbasierte Leitlinien sein. Dementsprechend nutzt der G-BA für die indikationsbezogenen Anforderungen in der Richtlinie jeweils Synopsen relevanter internationaler Leitlinien. Mit der systematischen Ermittlung, Bewertung und Analyse entsprechender Leitlinien beauftragt der G-BA das Institut für Qualität und Wirtschaftlichkeit im Gesundheitswesen (IQWiG). Das konkrete Vorgehen für Leitliniensynopsen beschreibt das IQWiG im Rahmen seiner allgemeinen Methoden (IQWiG 2022a). Zu diesem Vorgehen gehören eine extensive Suche nach nationalen und internationalen Leitlinien nach einem festgelegten Vorgehen, deren methodische Bewertung durch das AGREE II Instrument (Brouwers et al. 2010a) durch jeweils zwei unabhängige Bewertende sowie die Extraktion der Empfehlungen mit hohem Empfehlungsgrad.

Auf Basis dieser Synopsen und mit besonderer Berücksichtigung deutscher Leitlinien formuliert der G-BA die entsprechenden Anforderungen in der DMP-Richtlinie und gibt einen entsprechenden Entwurfstext in ein öffentliches Stellungnahmeverfahren (G-BA 2022b).

17.3 Qualität von Leitlinien als Basis für DMP-Inhalte

Die methodische Bewertung von relevanten Leitlinien durch ein unabhängiges Institut wie das IQWiG sowie der Vergleich deutscher mit internationalen Leitlinien sind wichtige Elemente, um sicherzustellen, dass die jeweils herangezogenen Leitlinien – im Sinne des Gesetzestextes – eine verlässliche wissenschaftliche Grundlage für die Ausgestaltung der DMP bilden. Gleichwohl leitet sich aus diesem Anspruch ein aufwendiger Prozess ab, der etwa ein Jahr dauert und entsprechend umfangreiche Dokumente hervorbringt.

Blickt man auf die Ergebnisse der Bewertungen, so zeigt sich ein relativ konstantes Bild: Wenn aktuelle deutsche Leitlinien für die jeweilige DMP-Indikation vorlagen, so waren sie in

den relevanten Domänen fast immer bei den hochbewerteten, und zwar unabhängig davon, wer sie herausgegeben hatte. Die Tabelle 1 zeigt eine Übersicht der Leitlinien-Bewertungen aus den entsprechenden IQWiG-Berichten der Jahre 2021/22. Im Jahr 2021 hat das IQWiG die Berichtsform geändert und insbesondere bei der vergleichenden Qualitätsdarstellung nur noch die AGREE-II-Domänen 2 (Beteiligung von Interessengruppen), 3 (methodologische Exaktheit) und 6 (Redaktionelle Unabhängigkeit) aufgeführt. Deshalb wurde dieser Zeitraum für die untenstehende tabellarische Übersicht ausgewählt. Das gute Abschneiden deutscher Leitlinien zeigt sich aber auch in nahezu allen früheren Berichten. Dies ist ein starker Hinweis darauf, dass das Qualitätssicherungssystem der AWMF für die Aufnahme ins Leitlinienregister gemäß AWMF-Regelwerk (AWMF 2020) funktioniert und dass deutsche S3-Leitlinien im internationalen Vergleich hohe Qualitätsstandards erfüllen.

Bei der gezeigten Tabelle ist zu beachten, dass das AGREE-II-Instrument keine absolut verlässliche sogenannte „inter rater reliability" (keine hohen Übereinstimmungsraten der Bewertenden) besitzt – das Entwicklungsteam bezeichnet sie in der Pilotierung lediglich als „satisfactory" (Brouwers et al. 2010b). Deshalb sind zwar die Bewertungen innerhalb der jeweiligen Indikationen und das Abschneiden der einzelnen deutschen Leitlinien im internationalen Vergleich aussagekräftig, weil sie von denselben Bewertenden vorgenommen wurden. Aber die Domänenwerte der verschiedenen deutschen Leitlinien bei den fünf dargestellten Indikationen sind nicht direkt miteinander vergleichbar, weil sie in unterschiedlichen Prozessen von jeweils unterschiedlichen Bewertenden ermittelt wurden.

Die Durchsicht der jüngeren IQWiG-Berichte bis 2022 zeigt aber auch: Zu den Indikationen COPD und Diabetes Mellitus Typ 2 lagen zum Zeitpunkt der Berichtserstellung durch das IQWiG (2020) keine aktuellen deutschen Leitlinien vor. Beim Beschluss der jeweiligen DMP-

Tab. 1 Abschneiden deutscher Leitlinien im Rahmen IQWiG-Berichte zu DMP 2021–2022 (IQWiG 2022b, 2022c, 2021a, 2021b, 2021c). Abkürzungen: AWMF = Arbeitsgemeinschaft der Wissenschaftlichen Medizinischen Fachgesellschaften; BÄK = Bundesärztekammer; DGAV = Deutsche Gesellschaft für Allgemein- und Viszeralchirurgie; DKG = Deutsche Krebsgesellschaft; DKH = Deutsche Krebshilfe; KBV = Kassenärztliche Bundesvereinigung; NVL = Nationale VersorgungsLeitlinien

| Indikation (Jahr) | Herausgeber der deutschen Leitlinie | Bewertung nach AGREE II | | |
		Domäne 2 (Beteiligung von Interessengruppen) Rang/alle Leitlinien (erreichte Prozentzahl bei der Bewertung)	Domäne 3 (methodologische Exaktheit)	Domäne 6 (redaktionelle Unabhängigkeit)
Adipositas bei Kindern und Jugendlichen (2022)	DGAV	1/6 (75%)	1/6 (71%)	3/6 (63%)
Adipositas bei Erwachsenen (2022)	DGAV	1/24 (75%)	1/24 (71%)	5/24 (63%)
Herzinsuffizienz (2021)	NVL-Programm von BÄK, KBV und AWMF	2/13 (89%)	1/13 (84%)	1/13 (92%)
Asthma bronchiale (2021)	NVL-Programm von BÄK, KBV und AWMF	2/12 (72%)	1/12 (72%)	1/12 (83%)
Brustkrebs (2021)	OL-Programm von DKG, DKH und AWMF	1/23 (72%)	1/23 (80%)	1/23 (100%)

Anforderungen (COPD 2022; Diabetes Mellitus Typ 2 2021) hat der G-BA allerdings die zwischenzeitlich aktualisierten Nationalen Versorgungs-Leitlinien (NVL COPD; NVL Typ-2-Diabetes) umfänglich als begründend in den tragenden Gründen zitiert (G-BA 2022c; G-BA 2021). Dies kann einerseits daran liegen, dass in den jeweiligen Arbeitsgruppen des G-BA an der NVL Beteiligte mitgewirkt haben, andererseits daran, dass die Kassenärztliche Bundesvereinigung als stimmberechtigte „Bank" im G-BA gleichzeitig eine der drei Trägerinnen des NVL-Programms (ohne Einfluss auf die Inhalte von NVL) und um enge Verzahnung der Prozesse zwischen G-BA und NVL-Programm bemüht ist.

Zusammenfassend lässt sich festhalten, dass die aktuellen DMP-Anforderungen für die jeweiligen Indikationen formuliert wurden unter Berücksichtigung hochwertiger deutscher S3-Leitlinien, die speziell den deutschen Versorgungskontext reflektieren.

17.4 Versorgungsqualität definieren und messen – Qualitätsindikatoren

Ein wesentlicher Bestandteil der DMP sind explizite Anforderungen an die Versorgungsqualität. In der DMP-Anforderungen-Richtlinie gibt es zu jeder Indikation einen eigenen Abschnitt, der Qualitätsziele und Qualitätsindikatoren definiert. Um die Erreichung dieser Qualitätsziele anhand der beschriebenen Indikatoren zu erfassen und die Versorgungsqualität in DMP entsprechend abzubilden, definiert die DMP-Richtlinie zudem Anforderungen an die Dokumentation, mit denen sich die Indikatoren erheben lassen (G-BA 2022a).

Auch Leitliniengruppen leiten aus Empfehlungen mit besonderer Versorgungsrelevanz und hohem Empfehlungsgrad Qualitätsindikatoren ab, und zwar nach einer definierten Methodik (Leitlinienprogramm Onkologie 2021; ÄZQ 2009; s. Kap. 4). Leitlinienbasierte Qualitätsindikatoren können dazu genutzt werden, die Versorgungsqualität über den Implementierungsgrad relevanter Leitlinienempfehlungen zu messen. Aber auch andere Ziele und Einsatzgebiete sind verbreitet: Im Leitlinienprogramm Onkologie zum Beispiel ist die Ableitung von Qualitätsindikatoren nicht nur integraler Bestandteil des Entwicklungsprozesses (Leitlinienprogramm Onkologie 2021). Die Indikatorenentwicklung ist dort zudem eng verzahnt mit dem Prozess der Zertifizierung onkologischer Zentren (Follmann et al. 2014; s. Kap. 16), in dem diese als Zertifizierungsanforderungen gelten.

Ein Vergleich der Qualitätsziele der S3-Leitlinie Mammakarzinom und des DMP Brustkrebs macht deutlich, dass sich aus den unterschiedlichen Intentionen und Einsatzgebieten auch unterschiedliche Qualitätsziele und Indikatoren ergeben können. Nur ein Qualitätsziel von 10 respektive 9 ist bei S3-Leitlinien und DMP ähnlich: ein möglichst hoher Anteil endo-kriner Therapien bei Patientinnen mit positivem Hormonrezeptorstatus. Ein weiteres Ziel betrifft zwar jeweils die gleiche Intervention (bioptische Sicherung des Befundes), aber in nicht deckungsgleichen klinischen Situationen (DMP: Sicherung bei viszeraler Fernmetastasierung, S3-LL: Ersteingriff und Primärerkrankung). Für die übrigen 8 respektive 7 Qualitätsziele gibt es keine Entsprechungen. Dabei fokussieren die DMP-Ziele stark auf Aspekte von Beratung und Lebensstil bei einem großen Teil der Patientinnen, die Ziele der S3-LL hingegen beziehen sich stärker auf sehr spezifische therapeutische Interventionen und eingegrenzte klinische Situationen. Der Vergleich zeigt, dass auch die DMP-Indikatoren und Qualitätsziele unterstreichen, welchen großen Stellenwert die Stärkung der Patientinnen und Patienten sowie das Selbstmanagement im DMP haben (s. Tab. 2).

Der Vergleich zeigt aber auch, dass im Bereich der Qualitätsindikatoren entsprechende Ergebnisse der Leitlinienarbeit nicht unbedingt nutzbar für DMP sind. Ein möglicher Weg, die Leitlinienarbeit und -empfehlungen dennoch als Grundlage für DMP-Qualitätsziele zu nutzen, wäre beispielsweise, dass die Leitliniengruppen die Qualitätsziele und Indikatoren aus den DMP auf Konformität mit den Empfehlungen ihrer Leitlinie prüfen und dies entsprechend dokumentieren bzw. kommentieren.

Tab. 2   Gegenüberstellung der Qualitätsindikatoren für Brustkrebs aus der S3-Leitlinie und dem DMP Brustkrebs

Qualitätsziel S3-LL (Leitlinienprogramm Onkologie 2022)	Qualitätsziel DMP (G-BA 2022a)
möglichst häufig Weiterbehandlung der im Screening detektierten Mammakarzinome u/o DCIS in einem zertifizierten Brustkrebszentrum	keine Entsprechung
möglichst viele Pat. mit prätherapeutischer histologischer Sicherung durch Stanz- oder Vakuumbiopsie bei *Ersteingriff* und Primärerkrankung invasives Mammakarzinom und/oder DCIS	teilweise Entsprechung (siehe unten)
teilweise Entsprechung (siehe oben)	hoher Anteil von Patientinnen mit bioptischer Sicherung bei erstmaligem Auftreten viszeraler *Fernmetastasierung*

Qualitätsziel S3-LL (Leitlinienprogramm Onkologie 2022)	Qualitätsziel DMP (G-BA 2022a)
möglichst häufig intraoperative Präparatsonographie oder -radiographie nach präoperativer Markierung	keine Entsprechung
möglichst wenige Pat. mit primärer Axilladissektion oder Sentinel-Node-Biopsie (SNB) bei DCIS mit brusterhaltender Therapie	keine Entsprechung
möglichst häufig Durchführung einer endokrin basierten Therapie als FirstLine-Therapie bei Pat. mit Mamma-karzinom, positivem Hormonrezeptorstatus, negativem HER2-Status und Erstdiagnose einer Metastasierung.	keine Entsprechung
möglichst viele Pat. mit Sentinel-Node-Biopsie bei Lymphknoten-negativem (pN0) invasivem Mamma-karzinom ohne präoperative tumorspezifische Therapie	keine Entsprechung
möglichst selten Therapie der axillären Lymphabfluss-gebiete bei Mikrometastasierung	keine Entsprechung
adäquate Rate an Bestrahlungen nach BET bei Pat. mit Ersterkrankung invasives Mammakarzinom.	keine Entsprechung
möglichst häufig Durchführung einer endokrinen Therapie bei rezeptorpositiven Pat. mit Ersterkrankung invasives Mammakarzinom	hoher Anteil von Patientinnen mit positivem Hormon-rezeptorstatus, die eine adjuvante endokrine Therapie fortgeführt haben
möglichst häufig Trastuzumab-Therapie über 1 Jahr bei HER2-positiven Pat. mit Ersterkrankung invasives Mammakarzinom ≥ pT1c	keine Entsprechung
keine Entsprechung	hoher Anteil von Patientinnen, bei denen das Ausmaß der Nebenwirkungen der adjuvanten endokrinen Therapie regelmäßig erfragt wurde
keine Entsprechung	hoher Anteil von Patientinnen mit adjuvanter Therapie mit Aromataseinhibitoren, und der Absicht für eine spezifische medikamentöse Therapie einer Osteoporose, bei denen das Ergebnis einer zentralen DXA bekannt ist
keine Entsprechung	Aufmerksamkeit hinsichtlich möglicher individueller Nebenwirkungen und Spätfolgen der tumorspezifischen Therapie
keine Entsprechung	niedriger Anteil von Patientinnen mit einem symptomati-schen Lymphödem (z.B. Schwellung, Funktionseinschrän-kung) des Armes
keine Entsprechung	hoher Anteil von Patientinnen, die eine Empfehlung zu einem regelmäßigen körperlichen Training erhalten
keine Entsprechung	hoher Anteil von Patientinnen, mit BMI > 30, die eine Empfehlung zu einem regelmäßigen körperlichen Training erhalten
keine Entsprechung	adäquater Anteil von Patientinnen mit Bisphosphonat oder Denosumab-Therapie bei Knochenmetastasen

17.5 Wie Leitlinien von DMP profitieren können

In mehrfacher Hinsicht bieten DMP Chancen für die Leitlinienentwicklung. Zunächst gibt es aus Auswertungen der deutschen DMP inzwischen belastbare Daten, dass diese zu einer stärkeren Implementierung von Leitlinienempfehlungen beziehungsweise höheren Rate leitliniengerechter Therapie beitragen (Schäfer et al. 2010; Fuchs et al. 2014; Mehring et al. 2014). Diese Verbesserung konnte über alle Indikationen hinweg, aber auch für einzelne DMP (Diabetes, KHK, COPD) für so unterschiedliche Bereiche gezeigt werden wie die Pharmakotherapie, Schulung und Selbstmanagement wie auch Überweisungen an Fachärzte beziehungsweise Wahrnehmung regelmäßiger Kontrolluntersuchungen.

Angesichts der Tatsache, dass

a) Implementierungsstrategien sehr heterogen in ihrer Ausprägung, oft nur lokal begrenzt konzipiert und oft nicht ausreichend evidenzbasiert sind (IQWiG 2016), und

b) das Ausmaß der Leitlinienimplementierung oft unklar (IQWiG 2016) und – wo Daten vorliegen – auch teilweise unzureichend erscheint (Karbach et al. 2011; Donner-Banzhoff u. Jung-Henrich 2022),

stellen die flächendeckenden DMP, in die in Deutschland 2021 fast 8 Millionen Menschen eingeschrieben waren, ein wichtiges und attraktives Instrument zur Leitlinienimplementierung dar.

Diese Chance, den Impact der eigenen – anspruchsvollen und ehrenamtlichen – Arbeit zu verbessern, kann zudem motivierend auf Leitlinienautoren wirken, insbesondere vor dem Hintergrund, dass die akademische Anerkennung dieser Arbeit nach wie vor nicht ausreichend erscheint.

17.6 Versorgung besser verstehen – DMP und Leitlinienaktualisierung

Die Leitlinienarbeit profitiert von den Strukturen der DMP durch die umfangreiche Dokumentation der Versorgung beziehungsweise der Versorgungsqualität. DMP-Qualitätsberichte liefern wichtige epidemiologische Daten aus Deutschland zu den jeweiligen Erkrankungen (DMP Nordrhein 2021), und werden unter anderem in Nationalen VersorgungsLeitlinien regelhaft ausführlich herangezogen (z.B. Bundesärztekammer 2022). Bei allen methodischen Einschränkungen in Bezug auf die selektierte Patientenpopulation lassen sich aus den großen Datenmengen teilweise charakteristische Tendenzen ablesen: So benötigte etwa ein Drittel der Betroffenen im Jahr 2020 keine medikamentöse antidiabetische Therapie und über ein Drittel hatte einen HbA1c-Zielwert von weniger als 6,5 % (DMP Nordrhein 2021). Das war für die Leitliniengruppe Anlass, die Möglichkeit von Überdiagnosen zu diskutieren und beim diagnostischen Algorithmus insbesondere die Absicherung pathologischer Laborwerte festzuschreiben (Bundesärztekammer 2022).

Mindestens ebenso wichtig sind die Auswertungen zu den zuvor dargestellten Qualitätsindikatoren. Mit deren Hilfe gelingt es, Versorgungsprobleme zu identifizieren, die einer besonderen Berücksichtigung bedürfen. Beispielsweise lässt sich eine Unterversorgung an Schulungen aus nahezu allen Erhebungen ablesen. Bei NVL-Auftaktsitzungen werden regelhaft diese Auswertungen gezeigt und diskutiert, ob sich daraus spezifische Ziele für die Aktualisierung der Leitlinie ergeben. Somit können DMP-QI-Erhebungen den Leitlinienprozess und gegebenenfalls auch die Struktur beeinflussen. Sie ermöglichen es den Leitlinienautoren, mit den Leitlinienempfehlungen auf die aktuelle Versorgungslage zu reagieren (s. Abb. 1).

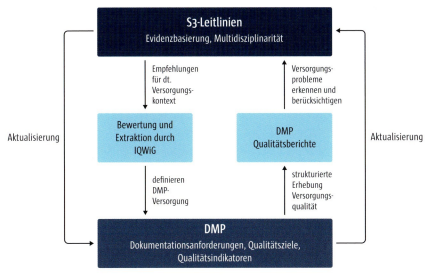

Abb. 1 Leitlinien und DMP – Einflüsse und Wechselwirkungen

17.7 Leitlinien und DMP – Herausforderungen

So lohnend für die Implementierung guter Versorgung die Verzahnung von Leitlinien und DMP erscheint, gibt es gleichwohl einige Hürden, die den Prozess erschweren.

17.7.1 Unterschiedliche Bewertungen der Evidenz durch die Fachgesellschaften

Bei Indikationen, für die es DMP gibt, besitzt die hausärztliche Versorgung einen hohen Stellenwert. Konsequenterweise bilden die entsprechenden multidisziplinären Leitlinien mit S3-Anspruch gemäß AWMF-Regelwerk die Primärversorger- wie auch die spezialfachärztliche und stationäre Perspektive in ihren Leitliniengruppen ab. Damit kommen Versorgergruppen zusammen, die sehr unterschiedlich selektierte Patientenkollektive behandeln (Green et al. 2001) und dementsprechend teils divergierende Einschätzungen haben, unter anderem bezüglich Relevanz von Interventionen und Therapieeffekten.

Dies resultiert bei einigen Fragestellungen in einer abweichenden Bewertung der Evidenz und der sich daraus ergebenden therapeutischen Konsequenzen und führt bei einigen Leitlinien dazu, dass die Fachgesellschaften keine Einigung bei bestimmten Vorgehensweisen erzielen können. Beispielhaft sei hier die NVL Therapie des Typ-2-Diabetes erwähnt, die in der Version von 2013 zwei unterschiedliche Therapiealgorithmen zur medikamentösen Therapie beinhaltete (Bundesärztekammer 2013). Dies hatte nach Berichten der beteiligten Fachgesellschaften die Rezeption der NVL grundlegend erschwert.

In der aktuellen Version der NVL DM2 haben sich die Fachgesellschaften zwar auf einen gemeinsamen Algorithmus verständigt (Bundesärztekammer 2021). Dieser enthält jedoch eine erhebliche Unschärfe. Die Betroffenen werden in drei Gruppen eingeteilt und sollen unterschiedliche Therapien erhalten: Menschen mit klinisch relevanter kardiovaskulärer Erkrankung, Menschen mit hohem Risiko für eine kardiovaskuläre Erkrankung/mit klinisch relevanter renaler Erkrankung und Menschen ohne hohes Risiko für kardiovaskuläre Erkrankungen. Diese letzte Gruppe ist sehr unscharf definiert, weil einige Fachgesellschaften sehr unterschiedliche Auffassungen darüber hatten, welche Menschen darunter fallen sollten. Diese Uneindeutigkeit hatte zur Folge, dass die in der NVL vorgeschlagene Einteilung in drei Risikogruppen nicht ins DMP Diabetes-Typ-2 übernommen wurde (G-BA 2022a).

Diese Erfahrung lehrt: Wo Leitlinien nicht eindeutig und unmissverständlich handlungsleitend formuliert sind, sind sie als Grundlage für DMP (oder andere Behandlungspfade) nicht gut nutzbar.

17.7.2 Langwierige Prozesse

Wissenschaftliche Prozesse mit aufwendiger Methodik brauchen Zeit: Die Erstellung einer Leitlinie dauert je nach Komplexität, Anzahl der Schlüsselfragen und Verfügbarkeiten der Autoren und Autorinnen zwischen zwei und vier Jahren. Für die Leitlinien-Synopse benötigt das IQWiG mindestens ein weiteres Jahr. Zudem liegt zwischen der Veröffentlichung des IQWiG-Abschlussberichtes und der Verabschiedung der jeweiligen DMP-Anforderungen durch den G-BA nicht selten ein Zeitraum von mehr als 2 Jahren (Beispiel COPD: Veröffentlichung Bericht: 4/2020, Veröffentlichung aktualisierte DMP-Anforderungen Richtlinie 8/2022). Das heißt, die Diskrepanz der eigentlichen Studien-Evidenz als DMP-Grundlage und dem Erscheinen der Richtlinie kann durchaus 5 Jahre und mehr betragen. Es kann vorkommen, dass eine gerade verabschiedete DMP-Richtlinie auf einer Leitlinie beruht, deren Gültigkeit bald abläuft und deren Aktualisierung bereits beginnt: Das DMP Depression beispielsweise wurde im August 2019 beschlossen und veröffentlicht; die Aktualisierung der NVL Depression war im Frühjahr 2019 gestartet, die Gültigkeit der 2. Auflage der NVL, die für das DMP berücksich-

tigt wurde, lief im November 2020 ab, eine neue Version liegt seit 2022 vor.

Ein solcher zeitlicher Abstand ist oft nicht dramatisch, denn für wichtige Fragen zu Diagnostik und Therapie ist die Evidenz seit Jahren oder Jahrzehnten stabil. Manche Entwicklungen aber unterliegen schnelleren Aktualisierungszyklen und höheren Dynamiken. Bei der Herzinsuffizienz beispielsweise gab es seit Erscheinen des DMP bereits zwei Anpassungen der NVL im Bereich der medikamentösen Therapie, die auf robusten Studienergebnissen mit Mortalitätsbenefit beruhen (Bundesärztekammer 2019). In solchen Fällen wären kürzere Abstände günstiger.

17.8 Ausblick: Wie geht es weiter?

Wie eingangs dargestellt, sind die „klassischen" DMP (Diabetes, Asthma, COPD, KHK, Brustkrebs) über weite Strecken eine Erfolgsgeschichte: Nahezu 8 Millionen Versicherte waren Ende 2021 in ein oder mehrere dieser Programme eingeschrieben (Bundesamt für Soziale Sicherung 2022). Daten aus der deutschen Versorgung zeigen, dass DMP nicht nur die leitliniengerechte Behandlung fördern (Schäfer et al. 2010; Fuchs et al. 2014; Mehring et al. 2014; Kirsch et al. 2020) und Kosten günstig beeinflussen können (Kirsch et al. 2020; Drabik et al. 2012b), sondern auch klinische Endpunkte, zum Beispiel das Überleben (Fuchs et al. 2014; Kirsch et al. 2020; Miksch et al. 2010). Wenngleich die Heterogenität der zugrundeliegenden Studien als einschränkend kritisiert wurde (Drabik et al. 2012a), so weisen die meisten Effekte jedoch in dieselbe Richtung, was für einen Nutzen der Programme spricht.

Umso erstaunlicher ist es, dass zu den neu beschlossenen DMP bislang keine Verträge geschlossen wurden: Dies betrifft Herzinsuffizienz (2018), Rückenschmerz (2019), Depression (2019), Osteoporose (2020) und Rheumatoide Arthritis (2021).

Ein Grund dafür dürfte die Minderung der finanziellen Anreize für die Kassen sein. Der Zusatzbeitrag, der ihnen seit 2002 für jeden eingeschriebenen Versicherten aus dem Ausgleichsfonds für den Risikostrukturausgleich (RSA) zufloss, wurde mit der Einführung des morbiditätsorientierten RSA im Jahr 2009 auf die zusätzlichen Verwaltungskosten der Kassen („Programmkostenpauschale") beschränkt und im Laufe der Jahre deutlich abgesenkt (Mund 2021; Aulehla 2022). Auch die DMP-charakteristischen Schulungen werden zum Hemmnis bei der Ausgestaltung neuer DMP-Verträge: Zwar gibt es beispielsweise für chronischen Kreuzschmerz und Herzinsuffizienz evaluierte Schulungen, die auch ambulant umsetzbar wären. Die Richtlinie fordert aber jeweils eine erneute Evaluation in den Regionen und im ambulanten Setting (Mund 2021). Weiterhin sind einige in den DMP festgelegte Versorgungsstrukturen (zum Beispiel eine individuell intensivierte Versorgung/Casemanagement für Risikogruppen) nicht flächendeckend verfügbar und bedürften einer sicheren finanziellen Grundlage.

Das heißt, für fünf Indikationen wurde ein langer, komplexer und ressourcenintensiver Prozess aufgesetzt, ohne dass es bisher einen konkreten Niederschlag in der Versorgung gibt. Hingegen hat der G-BA bereits erneut begonnen, die Anforderungen für DMP zu aktualisieren, die bislang noch gar nicht in der Versorgung angekommen sind, beispielsweise Herzinsuffizienz (IQWiG 2021d).

Dieser Stillstand ist enttäuschend. Auf diese Weise verlieren Leitlinien ein zentrales und wirksames Implementierungsinstrument und gleichzeitig eine wertvolle Datenquelle für weitere Versionen. Patientinnen und Patienten wird andererseits eine wirksame Möglichkeit strukturierter, leitliniengerechter Versorgung vorenthalten.

Literatur

Ärztliches Zentrum für Qualität in der Medizin (ÄZQ) (2003) Kooperationsvertrag BÄK/KBV/AWMF zum Programm für Nationale VersorgungsLeitlinien (2003). URL: https://www.aezq.de/mdb/edocs/pdf/vertraege/awmfvertragfinal.pdf (abgerufen am 14.03.2023)

Ärztliches Zentrum für Qualität in der Medizin (ÄZQ) (2009) Manual Qualitätsindikatoren. ÄZQ Berlin

Arbeitsgemeinschaft der Wissenschaftlichen Medizinischen Fachgesellschaften (AWMF)-Ständige Kommission Leitlinien (2020) AWMF-Regelwerk „Leitlinien" 2. Aufl. URL: https://www.awmf.org/fileadmin/user_upload/dateien/downloads_regelwerk/20210215_AWMF-Regelwerk_2020_V2.0.pdf (abgerufen am 14.03.2023)

Aulehla I (2022) Wo bleiben die Neuen DMP? In: Medical Tribune. URL: https://www.medical-tribune.de/meinung-und-dialog/artikel/wo-bleiben-die-neuen-dmp (abgerufen am 14.03.2023)

Brouwers M, Kho ME, Browman GP et al.(2010a) AGREE II: Advancing guideline development, reporting and evaluation in healthcare. Can Med Assoc J 182(18), E839–842

Brouwers MC, Kho ME, Browman GP et al (2010b) Development of the AGREE II, part 1: performance, usefulness and areas for improvement. Can Med Assoc J 182(10), 1045–52

Bundesärztekammer (BÄK), Kassenärztliche Bundesvereinigung (KBV), Arbeitsgemeinschaft der Wissenschaftlichen Medizinischen Fachgesellschaften (AWMF) (2022) Nationale VersorgungsLeitlinie Typ-2-Diabetes – Kapitel Epidemiologie, Screening und erhöhtes Diabetesrisiko, Diagnostik. Version 3.0. Konsultationsfassung, 13–18

Bundesärztekammer (BÄK), Kassenärztliche Bundesvereinigung (KBV), Arbeitsgemeinschaft der Wissenschaftlichen Medizinischen Fachgesellschaften (AWMF) (2021) Nationale VersorgungsLeitlinie Typ-2-Diabetes – Teilpublikation der Langfassung, 2. Aufl., Version 1

Bundesärztekammer (BÄK), Kassenärztliche Bundesvereinigung (KBV), Arbeitsgemeinschaft der Wissenschaftlichen Medizinischen Fachgesellschaften (AWMF) (2019) Nationale VersorgungsLeitlinie Chronische Herzinsuffizienz – Langfassung, 3. Aufl., Version 3

Bundesärztekammer (BÄK), Kassenärztliche Bundesvereinigung (KBV), Arbeitsgemeinschaft der Wissenschaftlichen Medizinischen Fachgesellschaften (AWMF) (2017) Programm für Nationale VersorgungsLeitlinien – Methodenreport, 5. Aufl. Version 1

Bundesamt für Soziale Sicherung (2022) Disease Management Programme. (URL: https://www.bundesamtsozialesicherung.de/de/themen/disease-management-programme/dmp-grundlegende-informationen/ (abgerufen am 14.03.2023)

Bundesgesetzblatt Jahrgang 2002 Teil I Nr. 42. Vierte Verordnung zur Änderung der Risikostruktur-Ausgleichsverordnung vom 27. Juni 2002

Donner-Banzhoff N, Jung-Henrich J in Abstimmung mit dem KARDIO-Konsortium (2022) Ergebnisbericht KARDIO Studie. URL:

https://innovationsfonds.g-ba.de/downloads/beschluss-dokumente/189/2022-05-12_KARDIO-Studie_Ergebnisbericht.pdf (abgerufen am 14.03.2023)

Drabik A, Sawicki PT, Müller D et al. (2012a) Die Methoden der Evaluation von Disease Management Programmen im Kontrollgruppendesign am Beispiel Diabetes mellitus – Eine systematische Übersicht. Gesundheitswesen 74(8–9), 496–501

Drabik A, Büscher G, Sawicki PT et al. (2012b) Life prolonging of disease management programs in patients with type 2 diabetes is cost-effective. Diabetes Res Clin Pract. 95(2), 194–200

Follmann M., Schadendorf D, Kochs C et al. (2014) Leitlinienbasierte Qualitätsindikatoren und Zertifizierung als Grundlage für die Qualitätssicherung der Versorgung von Patienten mit Melanom. J Dtsch Dermatol Ges. 12, 139–147

Fuchs S, Henschke C, Blümel M et al. (2014) Disease management programs for type 2 diabetes in Germany: a systematic literature review evaluating effectiveness. Dtsch Arztebl Int. 111(26), 453–63

Gemeinsamer Bundesausschuss (G-BA). Richtlinie des Gemeinsamen Bundesausschusses zur Zusammenführung der Anforderungen an strukturierte Behandlungsprogramme nach § 137f Absatz 2 SGB V (DMP-Anforderungen-Richtlinie). 2022. Aktuelle Version: https://www.g-ba.de/beschluesse/5591/ (abgerufen am 14.03.2023)

Gemeinsamer Bundesausschuss (G-BA) (2022) Disease Management Programme. https://www.g-ba.de/themen/disease-management-programme/ (abgerufen am 14.03.2023)

Gemeinsamer Bundesausschuss (G-BA). Tragende Gründe zum Beschluss des Gemeinsamen Bundesausschusses über die 28. Änderung der DMP-Anforderungen-Richtlinie (DMP-ARL): Änderung der Anlage 11 (DMP COPD) und der Anlage 12 DMP (COPD – Dokumentation) sowie Anpassung des Beschlusses vom 16. Juni 2022 über die 27. Änderung der DMP-A-RL. 18.08.2022

Gemeinsamer Bundesausschuss (G-BA). Tragende Gründe zum Beschluss des Gemeinsamen Bundesausschusses über die 27. Änderung der DMP-Anforderungen-Richtlinie (DMPA-RL): Änderung der Anlage 1 (DMP Diabetes mellitus Typ 2), der Anlage 2 (Indikationsübergreifende Dokumentation (ausgenommen Brustkrebs)) und der Anlage 8 (Diabetes mellitus Typ 1 und Typ 2 – Dokumentation). 16.06.2021

Green LA, Fryer GE Jr, Yawn BP et al. (2001) The ecology of medical care revisited. N Engl J Med. 344(26), 2021–5. DOI: 10.1056/NEJM200106283442611

Institut für Qualität und Wirtschaftlichkeit im Gesundheitswesen (IQWiG) (2022a) Allgemeine Methoden. Version 6.1 vom 24.01.2022

Institut für Qualität und Wirtschaftlichkeit im Gesundheitswesen (IQWiG) (2022b) Leitliniensynopse Adipositas – Kinder und Jugendliche. IQWiG-Berichte Nr. 1406. ISSN: 1864–2500

Institut für Qualität und Wirtschaftlichkeit im Gesundheitswesen (IQWiG) (2022c) Leitliniensynopse Adipositas – Erwachsene. IQWiG-Berichte Nr. 1408. ISSN: 1864–2500

Institut für Qualität und Wirtschaftlichkeit im Gesundheitswesen (IQWiG) (2021a) Leitliniensynopse für die Aktualisierung des DMP Herzinsuffizienz. IQWiG-Berichte Nr. 1252. ISSN: 1864–2500

Institut für Qualität und Wirtschaftlichkeit im Gesundheitswesen (IQWiG) (2021b) Leitliniensynopse für die Aktualisierung des DMP Asthma bronchiale. IQWiG-Berichte Nr. 1142. ISSN: 1864–2500

Institut für Qualität und Wirtschaftlichkeit im Gesundheitswesen (IQWiG) (2021c) Leitliniensynopse für die Aktualisierung des DMP Brustkrebs. IQWiG-Berichte Nr. 1048. ISSN 18 64–2500

Institut für Qualität und Wirtschaftlichkeit im Gesundheitswesen (IQWiG) (2016) Umsetzung von Leitlinien – hinderliche und förderliche Faktoren. IQWiG Berichte Nr. 389. ISSN 1864 2500

Karbach U, Schubert I, Hagemeister J et al. (2011) Physicians' knowledge of and compliance with guidelines: An exploratory study in cardiovascular diseases. Dtsch Arztebl Int 108(5), 61–9

Kassenärztliche Bundesvereinigung (KBV) (2022) Disease-Management-Programme. URL: https://www.kbv.de/html/dmp.php (abgerufen am 14.03.2023)

Kirsch F, Becker C, Schramm A et al. (2020) Patients with coronary artery disease after acute myocardial infarction: effects of continuous enrollment in a structured Disease Management Program on adherence to guideline-recommended medication, health care expenditures, and survival. Eur J Health Econ. 21(4), 607–619

Leitlinienprogramm Onkologie (Deutsche Krebsgesellschaft e.V., Stiftung Deutsche Krebshilfe, Arbeitsgemeinschaft der Wissenschaftlichen Medizinischen Fachgesellschaften (AWMF) e.V. (2021) Entwicklung von leitlinienbasierten Qualitätsindikatoren. Methodenpapier für das Leitlinienprogramm Onkologie, Version 3.0

Leitlinienprogramm Onkologie (Deutsche Krebsgesellschaft e.V., Stiftung Deutsche Krebshilfe, Arbeitsgemeinschaft der Wissenschaftlichen Medizinischen Fachgesellschaften (AWMF) e.V. (2022) Onkologische Qualitätsindikatoren. Leitlinienbasierte Qualitätsindikatoren im Leitlinienprogramm Onkologie (OL). Version 6 – November 2022

Mehring M, Donnachie E, Fexer J et al. (2014) Disease Management Programs for Patients With COPD in Germany: A Longitudinal Evaluation of Routinely Collected Patient Records. Respiratory Care Jul 59(7), 1123–1132

Miksch A, Laux G, Ose D et al. (2010) Is there a survival benefit within a German primary care-based disease management program? Am J Manag Care 16(1), 49–54

Mund M (2021) Disease-Management-Programme: Zwischen Papiertiger und realen Versorgungsangeboten. Dtsch Arztebl 118(25), A-1255/B-10.36

Nordrheinische Gemeinsame Einrichtung Disease-Management-Programme GbR (2020) Disease Management Programme in Nordrhein. Qualitätsbericht 2020. URL: https://www.kvno.de/fileadmin/shared/pdf/print/berichte/dmp-berichte/qualbe_dmp_20.pdf (abgerufen am 14.03.2023)

Nothacker M, Stokes T, Shaw B et al. (2015) Reporting standards for guideline-based performance measures. Implementation Sci 11, 6

Ollenschläger G (2022) Diabetes mellitus: Erste Nationale VersorgungsLeitlinie erschienen. Dtsch Arztebl 99(22 A-1485/B-1245/C-1163

Schäfer I, Küver C, Gedrose B et al. (2010) The disease management program for type 2 diabetes in Germany enhances process quality of diabetes care – a follow-up survey of patient's experiences. BMC Health Serv Res 10, 55

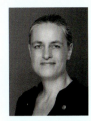

Corinna Schaefer, M.A.

Corinna Schaefer ist stellvertretende Leiterin des Ärztlichen Zentrums für Qualität in der Medizin und verantwortet dort die Abteilungen Evidenzbasierte Medizin/Leitlinien und Patienteninformation/-beteiligung. Das ÄZQ koordiniert das Programm für Nationale VersorgungsLeitlinien, das von Bundesärztekammer, Kassenärztlicher Bundesvereinigung und Arbeitsgemeinschaft der Wissenschaftlichen Medizinischen Fachgesellschaften getragen wird. Sie ist Mitglied der AWMF-Leitlinienkommission, Vorsitzende des Deutschen Netzwerks Gesundheitskompetenz und war von 2010–2020 Chair der Patient and Public Working Group des Guidelines International Network.

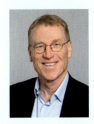

Prof. Dr. med. Dr. phil. Martin Härter

Martin Härter studierte Psychologie und Humanmedizin an den Universitäten Würzburg, Padova (Italien) und Freiburg. Seit 2008 ist er Direktor des Instituts und der Poliklinik für Medizinische Psychologie am Universitätsklinikum Hamburg-Eppendorf und seit 2016 wissenschaftlicher Leiter des Ärztlichen Zentrums für Qualität in der Medizin (ÄZQ) in Berlin. Seine wissenschaftlichen Schwerpunkte sind die Epidemiologie psychischer Störungen bei körperlichen Erkrankungen, Psychoonkologie und Depression, patientenzentrierte Medizin und partizipative Entscheidungsfindung, Entwicklung und Evaluation komplexer Interventionen sowie innovativer Versorgungsformen bei chronischen Erkrankungen.

18 Leitlinienkomponenten in der Vertragsgestaltung einer gesetzlichen Krankenkasse

Sabine Hawighorst-Knapstein, Kateryna Karimova, Catriona Friedmacher und Dorothea Lemke

C. Günster | J. Klauber | D. Klemperer | M. Nothacker | B.-P. Robra | C. Schmuker (Hrsg.) Versorgungs-Report. Leitlinien – Evidenz für die Praxis.
DOI 10.32745/9783954668007-18, © MWV Medizinisch Wissenschaftliche Verlagsgesellschaft Berlin 2023

Der interdisziplinär fachübergreifenden Versorgungsqualität liegt das Prinzip der evidenzbasierten Medizin mit dem Ziel bestmöglicher Patientenversorgung zugrunde. Die inhaltlichen Grundsätze der Leistungserbringung zur Versorgung der Versicherten sind sozialrechtlich vertraglich auf Nachweise (Evidenz) der Wirksamkeit und des Nutzens zu stützen. Die fachlichen Maßstäbe beruhen dafür, zum Beispiel bei Vollversorgung, auf Vorgaben gemäß § 70, § 2, § 12, § 73b SGB V „mindestens auf G-BA-Niveau" und vormals analog § 73c SGB V/neu § 140a: 1. der evidenzbasierten Medizin nach aktuell anerkanntem Sachstand der medizinischen Erkenntnisse bzw. gemäß Facharztstandard und -literatur, 2. den Vorgaben des Gemeinsamen Bundesausschusses, 3. den Empfehlungen des Sachverständigenrats und Ergebnissen der Gesundheitsberichterstattung (Robert Koch-Institut, GBE-Bund), um diagnosebezogene Versorgungsdefizite insbesondere bei chronischen Erkrankungen und entsprechende Risikofaktoren zu berücksichtigen und 4. hochwertigen Leitlinien, z.B. zur Aufklärung, zur Prävention durch Beratung und als biopsychosoziale Koordination (zu unterscheiden in der fachlichen Qualität sind die haus- von den spezial-fachärztlichen Leitlinien). § 12 SGB V verdeutlicht explizit, dass das Wirtschaftlichkeitsgebot keine Abstriche bei der Wirksamkeit der diagnosebezogenen Leistungen bedeutet. Durch diese sozialrechtlichen Grundsätze zur Leistungserbringung und -erstattung ist die systematische wissenschaftliche Überprüfung der Wirksamkeit von Leistungen als fachlicher Maßstab der Gesundheitsversorgung verankert.

Der Beitrag erläutert die Voraussetzungen und das Versorgungskonzept der Haus- und Facharztverträge der AOK Baden-Württemberg nach vorgenannten Grundsätzen und berichtet Ergebnisse der unabhängigen Evaluation der Versorgungsverträge.

The interdisciplinary, multidisciplinary quality of care is based on the principle of evidence-based medicine with the aim of providing the best possible patient care. Principles of health care provision for insured persons of the statutory health insurance must be based on contracts including proof of evidence of efficacy and benefit. The professional standards, for example in the case of comprehensive care, are based on specifications according to § 70, § 2, § 12, § 73b SGB V (German Social Code V) "at least at G-BA level (G-BA=Joint Federal Committee)" and analogue to formerly § 73c SGB V/new § 140a: 1. evidence-based medicine according to currently recognized state of the art of medical knowledge or according to specialist standards and literature, 2. the specifications of the Joint Federal Committee (G-BA), 3. the recommendations of the Council of Experts on Health Care („Sachverständigenrat") and results of health reporting (Robert Koch Institute, GBE-Bund) in order to take into consideration diagnosis-related deficits in care, particularly in the case of chronic diseases and the corresponding risk factors, and 4. high-quality guidelines, e.g. on education, prevention through counseling, and biopsychosocial coordination (a distinction must be made between the professional quality of the guidelines for general practitioners from those for specialists). § 12 of SGB V explicitly clarifies that the efficiency principle does not mean any reduction in the effectiveness of diagnosis-related health care provision. Through these socio-legal principles for all provision of care and reimbursement of services, the systematic scientific review of the effectiveness of services is anchored as a professional standard of health care.

This article explains the conditions and the content of the care concept of the general practitioner and specialist contracts of the AOK Baden-Württemberg based on the mentioned principles and reports on the results of the independent evaluation of these contracts.

18.1 Versorgungsgestaltung im Dialog

Die Grundsätze der Leistungserbringung in der Versorgungsgestaltung gelten für die Krankenkassen und die Vertragsärzte. Diese haben eine bedarfsgerechte und gleichmäßige Versorgung nach den fachlichen Maßstäben des SGB V zu organisieren und zu koordinieren.

„Der Gemeinsame Bundesausschuss konkretisiert grundlegend in Richtlinien mit Bindungswirkung für Leistungserbringer und Krankenkassen das Wirtschaftlichkeitsgebot und präzisiert die Leistungsansprüche der Versicherten: diese Richtlinien müssen den allgemein anerkannten Stand der medizinischen Erkenntnisse (Evidenzbasierte Medizin) und das Prinzip einer humanen Krankenbehandlung berücksichtigen" (AOK Bundesverband 2023).

Laut SGB V können die Krankenkassen Verträge mit Leistungserbringern über eine Besondere ambulante Versorgung der Versicherten abschließen, für deren Durchführung die Qualitätsanforderungen des „Gemeinsamen Bundesausschuss […] als Mindestvoraussetzungen" bzw. als fachliche Maßstäbe mit entsprechenden Wirksamkeitsnachweisen gelten (§ 73b SGB V Hausarztzentrierte Versorgung; analog frühere Fassung § 73c SGB V facharztzentrierte bzw. spezialärztliche Versorgung, dazu neu § 140a Besondere ambulante ärztliche Versorgung Absatz 1). Mit in Kraft treten des GKV-Versorgungstärkungsgesetzes im Juli 2015 wurde der § 140a SGB V „Besondere Versorgung" (ehemals Integrierte Versorgung) neu gefasst. Die §§ 73a („Strukturverträge") und 73c („Besondere ambulante ärztliche Versorgung") sind im neuen § 140a aufgegangen, Altverträge nach den §§ 73a, 73c SGB V a. F. genießen Bestandschutz.

Die AOK Baden-Württemberg hat beginnend mit 2008 einen Vertrag im Bereich der Hausarztzentrierten Versorgung gemäß § 73b („Hausarztzentrierte Versorgung") und zudem mehrere facharztzentrierte Versorgungsverträge zu den jeweiligen Facharztgebieten angesichts Vollversorgung gemäß § 73c vereinbart.

Der Evidenzbasierung kam wesentliche Bedeutung zu. Dazu zählen der Facharztstandard zum Facharztgebiet, hochwertige fach- bzw. spezialärztliche Leitlinien zu den jeweiligen Diagnosen sowie die Vertragskonzipierung „mindestens auf G-BA-Niveau" bzw. „aktuell anerkanntem Sachstand der medizinischen Erkenntnisse" nach SGB V und entsprechend der Empfehlungen des Sachverständigenrats Gesundheit.

Ziel des vorliegenden Beitrags ist, die Grundsätze der AOK Baden-Württemberg für die Vertragsgestaltung in der Hausarztzentrierten Versorgung (HZV) darzustellen, interdisziplinär verkoppelt mit der Besonderen Versorgung bzw. der facharztzentrierten Versorgung (FAV). Dafür werden zunächst Prämissen und Rahmenbedingungen für die Versorgungsverträge vorgestellt (s. Kap. 18.2) und anschließend die Ausgestaltung der Verträge in Baden-Württemberg skizziert (s. Kap. 18.3). Schließlich werden beispielhaft Ergebnisse, hier unter besonderer Beachtung als Vollversorgungsverträge, erläutert (s. Kap. 18.4). Die Kapitel 18.1–18.3 wurden von der Erstautorin und das Kapitel 18.4 durch die Autorinnen des Instituts für Allgemeinmedizin der Universität Frankfurt/Main verfasst.

18.2 Prämissen der Evidenzbasierung von Versorgungsverträgen

Mehrere Entwicklungslinien haben die Bedeutung einer interdisziplinären vertraglichen Ausgestaltung der Versorgung hinaus gefördert.

1. Handlungsbedarfe und kritische internationale Vergleiche zur Leistungsfähigkeit des deutschen Gesundheitswesens
   Insbesondere der Sachverständigenrat zur Begutachtung der Entwicklung im Gesundheitswesen weist wiederholt auf Reformbedarf im deutschen Gesundheitswesen hin, um Wirksamkeit und Wirtschaftlichkeit der Versorgung zu verbessern. Seine Analysen, zum Beispiel von 2018, lassen erkennen, dass es „in unserem Gesundheitswesen weiterhin Über-, Unter- und Fehlversorgung gibt" und insofern „Steuerungsdefizite" bestehen: solche Defizite müssten „nicht notwendig durch *mehr*, sondern können auch durch *gezieltere* Steuerung ausgeglichen werden". Auch weil „die Strukturen des Gesundheitssystems sehr komplex und schwer überschaubar" sind, hält der Rat eine bedarfsorientiertere Steuerung für notwendig: „zum einen müssen Ausbau und Weiterentwicklung der Angebotsstrukturen zukünftig zum Teil effektiver und effizienter gesteuert werden [...]. Zum anderen müssen zum Teil auch die Patienten und deren Inanspruchnahme des Gesundheitssystems besser „gesteu-

ert" werden. Auf dieser Steuerung von Patientenwegen im komplexen Versorgungssystem liegt ein besonderer Fokus des Gutachtens" von 2018 (SVR 2018, RZ 10).

Schon lange zeigen Analysen des Sachverständigenrats, dass „die Versorgungssituation chronisch Kranker in vielen Fällen deutlich von den genannten Anforderungen abweicht. Hierbei ergeben sich für unterschiedlich chronische Krankheiten konvergente, krankheitsartenübergreifende Muster von Über-, Unter- und Fehlversorgung. Diese lassen sich bei näherer Betrachtung auf eine begrenzte Zahl von überholten Paradigmen und Versorgungsgewohnheiten zurückführen, die einer flächendeckenden adäquaten und qualitätsgleichen Versorgung chronisch Kranker im Wege stehen." (SVR 2001, RZ 93). Beispielhaft werden aufgeführt „Ischämische Herzerkrankungen, inklusive Myokardinfarkt, zerebrovaskuläre Erkrankungen, insbesondere Schlaganfall, chronische, obstruktive Lungenerkrankungen, Rückenleiden, onkologische Erkrankungen, depressive Störungen" (SVR 2001, RZn 144 bis 342).

Anforderungen an ein „Optimum an Gesundheit durch Vermeidung von Über-, Unter- und Fehlversorgung" beschreibt der Sachverständigenrat auch 2018 in Teil III zur bedarfsgerechten, koordinierten Versorgung in ausgewählten Indikationsbereichen für Patienten mit Rückenschmerzen und zur koordinierten Versorgung von Menschen mit psychischen Erkrankungen (SVR 2018, RZn 1023 bis 1294).

Zur Versorgungssteuerung wird das sog. Gatekeeping bzw. die Lotsenfunktion des Hausarztes international in zahlreichen Ländern und mit verschiedenen Ansätzen implementiert, weil durch die Stärkung der primärärztlichen Versorgung eine Verbesserung der Patientensteuerung und der Versorgungsqualität erreicht werden kann (SVR 2018, RZn 690 bis 693).

In manchen Ländern haben Patienten laut Sachverständigenrat 2018 die freie Arztwahl, in anderen Ländern werden Patienten anhand ihres Wohnortes einem bestimmten Primär- bzw. Hausarzt zugeordnet. Die Lotsenfunktion soll ein leicht zugängliches, umfassendes sowie kontinuierliches Versorgungsangebot mit koordinierender Funktion zu anderen Versorgungsangeboten sein. Der Hausarzt kann für eine effektivere Leistungssteuerung zum Beispiel Überweisungen zu Spezialisten und anderen Gesundheitsberufen veranlassen, um Doppeluntersuchungen und Übertherapie zu vermeiden. Gleichzeitig werden Patienten durch eine umfassende Übersicht des Hausarztes über die verordneten Medikamente interdisziplinär besser versorgt. Somit kann laut Sachverständigenratsgutachten 2018 die medizinische Versorgung der Patienten qualitativ gefördert und die ungezielte Inanspruchnahme von Fachärzten vermindert werden.

Gemäß § 73b SGB V HZV in Verzahnung mit der FAV indikationsbezogen nach § 73c (alt) bzw. § 140a (neu), erfolgt für die AOK-Versicherten in der Hausarztzentrierten Versorgung in Baden-Württemberg eine kontinuierliche Evaluation punktuell auch zu der interdisziplinären Versorgung (SVR 2018, RZ 696, s. auch Kap. 18.4).

Für die bedarfsgerechte Versorgung und den entsprechenden Vergleich beschreibt der Sachverständigenrat schon lange explizit dringenden Handlungsbedarf unter den Stichworten „Transparenz und Qualitätssicherung [...] bezüglich der Dokumentation als einer Voraussetzung für eine verbesserte Transparenz zum Leistungsgeschehen, [...] als Grundlage [...] für die Identifizierung von Defiziten und Überfluß" (SVR 1995, RZ 32). Besonders dringend wäre damit laut SVR „die Erstellung einer problem- und kostenorientierten Klassifikation für Krankheits- und Behandlungsverfahren (ICD-10-

GM) ...", dieses im Sinne einer auch indikationsbezogenen, systematisch wissenschaftlichen Überprüfung der Wirksamkeit von Leistungen der Gesundheitsversorgung, zum Beispiel zu folgenden Kenngrößen, soweit methodisch möglich (u.a. auch zur ärztlichen präventiven und motivationalen Beratung neben Vergleichen zur Hospitalisierung usw., s. auch Kap. 18.4):

- Informationen zum Behandlungskontext
- Information über die Anzahl tatsächlich behandelter Patienten
- Angaben zur Multimorbidität
- Verknüpfung von Diagnosestatistik mit Daten über Operationen und andere Leistungen
- Angaben zum Krankheitsschweregrad (SVR 1995, RZ 32; Kunz et al. 2007)

Trotz Fehlen ambulanter Kodierrichtlinien ist die laufende spezifische und korrekte Kodierung bei chronischen Verläufen interdisziplinär besonders wichtig, um die evidenzbasiert-medizinischen Versorgungsbedarfe gegen Über-, Unter- und Fehlversorgung für die betroffenen Menschen, die Ärzte, Kostenträger und Evaluatoren soweit methodisch machbar fachlich nachzuvollziehen (s. Kap. 18.3; Beispiel Kardiologie und chronische Herz-Erkrankungen).

Deutschland hat weiterhin eines der teuersten Gesundheitssysteme der OECD-Staaten (https://oecd.org). Nach Angaben des Statistischen Bundesamtes betrugen die Gesundheitsausgaben 2021 474 Mrd. € oder etwa 5.700 € je Einwohnerin und Einwohner (Destatis 2023). Anhand von 80 Schlüsselindikatoren der OECD bestehen vor allem folgende Versorgungsprobleme für Deutschland (OECD 2019):

- Der Zugewinn an Lebenserwartung hat sich verlangsamt.
- Es gibt eine vergleichsweise hohe Anzahl von Menschen mit chronischen Erkrankungen und Risikofaktoren.

- Es besteht eine hohe Hospitalisierungsrate für chronische Erkrankungen wie Diabetes oder Herzinsuffizienz, die „am besten in der Primärversorgung" behandelt werden.
- „Ungesunde Lebensstile" sind in Deutschland weit verbreitet mit höherer Wahrscheinlichkeit von Übergewicht und Adipositas.
- Der Anteil an Rauchern ist höher als im OECD-Schnitt und diese tragen zu vermeidbaren Todesfällen weiterhin bei.
- Mit 255 Krankenhausfällen pro 1.000 Einwohner weist Deutschland die höchste Aktivitätsrate im stationären Bereich auf; 66 % über dem OECD-Schnitt.
- Es gibt 20 % mehr Ärzte und 50 % mehr berufstätiges Pflegepersonal pro Kopf als im OECD-Schnitt.
- Der Anteil der Kosten, der vom Staat oder verpflichtenden Versicherungssystemen getragen wird (84 %), ist der Dritthöchste aller OECD-Staaten.

Es besteht damit weiterhin populationsbezogen Gestaltungsbedarf in der ambulanten Versorgung, mit Schwerpunkten auf Risikofaktoren und chronische Erkrankungen.

2. internationale Präzisierung der evidenzbasierten Medizin (EbM)

Nach dem Bericht von Raspe und Hüppe zum SVR-Gutachten 2014 wurde das Konzept der evidenzbasierten Medizin (EbM) in Deutschland erstmals 1995 rezipiert (Raspe u. Hüppe 2014). Danach ist von jedem Funktionsbereich der Medizin zwischen Prävention und Rehabilitation zu fordern, dass seine Leistungen „dem allgemein anerkannten Stand der medizinischen Erkenntnisse" (vgl. § 2 Abs. 1 Satz 3 SGB V) entsprechen. „Als dessen zentrales Fundament gelten heute die Ergebnisse hochwertiger und öffentlich zugänglicher klinischer und Ver-

sorgungsstudien. Ihr Ziel ist eine möglichst unverzerrte Schätzung des wahren mittleren (differentiellen) Effekts einzelner Untersuchungs- und Behandlungsmethoden und komplexer Interventionen. Die in ihnen enthaltenen Informationen und Daten werden in einem aufwändigen und kritischen (inter)nationalen Diskussionsprozess zu dem, was aktuell als „Evidenz" bezeichnet wird" (Raspe u. Hüppe 2014, S. 2).

Inzwischen hat die EbM, fußend auf „dem allgemein anerkanntem Stand der medizinischen Erkenntnisse" zu den Versorgungsbedarfen, Eingang in das SGB V gefunden, um damit u.a. die Patientensicherheit allgemein zu fördern (wie vorgenannt und z.B. § 70 Abs. 1, § 35 Abs. 1b, § 35a Abs. 1, § 139a Abs. 4 SGB V; Deutscher Bundestag 2021; Herold 2023).

3. Pflicht zur fachlichen Fortbildung (§ 4 MBO-Ä; § 95d SGB V, z.B. unabhängige Qualitätszirkel)

4. eine schrittweise Normierung von Qualitätssicherungsmaßnahmen durch den Gesetzgeber (z.B. gemäß SGB V § 73b Leitlinien und Qualitätsmanagement in der Hausarztzentrierten Versorgung, § 92 Leitlinienkompetenz des G-BA, § 135 Qualifikationsgebundene Leistungserbringung, § 135a Verpflichtung der Leistungserbringer zur Qualitätssicherung, § 136ff, § 137a, § 139a Institut für Qualität und Wirtschaftlichkeit im Gesundheitswesen)

5. die Gewährleistung einer Versorgung wie oben genannt gemäß EbM: Im Kontext der Haus- und Facharztzentrierten Vollversorgung geht es populations- und indikationsbezogen interdisziplinär zunächst um den aktuellen Facharztstandard für das jeweilige Facharztgebiet (u.a. gemäß §§ 73b und vormals c, § 70 SGB V), weil der Facharztstandard für das jeweilige Facharztgebiet mit seinem gesamten Diagnosespektrum durch die Facharztliteratur abzubilden ist. Die jeweiligen fachlichen Versor-

gungsschwerpunkte ergeben sich aus den Empfehlungen der Sachverständigenratsgutachten, hochwertigen Leitlinien, hier vor allem spezial-, fachärztlich (konsensusbasiert), und der Gesundheitsberichterstattung (Beispiel Orthopädie Kreuzschmerz gemäß NVL, SVR, RKI). Auf Basis einer umfassenden Bereinigung der Leistungen aus der KV-Gesamtvergütung bilden die Verträge eine fachgruppenspezifische Vollversorgung ab (s. z.B. Weigeldt u. Tesic 2015).

6. die zunehmende Erarbeitung von hochwertigen evidenzbasierten Leitlinien durch wissenschaftliche medizinische Fachgesellschaften (s. Kap. 2) und

7. die schrittweise Flexibilisierung vertraglicher Möglichkeiten durch den Gesetzgeber im Hinblick auf Integrierte und Besondere Versorgungsformen (§ 140a SGB V, 73b Hausarztzentrierte Versorgung), vorbereitet und begleitet durch den Sachverständigenrat (SVR 1995).

18.3 Hausarztzentrierte Versorgung und Facharztverträge der AOK Baden-Württemberg

Aus den genannten Regulierungsvorgaben und der Evidenzlage folgt ein Gestaltungsauftrag an die Selbstverwaltung. Die Umsetzung vorgenannter Grundlagen und Anforderungen erfolgt im haus- und spezialfachärztlichen Praxisalltag auf der Basis des jeweiligen Facharztstandards für das jeweilige Facharztgebiet angesichts Vollversorgung und -bereinigung. Zahlreiche Einflussfaktoren wie regionale Gegebenheiten, Schwerpunkte in den Praxen, Ressourcenfragen oder gesellschaftliche Patientenerwartungen wirken auf die Versorgung und auf ihre Ergebnisse ein. Entsprechende Vergleichsmethoden sind stets aufwändig und bedürfen der Weiterentwicklung angesichts unterschiedlicher Versorgungsmodelle und Perspektiven (Schrappe 2015).

Ab 2008 wurde in Baden-Württemberg gemeinsam zwischen haus- und fachärztlich spezialisierten Ärzteverbänden und der AOK Baden-Württemberg ein erster multiprofessioneller Dialog gestartet.

Für den gemeinsamen Dialog wurden umfangreiche fachübergreifende Recherchen auf der Basis wissenschaftlicher Literatur und bestverfügbarer Evidenz durchgeführt und systematisch als Versorgungsinhalte mit Honorarbezug (Anlage 12 FAV) sowie wissenschaftsmethodisch begründend abgebildet (z.B. interdisziplinär abgebildet zur Kardiologie aufgrund des vereinbarten evaluierten Behandlungspfades HZV/FAV: Hausärzteverband Baden-Württemberg 2013).

Das Vorgehen erfolgt prinzipiell in folgenden Schritten, die u.a. in den Anlagen 12 und 17 und Anhängen zur Versorgungsgestaltung begründend abgebildet sind:

1. Eingrenzung des jeweiligen Facharztgebietes nach der Weiterbildungsordnung und seinen jeweiligen Diagnosen in der aktuellen ICD-Klassifikation

2. Recherche zu Versorgungsdefiziten im jeweiligen Facharztgebiet zu dessen Indikationen gemäß übergreifender Facharztliteratur

3. ferner gezielt gegen Über-, Unter- und Fehlversorgung vor allem gemäß SVR, RKI, G-BA

4. weitere Sichtung aktueller Facharztliteratur vertiefend zu angrenzenden Fachgebieten, z.B. zu biopsychosozialer Versorgung, Public Health, Prävention – vor allem zum Nikotinabusus, zur Fehl-Ernährung, zur körperlichen Aktivität und Gesundheitsförderung (z.B. Banzer 2017; Schiltenwolf u. Hennigsen 2018; Herold 2023)

5. Datenanalysen und deren evidenzbasierte Einordnung und Bewertung zur Gesundheitsberichterstattung u.a. auch des RKI (2021), des WIdO (z.B. Reports zu Fehlzeiten, Arzneiverordnungen, Klima und Gesundheit), der Statistischen Ämter des Bundes und des Landes

6. Veröffentlichungen der Fachgesellschaften, der Arzneimittelkommission, der AWMF, des EbM-Netzwerks, internationaler Leitlinien und Guidelines, Hausarzthandbücher DMP etc.
7. Veröffentlichungen wissenschaftlicher Institutionen wie des IQWIG und der DEGAM, u.a. zu Gesundheitsinformationen, und maßgeblicher Patientenorganisationen
8. Qualitätsförderung und Analytik (z.B. QS Kardiologie zur invasiven Versorgung, zum interdisziplinären Wiedervorstellungsintervall; zur Gastroenterologie Hygiene u.a.; Qualitätsparameter und -indikatoren, z.B. Pneumologie; Befragungen der Praxen und Versicherten, z.B. zur orthopädischen Versorgung, bei psychischen Störungen).

Wie vom SVR empfohlen (SVR 2007, RZ 392), wurden Vertreter der Fachärzteschaft für den gemeinsamen Dialog frühzeitig eingebunden, nachdem die Grundlagen der hausärztlichen Versorgung gemäß § 73b SGB V wie die regelhafte DMP-Versorgung, Beachtung von Risikotools wie arriba-HZV, Umsetzung von Qualitätszirkeln usw. vereinbart wurden. Generell einbezogen werden auch wissenschaftlich unabhängige Experten und Expertinnen aus universitätsklinischen Einrichtungen, aus NVL-Leitliniengremien, insbesondere auch vorausschauend zu Trends aus der Versorgungsforschung.

Einige Beispiele zur interdisziplinären Versorgungsgestaltung bezogen auf den entsprechenden Facharztstandard und entsprechend korrekt gesicherter, spezifischer Diagnosestellung zu vorwiegend chronischen Erkrankungen und ihren Versorgungsdefiziten (Anlage 12, evidenzbasierte Begründungen in Anlage 17 HZV/FAV, Umsetzung in den Anhängen):
1. interdisziplinäre Behandlungspfade wie universitätsklinisch evaluiert, verbunden mit regelmäßiger apparativer Diagnostik (12-Kanal-EKG, UKG, Eventrekorder usw.) bei chronischen Herzerkrankungen, um unnötige Hospitalisierung vorausschauend zu mindern

2. biopsychosoziale, auch nicht-medikamentöse, Beratungsangebote zu chronifizierenden Beschwerden einschl. Fallkonferenzen, z.B. zu unspezifischen Kreuzschmerzen, zur Arthrose, zur Osteoporose, wie auch in der Rheumatologie zur Bewegungsförderung, Gewichtsoptimierung, zum Nikotinstopp usw. als Risikofaktoren für schwerwiegendere Verläufe, zur Vermeidung unnötiger Eingriffe und Hospitalisierung
3. spezifische psychosozial-multiprofessionelle Versorgungspfade und -pläne gemäß EbM zu entsprechenden Methoden und Verfahren usw. bei psychischen Störungen, auch Transitionspsychiatrie zwischen dem 15. und 25. Lebensjahr für mehr Teilhabe, auch Wegfall von Gutachten, zudem neue Gesprächsleistungen, Fallkonferenzen
4. evidenzbasierte Betreuung apparativ (z.B. 12-Stanzenbiopsie) wie auch beratend, z.B. zum Lebensstil, zu Risikofaktoren, zu SDM/PEF gemeinsame Entscheidungsfindung, choosing wisely, zur Erhebung von PSA-Werten in der Urologie usw.
5. Lebensstilberatung unter anderem auch in der Gastroenterologie, Nephrologie und Pneumologie situativ kausal, z.B. zur körperlichen Aktivität, zur Ernährung, zum Nikotinstopp und zu supportiven Maßnahmen wie auch zu Wahlmöglichkeiten der Behandlung nach allgemein anerkanntem Stand der medizinischen Erkenntnisse zu dem jeweiligen Facharztgebiet (z.B. auch Peritonealdialyse, zu Hygieneanforderungen, zur Adhärenz)

Zudem wurde eine Auswahl von Parametern zur Qualitätsförderung und zur QS aufgenommen (s. Kap. 15).

Die Beratungen der Vertragspartner mündeten 2008 in einen HZV-Vertrag und 2010 in den seither nach bester verfügbarer Evidenz aktualisierten „Vertrag zur Versorgung im Fachgebiet der Kardiologie in Baden-Württemberg gemäß § 73 c SGB V" zwischen der AOK Baden-

Württemberg, dem Mediverbund, dem Berufsverband Niedergelassener Kardiologen (BNK) und weiteren Partnern (Hausärzteverband Baden-Württemberg 2023). Er regelt „die Umsetzung einer qualifikations- und qualitätsbezogenen Versorgung im Fachgebiet der Kardiologie für Versicherte der AOK in Baden-Württemberg durch teilnehmende Fachärzte." Er verpflichtet den teilnehmenden Facharzt zur Erfüllung besonderer Qualitätsanforderungen. So wurden zur Diagnostik und Therapie der chronischen Herzinsuffizienz Empfehlungen auf Basis der Leitlinien zur chronischen Herzinsuffizienz der Deutschen Gesellschaft für Kardiologie, der European Society of Cardiology und der Nationalen VersorgungsLeitlinie Herzinsuffizienz (NVL-HI) erarbeitet. Allgemein sollten die Fachärzte eine die Abrechnung und sonstige administrative Prozesse vereinfachende spezielle Vertragssoftware einsetzen, um mehr Zeit für chronisch kranke Menschen und deren Bedarfe und Bedürfnisse „ambulant vor stationär" aufwenden zu können. Vereinbarungen zur gezielten Umsetzung von Qualitätsanforderungen sind in begründenden Anlagen mit Anhängen für die Umsetzung konkretisiert.

Unterstützend eingebunden in das praxisbezogene Fallmanagement sind speziell qualifizierte medizinische Fachangestellte: fachärztlich als sog. EFA®, hausärztlich als VERAH®. Speziell auf ausgewählt chronisch kranke, multimorbide Patienten ausgelegt, wurde PraCMan als hausarztbasiertes Case-Management etabliert. Die tendenziell stark pauschalierte und gleichzeitig nach Versorgungsschwerpunkten differenzierte Vergütung in den jeweiligen Verträgen ist frei verhandelt und unterstützt die vertraglichen Ziele zur Vermeidung von Über-, Unter- und Fehlversorgung.

Dabei wird insgesamt ein Fokus nicht nur auf gezielt apparative Leistungen, sondern auch auf die biopsychosoziale Versorgung einschließlich der sog. sprechenden Medizin gelegt, indikationsbezogen (wissenschaftliche Begründungen spezialfachärztlich FAV Anlage 17 und Themenschwerpunkte HZV Anlage 17 und Anlage 12 FAV u.a.).

Analoge Verträge wurden auch geschlossen in Verbindung mit der HZV zur Orthopädie (2014) und dessen Modul Rheumatologie (2018), zur Gastroenterologie (2011), zu den Fachgebieten Neurologie, Psychiatrie, Kinder- und Jugendpsychiatrie und -psychotherapie, Psychosomatik und Psychotherapie (2012/2013), Urologie (2016), Nephrologie (2020) und Pneumologie (2021).

Wünschenswert ist angesichts wachsendem Forschungsstand der medizinischen Erkenntnisse auch eine verlässliche Einbindung von Künstlicher Intelligenz (KI), um die Vielfalt best-verfügbarer Evidenz bedarfs- und bedürfnisgerechter zu generieren, rascher zu transferieren und mit höchstmöglichem Nutzen qualitativ wie wirtschaftlich für alle Beteiligten effektiver anzuwenden.

Im folgenden Teilkapitel gibt das Institut für Allgemeinmedizin der Universität Frankfurt/Main Einblick in das methodisch komplexe Thema der Evaluation von Selektivverträgen.

18.4 Wissenschaftliche Evaluation

Das Zusammenspiel von HA und FA (Kardiologen, Diabetologen, Orthopäden, usw.) im Rahmen der Selektivverträge ist ein wesentlicher Beitrag zur Versorgungskontinuität, was insbesondere chronisch kranken Patienten mit den in den Facharztverträgen definierten Schwerpunktdiagnosen zugutekommt. Die Kooperation ist durch evaluierte, verbindliche und leitliniengerechte Therapiepfade für abgestimmte Indikationsbereiche strukturiert und in der Anlage 17 der jeweiligen Facharztverträge EbM-konform beschrieben.

Die wichtigsten Leitlinienkomponenten der aktuellsten Facharztverträge sind jeweils in der Anlage 17, Anhang 2 (AOK BW/Bosch BKK 2021) im Form des Qualitätskonzepts zusammengefasst. Um die Versorgungsqualität durch effizientere und effektivere Steuerung der medizinischen Versorgung von Patienten besser bewerten zu können, wurden die etablierten QISA-Indikatoren ausgesucht. Die mit Fachärzten abgestimmten Qualitätsindikatoren werden regelmäßig analysiert und z.B. in den Qualitätssicherungsberichten veröffentlicht. Somit wird eine Transparenz in der FAV/HZV-Versorgung gefördert und gefordert (s. Tab. 1).

Bei der Evaluation der Hausarztzentrierten Versorgung (HZV nach § 73b SGB V) in Baden-Württemberg wurden zahlreiche nationale und internationale Qualitätsindikatoren zur Beschreibung und Bewertung der primären Versorgung im hausärztlichen Bereich angewandt.

Tab. 1   Qualitätsindikatoren zur Bewertung der Qualität der Versorgung der Patienten und Patientinnen mit Asthma (Vertrag zur Versorgung im Fachgebiet der Pneumologie in Baden-Württemberg [AOK BW/Bosch BKK 2021])

Nr.	Indikator	Berechnung
1	Anteil der Asthmatiker, bei denen mindestens einmal jährlich der Grad der Asthmakontrolle bestimmt wird (Basis: QISA Band C1 Indikator Nr. 3)	**Daten:** Zähler: Anzahl Asthmatiker (J45) mit mind. einmal jährlich dokumentiertem Kontrollstatus (Informationsziffer „ACT") Nenner: Anzahl aller Asthmatiker (J45) **Betrachtungszeitraum:** 4 Quartale **Versichertenkollektiv:** eingeschriebene Versicherte mit Arzt-Patienten-Kontakt (APK) bei teilnehmendem FACHARZT **Ziel:** Feststellung der Quote im Basisjahr. In den Folgejahren mind. Beibehalt bzw. Verbesserung der Quote im Vergleich zum Basisjahr.
2	Anteil der rauchenden Asthmatiker mit regelmäßiger Beratung zur Tabakentwöhnung (Basis: QISA Band C1 Indikator Nr. 4)	**Daten:** Zähler: Patienten mit J45, mit dokumentiertem positivem Raucherstatus (F17.1/2) und dokumentierter Beratung zur Tabakentwöhnung (Abrechnungsziffern BG2A1, BG2B, BG3A, BG3B) Nenner: Patienten mit J45, mit dokumentiertem positivem (F17.1/2) Raucherstatus **Betrachtungszeitraum:** 4 Quartale **Versichertenkollektiv:** eingeschriebene Versicherte mit APK bei teilnehmendem FACHARZT **Ziel:** Feststellung der Quote im Basisjahr. In den Folgejahren mind. Beibehalt bzw. Verbesserung der Quote im Vergleich zum Basisjahr.
3	ggf. Anteil der Asthmatiker mit Inanspruchnahme des ambulanten notärztlichen Systems (Basis: QISA Band C1 Indikator Nr. 6)	**Daten:** Zähler: Patienten mit Abrechnungsdiagnose Asthma und EBM-Notfallpauschale (GOP 01210 oder 01212) Nenner: Patienten mit Asthma (ICD J45.0, J45.1, J45.8, J45.9, J46) **Betrachtungszeitraum:** 4 Quartale **Versichertenkollektiv:** eingeschriebene Versicherte mit APK bei teilnehmendem FACHARZT im Vorfeld **Vergleichskollektiv:** nicht eingeschriebene Versicherte mit keinem APK bei teilnehmendem FACHARZT im Vorfeld bzw. mit APK bei nicht-teilnehmendem FACHARZT im Vorfeld **Ziel:** Anteil der Asthmatiker mit Inanspruchnahme des ambulanten notärztlichen Systems im Versichertenkollektiv geringer als im Vergleichskollektiv (risikoadjustiert)

Wichtige Ergebnisse der leitlinienkonformen Versorgung in der hausarztzentrierten Versorgung von Patienten mit kardiovaskulären Erkrankungen und Diabetes mellitus wurden in Gerlach u. Szecsenyi 2013, 2016; Karimova et al. 2018; Laux et al. 2021; Gerlach u. Szecsenyi 2016; Karimova et al. 2021 veröffentlicht. Beispielsweise wird aus Tabelle 2 ersichtlich, dass Pa-

Tab. 2   Inanspruchnahme und Versorgung bei Patientinnen und Patienten mit kardiovaskulären Erkrankungen (2018)

Population/Zielgröße	HZV (unadjustiert)	Nicht-HZV (unadjustiert)	adjustierte Differenz (HZV minus Nicht-HZV), p-Wert	Modellhochrechnung [95%-KI]
KHK-Patienten (n = 168.081)	n = 112.611	n = 55.470		
Krankenhausaufenthalt	33,89%	35,02%	-2,27%, p<0,0001	-2.557 [-3.177; -1.937]
durchschnittliche Liegezeit (mind. 1 Tag) bei Krankenhausaufenthalt	n = 38.165 15,69	n = 19.427 16,06	-0,55, p<0,0001	-20.991 [-30.637; -11.344]
Influenzaimpfung	35,81%	33,06%	+2,23%, p<0,0001	+2.507 [1.439; 3.575]
Herzinsuffizienz-Patienten (n=136.064)	n = 101.867	n = 34.197		
Krankenhausaufenthalt	34,98%	40,85%	-2,89%, p<0,0001	-2.942 [-3.605; -2.279]
durchschnittliche Liegezeit bei Krankenhausaufenthalt (HZV n = 35.628; Nicht-HZV n = 13.968)	n = 35.628 16,89	n = 13.968 18,04	-0,63, p<0,0001	-22.310 [-33.123; -11.497]

Tab. 3   Versorgung von älteren Versicherten ≥ 65 Jahre (2018)

Population/Zielgröße	HZV (unadjustiert)	Nicht-HZV (unadjustiert)	adjustierte Differenz (HZV minus Nicht-HZV), p-Wert	Modellhochrechnung [95%-KI]
ältere Versicherte (n = 628.523)	n = 399.804	n = 228.719		
Verordnung von potenziell inadäquater Medikation	20,95%	22,03%	-1,89%, p<0,0001	-7.559 [-9.101; -6.018]
Influenzaimpfung	33,57%	30,36%	+5,21%, p<0,0001	+20.820 [18.046; 23.594]
Krankenhausaufenthalt	26,10%	26,83%	-2,95%, p<0,0001	-11.784 [-13.039; -10.530]
durchschnittliche Liegezeit bei Krankenhausaufenthalt	n = 104.339 14,745	n = 61.373 14,922	-0,92, p<0,0001	-96.300 [-110.393; -82.207]
Krankenhausaufenthalte wegen Hüftfrakturen (Hauptdiagnose)	0,66%	0,78%	-0,085%, p = 0,0002	-339 [-523; -155]
Zahl der potenziell vermeidbaren Krankenhausaufenthalte (ACSC)	0,04	0,04	-0,002 p=0,0006	-845 [-1.327; -362]

tienten mit kardiovaskulären Erkrankungen in der HZV viel seltener stationär behandelt worden sind als außerhalb der HZV (Regelversorgung) basierend auf den evaluierten Behandlungspfaden (Anlagen 17 HZV/FAV). Dies sind Hinweise darauf, dass die ambulante Versorgung für die HZV-Patienten optimal verläuft und die Schnittstelle zwischen der hausärztlichen und fachärztlichen Versorgung gut funktioniert.

Weitere Ergebnisse sind, dass die stationären Aufnahmen bei älteren Patienten/innen in der HZV deutlich niedriger ausfallen als in der Regelversorgung (Sawicki et al. 2021b). Des Weiteren sind die Krankenhausaufenthalte wegen Hüftfrakturen in der HZV seltener (s. Tab. 3). Die leitlinienkonforme Pharmakotherapie bei der Versorgung älterer Patienten/Innen wurde durch weniger Verordnungen von potenziell inadäquaten Medikamenten in der HZV bestätigt (s. Abb. 1). Auch ist die Influenzaimpfrate in der HZV bei den chronischen Patienten/-innen höher als in der Regelversorgung (Karimova et al. 2021; Sawicki et al. 2021a) (s. Tab. 3).

Die Evaluation des Kardiologie-Facharztvertrages in Baden-Württemberg, der mit zu den ältesten Facharztverträgen gehört (seit 2009), zeigt die Überlegenheit in der Versorgung der Patienten mit kardiovaskulären Erkrankungen. Die leitlinienkonforme Pharmakotherapie sowie eine gute interdisziplinäre Versorgungskontinuität, niedrige Hospitalisierungs- und Mortalitätsraten (Sawicki et al. 2020) deuten darauf hin, dass die Vertragsziele seit Anfang an evidenzbasiert, leitlinienkonform und patientenorientiert umgesetzt worden sind (Wicke et al. 2021).

Die evidenzbasierte und nach hochwertigen Leitlinien ausgerichtete Vertragskonzipierung und die anschließende Qualitätsindikatorengestützte Evaluation haben die Versorgungsqualität nicht nur gestärkt, sondern auch Versorgungstransparenz im ambulanten Bereich geschaffen. Die Evaluationen der HZV (Karimova et al. 2021; Sawicki et al. 2021b; Müller et al. 2022; Laux et al. 2021; Laux et al. 2015; Wensing et al. 2019; Wensing et al. 2017) und Facharztverträge (Wicke et al. 2021; Sawicki et al. 2020) in Baden-Württemberg haben es erneut bekräftigt.

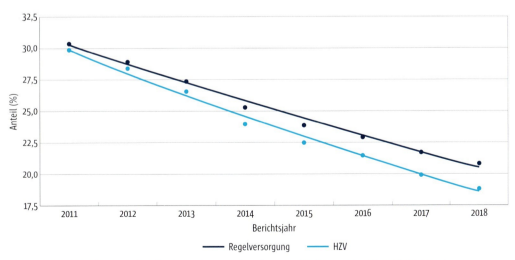

Abb. 1   Ältere Versicherte mit Verordnung von potenziell inadäquaten Medikamenten (PIM, PRISCUS-Liste)

18.5 Fazit

Die Haus- und Facharztverträge der AOK Baden-Württemberg zeigen auf, wie eingebettet in Vorgaben „mindestens auf G-BA-Niveau" und Kriterien der evidenzbasierten Medizin nach aktuell anerkanntem Sachstand der medizinischen Erkenntnisse gemäß Facharztstandard eine Vertragsgestaltung unter Berücksichtigung der medizinischen Leitlinien umgesetzt werden kann. Die Ergebnisse der Evaluationen belegen, dass unter den Rahmenbedingungen der betrachteten Versorgungsverträge die Versorgungsqualität verbessert werden konnte.

Literatur

AOK Bundesverband (2023) Lexikoneintrag „Richtlinien". URL: https://aok-bv.de/lexikon/r/index_00135.html (abgerufen am 27.04.2023)

AOK BW/Bosch BKK (2021) Vertrag zur Versorgung in dem Fachgebiet der Pneumologie in Baden-Württemberg gemäß §140a SGB V. URL: https://www.medi-verbund.de/facharztvertraege/aok-bw-bosch-bkk-pneumologie/ (abgerufen am 02.05.2023)

Banzer W (Hrsg.) (2017) Körperliche Aktivität und Gesundheit. Springer Verlag Heidelberg

Destatis (2023) Gesundheitsausgaben. URL: https://www.destatis.de/DE/Themen/Gesellschaft-Umwelt/Gesundheit/Gesundheitsausgaben/_inhalt.html (abgerufen am 02.05.2023)

Deutscher Bundestag Wissenschaftliche Dienste (2021) Sachstand Evidenzbasierte Medizin: WD 9 – 3000 – 021/21. URL: https://www.bundestag.de/resource/blob/856284/9a27308d728eb41b4d7053ae4d704eb4/WD-9-021-21-pdf-data.pdf (abgerufen am 27.04.2023)

Gerlach FM, Szecsenyi J (2013) Abschlussbericht zur Evaluation der Hausarztzentrierten Versorgung (HzV) nach § 73b SGB V in Baden-Württemberg (2010–2011). URL: https://www.hausarzt-bw.de/01-Content/HZV/04-Evaluation/bw_hzv_eval_2008_2010.pdf (abgerufen am 02.05.2023)

Gerlach FM, Szecsenyi J (2016) Evaluation der Hausarztzentrierten Versorgung (HZV) nach § 73b SGB V in Baden-Württemberg (2013–2016): Ergebnisbericht 2016. Frankfurt, Heidelberg

Gerlach FM, Szecsenyi J (2018) Evaluation der Hausarztzentrierten Versorgung (HZV) nach § 73b SGB V in Baden-Württemberg: Ergebnisbericht 2018. Frankfurt, Heidelberg

Hausärzteverband Baden-Württemberg (2013) Vertrag zur Hausarztzentrierten Versorgung in Baden-Württemberg, Anhang 2.1 zu Anlage 17. URL: https://www.hausarzt-bw.de/01-Content/HZV/03-vertragsunterlagen/aok/anlage-17/anlage-17--aok-facharztprogramm-kardiologie/anlage-17-anhang-2.1-

versorgungs--und-leistungsinhalte.pdf (abgerufen am 27.04.2023)

Hausärzteverband Baden-Württemberg (2023) Vertrag zur Hausarztzentrierten Versorgung in Baden-Württemberg vom 08.05.2008 i.d.F. vom 01.04.2023 gemäß § 73b SGB V. URL: https://www.hausarzt-bw.de/01-Content/HZV/03-vertragsunterlagen/aok/vertrag-zur-hausarztzentrierten-versorgung-in-baden-wuerttemberg/2023_01_04_Hauptvertrag_final.pdf

Herold G (Hrsg.) (2023) Innere Medizin. Dr. Gerd Herold Verlag Köln

Karimova K, Sawicki OA, Müller A, Glushan A, Klaaßen-Mielke R, Trampisch HJ, Witte C, Kaufmann-Kolle P, Gerlach FM, Beyer M (2021) Evaluation der Hausarztzentrierten Versorgung (HZV) nach § 73b SGB V in Baden-Württemberg (2011 bis 2018). Studienphase 2019 bis 2020: Versorgung von Patientinnen und Patienten mit kardiovaskulären Erkrankungen, Nachhaltigkeit der Versorgungsqualität, Entwicklung von Komplikationen bei Patientinnen und Patienten mit Diabetes mellitus, Versorgung von Kindern und Jugendlichen mit psychischen Erkrankungen 2020. URL: https://www.neueversorgung.de/images/PDF/Evaluation_2016/2021-04-13_HZV-Abschlussbericht.pdf (abgerufen am 02.05.2023)

Karimova K, Uhlmann L, Hammer M, Guethlin C, Gerlach FM, Beyer M (2018) The development of diabetes complications in GP-centered healthcare. Am J Manag Care 24(7), 322–7

Kunz R et al. (2007) Lehrbuch Evidenzbasierte Medizin. Deutscher Ärzteverlag Köln

Laux G, Karimova K, Sawicki OA, Glushan A, Müller A, Beyer M, Szecsenyi J, Gerlach FM (2021) Evaluation der Hausarztzentrierten Versorgung (HzV) nach §73b SGB V in Baden-Württemberg 2020. URL: https://www.neueversorgung.de/images/PDF/Evaluation_2016/2021-04-13_HZV-Abschlussbericht.pdf (abgerufen am 02.05.2023)

Laux G, Szecsenyi J, Mergenthal K, Beyer M, Gerlach FM, Stock C et al. (2015) Hausarztzentrierte Versorgung in Baden-Württemberg. Bundesgesundheitsblatt Gesundheitsforschung Gesundheitsschutz 58(4–5), 398–407

Müller A, Amberger OA, Glushan A, Klaaßen-Mielke R, Witte C, van den Akker M et al. (2022) Differences in opioid prescription rates between patients with musculoskeletal disorders enrolled in coordinated ambulatory healthcare and patients receiving usual care: a retrospective observational cohort study. BMJ Open 12(8), e062657. URL: https://bmjopen.bmj.com/content/12/8/e062657 (abgerufen am 02.05.2023)

OECD (2019) Health at a glance. URL: https://www.oecd.org/germany/health-at-a-glance-germany-DEU.pdf (abgerufen am 27.04.2023)

Raspe H, Hüppe A (2014) Evidenzbasierung in der medizinischen Rehabilitation: eine systematische Literaturübersicht am Beispiel der Indikation chronischer Rückenschmerz. Bericht an den Sachverständigenrat zur Begutachtung der Entwicklung im Gesundheitswesen (im Bundesministerium für Gesundheit). URL: https://www.svr-gesundheit.de/fileadmin/Gutachten/Gutachten_2014/Evidenzbasierung2014.pdf (abgerufen am 27.04.2023)

Robert Koch-Institut (2021) Psychische Gesundheit in Deutsch-land. URL: https://www.rki.de/DE/Content/GesundAZ/P/Psychische_Gesundheit/EBH_Bericht_Psychiche_Gesundheit.pdf?__blob=publicationFile (abgerufen am 27.04.2023)

Sawicki OA, Mueller A, Glushan A, Breitkreuz T, Wicke FS, Karimova K et al. (2020) Intensified ambulatory cardiology care: effects on mortality and hospitalisation-a comparative observational study. Sci Rep 10(1), 14695

Sawicki OA, Mueller A, Klaaßen-Mielke R, Glushan A, Gerlach FM, Beyer M et al. (2021b) Strong and sustainable primary healthcare is associated with a lower risk of hospitalization in high risk patients. Sci Rep 11(1), 4349

Sawicki OA, Müller A, Glushan A, Klaaßen-Mielke R, Gerlach FM, Beyer M, Karimova K (2021a) Influenza-Impfrate in der älteren Bevölkerung in und außerhalb der HZV in Baden-Württemberg: Influenza Vaccination Coverage in the Older Population In- and Outside Family Physician-Centered Health Care in Baden-Wuerttemberg. ZFA 97(5), 195–9

Schiltenwolf M, Henningsen P (Hrsg.) (2018) Muskuloskelettale Schmerzen: Erkennen und Behandeln nach biopsychosozialem Konzept. Schattauer Verlag Stuttgart

Schrappe M (2015) Qualität 2030. Die umfassende Strategie für das Gesundheitswesen. MWV Medizinisch Wissenschaftliche Verlagsgesellschaft Berlin. URL: https://mwv-open.de/site/books/m/10.32745/9783954661527/ (abgerufen am 27.04.2023)

SVR, Sachverständigenrat für die konzertierte Aktion im Gesundheitswesen (1995) Sondergutachten 1995. Gesundheitsversorgung und Krankenversicherung 2000: Mehr Ergebnisorientierung, mehr Qualität und mehr Wirtschaftlichkeit. Bonn. URL: https://www.svr-gesundheit.de/gutachten/sachstandsbericht-1995/ (abgerufen am 27.04.2023)

SVR, Sachverständigenrat für die konzertierte Aktion im Gesundheitswesen (2001) Gutachten 2000/2001. Bedarfsgerechtigkeit und Wirtschaftlichkeit: Band 3. Über-, Unter- und Fehlversorgung. Bonn. URL: https://www.svr-gesundheit.de/fileadmin/Gutachten/Gutachten_2000_2001/Kurzfassung_Band3.pdf (abgerufen am 27.04.2023)

SVR, Sachverständigenrat zur Begutachtung der Entwicklung im Gesundheitswesen (2007) Kooperation und Verantwortung – Voraussetzungen einer zielorientierten Gesundheitsversorgung. Bonn. URL: https://www.svr-gesundheit.de/gutachten/gutachten-2007/ (abgerufen am 27.04.2023)

SVR, Sachverständigenrat zur Begutachtung der Entwicklung im Gesundheitswesen (2018) Bedarfsgerechte Steuerung der Gesundheitsversorgung: Gutachten 2018. Bonn/Berlin. URL: https://www.svr-gesundheit.de/fileadmin/Gutachten/Gutachten_2018/Kurzfassung_2018.pdf (abgerufen am 27.04.2023)

Weigeldt U, Tesic D (2015) Hausarztzentrierte Versorgung nach § 73b SGB V: Vollversorgungs- oder Add-on-Vertrag? G+S 2015(5), 37–45

Wensing M, Szecsenyi J, Kaufmann-Kolle P, Laux G (2019) Strong primary care and patients' survival. Sci Rep 9(1), 10859

Wensing M, Szecsenyi J, Stock C, Kaufmann Kolle P, Laux G (2017) Evaluation of a program to strengthen general practice care for patients with chronic disease in Germany. BMC Health Serv Res 17(1), 62

Wicke FS, Ditscheid B, Breitkreuz T, Glushan A, Lehmann T, Karimova K et al. (2021) Clinical and economic outcomes of a collaborative cardiology care program. Am J Manag Care 27(4), e114–e122

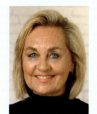

PD Dr. med. Sabine Hawighorst-Knapstein

Sabine Hawighorst-Knapstein begann die Facharztausbildung in Gynäkologie und Geburtshilfe in Düsseldorf und schloss berufsbegleitend die Psychotherapieweiterbildung ab (T. H. Brocher), neben Tätigkeiten als Gastärztin in der Mayo-Klinik, Minnesota, und in Rochester, NY bei George L. Engel zum biopsychosozialen Versorgungsmodell. Mit dem Ziel, biopsychosoziale Versorgung klinisch und wissenschaftsmethodisch zu fördern, wechselte sie an die Universitätsfrauenklinik Mainz und begründete ein multiprofessionelles Team, das prospektiv u.a. die Lebensqualität in der Tumorbehandlung drittmittelgefördert evaluierte und mehrere Auszeichnungen dafür erhielt. Internationale Vorträge und Publikationen folgten, z.B. für die Society of Gynecologic Oncology, eine langjährige Reviewerinnentätigkeit und die Habilitation in 2008. Nach der Zusatzweiterbildung Ärztliches Qualitätsmanagement wechselte sie zur Förderung einer evidenzbasierten gesundheitlichen Versorgung im Rahmen der Disease-Management-Programme und der haus- und facharztzentrierten Vertragsgestaltung in die Hauptverwaltung der AOK Baden-Württemberg, Stuttgart. Von 2011 bis 2021 leitete sie das dafür begründete Referat Qualitätsförderung, führte ergänzend Weiterbildungen in Ernährungs- und Sportmedizin durch, initiierte das Forschungsprojekt Präventionsmedizin & Frauengesundheit und wirkt mit an weiteren evidenzbasierten Projekten und Publikationen zur Förderung des Patientenwohls im Unternehmensbereich Versorgungsgestaltung der AOK Baden-Württemberg.

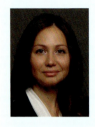

Dr. rer. med. Kateryna Karimova, MSE

Kateryna Karimova studierte Molekulare Biologie und anschließend Medizinische Epidemiologie an der Johannes Gutenberg-Universität Mainz. Im Jahr 2019 schloss sie ihr Promotionsstudium an der Goethe-Universität Frankfurt im Fachbereich Medizin mit dem Dissertationsthema „Development of Diabetes Complications – retrospective cohort study with german claims data" erfolgreich ab. Seit 2014 ist Kateryna Karimova im Institut für Allgemeinmedizin in Frankfurt tätig. Zuerst als Epidemiologin im Arbeitsbereich Qualitätsförderung und Konzeptentwicklung und ab 2017 als stellvertretende Leiterin dieses Arbeitsbereichs. 2019 gründete sie ihren eigenen Arbeitsbereich Versorgungsepidemiologie und Qualitätsförderung mit den Schwerpunkten: (1) Entwicklung von Versorgungskonzepten mit den Instrumenten und Kriterien der Evidenzbasierten Medizin (EbM), (2) wissenschaftliche Begleitung der Umsetzung neuer Versorgungskonzepte (Implementierung) und (3) Evaluierung neuer Versorgungsformen.

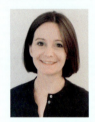

Dr. Catriona Friedmacher

Catriona Friedmacher hat Humanmedizin an der medizinischen Hochschule der University of Aberdeen in Schottland studiert. Nach 6-jähriger Weiterbildungszeit hat sie 2008 ihre Facharztausbildung in Allgemeinmedizin (RCGP UK) abgeschlossen und ein Jahr später das Zusatz-Diplom für Familienplanung und sexuelle Gesundheit (RCOG UK) erhalten. Von 2008 bis 2020 hat Catriona Friedmacher als niedergelassene Fachärztin für Allgemeinmedizin in Großbritannien gearbeitet, zunächst in Edinburgh und später in London. Hierdurch hat sie viele Erfahrungen in der Versorgung von Patienten mit chronischen Krankheiten, Arzneimittelmanagement und Qualitätsförderung gesammelt. Seit 2022 arbeitet sie am Institut für Allgemeinmedizin der Goethe-Universität Frankfurt im Arbeitsbereich Versorgungsepidemiologie und Qualitätsförderung mit den Schwerpunkten: (1) wissenschaftliche Begleitung der Umsetzung neuer Versorgungskonzepte mit den Instrumenten und Kriterien der evidenzbasierten Medizin und (2) Evaluierung neuer Versorgungsformen.

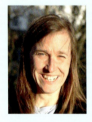

Dr. rer. med. Dorothea Lemke

Dorothea Lemke studierte an der Westfälischen Wilhelms-Universität Münster Physische Geographie auf Diplom (2004). Nach verschiedenen Stationen in Naturschutzbehörden und geowissenschaftlichen Instituten (u.a. statistische Beratung) sowie einer Familienphase wechselte sie an das Institut für Epidemiologie und Sozialmedizin am Universitätsklinikum Münster wo sie ihre Promotion über räumliche Risikomodellierungen (u.a. Bayes Modelle) mit Krebsregisterdaten abschloss (2016). Seit 2016 ist Dorothea Lemke wissenschaftliche Mitarbeiterin am Institut für Allgemeinmedizin und neben Datenmanagement und Statistik hauptsächlich für (räumliche) Versorgungsanalysen zuständig. Sie besitzt ein breites Fach- und Erfahrungswissen im Bereich GIS und räumliche Statistik sowie vertieftes Wissen in den Bereichen Epidemiologie und Versorgungsforschung. Aktuell arbeitet Dorothea Lemke im Arbeitsbereich Versorgungsepidemiologie und Qualitätsförderung und betreut die Evaluation der Hausarztzentrierten Versorgung (HZV) in Baden-Württemberg.

19 Netzwerke zur Förderung von Leitlinienumsetzung und des klinischen Nutzens für die Patienten am Beispiel des nationalen Netzwerks Genomische Medizin (nNGM) Lungenkrebs

Anna Kron, Reinhard Büttner und Jürgen Wolf[1]

C. Günster | J. Klauber | D. Klemperer | M. Nothacker | B.-P. Robra | C. Schmuker (Hrsg.) Versorgungs-Report. Leitlinien – Evidenz für die Praxis.
DOI 10.32745/9783954668007-19, © MWV Medizinisch Wissenschaftliche Verlagsgesellschaft Berlin 2023

Aufgrund der zunehmenden Personalisierung und der daraus resultierenden Komplexität in der Behandlung onkologischer Patienten, die sich nicht zuletzt durch immer kleiner werdende molekular-definierte Patienten-Subgruppen auszeichnet, ist die Versorgung in klinischen Netzwerken zukunftsweisend für eine sinnvolle und gleichzeitig wissensgenerierende Arbeitsteilung aller Akteure. Dabei können Leistungserbringer aus Kliniken und Praxen ihr fachübergreifendes Expertenwissen direkt miteinander teilen und so zu einem schnelleren multidirektionalen Innovationstransfer beitragen. Sowohl die Umsetzung bestehender Leitlinien als auch ihre Evaluierung zum Zweck einer fortlaufenden Verbesserung der Versorgungsrealität in der Fläche werden durch die klinischen Versorgungsnetzwerke gefördert. Am Beispiel von Lungenkrebs, der häufigsten Ursache für krebsbedingte Todesfälle (Destatis 2021), wird mit dem nationalen Netzwerk Genomische Medizin (nNGM) gezeigt, wie umfassende Strukturen für eine Leitlinien-konforme und zugleich forschungsnahe Behandlung der betroffenen Patienten erfolgreich aufgebaut und in der Breite der Versorgung umgesetzt werden können.

Due to the increasing personalization and the resulting complexity in the treatment of oncological patients, which is in particular characterized by small molecularly defined patient subgroups, cancer care in clinical networks is trend-setting for a knowledge-generating collaboration of all relevant stakeholders. Intersectoral clinical network partners from hospitals and private practice can share their interdisciplinary expert knowledge directly with each other and, thus, contribute to a faster multi-directional innovation transfer. Both, the implementation of existing treatment guidelines and their real-world evaluation for the purpose of continuously improving cancer care are strongly supported by the nationwide clinical networks. Using the example of lung cancer as the disease with the highest number of cancer-related deaths, the national Network Genomic Medicine (nNGM) in Germany impressively demonstrates the comprehen-

---

[1] für das nationale Netzwerk Genomische Medizin. Übersicht der Netzwerkzentren unter www.nngm.de.

sive structures that have to be set up and maintained for guideline-compliant and at the same time research-based treatment of these patients.

19.1 Nationales Netzwerk Genomische Medizin (nNGM) Lungenkrebs

Das nationale Netzwerk Genomische Medizin (nNGM) wurde im April 2018 mit der erstmaligen Förderung durch die Deutsche Krebshilfe (DHK) und aufbauend auf den Strukturen und Erfahrungen des Netzwerks Genomische Medizin (NGM) der Uniklinik Köln gegründet (Büttner et al. 2019; Kron et al. 2017). Das nNGM bildet ein „Netzwerk der Netzwerke", in dem spezialisierte Zentren, aktuell 23 Netzwerkzentren an 26 Standorten, mit ihren kooperierenden Partnern in Krankenhäusern und Praxen (aktuell über 400 Netzwerkpartner) zur intersektoralen und fachübergreifenden Versorgung von Lungenkrebspatienten bundesweit zusammengeschlossen wurden. Ziel ist die bestmögliche, personalisierte Behandlung von allen Patienten mit einem nichtkleinzelligen Lungenkrebs (NSCLC). Dabei steht eine umfassende molekularpathologische Diagnostik aller potenziell therapierbaren Genveränderungen (Treibermutationen und Fusionen) (AWMF 2022) an den Netzwerkzentren im Fokus der weitergehenden Behandlung, die jedoch meist wohnortnah für die Patienten über die Netzwerkpartner durchgeführt werden kann. Diese innovative Arbeitsteilung („zentral testen, dezentral behandeln") ist ein zentraler Baustein der multidirektionalen, auch digitalen, Vernetzung und des Innovationstransfers in die Fläche. Alle Erkenntnisse aus der Behandlung fließen unmittelbar in die zentralen digitalen Netzwerkstrukturen (Datenbanken) zurück, um die Verbindung zwischen der Versorgung und der Forschung kontinuierlich zu schließen. Diese wissensgenerierende Versorgung wird von den meisten Krankenkassen im Rahmen bestehender Selektivverträge gemäß § 140a SGB V (besondere Versor-

gung) unterstützt, sodass für über 90% aller gesetzlich versicherten Lungenkrebspatienten die nNGM-Leistungen kostendeckend angeboten werden können. Zugleich schaffen die Selektivverträge gemäß § 140a SGB V einen rechtlichen Rahmen für die Kosten- und Qualitätskontrolle. Neben den Ergebnissen der molekularpathologischen Diagnostik erhalten die Netzwerkpartner in den standardisierten nNGM-Befunden eine netzwerkweit harmonisierte und stets dem aktuellen Stand der medizinischen wissenschaftlichen Erkenntnisse entsprechende klinische Information mit den Möglichkeiten einer therapeutischen Umsetzung für ihre Patienten. Diese auf dem Ergebnis der Mutationsanalyse basierenden Therapieinformationen enthalten insbesondere die leitliniengerechten Angaben zu allen bereits für die jeweilige Indikation bzw. molekular definierte Subgruppe zugelassenen Medikamente, aber auch aktive klinische Studien des nNGM als umfassendes Therapieangebot. Zugleich wird ein Beratungs-/Zweitmeinungsangebot für die Netzwerkpartner und Patienten – auch im Rahmen gemeinsamer interdisziplinärer Tumorboards – in den Netzwerkzentren sichergestellt. Das nNGM sorgt nicht nur für die Umsetzung einer mindestens Leitlinienkonformen, qualitätsgesicherten molekularpathologischen Diagnostik nach den Standards der Technik und der Wissenschaft. Vielmehr schließt das Netzwerk unmittelbar eine Versorgungslücke für die Lungenkrebspatienten in Deutschland (Büttner et al. 2019; Griesinger et al. 2018) durch die enge und wissensgenerierende Zusammenarbeit der relevanten Leistungserbringer, Krankenkassen und der Patienten selbst. Es handelt sich dabei um keinen „Closed Shop", denn die nNGM-Qualitätskriterien für Netzwerkzentren und Netzwerkpartner sind transparent und öffentlich zugänglich für neue Bewerber (nNGM 2023a). Hierdurch ist auch das starke Wachstum von ursprünglich 13 auf aktuell 23 Netzwerkzentren mit insgesamt circa 60% aller inzidenten Patienten mit fortgeschrit-

19 Netzwerke zur Förderung von Leitlinienumsetzung und des klinischen Nutzens für die Patienten
am Beispiel des nationalen Netzwerks Genomische Medizin (nNGM) Lungenkrebs

III

tenem NSCLC zu erklären. Die Vision bleibt eine flächendeckend-harmonisierte Versorgung mit Zugang für alle betroffenen Lungenkrebspatienten. Patientenvertretungen wie der Verein ZielGENau e.V. (ZIELGENAU 2023) sind eigenständige Partner im nNGM geworden und nehmen aktiv an den Projekten teil.

19.2 Netzwerkorganisation zur Förderung von Leitlinienumsetzung

Die interdisziplinäre Zusammenarbeit im Netzwerk fußt auf einer bewährten Arbeitsgruppen-Struktur, die im Laufe der Jahre regelmäßig internationale Begutachtungen der DKH mit Erfolg bestanden hatte und sich zugleich Modernisierungen unterzog. Anfänglich wurden 6 Arbeitsgruppen (Task Forces; TF) im nNGM etabliert, um Prozesse in allen relevanten Bereichen zu harmonisieren (Büttner et al. 2019). Jedes Netzwerkzentrum ist in jeder Task Force gleichberechtigt vertreten.

In der aktuellen, erneut dreijährigen DHK-Förderperiode seit April 2021 sind primär 4 Task Forces aktiv (s. Abb. 1). Insbesondere wurden dabei die Abläufe der molekularpathologischen Diagnostik (TF 1a und TF 1b) bundesweit konso-

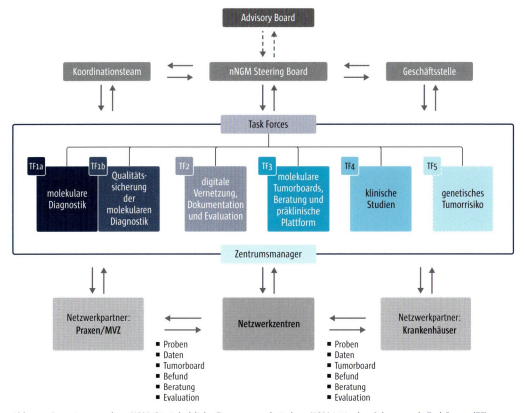

Abb. 1   Organigramm des nNGM. Die inhaltliche Zusammenarbeit des nNGM ist in den Schwerpunkt-Task-Forces (TF) organisiert. Jedes Netzwerkzentrum (NZ) ist in jeder TF vertreten und nimmt an der operativen Arbeit aktiv teil. Übergeordnet sind das Steering Board mit den Projektleitern der NZ und ein externer, beratender Beirat. Die Netzwerkpartner (NP) können sich ebenfalls an der TF-Arbeit beteiligen.

lidiert: von einem einheitlichen (Technik-unabhängigen) Lungen-Diagnostik-Panel über die Verstetigung von Standard Operating Procederes (nNGM-SOP) bis zur Einführung und Umsetzung regelmäßiger Qualitätszirkel (Performance- und Proficiency-Testung), die mittlerweile auch von der Qualitätssicherungs-Initiative Pathologie (QuIP) GmbH anerkannt wurden. In einer weiteren Arbeitsgruppe (TF 3) zu molekularen Tumorboards und Beratung über die klinische Ergebniskonsequenz sowie Harmonisierung von Therapieinformationen wurde eine zentrale nNGM-Bibliothek für die klinischen Befund-Annotationen (MURIEL/MURIPEDIA; Standort Dresden) entwickelt. Die MURIEL-Datenbank wird über das kollektive, interdisziplinäre Wissen des nNGM fortlaufend gespeist, indem klare wissenschaftliche Zuständigkeiten für die Aktualität der Datenbank-Angaben je Gen bzw. Genveränderung (Mutation) festgelegt wurden. Die Überprüfung ist unterjährig terminiert und wird ebenfalls in der TF 3 kontrolliert.

Die harmonisierten Therapieinformationen werden auch als Basis für die intersektoralen Tumorboards verwendet. Die Arbeitsgruppen TF 1a/b und TF 3 überprüfen gemeinsam die etablierten Lungen-Diagnostik-Panels und die begleitenden SOPs unter fortwährender Berücksichtigung der neusten Forschungserkenntnisse zur klinischen Relevanz der zu detektierenden genetischen Veränderungen im Sinne ihrer unmittelbaren therapeutischen Konsequenz für die betroffenen Lungenkrebspatienten (Behandlungsmöglichkeiten mit zugelassenen Medikamenten, Off-Label-Therapien gemäß § 2 Abs. 1a SGB V – in beratender Rücksprache mit dem Medizinischen Dienst oder innerhalb von klinischen Studien). Hiermit soll eine Leitlinien-konforme, aber auch darüberhinausgehend innovative und qualitätsgesicherte Behandlung im nNGM sichergestellt werden.

Alle Daten im nNGM werden über miteinander vernetzte lokale (für die Netzwerkzentren und -partner) und zentrale (in der klinischen Datenbank; Standort Köln) Systeme strukturiert im Behandlungsverlauf erhoben, verwaltet und sowohl im Behandlungs- als auch im Forschungskontext netzwerkweit verfügbar gemacht. Darum kümmert sich die TF 2 (Dokumentation und Evaluation) unter Berücksichtigung aller geltenden Datenschutz- und Datensicherheitsauflagen. Im digitalen Fokus des Behandlungskontextes steht insbesondere die zentralisierte Unterstützung für Anforderungen der Diagnostik und die Aufarbeitung von Lungenkrebsproben via Einwilligungsmanagement und Probenverfolgung (Gewebe oder Blut). Darüber hinaus kann auch die Leitlinienkonforme Behandlung im nNGM, z.B. durch eine direkte Nachverfolgung der Umsetzung klinischer Informationen aus der MURIEL-Datenbank, evaluiert werden. Derzeit wird dies im Rahmen des aus dem Innovationsfonds des Gemeinsamen Bundesausschusses (G-BA) finanzierten DigiNet-Projektes erstmalig in zwei Modellregionen des nNGM (West und Ost) erprobt, um im Verlauf in die breite Versorgung ausgerollt zu werden. Dabei spielt die erstmalig direkte digitale Anbindung über die Netzwerkzentren hinweg zu den intersektoralen Netzwerkpartnern in Kooperation mit dem Berufsverband der Niedergelassenen Hämatologen und Onkologen in Deutschland (BNHO), dem Wissenschaftlichen Institut der Niedergelassenen Hämatologen und Onkologen (WINHO) (für Praxen) und der Deutschen Krebsgesellschaft (DKG)/Onkozert (für Kliniken) sowie den Patienten selbst via Patientenportal eine zentrale Rolle im DigiNet-Projekt (nNGM 2023b). Durch die kontinuierliche Datenerfassung (manuell sowie automatisiert per FHIR- oder XML-Schnittstellen) findet der fortlaufende, digitalüberstützte Wissenstransfer zwischen der Versorgung und der Forschung im nNGM bereits statt. „Reisen" müssen dabei primär die Proben und die Daten. Dank der intelligenten Vernetzung in der Fläche müssen für den Großteil der nNGM-Leistungen keine bestehenden Patientenströme umverteilt werden, um die höchste

19 Netzwerke zur Förderung von Leitlinienumsetzung und des klinischen Nutzens für die Patienten
am Beispiel des nationalen Netzwerks Genomische Medizin (nNGM) Lungenkrebs

III

Behandlungsqualität nach den neusten Standards sicherzustellen. Zugleich ist eine Patientensuche innerhalb der genetisch definierten Subgruppen in der zentralen klinischen Datenbank möglich und unterstützt die Rekrutierung in die klinischen Studien, die im nNGM von der TF 4 betreut werden.

19.3 Netzwerkbeitrag zur weiteren Anpassung von Leitlinien

Die breite nNGM-Datenbasis erstreckt sich von den Eckdaten einer Diagnostik-Anforderung (Basisdaten) bis zum Behandlungsergebnis (Follow-Up). Den Kern stellen die molekularpathologischen nNGM-Befunde inklusive klinischer Informationen (MURIEL, MURIPEDIA) dar. Das Ziel ist die Erfassung des kompletten Behandlungsverlaufs zur Evaluation von patientenrelevanten Endpunkten, insbesondere das Überleben und die Verbesserung der Lebensqualität. Die nNGM-Daten stärken auf diese Weise die Planungssicherheit für wissenschaftliche klinische Forschung auch in sehr seltenen molekularen Subgruppen mit geringen Patientenzahlen. Neben den klinischen Studien fließen auch die Ergebnisse von Off-Label-Therapien gemäß § 2 Abs. 1a SGB V über die Real World Versorgungsevaluation im nNGM als Erkenntnisgewinn zu Wirksamkeit und Nebenwirkungen in die Regelversorgung zurück und ergänzen diese stetig. Dazu publizieren die nNGM-Partner regelmäßig und international Real World Evidence (RWE)-Daten mit direkter klinischer Relevanz für die Patienten (Saalfeld et al. 2021; Kron et al. 2021; Scheffler et al. 2019; Kron et al. 2018; Janning et al. 2022; Scheffler et al. 2022).

Aktuell wird im Rahmen der neuen TF 5 des nNGM auch die Bedeutung von erblichen Tumorrisiko-Faktoren bei ausgewählten Lungenkrebspatienten mittels einer Ganzgenom-(WGS)- bzw. Ganz-Exome-Sequenzierung (WES) erstmalig evaluiert (s. Abb. 1). Diese Ergebnisse werden eine Grundlage für die klinisch-sinnvolle Unterscheidung von Lungenkrebspatienten bei der Umsetzung des neuen Modellvorhabens zur umfassenden Diagnostik und Therapiefindung mittels Genomsequenzierung bei seltenen und bei onkologischen Erkrankungen nach § 64e SGB V bilden können. Sie schaffen somit eine weitere Basis für die zukünftigen Neubewertungen und Anpassungen von Leitlinien.

Darüber hinaus wurde das nNGM erstmalig mit Hinzunahme von Sekundärdaten der Krankenkassen auf Basis der Selektivverträge gemäß § 140a SGB V und Daten aus den Landeskrebsregistern extern und unabhängig evaluiert. Die insbesondere hinsichtlich des Überlebens in der nNGM-Kohorte sehr eindrucksvollen Ergebnisse der Evaluation werden in Kürze veröffentlicht.

Literatur

AWMF. Prävention, Diagnostik, Therapie und Nachsorge des Lungenkarzinoms (Version 2.1, 12/2022) - AWMF-Registernummer: 020/007OL. 2022.

Büttner R, Wolf J, Kron A et al. Das nationale Netzwerk Genomische Medizin (nNGM). Der Pathologe 2019; 40 (3): 276-280.

DESTATIS. Die 10 häufigsten Todesfälle durch Krebs. 2021.

Griesinger F, Eberhardt WEE, Nusch A et al. Molecular testing, frequency of molecular alterations and targeted 1st-line treatment of patients with non-small cell lung carcinoma in Germany: First results from the prospective German Registry CRISP (AIO-TRK-0315). Journal of Clinical Oncology 2018; 36 (15_suppl): e21236-e21236.

Janning M, Süptitz J, Albers-Leischner C et al. Treatment outcome of atypical EGFR mutations in the German National Network Genomic Medicine Lung Cancer (nNGM). Annals of Oncology 2022; 33 (6): 602-615.

Kron A, Alidousty C, Scheffler M et al. Impact of TP53 mutation status on systemic treatment outcome in ALK-rearranged non-small-cell lung cancer. Annals of oncology: official journal of the European Society for Medical Oncology 2018; 29 (10): 2068-2075.

Kron A, Quaas A, Zander T. Versorgungsrealität der molekularen Diagnostik maligner Erkrankungen. Der Onkologe 2017; 23 (11): 900-1013.

Kron A, Scheffler M, Heydt C et al. Genetic Heterogeneity of MET-Aberrant NSCLC and Its Impact on the Outcome of Immunotherapy. Journal of thoracic oncology: official publication of the International Association for the Study of Lung Cancer 2021; 16 (4): 572-582.

nNGM. DigiNet - Steuerung personalisierter Lungenkrebstherapie. 2023b.

nNGM. Netzwerkzentrum werden. 2023a.

Saalfeld FC, Wenzel C, Christopoulos P et al. Efficacy of Immune Checkpoint Inhibitors Alone or in Combination With Chemotherapy in NSCLC Harboring ERBB2 Mutations. Journal of thoracic oncology: official publication of the International Association for the Study of Lung Cancer 2021; 16 (11): 1952-1958.

Scheffler M, Ihle MA, Hein R et al. K-ras Mutation Subtypes in NSCLC and Associated Co-occuring Mutations in Other Oncogenic Pathways. Journal of thoracic oncology: official publication of the International Association for the Study of Lung Cancer 2019; 14 (4): 606-616.

Scheffler M, Wiesweg M, Michels S et al. Rebiopsy in advanced non-small cell lung cancer, clinical relevance and prognostic implications. Lung cancer (Amsterdam, Netherlands) 2022; 168: 10-20.

ZIELGENAU. Patienten-Netzwerk Personalisierte Lungenkrebstherapie. 2023.

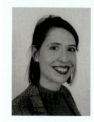

Dr. Anna Kron

Anna Kron hat an der Universität zu Köln Gesundheitsökonomie studiert (Abschluss: Diplom) und den Grad einer Doktorin der Theoretischen Medizin im Bereich des Lungenkarzinoms an der Medizinischen Fakultät erlangt. Seit 2012 ist sie in der Uniklinik Köln, Klinik I für Innere Medizin, im Bereich der klinischen Studien als kaufmännische Leiterin beschäftigt. Seit 2014 koordiniert sie das Netzwerk Genomische Medizin (NGM) Lungenkrebs und hat in 2018 die Leitung der nNGM-Geschäftsstelle in Köln übernommen.

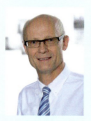

Prof. Dr. med. Reinhard Büttner

Reinhard Büttner ist Universitätsprofessor und Direktor des Instituts für Allgemeine Pathologie und Pathologische Anatomie am Universitätsklinikum Köln. Seit 2009 ist er im Vorstand der Mildred-Scheel-Stiftung für Krebsforschung und der Vladimir Totovic-Stiftung zur Förderung der Pathologie. Außerdem ist er Mitglied der Deutschen Gesellschaft für Pathologie und der International Academy of Pathology. Im Jahr 2010 war er Mitbegründer des Netzwerks Genomische Medizin (NGM) und ist aktuell ein zentrales Mitglied des Koordinationsteams des nNGM Lungenkrebs.

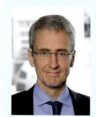

Prof. Dr. med. Jürgen Wolf

Jürgen Wolf ist derzeit Ärztlicher Direktor des Zentrums für Integrierte Onkologie (CIO) an der Uniklinik Köln und Mitglied des Vorstandes des CIO Aachen Bonn Köln Düsseldorf, dem gemeinsamen Comprehensive Cancer Center dieser vier Universitäten. Er hat eine Professur für Interdisziplinäre Translationale Onkologie an der Universität zu Köln inne und ist Sprecher des Lungenkrebs-Programms des CIO. Im Jahr 2010 war er Mitbegründer des Netzwerks Genomische Medizin (NGM) und ist aktuell der Sprecher des nNGM Lungenkrebs. Seit 2021 ist er Mitglied von genomDE, einem Expertenbeirat des Bundesministeriums für Gesundheit für die Umsetzung der Genomsequenzierung in der Medizin.

20 Digitalisierung der Leitlinienarbeit und Entscheidungsunterstützungssysteme

Martin Sedlmayr und Brita Sedlmayr

C. Günster | J. Klauber | D. Klemperer | M. Nothacker | B.-P. Robra | C. Schmuker (Hrsg.) Versorgungs-Report.
Leitlinien – Evidenz für die Praxis.
DOI 10.32745/9783954668007-20, © MWV Medizinisch Wissenschaftliche Verlagsgesellschaft Berlin 2023

„Die digitale Transformation verspricht disruptive Entwicklungen zur Verbesserung des medizinischen Wissensmanagements und der medizinischen Versorgung".
(AWMF 2023a)

Leitlinien enthalten wissenschaftlich begründetes und praxisorientiertes Wissen zu angemessenen ärztlichen Vorgehensweisen bei speziellen gesundheitlichen Problemen. Digitale Technologien können sowohl bei der Erstellung und Verbreitung dieses Wissens helfen als auch bei der Operationalisierung am Point-of-Care. Aufgrund der zunehmenden diagnostischen und therapeutischen Optionen und der entsprechenden Leitlinienspezifikationen ist es für medizinisches Personal zur Herausforderung geworden, den Leitlinienempfehlungen angemessen zu folgen und gleichzeitig die immer komplexeren Patientenmerkmale zu berücksichtigen. Klinische Entscheidungsunterstützungssysteme können hier das medizinische Personal bei der Entscheidungsfindung aktiv unterstützen und die klinische Behandlung von Patienten und Patientinnen durch die Bereitstellung evidenzbasierter Empfehlungen leiten. Dieses Kapitel zeigt Möglichkeiten, aber auch Grenzen und Herausforderungen der (Weiter-)Entwicklung, Verbreitung und Anwendung von Leitlinien auf, die sich durch den Einsatz digitaler Technologien ergeben. Zunächst werden die Grundlagen digitaler Leitlinienmodelle und Entscheidungsunterstützungssysteme vorgestellt. Anschließend werden entlang des Lebenszyklus von Leitlinien einzelne Beispiele für digitale Werkzeuge präsentiert. Abschließend werden Herausforderungen für den Einsatz digitaler Werkzeuge benannt.

Guidelines contain scientifically based and practice-oriented knowledge on appropriate medical procedures for specific health problems. Digital technologies can help both in the creation and dissemination of this knowledge and in its operationalization at the point of care. With increasing diagnostic and therapeutic options and corresponding guideline specifications, it has become a challenge for medical professionals to appropriately follow guideline recommendations while taking into account increasingly complex patient characteristics. Here, clinical decision support systems can actively support medical staff in decision making and guide clinical treatment of patients by providing evidence-based recommendations. This chapter highlights opportunities, but also limitations and challenges, for the (further) development, dissemination and application of guidelines that arise from the use of digital technologies. First, the basics of digital guideline models and decision support systems are described. Then, individual examples of digital tools are presented along the guideline life cycle. Finally, challenges for the use of digital tools will be identified.

20.1 Digitale Leitlinienmodelle

Leitlinien sind Instrumente zur Unterstützung klinischer Entscheidungen und des Patientenmanagements und sollen den Nutzen für Patienten und Patientinnen sichern und verbessern. Die Herausforderung bei der Digitalisierung von Leitlinien, d.h. der Übersetzung des medizinischen Wissens in maschineninterpretierbare Formate, besteht darin, dass Leitlinien in der Regel keine strikten Aktivitätsfolgen vorgeben und aus informatorischer Sicht Regeln und Prozessfragmente situationsspezifisch interpretiert werden müssen. Daher müssen Leitlinienmodelle mehr Informationen enthalten als den reinen Ablauf der Aktivitäten (Algorithmus) (Shahar 2002). Da Leitlinien nur einen Handlungskorridor vorgeben, benötigt man zu deren Interpretation im konkreten Fall auch Kenntnis über die Ziele einer Leitlinie, Wissen um die Effekte verschiedener Interventionen, die Aussagesicherheit der publizierten Evidenz und generische und leitlinienspezifische Revisionsstrategien.

Damit dieses Wissen repräsentiert werden kann, sollte ein formales und automatisierbares Leitlinienmodell folgende Anforderungen erfüllen (Shiffman et al. 2000):

- **Mächtigkeit**: Möglichst viel Wissen einer Leitlinie soll im Modell enthalten sein. Die Repräsentationssprache soll die Komplexität und Nuancierung erfassen und zugleich inhaltlich äquivalent zur Originalschrift sein.
- **Flexibilität**: Es muss möglich sein, Leitlinien verschiedener Detaillierungsgrade zu modellieren (Granularität).

- **Verständlichkeit**: Die Modellierungssprache soll sich an den Begrifflichkeiten und Strategien des Anwenderkreises orientieren, um die Erfassung von Wissen verständlich und einfach zu halten.
- **Austauschbarkeit**: Die Modelle sollen zwischen verschiedenen Institutionen, Sektoren und Ländern austauschbar sein.
- **Wiederverwendbarkeit**: Die Modelle sollen in allen Stadien des Lebenszyklus einer Leitlinie wiederverwendbar sein.

Seitdem Computer in der Medizin eingesetzt werden, wurde versucht, das Wissen der Medizin maschineninterpretierbar zu modellieren (Middleton et al. 2016).

Einer der ersten bekannten Ansätze in der Medizin war **MYCIN**, welches schon Mitte der 70er-Jahre die Diagnostik und Therapie bei bakteriellen Infektionen unterstützen sollte (Shortliffe et al. 1975). Auch wenn das System selbst nie in der Versorgung angewendet wurde, gilt es als wegweisend in der Klärung, wie Entwickelnde und medizinische Fachpersonen bei der Erstellung und dem Austausch von Regelbasen zusammenarbeiten können (Musen et al. 2014).

Ab Mitte der 90er-Jahre wurden Ansätze entwickelt, welche neben den Regeln einzelner Entscheidungen auch den Workflow klinischer Leitlinien erfassten. Das **Guideline Elements Model** (**GEM**) war ein XML-basiertes Leitlinien-Dokumentenmodell, das die Übersetzung von Leitlinien in ein strukturiertes, von Computern verarbeitbares Modell erleichtern sollte (Shiffman et al. 2000). Kaiser et al. (2007) untersuchten den Prozess der Abbildung einer textuellen Leitlinie in solch ein strukturiertes Format über mehrere Schritte der strukturellen und semantischen Analyse. Dabei berücksichtigten sie auch die verschiedenen Zielgruppen einer Leitlinie wie Betroffene und Fachpersonal.

Das **Guideline Interchange Format** (**GLIF**) wurde 1998 erstmalig publiziert (Ohno-Machado et al. 1998) und bis ca. 2005 weiterentwickelt. Leitlinien werden in GLIF zunächst auf einer konzeptuellen Ebene als Flussdiagramm gezeichnet (Conceptual Layer), das anschließend um Entscheidungsregeln und Datenstrukturen angereichert wird. GLIF3 enthält mit GELLO (Sordo et al. 2003) eine HL7/ANSI standardisierte und maschineninterpretierbare Ausdruckssprache (Expression Language) zur Definition von Entscheidungskriterien und Zuständen. Ursprünglich wollte man den Austausch formalisierter Leitlinien zwischen Stationen und Institution ermöglichen (daher „Interchange" Format), stellte jedoch bald fest, dass der Aufwand der notwendigen lokalen Anpassungen oft einer Neumodellierung gleichkam (Peleg et al. 2004).

Neben GLIF wurden in der wissenschaftlichen Gemeinschaft noch viele weitere Leitliniensprachen entwickelt (de Clercq et al. 2004), bevor Ende der 2000er-Jahre schließlich eine gewisse Ernüchterung eintrat, da die praktische Umsetzung und Integration in klinische Informationssysteme vor allem aufgrund mangelnder Interoperabilität und damit fehlender digitaler Daten häufig nicht möglich war.

Einer der wenigen Ansätze, der auch heute noch in den klinischen Systemen eingesetzt werden kann, ist die 1992 veröffentlichte und von HL7 standardisierte **Arden Syntax** (Adlassnig et al. 2018). Die Arden Syntax zielt auf eine Sprache zur Dokumentation klinischen Wissens, die unabhängig von konkreten Datenbanken und Informationssystemen einer Institution ist (Pryor u. Hripcsak 1993). Kernelement der Arden Syntax ist das Medical Logic Module (MLM). Typische MLMs betreffen klinische Alarme, Interpretationen, Diagnosen, Screening bei klinischen Studien, Qualitätsprüfungen und administrative Unterstützung. MLMs können durch geeignete Software (auch Event Monitor genannt) ausgeführt werden und sind in verschiedenen klinischen Informationssystemen verfügbar oder über externe Software integrierbar (Medexter Healthcare 2023; Schuh et al. 2018).

In den letzten Jahren hat die zunehmende Digitalisierung im Gesundheitswesen dafür gesorgt, dass Daten immer häufiger digital und strukturiert zur Verfügung stehen und so für computerbasierte Anwendungen der Entscheidungsunterstützung genutzt werden können. Insbesondere durch die rasante Verbreitung des Kommunikationsstandards HL7 FHIR (Fast Health Interoperability Ressources) werden automatisierbare Leitlinien erstmalig institutionsübergreifend möglich (HL7 2023). Während FHIR bereits einige Ressourcen zum Clinical Reasoning spezifiziert, geht EBMonFHIR (Resources for Evidence-Based Medicine Knowledge Assets Project, initiiert im Mai 2018) weiter, um auch die Evidenz digital verarbeitbar zu erfassen (Alper 2022; Lichtner et al. 2022). Dabei rücken leitlinienbasierte Systeme ebenso wie Entscheidungsunterstützungssysteme in den Fokus, welche durch maschinelle Lernverfahren aus Daten retrospektiv lernen.

20.2 Entscheidungsunterstützungssysteme

Für Entscheidungsunterstützungssysteme (engl. Clinical Decision Support Systems, kurz CDSS) gibt es keine allgemeingültige Definition; auf Grundlage der Forschung und Rollen, die die Systeme im Entscheidungsprozess spielen, wurden CDSS sehr unterschiedlich definiert. Liberati et al. (2017) verstehen unter einem CDSS *„eine Art von Software, die darauf abzielt, die klinische Entscheidungsfindung zu unterstützen, indem sie Angehörige der Gesundheitsberufe mit Erkenntnissen aus hochwertiger wissenschaftlicher Forschung zusammenbringt"*. Sutton et al. (2020) definieren CDSS als *„Software, die als direkte Hilfe für die klinische Entscheidungsfindung konzipiert ist. Dabei werden die Merkmale eines einzelnen Patienten mit einer computergestützten klinischen Wissensbasis abgeglichen, und dem Behandler werden dann patientenspezifische Bewertungen oder Empfehlungen zur Entscheidung vorgelegt."*

> Allgemein kann man sagen, dass es sich bei CDSS um Anwendungen handelt, die klinische Daten analysieren und Gesundheitsdienstleister darin unterstützen, bessere Entscheidungen zu treffen.

Vom Aufbau her bestehen die meisten klinischen Entscheidungsunterstützungssysteme aus

a) einer Wissensbasis mit den medizinischen Entscheidungsregeln,
b) einer Inferenzmaschine, die die Regeln aus der Wissensbasis mit Patientendaten kombiniert, und
c) einer Benutzeroberfläche, welche die neuen gewonnenen Informationen dem Anwender als Lösung präsentiert.

Idealerweise wird die Wissensverarbeitung ergänzt um eine Wissenserwerbskomponente zur Pflege der Wissensbasis sowie eine Erklärungskomponente, die begründet, durch welche Regeln und Fakten ein Ergebnis zustande kam, und somit die Möglichkeit bietet, zu überprüfen, ob die Schlussfolgerungen vom System korrekt nachgebildet wurden.

CDSS variieren sehr stark bezüglich Funktionalität und Design (s. Tab. 1):

Die Bandbreite dieser Systeme ist dabei sehr groß (Wright et al. 2011). Sie werden beispielsweise eingesetzt für:

- Unterstützung bei der Medikamentendosierung (z.B. Überprüfung von Dosierungen, Standarddosen/Auswahllisten, indikationsbezogene Dosierung)
- Verordnungshilfen (z.B. Leitlinien- und evidenzbasierte Verordnungs-Sets [„Order Sets"] für spezifische Diagnosen und Prozeduren, krankheitsspezifische Behandlungsprotokolle)
- Point-of-Care-Warnungen/Erinnerungen (z.B. Prüfung von Wechselwirkungen zwischen Medikamenten und Bedingungen/Allergien, Warnungen im Rahmen des Behandlungsplans, Prüfung kritischer Laborwerte, Pflegeerinnerungen, Verwaltung von Problemlisten)
- Anzeige relevanter Informationen (z.B. kontextsensitiver Informationsabruf, Anzeige patientenspezifischer relevanter Daten, Anzeige von Medikamenten-/Testkosten, fallspezifische Verlinkung von Fachinformationen, z.B. auf evidenzbasierte Leitlinien, systematische Reviews und andere zuverlässige Quellen aus dem Klinikinformationssystem heraus)
- Unterstützung des Arbeitsablaufs (z.B. Dokumentationshilfen, Registerfunktionen, Medikamentenabgleich, Bestellhilfen)
- individualisierte Handlungsempfehlungen durch automatische Verknüpfung dokumentierter Patientendaten mit Leitlinienempfehlungen im Klinikinformationssystem

Reviewstudien zu Effekten von CDSS konnten zeigen, dass solche Systeme die Einhaltung von Leitlinien in der Praxis erhöhen und Prozessergebnisse verbessern (Klarenbeek et al. 2020), sich positiv auf Leistungen der Gesundheitsdienstleister auswirken (Jaspers et al. 2011), die Häufigkeit von Fehlern bei der Verschreibung von Medikamenten senken und das Sterberisiko auf Intensivstationen verringern können (Prgomet et al. 2017).

Auch wenn der Digitalisierungsgrad im Gesundheitswesen in den letzten Jahren zugenommen hat, so etablieren sich CDSS im internationalen Vergleich hierzulande eher langsam. Daher fördert das Krankenhauszukunftsgesetz seit 2020 explizit die Einführung von klinischen Entscheidungsunterstützungssystemen (Fördertatbestand 4) (Bundesamt für Soziale Sicherung 2021).

20.3 Digitalisierung entlang des Lebenszyklus einer Leitlinie

Auch wenn die Digitalisierung von Leitlinien häufig mit der Implementierung von CDSS

Tab. 1   Typen von Entscheidungsunterstützungssystemen

Unterscheidungsmerkmal	Typen von CDSS	
Art der Integration	Stand-alone-System	integriertes System
	eigenständiges System, welches mit keinem anderen System verbunden ist	*integriert in das klinische Informations-system bzw. die elektronische Patientenakte*
Zugang zu Patienten-informationen	mit Zugang zu Patienteninformationen	ohne Zugang zu Patienteninformationen
	z.B. Alter, Geschlecht, Allergien	*z.B. nur basierend auf einem Arzneimittel-verzeichnis/Rote Liste*
Umfang der Unterstützung	Basisunterstützung („basic decision support")	erweiterte Unterstützung („advanced decision support")
	z.B. Dosierungsratschläge, Interaktions-prüfungen von Medikamenten	*z.B. Handlungsanweisungen für medikations-bezogene Laborprüfungen, Dosisanpassun-gen für Nierenfunktionsstörungen*
Art der Entscheidungs-präsentation	aktive Entscheidungsunterstützung	passive Entscheidungsunterstützung
	System präsentiert Entscheidungen automatisch von sich aus	*System erfordert eine Nutzeraktivität, damit Entscheidungen präsentiert werden bzw. stellt Informationen nur dann zur Verfügung, wenn das medizinische Personal sie anfordert*
Zeitpunkt der Unterstützung	Entscheidungsunterstützung zu einem bestimmten Zeitpunkt	Entscheidungsunterstützung entlang eines langandauernden Pfades mit mehreren Verzweigungen
	Systeme basierend auf Event-Condition-Action (ECA)-Regeln	*Workflow-Systeme zur Prozessunterstützung*
Vorhandensein einer Wissensbasis	System mit Wissensbasis	System ohne Wissensbasis
	regelbasierte Systeme, Ontologien, Wissensgraphen, Bayes'sche Netzwerke oder kausale probabilistische Netzwerke	*basierend auf künstlicher Intelligenz (KI), maschinellem Lernen (ML) oder anderen Methoden statistischer Mustererkennung*

gleichgesetzt wird, so finden sich digitale Methoden und Werkzeuge entlang des gesamten Lebenszyklus der Leitlinienarbeit wieder: von der Erstellung über die Verbreitung bis zur Anwendung und Evaluation.

20.3.1 Erstellung von Leitlinien

Die Erstellung von Leilinien durch interdisziplinäre Autorenteams kann im einfachsten Falle von Kollaborationswerkzeugen wie einem Wiki oder Sharepoint/Microsoft Teams unterstützt werden. Solche Werkzeuge sind jedoch

nicht spezifisch für die Leitlinienarbeit ausgelegt und geben weder eine inhaltliche noch prozessuale Struktur vor. Daher wurden in der Vergangenheit – wenn auch nur wenige – dedizierte Autorenwerkzeuge implementiert und online bereitgestellt. Khodambashi und Nytrø unterscheiden die grundlegenden Funktionalitäten dieser Portale wie folgt (Khodambashi u. Nytrø 2017):

- Team und Beitragsmanagement (z.B. Nutzer- und Rechteverwaltung, Conflict of Interest-Erklärungen [AWMF 2023b])

- Projektmanagement (z.B. Definition und Nachhalten von Meilensteinen, Unterstützung von Review-Prozessen)
- Evidence Management (z.B. Dokumentation der Suchstrategie, Zitationen und Quellenverwaltung)
- Guideline Development (z.B. vorgegebene Templates und Struktur der Leitlinienelemente, Evidenzbewertung, Abstimmungswerkzeuge und Feedback)
- Dokumentenmanagement (z.B. Änderungsverwaltung, Versionierung)
- Guideline-Erweiterung (z.B. Nutzung von Terminologien, Verknüpfung mit klinischen Daten)
- Import, Export (z.B. Bereitstellung der Inhalte für verschiedene Medien und Anwendungen)

In Deutschland wurde seit 2004 mit dem „Clinical Practice Guidelines Development Portal" (Höhne et al. 2010) eine auf dem Content Management System Plone basierende Webanwendung implementiert, welche seit 2019 kommerziell weiterbetrieben wird (Rabe u. Karge 2019).

Ein spezifisch für die Leitlinien-Entwicklung bereitgestelltes Werkzeug, dem auch ein strukturiertes Datenmodell zugrunde liegt und welches von der AWMF empfohlen wird (AWMF 2023a), ist MAGICapp. MAGICapp (2023) ist ein webbasiertes Tool, um digital strukturierte Leitlinien für die klinische Praxis zu erstellen, zu veröffentlichen und zu aktualisieren. Auf Basis der GRADE-Methode (Cochrane Deutschland Stiftung 2023a) können die Leitlinien und Evidenz-Zusammenfassungen in kollaborativer Weise strukturiert erfasst werden. Dabei werden auch die strukturierten klinischen Fragen (PICOs) mit Elementen aus klinischen Informationssystemen und Taxonomien (z.B. SNOMED) verknüpft (Vandvik et al. 2013). Die Modelle können in computer-interpretierbaren Formaten exportiert werden, sodass die Inhalte auf Portalen, in Apps oder elektronischen Patientenakten eingebunden werden können. Damit sollen diese Systeme in die Lage versetzt werden, Entscheidungshilfen auf einer nachvollziehbaren Evidenzbasis anbieten zu können. Ebenfalls nach der GRADE-Methode arbeitet GRADEpro (McMaster University and Evidence Prime 2022), welches ebenfalls von der AWMF empfohlen wird. Sowohl MAGICapp als auch GRADEpro bieten mit dem Evidence to Decision Framework (Cochrane Deutschland Stiftung 2023b) eine strukturierte Form der Konsensfindung von der Evidenz zur Empfehlung.

20.3.2 Verbreitung von Leitlinien

Nach ihrer Erstellung und Freigabe sollen Leitlinien eine möglichst große Verbreitung finden. Leitlinienportale (sog. „Clearinghouses") katalogisieren als zentrale Anlaufstellen verfügbare Leitlinien und machen diese kostenfrei zugänglich. Beispiele (internationaler) Leitlinienkataloge sind das Guidelines International Network GIN (2023) mit mehr als 111 Mitgliederorganisationen und 240 individuellen Mitgliedern aus 61 Ländern oder das qualitätsgesicherte Leitlinienregister der AWMF (2023c) in Deutschland. Das ehemalige National Guidelines Clearinghouse (guidelines.gov) mit mehr als 2.000 Leitlinien befindet sich seit 2018 in einer Transitionsphase zum ECRI Guidelines Trust (Sender 2019).

Schon während der Ausbildung nutzen viele Studierende Apps wie AMBOSS (2021) und ViaMEDICI (Georg Thieme Verlag KG 2023; Dehmelt et al. 2022). Durch redaktionelle Prozesse werden unter anderem Leitlinien zielgruppenspezifisch aufbereitet und in der Darstellung an die digitalen Medien (als App) angepasst. Die Anwendungen richten sich inzwischen nicht mehr nur an Studierende, sondern ebenso an ärztliches Fachpersonal in der Versorgung.

Neben allgemeinen Leitlinienregistern und Anwendungen existieren auch themenspezifische Portale der Fachgesellschaften, wie z.B. die OnkoPedia (DGHO 2023) der Deutschen Gesellschaften für Hämatologie und Onkologie bzw. das Leitlinienprogramm Onkologie der Deutschen Krebsgesellschaft (2023), die Leitlinienapp LeiLa mit Unterstützung der Deutschen Gesellschaften für Pulmonologie und Sepsis (Lindgrün GmbH 2023) oder DexiMed (Gesinform GmbH 2023) für Hausarztpraxen. Dabei werden die Leitlinieninformationen teilweise strukturiert aufbereitet, um in typischen Anwendungsszenarien selektiv angezeigt werden zu können. eGENA beispielsweise ist eine kostenlose Webapplikation mit Handlungsempfehlungen für anästhesiologische Notfälle (Neuhaus et al. 2020). Ein Drittel der Empfehlungen beruht auf Leitlinien, welche auf den peri- bzw. intraoperativen Notfall adaptiert wurden. Im Feld der Onkologie kooperieren die Deutsche Gesellschaft für Hämatologie und Medizinische Onkologie e.V. (DGHO) und die intermedix Deutschland GmbH, um die medizinischen Leitlinien des Internet-Portals „ONKOPEDIA" in intermedix-Kommunikationsplätze und die Softwaresysteme der CompuGroup Medical (CGM) einzubinden (intermedix Deutschland GmbH 2020).

20.3.3 Anwendung des Leitlinienwissens

Neben der eher passiven (rezeptiven) Bereitstellung der Leitlinien in den genannten Portalen gibt es sehr viele Anwendungen, die das Wissen mehr oder weniger direkt in eine aktive Entscheidungs- und Handlungsunterstützung übersetzen. Dabei richten sich die Anwendungen an die verschiedensten Zielgruppen – Betroffene, medizinisches Fachpersonal und Forschende.

Digitale Gesundheitsapps (DiGAs) für Patienten und Patientinnen

Während sich Apps für verschiedene chronische Krankheiten seit vielen Jahren in unterschiedlicher fachlicher Qualität in den App-Stores finden, werden in Deutschland seit 2019 besonders qualitätsgesicherte Apps als „Digitale Gesundheitsanwendungen" (DiGAs) angeboten. Nach erfolgreicher Prüfung kann die Anwendung in das DiGA-Verzeichnis aufgenommen werden. Ärzte können DiGAs verschreiben, wobei Krankenkassen in diesem Fall die Kosten für den Einsatz erstatten. Viele DIGAs beziehen sich hinsichtlich der medizinischen Regeln auf Leitlinien: Beispielsweise vermittelt die App somnio „evidenzbasierte und leitlinienkonforme Inhalte aus dem Bereich der kognitiven Verhaltenstherapie für Insomnie" zur Behandlung von Ein- und Durchschlafstörungen (BfArM 2022a). Und die App Mindable „basiert auf S3-leitlinienkonformen Methoden der kognitiven Verhaltenstherapie" (BfArM 2022b).

Anwendungen für medizinisches Personal

Für medizinisches Fachpersonal existiert eine Vielzahl von Anwendungen zur Diagnostik und Therapie. Diese werden entweder als webbasierter Service im Internet angeboten oder als lokal installierbare Software, welche nach Möglichkeit Daten digital mit dem Praxisverwaltungssystem bzw. Klinikinformationssystem austauscht.

Die Software arriba (GPZK gGmbH 2023) beispielsweise unterstützt hausärztliches Personal durch Bereitstellung von Entscheidungshilfen und Visualisierungen, z.B. zum PSA-Screening, zu Depression oder kardiovaskulärer Prävention auf Basis epidemiologischer und klinischer Daten. Spezifischer für einzelne Indikationen bieten ProCarement (2023) v.a. für den Bereich Kardiologie oder das Karlsburger Diabetes Center (KADIS) (Diabetes Service Center

GmbH 2022) leitlinienbasierte Informationen und Entscheidungsunterstützungswerkzeuge an, bei denen Patientendaten eingegeben und die Empfehlung abgelesen werden kann.

Darüber hinaus ergänzen auch einige Hersteller von Software, die bereits in Praxen und Kliniken eingesetzt wird, wie z.B. CompuGroup, Siemens oder Philips (Emergen Research 2022), ihr Portfolio um Entscheidungsunterstützungskomponenten. Ebenso finden sich Verlage wie Elsevier (2023) unter den Anbietern, welche Leitlinien veröffentlichen und zusätzlich Produkte zu deren Operationalisierung entwickeln oder vertreiben.

Forschungs- und Entwicklungsprojekte

Digitale Leitliniensysteme und Entscheidungsunterstützungssysteme sind vor allem Gegenstand zahlreicher Forschungs- und Entwicklungsprojekte. Hierzu zählen beispielsweise der Clinical Guideline Data Mapper CELIDA (Lichtner er al. 2022) im Netzwerk Universitätsmedizin, der EBMonFHIR (Evidence Based Medicine on FHIR) (Alper 2022) und das Common Datamodel von OHDSI (2023), um Leitlinienempfehlungen auf Patientendaten zu automatisieren; aber auch das Projekt KIPeriOP, in dem eine leitlinienbasierte Software entwickelt wird, um die Versorgungsqualität im Kontext der präoperativen Risikoevaluation zu verbessern (Englert et al. 2021). Dabei lassen sich die Projekte grob in zwei Klassen einteilen:

1. Outcome-orientierte Projekte, welche den Effekt des Einsatzes digitaler Werkzeuge bei der Behandlung (z.B. Lange et al. 2021) untersuchen und
2. Technologie-orientierte Projekte, die am Beispiel spezifischer Leitlinien die technologischen Voraussetzungen zur Implementierung der Entscheidungsunterstützung betrachten.

20.3.4 Evaluation

Leitlinien werden auf Basis medizinischer Evidenz und fachlicher Expertise sowie Berücksichtigung der Patientenperspektive entwickelt und regelmäßig fortgeschrieben. In den letzten Jahren hat sich die Verfügbarkeit von Realworld-Daten erheblich weiterentwickelt. Internationale Netzwerke wie OHDSI (Observational Health Data Science and Informatics) (2023) erlauben die Recherche und den Vergleich von Kohorten sowie die Prüfung von Empfehlungen auf Basis hunderter Millionen Patienten und Patientinnen. Auch in Deutschland sind große Initiativen wie die Medizininformatik-Initiative (MII) oder das Netzwerk Universitätsmedizin (NUM) angetreten, Versorgungsdaten großer Populationen zu erschließen. Durch retrospektive Analysen können somit beispielsweise Hypothesen generiert oder die Umsetzung und Wirkung von Leitlinien evaluiert werden. Beispielsweise verglichen Hripsak et al. (2016) die Medikation (pathways) bei Diabetes, Bluthochdruck und Depression in weltweiten Kohorten auf Basis von 250 Millionen Patientenfällen.

Nicht zuletzt erlaubt die Digitalisierung auch eine erleichterte Prüfung auf eine leitlinienkonforme Behandlung, indem Regeln – ähnlich der Entscheidungsunterstützung – retrospektiv auf Versorgungsdaten angewendet werden.

20.4 Herausforderungen für den Einsatz

Neben der Digitalisierung des Leitlinienwissens existieren noch zahlreiche weitere Herausforderungen, damit Entscheidungsunterstützungssysteme ihre Potenziale entfalten können (Sutton et al. 2020).

Am effektivsten sind CDSS, wenn sie keine Einzelsysteme sind, sondern sich nahtlos in die Systeme ihrer Nutzenden integrieren. **Mangelnde Interoperabilität** der IT-Anwendungen im Gesundheitswesen hat diese Integration bisher behindert. Trotz der Vielzahl von Standards wie HL7, HL7-FHIR, openEHR, ISIK oder SNOMED werden diese Standards bisher nur zögerlich umgesetzt, was durch eine Vielzahl von Gesetzes- und Förderinitiativen wie dem Krankenhauszukunftsgesetz nun forciert werden soll. Auch benötigen Entscheidungsunterstützungssysteme sehr oft Daten auf einer höheren Abstraktionsebene als die klinischen Rohdaten.

Einige Hersteller bieten ihre CDSS als Service in einer Cloud an (z.B. Annotation von radiologischen Bildern), was jedoch aufgrund von **IT-Sicherheits- und Datenschutzproblemen** häufig auf mangelnde Akzeptanz stößt, insbesondere wenn der Betreiber außerhalb Deutschlands sitzt.

Eine weitere Herausforderung ist die Anforderung an die **Datenqualität**. Probleme können auftreten, wenn etwas unvollständig oder falsch dokumentiert wurde oder wenn die Dokumentation nicht standardisiert erfolgt und Patienteninformationen in Freitextfeldern erfasst werden. Terminologien wie SNOMED CT oder LOINC helfen ebenso wie die Verwendung eines kontrollierten Vokabulars für Daten und Valuesets (mögliche Werte), die Dokumentation zu strukturieren und können dadurch beitragen, die Datenqualität zu verbessern. Insbesondere die Verwendung international standardisierter Terminologien erleichtert die Vergleichbarkeit, Forschung aber auch die Versorgung beispielsweise innerhalb Europas.

Neben der technischen Wartung der Systeme, Anwendungen und Datenbanken ist eine der größten Herausforderungen die **Aktualität**. Wissensdatenbanken und Regeln müssen mit neuen klinischen Leitlinien Schritt halten können bzw. müssen algorithmische Regeln des Systems unter Umständen dann auch angepasst werden. Die Integration neuer Daten und Informationen kann dann vor allem sehr mühevoll sein, wenn klinische Erkenntnisse widersprüchlich erscheinen und diese Diskrepan-

zen erst gelöst werden müssen. Aber auch die Leitlinien selbst müssen mit den technischen Entwicklungen wie beispielsweise der Weiterentwicklung von Terminologien Schritt halten. Die Vielzahl der Gesetze und deren Umsetzung insbesondere zu Themen der Digitalisierung und Interoperabilität ändern sich nahezu täglich und Leilinien müssen in ihrer Weiterentwicklung darauf reagieren.

Darüber hinaus müssen CDSS zumeist die strengen regulatorischen Anforderungen an ein **Medizinprodukt** erfüllen, was insbesondere bei selbstlernenden Systemen heute noch eine regulatorische Herausforderung ist. Denn laut Regel 11 der Medical Device Regulation der EU gehört Software, die dazu bestimmt ist, Informationen zu liefern, die zu Entscheidungen für diagnostische oder therapeutische Zwecke herangezogen werden, mindestens zur Klasse IIa (Johner Institut 2022).

Nicht zuletzt muss auch die **Finanzierung** des Einsatzes von CDSS tragfähig sein: Die anfänglichen Kosten für die Einrichtung und Integration klinischer Entscheidungsunterstützungssysteme können erheblich sein, auch können laufende Kosten ein Problem darstellen. Darüber hinaus zeigen sich Kosteneinsparungen, beispielsweise durch eine Verringerung von Doppeluntersuchungen und -bestellungen, Vorschläge für kostengünstigere Medikamente oder Behandlungsoptionen oft erst nach einem längeren Nutzungszeitraum.

Die Forschung zeigt, dass CDSS nur unzureichend akzeptiert und genutzt werden, beispielsweise weil Benutzeroberflächen schlecht gestaltet sind, die Systeme nicht in den aktuellen Arbeitsalltag und die Arbeitsabläufe passen oder auch mit unbeabsichtigten negativen Folgen (Provokation von Fehlern, Erzeugung irrelevanter Alarme) verbunden sind (Bright et al. 2012; Sutton et al. 2020). Die Ursache hierfür liegt vor allem darin begründet, dass kein systematischer, nutzerzentrierter Entwicklungsprozess verfolgt wird, der die Nutzenden mit ihren Aufgaben und ihrer spezifischen Arbeitsumgebung von Anfang an in das Zentrum der Entwicklungsaktivitäten stellt (Kilsdonk et al. 2016). Somit hängt eine erfolgreiche Implementierung – neben der Vollständigkeit und Genauigkeit der abgebildeten Leitlinie(n) – maßgeblich auch von der benutzer- und kontextangepassten Gestaltung und der Integration der Systeme in den klinischen Arbeitsalltag bzw. der **„Gebrauchstauglichkeit" der Systeme (engl.: Usability)** ab.

Hilfestellung für eine entsprechend „gebrauchstaugliche Gestaltung", die das Risiko verringert, ein System zu entwickeln, das nicht zu den Bedürfnissen passt, gibt die Norm DIN EN ISO 9241: Ergonomie der Mensch-System-Interaktion – Teil 210: Menschzentrierte Gestaltung interaktiver Systeme. Zur Durchführung der Usability-Engineering-Aktivitäten sind im Bereich der kognitiven Psychologie eine ganze Reihe von Methoden entwickelt worden (Maguire 2001), die auch für das Gesundheitswesen bzw. leitlinienbasierte CDSS angewendet werden können. Hierzu zählen beispielsweise Nutzerinterviews (Kilsdonk et al. 2016), Usability Guidelines (Horsky et al. 2012), Thinking-Aloud-Tests (Kilsdonk et al. 2016) und standardisierte Usability-Fragebögen (Goud et al. 2008) zur schrittweisen Gestaltung und Evaluation der Systeme.

Eine bloße Einführung „nutzerfreundlicher" leitlinienbasierter CDSS stellt allerdings noch nicht sicher, dass diese Systeme regelmäßig im klinischen Alltag genutzt werden. Entscheidend für die **Akzeptanz sowie eine breite und nachhaltige Nutzung** der Systeme ist auch, ob klinisches Personal überhaupt über ausreichende (**digitale**) **Kompetenzen** verfügt, die Systeme nutzen zu können (Foadi u. Varghese 2022) und ob entsprechende, **organisatorische Rahmenbedingungen** wie beispielsweise eine ausreichende Zugänglichkeit, „Bewerbung" des Mehrwerts der Nutzung durch die Leitungsebene oder Ressourcen in Form personeller, technischer Unterstützung vorhanden sind (Devaraj et al. 2014; Moxey et al. 2010). Für

die Analyse bestehender Rahmenbedingungen und die Ableitung gegebenenfalls notwendiger Maßnahmen (z.B. Schulungskonzepte, organisational notwendige Änderungen) können Fragebögen zur Erhebung digitaler Kompetenzen (Kleib u. Nagle 2018; Golz et al. 2021) sowie Instrumente basierend auf sog. „Technologieakzeptanz-Modellen" (Holden u. Karsh 2010; Harborth u. Pape 2018) eine wertvolle Hilfestellung sein. Instrumente wie die „GUIDES"-Checkliste (Van de Velde et al. 2018) bieten darüber hinaus einen strukturierten Ansatz, Entwicklungsteams und Fachpersonen dabei zu unterstützen, dass wichtige Akzeptanz-Faktoren nicht übersehen werden.

20.5 Ausblick

Leitlinien kondensieren medizinisches Wissen, um eine Hilfe zur bestmöglichen Versorgung zu geben. Dieses Wissen in digitaler Form an den Point-of-Care zu bringen, ist die Aufgabe von leitlinienbasierten Entscheidungsunterstützungssystemen, welche seit vielen Jahrzehnten erforscht und entwickelt werden. Dank der rasant zunehmenden Digitalisierung des Gesundheitswesens und der forcierten Interoperabilität der Systeme ergeben sich heute viel bessere Möglichkeiten, das Wissen auf Patientendaten anzuwenden und aus retrospektiven Daten zu lernen.

Dabei helfen auch Realworld-Data-Netzwerke, indem sie Versorgungsdaten großer Kohorten zugänglich machen, um Hypothesen zu testen und die Evidenzgenerierung zu beschleunigen. Ebenso helfen sie, die Anwendung einer Leitlinie in der Versorgung zu überwachen. Zusätzlich trägt eine Vielzahl an Digitalisierungsinitiativen des Bundes und der Länder zu einem interoperablen Gesundheitssystem bei, auch wenn die Umsetzung in der Vergangenheit eher zögerlich erfolgte. Mit der COVID-19-Pandemie und unter dem Druck der Akteure wurden jedoch neue Gesetze verabschiedet und entsprechende Förderinstrumente bereitgestellt, um die Digitalisierung stärker als bisher voranzutreiben.

Die Herausforderung wird sein, die vielen Entwicklungen zu einem integrierten Ökosystem zusammenzuführen. Denn nur die Kombination von a) digitalen Methoden und Werkzeugen entlang des Lebenszyklus von Leitlinien, b) deren Integration in die medizinischen Versorgungssysteme und c) der Möglichkeit, den Outcome zeitnah zu evaluieren, eröffnet eine neue Qualität der medizinischen Versorgung dank Digitalisierung.

In Deutschland arbeitet die AWMF gemeinsam mit den medizinischen Fachgesellschaften und weiteren Akteuren intensiv an der Digitalisierung und Vernetzung des Leitlinienregisters. Fortschritte bei der Digitalisierung und Interoperabilität der Systeme im Gesundheitswesen eröffnen die Chance, dieses Wissen um eine gute Medizin operativ in die Systeme und an den Point of Care zu bringen. Dies kann jedoch nur gelingen, wenn die evidenzbasierte Gesundheitsversorgung als Kreislauf betrachtet wird, an dem alle Akteure interoperabel aktiv partizipieren.

Literatur

Adlassnig KP, Haug P, Jenders RA. Arden Syntax: Then, now, and in the future. Artif Intell Med. November 2018;92:1–6.

Alper BS. EBMonFHIR-based tools and initiatives to support clinical research. J Am Med Inform Assoc. 13. Oktober 2022;30(1):206–7.

AMBOSS. AMBOSS – Medizinwissen, auf das man sich verlassen kann – denn Wissen ist Grundlage jeder ärztlichen Entscheidung [Internet]. AMBOSS. 2021 [zitiert 4. Januar 2023]. Verfügbar unter: https://www.amboss.com/de

AWMF. AWMF-Portal Declaration of Interests [Internet]. Interessenerklärung Online. 2023b. [zitiert 6. Januar 2023]. Verfügbar unter: https://interessenerklaerung-online.awmf.org/

AWMF. Die MAGICApp zur Erstellung von Leitlinien [Internet]. AWMF online. 2023a [zitiert 9. Januar 2023]. Verfügbar unter: https://www.awmf.org/regelwerk/

AWMF. Register der AWMF [Internet]. AWMF online. 2023c [zitiert 4. Januar 2023]. Verfügbar unter: https://register.awmf.org/de/start

BfArM (Bundesinstitut für Arzneimittel und Medizinprodukte). Mindable: Panikstörung und Agoraphobie [Internet]. DiGA-Verzeichnis. 2022b [zitiert 1. April 2023]. Verfügbar unter: https://diga.bfarm.de/de/verzeichnis/329

BfArM (Bundesinstitut für Arzneimittel und Medizinprodukte). somnio [Internet]. DiGA-Verzeichnis. 2022a [zitiert 1. April 2023]. Verfügbar unter: https://diga.bfarm.de/de/verzeichnis/508

Bright TJ, Wong A, Dhurjati R, Bristow E, Bastian L, Coeytaux RR, u.a. Effect of clinical decision-support systems: a systematic review. Ann Intern Med. 3. Juli 2012;157(1):29–43.

Bundesamt für Soziale Sicherung. Richtlinie zur Förderung von Vorhaben zur Digitalisierung der Prozesse und Strukturen im Verlauf eines Krankenhausaufenthaltes von Patientinnen und Patienten nach § 21 Absatz 2 KHSFV [Internet]. 2021 [zitiert 4. Januar 2022]. Verfügbar unter: https://www.bundesamtsozialesicherung.de/fileadmin/redaktion/Krankenhauszukunftsfonds/20210503Foerderrichtlinie_V03.pdf

Cochrane Deutschland Stiftung (CDS). Evidence to Decision frameworks (EtDs) for policy makers [Internet]. Cochrane Deutschland. 2023b [zitiert 4. Januar 2023]. Verfügbar unter: https://www.cochrane.no/decide-frameworks-policy-makers

Cochrane Deutschland Stiftung (CDS). GRADE – Was ist Grade? [Internet]. Cochrane Deutschland. 2023a [zitiert 4. Januar 2023]. Verfügbar unter: https://www.cochrane.de/ressourcen/grade#/

de Clercq PA, Blom JA, Korsten HHM, Hasman A. Approaches for creating computer-interpretable guidelines that facilitate decision support. Artificial Intelligence in Medicine. 2004;31(1):1–27.

Dehmelt J, Fode P, Heißler J, Laisse M, Mauch M, Neuberger J, u.a. Digital vernetzt: Modulares Lernen und Lehren im Medizinstudium am Beispiel von via medici von Thieme. GMS Med Bibl Inf. 16. September 2022;22(1):Doc14.

Deutsche Krebsgesellschaft e.V. Leitlinienprogramm Onkologie [Internet]. [zitiert 6. Januar 2023]. Verfügbar unter: https://www.leitlinienprogramm-onkologie.de/

Devaraj S, Sharma SK, Fausto DJ, Viernes S, Kharrazi H. Barriers and Facilitators to Clinical Decision Support Systems Adoption: A Systematic Review. JBAR. 24. Juli 2014;3(2):p36.

DGHO (Deutsche Gesellschaft für Hämatologie und Medizinische Onkologie e.V.) Onkopedia [Internet]. 2023 [zitiert 4. Januar 2023]. Verfügbar unter: https://www.onkopedia.com/de

Diabetes Service Center GmbH. Diabetes Service Center – Telemedizinisch unterstützte Gesundheitsberatungsdienste für Menschen mit Diabetes und Behandlungsteams auf der Basis des Karlsburger Diabetes Management Systems KADIS [Internet]. 2022 [zitiert 4. Januar 2023]. Verfügbar unter: http://www.diabetes-service-center.de/

Elsevier. ClinicalPath (formerly Via Oncology) – Evidence-based oncology decision support and analytics for cancer care [Internet]. 2023 [zitiert 4. Januar 2023]. Verfügbar unter: https://www.elsevier.com/solutions/clinicalpath

Emergen Research. Top 10 Leading Companies offering Clinical Decision Support Systems (CDSS) To Enable Better and Enhanced Medical Decision-Making [Internet]. 2022 [zitiert 4. Januar 2023]. Verfügbar unter: https://www.emergenresearch.com/blog/top-10-leading-companies-offering-clinical-decision-support-systems

Englert A, Bendz P, Meybohm P, Stumpner J, Hennemuth A, Börm P, u.a. KI-augmentierte perioperative klinische Entscheidungsunterstützung, KIPeriOP. Anaesthesist. 2021;70(11):962–3.

Foadi N, Varghese J. Digital competence – A Key Competence for Todays and Future Physicians. J Eur CME. 2022;11(1):2015200.

Georg Thieme Verlag KG. via Medici [Internet]. 2023 [zitiert 4. Januar 2023]. Verfügbar unter: https://viamedici.thieme.de/

Gesinform GmbH. Deximed- Hausarztwissen online [Internet]. 2023 [zitiert 4. Januar 2023]. Verfügbar unter: https://deximed.de/

Golz C, Peter KA, Müller TJ, Mutschler J, Zwakhalen SMG, Hahn S. Technostress and Digital Competence Among Health Professionals in Swiss Psychiatric Hospitals: Cross-sectional Study. JMIR Ment Health. 4. November 2021;8(11):e31408.

Goud R, Jaspers MWM, Hasman A, Peek N. Subjective usability of the CARDSS guideline-based decision support system. Stud Health Technol Inform. 2008;136:193–8.

GPZK gGmbH. arriba – Gemeinsam entscheiden [Internet]. arriba Hausarzt. 2023 [zitiert 4. Januar 2023]. Verfügbar unter: https://arriba-hausarzt.de/

Guidelines International Network. GIN – Guidelines International Network [Internet]. 2023 [zitiert 4. Januar 2023]. Verfügbar unter: https://g-i-n.net/

Harborth D, Pape S. German Translation of the Unified Theory of Acceptance and Use of Technology 2 (UTAUT2) Questionnaire. SSRN Journal [Internet]. 2018 [zitiert 22. November 2022]; Verfügbar unter: https://www.ssrn.com/abstract=3147708

HL7. FHIR v4.3.0 [Internet]. [zitiert 9. Januar 2023]. Verfügbar unter: http://hl7.org/fhir/

Höhne WJ, Karge T, Siegmund B, Preiss J, Hoffmann JC, Zeitz M, u.a. An Internet Portal for the Development of Clinical Practice Guidelines. Appl Clin Inform. 24. November 2010;1(4):430–41.

Holden RJ, Karsh BT. The technology acceptance model: its past and its future in health care. J Biomed Inform. Februar 2010;43(1):159–72.

Horsky J, Schiff GD, Johnston D, Mercincavage L, Bell D, Middleton B. Interface design principles for usable decision support: a targeted review of best practices for clinical prescribing interventions. J Biomed Inform. Dezember 2012;45(6):1202–16.

Hripcsak G, Ryan PB, Duke JD, Shah NH, Park RW, Huser V, u.a. Characterizing treatment pathways at scale using the OHDSI network. Proc Natl Acad Sci U S A. 2016;113(27):7329–36.

intermedix Deutschland GmbH. Leitlinien der DGHO unterstützen Ärzte direkt in der Praxissoftware [Internet]. intermedix. 2020 [zitiert 4. Januar 2023]. Verfügbar unter: https://www.intermedix-healthcare.com/deu_de/news/artikel/leitlinien-der-dgho-unterstuetzen-aerzte-direkt-in-der-praxissoftware.html

Jaspers MWM, Smeulers M, Vermeulen H, Peute LW. Effects of clinical decision-support systems on practitioner performance and patient outcomes: a synthesis of high-quality systematic review findings. J Am Med Inform Assoc. 2011;18(3):327–34.

Johner Institut. Decision Support Systeme als Medizinprodukt [Internet]. Blog: Health IT & Medizintechnik. 2022 [zitiert 4. Januar 2023]. Verfügbar unter: https://www.johner-institut.de/blog/medizinische-informatik/decision-support-systeme-medizinprodukt/

Kaiser K, Akkaya C, Miksch S. How can information extraction ease formalizing treatment processes in clinical practice guidelines? A method and its evaluation. Artif Intell Med. Februar 2007;39(2):151–63.

Khodambashi S, Nytrø Ø. Reviewing clinical guideline development tools: features and characteristics. BMC Med Inform Decis Mak. 2017;17:132.

Kilsdonk E, Peute LW, Riezebos RJ, Kremer LC, Jaspers MWM. Uncovering healthcare practitioners' information processing using the think-aloud method: From paper-based guideline to clinical decision support system. Int J Med Inform. 2016;86:10–9.

Klarenbeek SE, Weekenstroo HHA, Sedelaar JPM, Fütterer JJ, Prokop M, Tummers M. The Effect of Higher Level Computerized Clinical Decision Support Systems on Oncology Care: A Systematic Review. Cancers (Basel). 2020;12(4):E1032.

Kleib M, Nagle L. Development of the Canadian Nurse Informatics Competency Assessment Scale and Evaluation of Alberta's Registered Nurses' Self-perceived Informatics Competencies. Comput Inform Nurs. Juli 2018;36(7):350–8.

Lange T, Deckert S, Beyer F, Hahn W, Einhart N, Roessler M, u.a. An individualized decision aid for physicians and patients for total knee replacement in osteoarthritis (Value-based TKR study): study protocol for a multi-center, stepped wedge, cluster randomized controlled trial. BMC Musculoskeletal Disorders. 12. September 2021;22(1):783.

Liberati EG, Ruggiero F, Galuppo L, Gorli M, González-Lorenzo M, Maraldi M, u.a. What hinders the uptake of computerized decision support systems in hospitals? A qualitative study and framework for implementation. Implement Sci. 2017;12(1):113.

Lichtner C, Jurth C, Alper BS, Spies C, Boeker M, Meerpohl JJ, u.a. Representation of evidence-based clinical practice guideline recommendations on FHIR [Internet]. medRxiv; 2022 [zitiert 28. November 2022]. Verfügbar unter: https://www.medrxiv.org/content/10.1101/2022.05.16.22275120v1

Lindrün GmbH. Leila – die Leitlinien-App für medizinisches Fachwissen [Internet]. [zitiert 6. Januar 2023]. Verfügbar unter: https://www.leila.de/de/

MAGIC – Eine digitale Plattform für die Erstellung und Publikation von Evidenz [Internet]. 2023 [zitiert 4. Januar 2023]. Verfügbar unter: https://app.magicapp.org/#/guidelines

Maguire M. Methods to support human-centred design. International Journal of Human-Computer Studies. Oktober 2001;55(4):587–634.

McMaster University and Evidence Prime. GRADEpro GDT: GRADEpro Guideline Development Tool [Software] [Internet]. 2022 [zitiert 6. Januar 2023]. Verfügbar unter: https://gradepro.org/

Medexter Healthcare. Medexter Healthcare [Internet]. Medexter Healthcare. 2023 [zitiert 9. Januar 2023]. Verfügbar unter: https://www.medexter.com/

Middleton B, Sittig DF, Wright A. Clinical Decision Support: a 25 Year Retrospective and a 25 Year Vision. Yearb Med Inform. August 2016;25(S 01):S 103–16.

Moxey A, Robertson J, Newby D, Hains I, Williamson M, Pearson SA. Computerized clinical decision support for prescribing: provision does not guarantee uptake. J Am Med Inform Assoc. Februar 2010;17(1):25–33.

Muhiyaddin R, Abd-Alrazaq AA, Househ M, Alam T, Shah Z. The Impact of Clinical Decision Support Systems (CDSS) on Physicians: A Scoping Review. Stud Health Technol Inform. 26. Juni 2020;272:470–3.

Musen MA, Middleton B, Greenes RA. Clinical Decision-Support Systems. In: Shortliffe EH, Cimino JJ, Herausgeber. Biomedical Informatics [Internet]. London: Springer London; 2014 [zitiert 17. November 2022]. S. 643–74. Verfügbar unter: http://link.springer.com/10.1007/978-1-4471-4474-8_22

Neuhaus C, Schild S, Eismann H, Baus J, Happel O, Heller AR et al: Funktionalität und Bedienung von eGENA, der elektronischen Gedächtnis- und Entscheidungshilfe für Notfälle in der Anästhesiologie. Anästh Intensivmed 2020;61:340–351. DOI: 10.19224/ai2020.340

OHDSI (Observational Health Data Sciences and Informatics). Observational Health Data Sciences and Informatics [Internet]. 2023 [zitiert 4. Januar 2023]. Verfügbar unter: https://www.ohdsi.org/

Ohno-Machado L, Gennari JH, Murphy SN, Jain NL, Tu SW, Oliver DE, u.a. The guideline interchange format: a model for representing guidelines. J Am Med Inform Assoc. August 1998;5(4):357–72.

Peleg M, Boxwala AA, Tu S, Zeng Q, Ogunyemi O, Wang D, u.a. The InterMed approach to sharable computer-interpretable guidelines: a review. J Am Med Inform Assoc. Februar 2004;11(1):1–10.

Prgomet M, Li L, Niazkhani Z, Georgiou A, Westbrook JI. Impact of commercial computerized provider order entry (CPOE) and clinical decision support systems (CDSSs) on medication errors, length of stay, and mortality in intensive care units: a systematic review and meta-analysis. J Am Med Inform Assoc. 2017;24(2):413–22.

ProCarement GmbH. ProCarement [Internet]. 2023 [zitiert 4. Januar 2023]. Verfügbar unter: https://procarement.com/

Pryor TA, Hripcsak G. The Arden syntax for medical logic modules. Int J Clin Monit Comput. November 1993;10(4):215–24.

Rabe S, Karge T. Placed on a long-term footing: Authors' portal for clinical guideline development in new hands [Internet]. 2019 [zitiert 4. Januar 2023]. Verfügbar unter: https://www.tmf-ev.de/EnglishSite/News/articleType/ArticleView/articleId/4437.aspx

Schuh C, de Bruin JS, Seeling W. Clinical decision support systems at the Vienna General Hospital using Arden Syntax: Design, implementation, and integration. Artif Intell Med. November 2018;92:24–33.

Sender JS. ECRI Institute Guidelines Trust. J Med Libr Assoc. Juli 2019;107(3):462–4.

Shahar Y. Automated Support to Clinical Guidelines and Care Plans: The Intention-Oriented View. Automated Support to Clinical Guidelines and Care Plans [Internet]. 2002 [zitiert 17. November 2022]; Verfügbar unter: https://www.mendeley.com/catalogue/75bfff75-9ecf-351c-bba1-e2ef897d5819/

Shiffman RN, Karras BT, Agrawal A, Chen R, Marenco L, Nath S. GEM: a proposal for a more comprehensive guideline document model using XML. J Am Med Inform Assoc. Oktober 2000;7(5):488–98.

Shortliffe EH, Davis R, Axline SG, Buchanan BG, Green CC, Cohen SN. Computer-based consultations in clinical therapeutics: explanation and rule acquisition capabilities of the MYCIN system. Comput Biomed Res. August 1975;8(4):303–20.

Sordo M, Ogunyemi O, Boxwala AA, Greenes RA. GELLO: an object-oriented query and expression language for clinical decision support. AMIA Annu Symp Proc. 2003;1012.

Sutton RT, Pincock D, Baumgart DC, Sadowski DC, Fedorak RN, Kroeker KI. An overview of clinical decision support systems: benefits, risks, and strategies for success. NPJ Digit Med. 2020;3:17.

Van de Velde S, Kunnamo I, Roshanov P, Kortteisto T, Aertgeerts B, Vandvik PO, u.a. The GUIDES checklist: development of a tool to improve the successful use of guideline-based computerised clinical decision support. Implement Sci. 25. Juni 2018;13(1):86.

Vandvik PO, Brandt L, Alonso-Coello P, Treweek S, Akl EA, Kristiansen A, u.a. Creating clinical practice guidelines we can trust, use, and share: a new era is imminent. Chest. August 2013;144(2):381–9.

Wright A, Sittig DF, Ash JS, Feblowitz J, Meltzer S, McMullen C, u.a. Development and evaluation of a comprehensive clinical decision support taxonomy: comparison of front-end tools in commercial and internally developed electronic health record systems. J Am Med Inform Assoc. 2011;18(3):232–42.

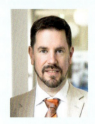

Prof. Dr. rer. nat. Dr. habil. med. Martin Sedlmayr

Martin Sedlmayr ist Professor für Medizinische Informatik an der TU Dresden und Direktor des Zentrums für Medizinische Informatik der Hochschulmedizin Dresden. Sein wissenschaftlicher Schwerpunkt liegt in der benutzerzentrierten Entwicklung digitaler Assistenzsysteme für die Medizin und der Bereitstellung von Big Data-Infrastrukturen für die klinische Versorgung und Forschung.

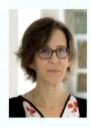

Dr. rer. biol. hum. Brita Sedlmayr

Brita Sedlmayr ist Ingenieurspsychologin und Leiterin des Forschungsbereichs Usability und Technologieakzeptanz am Zentrum für Medizinische Informatik der Hochschulmedizin Dresden. Mit ihrer Forschung trägt sie dazu bei, Entwicklungsteams und Forschende zu befähigen, Health IT-Lösungen zugeschnitten auf die jeweiligen Nutzerkreise, die spezifischen Arbeitsaufgaben und die spezifische Arbeitsumgebung zu entwickeln.

IV

Daten und Analysen

21 Diagnosehäufigkeit und Inanspruchnahme von Gesundheitsleistungen

Caroline Schmuker, Carolin Polte, Ghassan Beydoun und Christian Günster

C. Günster | J. Klauber | D. Klemperer | M. Nothacker | B.-P. Robra | C. Schmuker (Hrsg.) Versorgungs-Report.
Leitlinien – Evidenz für die Praxis.
DOI 10.32745/9783954668007-21, © MWV Medizinisch Wissenschaftliche Verlagsgesellschaft Berlin 2023

Der Beitrag berichtet für das Jahr 2021 die Häufigkeit von Erkrankungen und Behandlungen in Deutschland. Um Auswirkungen der Coronaviruspandemie zu berücksichtigen, werden für zentrale Kennzahlen die Vergleichswerte des Jahres 2019 vor der Pandemie ausgewiesen. Die Analysen basieren auf standardisierten Abrechnungsdaten von AOK-Versicherten, die auf die deutsche Wohnbevölkerung hochgerechnet wurden. Dargestellt werden administrative Behandlungsprävalenzen sowie Kennziffern zur Inanspruchnahme von medizinischen Leistungen in den vier ausgabenwirksamsten Leistungssektoren: der stationären Krankenhausversorgung, der ambulant-ärztlichen Versorgung, sowie der Arzneimittel- und Heilmittelversorgung.

This article reports the frequency of diseases and treatments in Germany in 2021. To take into account any effects of the corona virus pandemic, the results display values of the year before the pandemic 2019. Analyses are based on standardised claims data of AOK insurees which are extrapolated to the total German population. The article presents administrative prevalence rates as well as data of medical treatments in four cost-intensive sectors of the German health care system: inpatient care, outpatient care, prescription drugs and remedy care.

21.1 Einführung

Das Wissenschaftliche Institut der AOK (WIdO) stellt regelmäßig seit 2011 mit dem Versorgungs-Report Kennzahlen zum Krankheitsgeschehen und zur Inanspruchnahme von Gesundheitsleistungen zur Verfügung. Der aktuelle Beitrag berichtet über administrative Behandlungsprävalenzen und die medizinische Leistungsinanspruchnahme der Bevölkerung im Jahr 2021. Im Datenjahr 2021 waren die Auswirkungen der im März 2020 in Deutschland ausgebrochenen Coronaviruspandemie zu berücksichtigen. Die diesjährige Ausgabe zeigt daher ergänzend die Vergleichswerte des Jahres 2019 vor der Pandemie. Die Coronapandemie hat die Gesundheitsversorgung und den medizinischen Behandlungsbedarf der Bevölkerung in erheblichem Ausmaß beeinflusst. Hierzu liegen mittlerweile empirisch fundierte Erkenntnisse vor. Zur Einordnung der hier dargestellten Ergebnisse kann ein kurzer Blick auf die Ausgangslage im Jahr 2021 und auf vorausgehende Studienergebnisse hilfreich sein.

> Das Robert Koch-Institut (RKI) verzeichnete bis zum Jahresende 2021 mehr als 7 Millionen gemeldete (labordiagnostisch bestätigte) COVID-19 Fälle. Eine Hospitalisierung, teilweise verbunden mit intensivmedizinischer Versorgung, war bei rund 5 Prozent dieser Fälle erforderlich (RKI 2021). Ambulante Praxen dokumentierten im Jahr 2021 rund 30 Millionen Behandlungsanlässe aufgrund des klinischen Verdachts oder des Nachweises einer SARS-CoV-2-Infektion (ZI 2022). Auch führte die Behandlung von gesundheitliche Langzeitfolgen nach einer SARS-CoV-2-Infektion (wie z.B. Long-COVID-Symptome) zu einer stärkeren Inanspruchnahme des Versorgungssystems (Schulz et al. 2022). Bis zum Ende des Jahres 2021 hatten bereits 74,1% der Bevölkerung mindestens eine Impfung gegen CO-VID-19 erhalten (RKI 2021). Gleichzeitig war in den Pandemiejahren auch ein erheblicher Rückgang von ärztlichen und therapeutischen Kontakten zu beobachten, der im Zusammenhang mit den zur Bewältigung der Pandemie erlassenen COVID-19-Schutzmaßnahmen (z.B. Kontaktbeschränkungen) gesehen wird (Heidemann et al. 2022, ZI 2022). So zeigte sich beispielsweise im Jahr 2021 ein deutlicher Rückgang bei der Inanspruchnahme der Notfallärztlichen Versorgung, besonders ausgeprägt im Bereich der ambulanten Notfallversorgung (ZI 2022). Auch waren in Abhängigkeit des Infektionsgeschehens unterschiedlich starke Einbrüche bei den Krankenhausbehandlungen zu beobachten, vorwiegend bei verschiebbaren Behandlungen, zum Teil aber auch bei dringend behandlungsbedürftigen Behandlungsanlässen wie Schlaganfällen und Herzinfarkten (Drogan et al. 2022).

Der vorliegende Beitrag zeigt wie gewohnt administrative Behandlungsprävalenzen nach den dreistelligen ICD-10-Diagnoseschlüsseln, die von Leistungserbringenden im Rahmen der Leistungsabrechnung dokumentiert werden. Die Diagnoseinformationen werden ergänzt um Hospitalisierungsraten, sodass die Bedeutung einer Erkrankung für die stationäre Versorgung transparent wird. Darüber hinaus nimmt der Versorgungs-Report die Versorgung der Versicherten innerhalb der vier Leistungsbereiche stationäre Versorgung, ambulante vertragsärztliche Versorgung, Arznei- und Heilmittelversorgung in den Blick. Alters- und geschlechtsspezifische Kennzahlen der Inanspruchnahme werden bundesweit sowie in regionaler Differenzierung (kartographisch) ausgewiesen. In Ergänzung zu diesem Kapitel bietet der Versorgungs-Report tabellarische Übersichten über die Behandlungshäufigkeiten von mehr als 1.500 dokumentierten Einzeldiagnosen bzw. 268 Diagnoseobergruppen sowie weitere Einzelauswertungen, die als elektronischer Anhang 🔗 zu diesem Buchkapitel zur Verfügung gestellt werden[1].

Darstellung und Analysen im Versorgungs-Report sind personenbezogen, d.h. Leistungs- oder Diagnoseinformationen aus verschiedenen Sektoren werden versichertenbezogenen (pseudonymisiert) zusammengeführt und ausgewertet. Erst der Personenbezug erlaubt die Schätzung epidemiologischer Kennzahlen (z.B. Prävalenzen und Inzidenzen). Fallbezogene Statistiken dagegen (z.B. die Krankenhausstatistik des Statistisches Bundesamtes) ermöglichen zwar Aussagen zur Zahl der Krankenhausfälle, lassen aber keinen Rückschluss auf die Zahl der Personen mit einer Erkrankung oder die Häufigkeit der Krankenhausaufenthalte eines Patienten zu. Die vorliegenden Auswertungen basieren auf den Routinedaten von AOK-Versicherten im Jahr 2021, die mehr als ein Drittel der gesetzlichen Krankenversicherung (GKV) und mehr als 30 Prozent der deutschen Bevölkerung repräsentieren[2]. Kennzahlen im Versorgungs-Report sind

---

1 Auffindbar im Open Access-Portal der Medizinisch Wissenschaftlichen Verlagsgesellschaft: https://www.mwv-open.de/site/books/e/10.32745/9783954668007/
2 Laut Mitgliederstatistik des Bundesministeriums für Gesundheit gab es im Jahresdurchschnitt 2021 27,1 Mio. AOK-Versicherte und 73,3 Mio. GKV-Versicherte (jeweils inkl. mitversicherten Angehörigen). Stand der deutschen Wohnbevölkerung am 31.12.2021 war laut Statistischem Bundesamt 83,2 Mio.

hinsichtlich Alter und Geschlecht standardisiert und auf die deutsche Wohnbevölkerung des Jahres 2021 hochgerechnet (s. Kap. 21.3.1).

Der Beitrag gliedert sich in die Beschreibung der Datengrundlage (s. Kap. 21.2), Methoden (s. Kap. 21.3) und Limitationen bei der Nutzung der AOK-Versichertendaten (s. Kap. 21.4) sowie die Darstellung der Kennzahlen zur Behandlungshäufigkeit (s. Kap. 21.5) und Inanspruchnahme von Gesundheitsleistungen (s. Kap. 21.6) im Jahr 2021.

21.2 Datengrundlage

21.2.1 Abrechnungsdaten

Datengrundlage für diesen Beitrag sind die bundesweiten pseudonymisierten Abrechnungsdaten aller AOK-Versicherten mit mindestens einem Versichertentag im Jahr 2021 bzw. 2019. Die Analyseergebnisse für 2021 werden mit dem Vorpandemie-Jahr 2019 verglichen. Für die präsentierten Querschnittsanalysen des Jahres 2021 liegen Angaben von

28,3 Mio. Versicherten vor (s. Abb. 1). Die im Folgenden dargestellten Kennzahlen werden jeweils nach Geschlecht, sowie differenziert für die Altersgruppen Kinder und Jugendliche (1 bis 17 Jahre), mittlere Erwachsene (18 bis 59 Jahre) und ältere Erwachsene (60 Jahre und älter) zur Verfügung gestellt.

Für diesen Beitrag wurden die folgenden Abrechnungs- und Stammdaten versichertenbezogen (anonymisiert) zusammengeführt und ausgewertet:

- Versichertenstammdaten (nach § 288 SGB V)
- ambulante vertragsärztliche Versorgung (nach § 295, Abs. 2 SGB V)
- Arzneimittelabrechnung (nach § 300, Abs. 1 SGB V)
- stationäre Versorgung (nach § 301, Abs. 1 SGB V)
- Heilmittelversorgung (nach § 302, Abs. 1 SGB V)

Die Daten geben Auskunft über die in Deutschland behandelten Erkrankungen, so wie sie von Ärztinnen und Ärzten dokumentiert werden, und darüber, welche therapeutischen und dia-

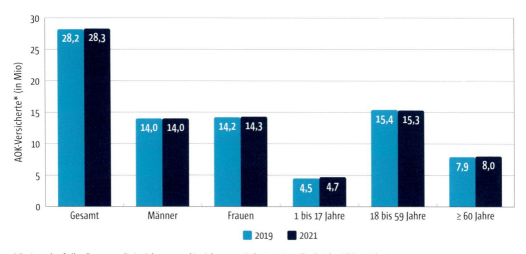

* Basierend auf allen Personen, die im Jahr 2019 und im Jahr 2021 mindestens einen Tag bei der AOK versichert waren. Umfasst daher mehr Personen als der Jahresdurchschnitt 2019 bzw. 2021 der Mitgliederstatistik des BMG (KM1/13).

Abb. 1   AOK-Versicherte nach Geschlecht und Altersgruppen in den Jahren 2019 und 2021 (in Mio.)

gnostischen Leistungen in der Behandlung erbracht wurden. Dabei können verschiedene Institutionen und Personen (Kliniken und ärztlich Behandelnde mit Niederlassung) beteiligt gewesen sein.

Die folgenden Abschnitte beschreiben den sozialrechtlichen Rahmen der Leistungsdatenübermittlung und präzisieren die Selektionskriterien, die für die Datenselektion im Versorgungs-Report angewendet wurden.

Arzneimittelversorgung

Gemäß § 300 SGB V werden Daten zu allen verschreibungspflichtigen Fertigarzneimitteln und Nicht-Fertigarzneimitteln übermittelt, die von einem niedergelassenen Vertragsarzt auf Rezepten zulasten der GKV verordnet und über eine öffentliche Apotheke abgerechnet wurden. Dabei werden auch Angaben zum Apothekenverkaufspreis, zum Verordnungs- und Abgabedatum sowie zum verordnenden Arzt dokumentiert. Das Verordnungsdatum bestimmt die Zuordnung der Leistung zum Berichtszeitraum. Fertigarzneimittel lassen sich durch die sogenannte Pharmazentralnummer eindeutig einem Handelsnamen, dem Hersteller, der Wirkstoffstärke sowie der Packungsgröße zuordnen. Auf Basis der Pharmazentralnummer ordnet das WIdO Fertigarzneimittel zu den jeweiligen Wirkstoffgruppen zu (s. Kap. 21.2.2).

Stationäre Versorgung

Im Rahmen der stationären Versorgung von GKV-Versicherten übermitteln die Kliniken je Behandlungsfall Angaben zum Versicherten, zum Aufnahme- und Entlassungsdatum, nach ICD kodierte Diagnosen sowie die berechneten Entgelte. Die gesetzliche Grundlage hierfür bildet § 301 SGB V (s. Kap. 21.2.2). Die Entlassungsdiagnosen – obligate Hauptdiagnose und fakultative Nebendiagnose(n) – sind im Rahmen der

Krankenhausabrechnung rechnungsbegründend und werden daher systematisch erfasst. Für die Analysen wurden alle abgeschlossenen voll- und teilstationären Aufenthalte ausgewertet. Leistungen wurden gemäß Entlassungsdatum dem Behandlungsjahr zugeordnet. Zur Bestimmung von Behandlungsprävalenzen wurde auf die Haupt- und Nebendiagnose der stationären Behandlung zurückgegriffen. Der primäre Behandlungsanlass wurde über die Hauptdiagnose erfasst.

Ambulante Versorgung

Die an der vertragsärztlichen Versorgung teilnehmenden Ärzte und Einrichtungen sind nach § 295 SGV dazu verpflichtet, die von ihnen erbrachten Leistungen aufzuzeichnen und zu übermitteln. Diese Leistungen werden einmal pro Quartal über eine der 17 regional zuständigen Kassenärztlichen Vereinigungen (KV) abgerechnet, die Daten anschließend an die Krankenkassen weitergeleitet. Als ein Behandlungsfall gilt die Konsultation eines Versicherten bei einem Vertragsarzt in einem Quartal; dabei ist die Anzahl der Praxisbesuche im Quartal unerheblich. Auf eine Person entfällt mehr als ein Behandlungsfall pro Quartal, wenn sie im selben Quartal mehrere Ärzte aufsucht. Zu jedem Abrechnungsfall werden quartalsweise die Behandlungsdiagnosen mit Angabe der Diagnosesicherheit (gesicherte Diagnose, ausgeschlossene Diagnose, Verdachtsdiagnose, symptomloser Zustand) kodiert. Gemäß § 295 SGB V sind in beiden Fällen die amtliche und aktuell gültige Fassung der Internationalen Klassifikation der Krankheiten des Bundesinstituts für Arzneimittel und Medizinprodukte (BfArM) zu nutzen (s. Kap. 21.2.2). Zur Ermittlung der hier dargestellten Behandlungsprävalenzen werden ausschließlich gesicherte Diagnosen herangezogen. Behandlungsdiagnosen aus kollektivvertraglicher und selektivvertraglicher Versorgung werden berücksichtigt.

Zuordnung der Behandlungsfälle zu EBM-Facharztgruppen

Ein ambulanter Behandlungsfall wird über die abgerechnete Grund- und Versichertenpauschalen einer Facharztgruppe gemäß dem Katalog des Einheitlichen Bewertungsmaßstabs (EBM) zugeordnet. Die EBM-Facharztgruppen werden für die Darstellung in diesem Beitrag zu 16 Facharztgruppen zusammengefasst (EBM-Fachgruppenzuordnung s. elektronischer Anhang). Behandlungsfälle aus der selektivvertraglichen Versorgung, für die keine Versicherten- oder Grundpauschale vorliegt, werden ersatzweise über die Betriebstättennummer (BSNR) des Vertragsarztsitzes einer Facharztgruppe zugeordnet. Die BSNR ermöglicht es über eine Schlüsseltabelle (nach Richtlinie der Kassenärztlichen Bundesvereinigung [KBV]) die Facharztgruppe des abrechnenden Arztes eindeutig zu ermitteln.

Bei der Auswertung nach EBM-Facharztgruppen sind folgende Hinweise zu beachten:

- **Die Kategorie „Hausarzt"** ersetzt die in früheren Reporten dargestellte Facharztgruppe der „Allgemeinmediziner". Es werden alle Behandlungsfälle gezählt, die zur Abrechnung einer hausärztlichen Grundpauschale geführt haben. Insofern können auch andere Facharztgruppen (z.B. Kardiologie) an der Versorgung beteiligt gewesen sein, sofern sie jeweils eine Zulassung oder Ermächtigung zur Teilnahme an der hausärztlichen Versorgung hatten.
- **Die Kategorie „Notfall"** ist ein gesonderter vertragsärztlicher Versorgungsbereich, an dem sich grundsätzlich alle EBM-Facharztgruppen über den kassenärztlichen Bereitschaftsdienst sowie die Notfallambulanzen der Krankenhäuser beteiligen.
- **In der Kategorie „Weitere vertragsärztliche Leistungen ohne Versicherten- bzw. Grundpauschale"** werden Behandlungsfälle gezählt, für die keine Versicherten- bzw. Grundpauschale und keine ambulanten Notfallleistungen nach dem EBM-Kapitel 1.2 abgerechnet wurde. Hierbei handelt es sich überwiegend um Leistungen ohne Versichertenkontakt, darunter bestimmte Laborleistungen oder Sachkosten (z.B. ärztliche Briefe).
- **In der Kategorie „Fälle mit mehreren Grundpauschalen"** (s. Abb. 10) werden Behandlungsfälle mit mehr als einer Grund- bzw. Versichertenpauschale gezählt. Dabei handelt es sich häufig um labormedizinische Leistungen in Verbindung mit einer gynäkologischen Konsultation. Diese Behandlungsfälle werden in der Darstellung gesondert ausgewiesen.

Heilmittelversorgung

Basis sind Heilmittelleistungen – also Physiotherapie, Ergotherapie, Podologie und Sprachtherapie –, die von niedergelassenen Vertragsärzten und -ärztinnen zulasten der GKV verordnet und von einem zur Heilmittelversorgung zugelassenen Leistungsanbieter erbracht werden. Indikationen, die zur Verordnung eines Heilmittels führen, werden nach dem im jeweiligen Auswertungsjahr gültigen Heilmittelkatalog klassifiziert. Die erbrachten Leistungen lassen sich über eine fünfstellige bundeseinheitliche Heilmittelpositionsnummer eindeutig zuordnen. Bei der Abrechnung erhalten die Krankenkassen außerdem die auf der Heilmittelverordnung dokumentierten Angaben zum Versicherten (Alter, Geschlecht, Wohnort), zum verordnenden ärztlichen Behandelnden, zum Verordnungsdatum sowie zum Leistungserbringer. Bei Zählung der Leistungen wurden nur therapeutische Leistungen berücksichtigt. Zusatzleistungen, z.B. Anfahrtskosten bei häuslicher Leistungserbringung, werden nicht gezählt.

21.2.2 Klassifikationen

Klassifikation von Erkrankungen

Die für Deutschland modifizierte Internationale statistische Klassifikation der Krankheiten (ICD-10-GM) ist die amtliche Klassifikation für Diagnosen in der ambulanten und stationären Versorgung in Deutschland. Für die Analysen des Versorgungs-Reports wird die jeweils gültige Ausgabe der ICD-10-GM genutzt (BfArM 2021). Die vorliegenden Analysen basieren auf den ICD-Schlüsselnummern der Haupt- und Nebendiagnosen stationärer Behandlungen sowie den gesicherten Diagnosen aus der ambulanten vertragsärztlichen Versorgung. Im vorliegenden Kapitel erfolgte die Auswertung der Behandlungshäufigkeiten auf der Basis von dreistelligen Einzeldiagnosen (sog. ICD-10-Dreisteller). In Ergänzung hierzu werden Behandlungshäufigkeiten auf Ebene der ICD-10-Diagnoseobergruppen im elektronischen Anhang 🔒 zur Verfügung gestellt. Abweichend vom ICD-10-Katalog werden im Versorgungs-Report Obergruppen weiter unterteilt, um zwischen akuten Zuständen und i.d.R. nicht behandlungsbedürftigen Erkrankungen zu differenzieren. Auf diese Weise sind 268 Obergruppen entstanden – die Modifikationen sind in der Auswertung mit einem Sternchen (*) am ICD-Code gekennzeichnet.

Klassifikation von Arzneimittelwirkstoffen

Für die Analyse der Arzneiverordnungsdaten wird die Anatomisch-Therapeutische Klassifikation (ATC) in der jeweils gültigen amtlichen Fassung herangezogen. Seit 2020 wird diese vom Bundesinstitut für Arzneimittel und Medizinprodukte (BfArM) herausgegeben (BfArM 2023). In der ATC-Klassifikation werden Arzneimittel nach ihrem therapeutischen Anwendungsgebiet und dem darin enthaltenen pharmakologischen Wirkstoff klassifiziert. Den Wirkstoffen ist zudem eine definierte Tagesdosis (daily definded doses = DDD) zugeordnet. Diese DDD ist die angenommene mittlere tägliche Erhaltungsdosis für die Hauptindikation eines Wirkstoffes bei Erwachsenen. Das WIdO passt die ATC-Systematik jährlich nach einem transparenten und regelgebundenen Verfahren an die Besonderheiten der Versorgungssituation in Deutschland an (Fricke et al. 2021).

Raumordnungsregionen

Als Bezugsrahmen für die großräumigen Analysen von Diagnose- und Erkrankungshäufigkeiten im Versorgungs-Report wurden die 96 Raumordnungsregionen des Bundesinstituts für Bau-, Stadt- und Raumforschung (BBSR 2018) verwendet. Die Zuordnung erfolgt auf Basis der in den Daten der Mitgliederbestandsführung gespeicherten Postleitzahl des Versichertenwohnortes. Die Zuordnung des Versichertenwohnortes zu einem Bundesland geschieht über den Kreis-Gemeindeschlüssel, der jährlich von der Post zur Verfügung gestellt wird. Zu beachten ist, dass sich die empirisch festgelegten Raumordnungsregionen nicht zwangsläufig mit den amtlich festgelegten Regionalgrenzen von Gemeinden, Kreisen oder Bundesländern decken. Bei Stadtstaaten wie beispielsweise Bremen können die für das Bundesland dokumentierten Behandlungshäufigkeiten daher von den Behandlungshäufigkeiten der Raumordnungsregion Bremen abweichen.

21.3 Methoden

21.3.1 Alters- und Geschlechts-
standardisierung

Die Alters- und Geschlechtsstruktur der AOK-Versicherten unterscheidet sich teilweise von der der bundesdeutschen Wohnbevölkerung. Wie auch in den Vorjahren liegt der Anteil der Frauen im Alter von 35 bis 65 Jahren bei AOK-Versicherten unter dem Bundesdurchschnitt, während Frauen ab einem Alter von 79 Jahren in der AOK überproportional häufig vertreten sind (s. Abb. 2). Männer sind vor allem im jüngeren Erwachsenenalter zwischen 18 und 35 Jahren in der AOK überrepräsentiert, im höheren Erwachsenenalter (zwischen 45 und 75 Jahren) hingegen liegt der Anteil der Männer (vergleichbar zu den Frauen) unter dem Bundesdurchschnitt, wenngleich die Differenz zur deutschen Wohnbevölkerung bei ihnen geringer ausfällt als bei den Frauen. Da diese Merkmale einen Einfluss auf Morbidität und Inanspruchnahme von Gesundheitsleistungen haben, wurde im Versorgungs-Report zur Berechnung der verschiedenen Kennzahlen eine direkte Alters- und Geschlechtsstandardisierung vorgenommen (Kreienbrock et al. 2012). Dabei wurden für die AOK-Versicherten die entsprechenden Kennzahlen in Geschlechts- und Al-

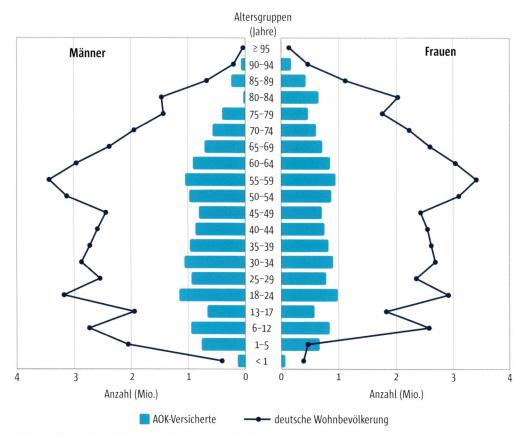

Abb. 2   Alters- und Geschlechtsverteilung der deutschen Wohnbevölkerung und der AOK-Versicherten im Jahr 2021

tersklassen berechnet und mit der Geschlechts- und Alterszusammensetzung der deutschen Wohnbevölkerung gewichtet (Statistisches Bundesamt 2021). Es wurden die in Abbildung 2 gezeigten Altersklassen genutzt. Bei alters- und geschlechtsübergreifenden Darstellungen wurden die derartig gewichteten Kennzahlen entsprechend aufsummiert. Bei den regionalisierten Darstellungen wurde die Vergleichbarkeit der einzelnen Regionen hergestellt, indem auch hier die Alters- und Geschlechtsstruktur in ganz Deutschland zugrunde gelegt und auf die deutsche Wohnbevölkerung standardisiert wurde. Unterschiede in der (regionalen) Inanspruchnahme von medizinischen Leistungen sind somit nicht auf demografische Unterschiede zurückzuführen.

21.3.2 Kennzahlen für Behandlungshäufigkeiten und die Inanspruchnahme von Gesundheitsleistungen

Bestimmung der administrativen Behandlungsprävalenzen

Der Versorgungs-Report weist Behandlungsprävalenzen für die häufigsten Erkrankungen bzw. Behandlungsanlässe für das Jahr 2021 aus. Die Jahresprävalenz einer Erkrankung wurde definiert als die Anzahl aller Personen mit der Zieldiagnose (Analysepopulation) bezogen auf alle Versicherten mit mindestens einem Versichertentag im Jahr 2021. Die Daten dafür beruhen auf den stationär gestellten oder – wenn keine Krankenhausbehandlung vorlag – auf ambulant dokumentierten gesicherten Diagnosen. Sämtliche ausgewiesenen Prävalenzen sind daher als dokumentierte Behandlungsprävalenz bzw. administrative Prävalenz zu interpretieren. Allerdings beziehen sich die dargestellten Behandlungsprävalenzen nicht nur auf Erkrankungen, sondern auch auf andere Behandlungsanlässe, z.B. Faktoren, die den Gesundheitszustand beeinflussen und zur Inanspruch-

nahme des Gesundheitswesens führen (ICD-10 Z00-Z99). Diese Kodierung wird beispielsweise für Früherkennungsuntersuchungen, Impfungen oder Geburten verwendet. Derartige Maßnahmen können auch gesunde Personen in Anspruch nehmen. Sie spiegeln nicht unbedingt die Morbidität wider, stellen aber doch eine Inanspruchnahme des Gesundheitswesens dar. Bei seltenen Diagnosegruppen wurde die Prävalenz aufgrund von Rundungen als 0,0 (d.h. < 0,05) ausgewiesen. In den Tabellen werden nur Gruppen mit mehr als hochgerechnet 1.000 Personen dargestellt.

Validierung der dokumentierten Diagnosen

Stationäre Diagnosenennungen werden als verlässlich bewertet, da die Kodierung von Krankenhausdiagnosen mehreren, stetig geschärften Prüfmechanismen unterliegt (s. Kap. 21.4). Aus diesem Grund werden als Analysepopulation alle Personen aufgegriffen, die einen Krankenhausaufenthalt mit der jeweiligen Zieldiagnose (als Haupt- oder Nebendiagnose) im Berichtsjahr oder -zeitraum aufweisen. Die von niedergelassenen Medizinern in ambulanter Praxis dokumentierten Diagnosen, die ohne konsentierte Kodierrichtlinien erstellt werden, bedürfen einer genaueren Prüfung. Bei ausschließlich ambulant behandelten Personen muss im Falle einer chronischen Erkrankung die betreffende Diagnose daher in mindestens zwei von vier Quartalen dokumentiert sein (auch M2Q-Kriterium genannt). In Abhängigkeit von der jeweiligen Zielerkrankung gelten allerdings unterschiedliche Bezugszeiträume:

Bei Erkrankungen mit kontinuierlichem Krankheitsverlauf und Behandlungsbedarf (z.B. Herzinsuffizienz) ist der Bezugszeitraum das Kalenderjahr. Die Diagnosevalidierung erfolgt innerhalb der vier Quartale des Berichtsjahres. Bei Erkrankungen mit schubweisem Verlauf (z.B. Depression) ist der Bestätigungszeitraum zum Auffinden einer weiteren Zieldiagnose nach Erstdiagnose als individuelles Zeitfenster ohne Beachtung von Kalenderjahren definiert, um das Risiko einer Unterschätzung zu reduzieren. Dementsprechend kann die Validierung der Zieldiagnose in die Vorkalenderjahre zurückreichen.

21.4 Limitationen und Validität von AOK-Routinedaten

Die Abrechnungsdaten von mehr als 28,3 Mio. AOK-Versicherten geben die Chance, sektorenübergreifend Langzeitverläufe von großen Bevölkerungsgruppen ohne regionale Eingrenzung und ohne Beschränkung auf einen einzelnen Leistungssektor zu analysieren. Dennoch sind folgende wichtige Limitationen bei der Interpretation der dargestellten Ergebnisse zu berücksichtigen.

Validität der dokumentierten Diagnoseinformationen

Die von ärztlichen Leistungserbringenden dokumentierte Behandlungsmorbidität kann aus mehreren Gründen von der wahren Prävalenz einer Erkrankung abweichen:

- Über Diagnosenennungen können bestenfalls therapierte Erkrankte ermittelt werden. Erkrankte ohne ärztlichen Kontakt bleiben unerkannt.
- Diagnosen können fehlerhaft nach der ICD-Systematik verschlüsselt werden.
- Bei multimorbiden Patienten und Patientinnen können bei konkurrierenden Diagnosen tatsächlich vorliegende Erkrankungen ungenannt bleiben, wenn nur die vergleichsweise „höherwertige" Diagnose aufgezeichnet wird.
- Aus Gründen praxisinterner Abläufe können im ambulanten Bereich möglicherweise Diagnosen ungewollt über mehrere Abrech-

nungsquartale hinweg fortgeführt werden, obwohl eine Erkrankung nicht mehr besteht.

- Diagnosestellungen haben oftmals eine legitimatorische Funktion in der jeweiligen Vergütungssystematik. Sie bezeichnen primär den Beratungs- und Behandlungsanlass und begründen das weitere ärztliche Handeln. Insofern spiegeln die dokumentierten Diagnosen nur bedingt die Morbidität wider. Mit der Einführung von diagnose-orientierten Fallpauschalen zur Vergütung von Krankenhausleistungen im Jahr 2003 wurde die Diagnosekodierung bestimmend für die Erlössituation der Krankenhäuser. Die Diagnosekodierung wird seitdem geregelt durch die Deutschen Kodierrichtlinien und ist Gegenstand der Abrechnungsprüfung der Krankenkassen und des Medizinischen Dienstes. Der Medizinische Dienst ist nach § 275 (5) SGB V bei der Wahrnehmung seiner Aufgaben unabhängig. Die Kodierqualität gilt im stationären Bereich daher als verlässlich.
- Für den ambulanten Bereich liegen bislang keine entsprechenden Kodierrichtlinien vor. Die Dokumentation von Diagnosen durch hausärztlich Tätige kann (theoretisch) relativ unscharf sein, denn für hausärztlich Behandelnde ist das endstellige Kodieren nicht obligatorisch. Eine empirische Untersuchung hierzu zeigt jedoch, dass die Kodierqualität unter hausärztlich Behandelnden durchaus gut ist. Demnach verwenden Hausärzte und -ärztinnen mittlerweile nicht nur eine Vielzahl sehr unterschiedlicher ICD-10-Diagnosen, sondern nutzen in der Praxisrealität auch die Möglichkeit zum endstelligen Kodieren (Carnarius et al. 2018).

Auch wenn die Verlässlichkeit der Diagnosequalität zunimmt, sollten Diagnosen immer unter Hinzuziehung weiterer Merkmale wie Diagnoseherkunft (stationär oder ambulant), Dokumentationsdauer, Medikation erkrankungsspezifischer Wirkstoffe oder – je nach Fragestellung – weiterer Merkmale validiert werden (Hartmann et al. 2016; Schubert et al. 2010).

Operationalisierung von Krankheiten

Bei der Nutzung von routinedatenbasierten Prävalenzangaben ist neben der Diagnosevalidierung auch das methodische Vorgehen zur Krankheitsdefinition von Bedeutung. Mit der Krankheits- bzw. Falldefinition wird festgelegt, welche Kriterien zur Bestimmung einer Erkrankung in Routinedaten herangezogen werden sollen. Die im Versorgungs-Report dargestellten Prävalenzangaben basieren auf der ärztlichen Inanspruchnahme mit entsprechend validierter ICD-Kodierung (Behandlungsprävalenz). Dieses Vorgehen erlaubt Angaben zu Prävalenzen und Hospitalisierungsraten für die 1.500 häufigsten Erkrankungsgruppen und ermöglicht somit eine umfassende Einschätzung der epidemiologischen Bedeutung von Erkrankungen in Deutschland. Zur Abbildung von Krankheiten in Sekundärdaten sind jedoch auch komplexere Krankheitsdefinitionen möglich. Je nach Kontext der Forschungsfrage werden Krankheiten über verschiedene ICD-Schlüssel zusammengefasst oder mit weiteren Kriterien der Leistungsinanspruchnahme (z.B. Arzneimittelverordnungen oder spezifischen EBM-Leistungen) validiert. Ein Beispiel hierfür sind die spezifischen Falldefinitionen des WIdO, die zur Berechnung von Krankheitshäufigkeiten in Deutschland im Rahmen des vom Innovationsfonds geförderten Projekts „BURDEN 2020" verwendet werden (Breitkreuz et al. 2021a, 2021b). Hierfür wurden Krankheitsdefinitionen für 18 ausgewählte Erkrankungen und Schweregrade auf Basis von Routinedaten operationalisiert. Das entsprechende methodische Vorgehen mit den angewendeten Krankheitsdefinitionen, dem Prävalenzkonzept, dem alters-, geschlechts- und morbiditätsadjustierenden Hochrechnungsverfahrens wie auch die ermittelten Prävalenzen für alle Einwohner Deutschlands sind unter www.krankheitslage-deutschland.de zugänglich.

Repräsentativität der Daten

Die Übertragbarkeit der im Versorgungs-Report ausgewiesenen Kennzahlen auf die deutsche Wohnbevölkerung kann trotz der vorgenommenen Alters- und Geschlechtsstandardisierung eingeschränkt sein. Denn neben Alter und Geschlecht gibt es weitere Einflussfaktoren, z.B. soziodemografische Merkmale einer Person, die die Morbidität und Inanspruchnahme von Gesundheitsleistungen beeinflussen. Da sich die AOK-Versicherten möglicherweise in soziodemografischen Merkmalen von denen der deutschen Wohnbevölkerung unterscheiden, ist trotz Standardisierung bei der Hochrechnung auf die deutsche Wohnbevölkerung eine Über- oder Unterschätzung der betrachteten Maßzahlen denkbar (Hoffmann u. Icks 2012). Die Daten einer einzelnen Krankenkasse können daher keinen Anspruch auf vollständige Repräsentativität erheben (Jaunzeme et al. 2013). Ferner ist bei der Interpretation der vorliegenden Daten zu berücksichtigen, dass die AOK in den letzten Jahren einen starken Versichertenzuwachs erfahren hat. Laut der Mitgliederstatistik des Bundesministeriums für Gesundheit (KM1/13) ist die Zahl der AOK-Versicherten im Jahresdurchschnitt 2015 von 24,5 Mio. auf 27,1 Mio. im Jahr 2021 um rund 3 Mio. Versicherte gestiegen (BMG 2022). Aufgrund der mehrjährigen COVID-19-Pandemie wird in der diesjährigen Ausgabe des Versorgungs-Reports ein Vorjahresvergleich mit dem Jahr 2019 als Vorpandemiejahr aufgenommen.

Einschränkung auf Leistungen der Gesetzlichen Krankenversicherung

Die verwendete Datenbasis bildet den medizinischen Leistungsbedarf in den dargestellten Leistungsbereichen fast vollständig ab, soweit die Leistungen im GKV-Leistungskatalog enthalten sind. Grundsätzlich sind bei der GKV-Leistungsabrechnung folgende Einschränkungen zu beachten:

- In den Routinedaten fehlen individuelle Gesundheitsleistungen (IGel), deren Umfang in den letzten Jahren kontinuierlich gestiegen ist (Zok 2015).
- In den Arzneimittelverordnungsdaten sind nur die von niedergelassenen Vertragsärzten- und Ärztinnen verordneten, in öffentlichen Apotheken eingelösten und mit den gesetzlichen Krankenkassen abgerechneten Arzneimittelrezepte berücksichtigt. Wenn Versicherte Medikamente in der Apotheke selbst bezahlen, dann liegt der Krankenkasse darüber keine Information vor, obwohl die Leistung selbst im GKV-Leistungskatalog enthalten sein kann. Dies ist relativ häufig bei sogenannten OTC-Präparaten (Over the Counter) der Fall, wenn – wie bei der Acetylsalicylsäure – der Packungspreis unterhalb des Zuzahlungsbetrags liegt; ebenso möglich, wenn auch seltener, ist der Fall, dass ein Versicherter einen Selbstbehalt-Tarif seiner Krankenkasse gewählt hat und aufgrund dessen eine Verordnung selbst bezahlt.
- Es liegen keine Informationen darüber vor, welche Arzneimitteln im Rahmen stationärer Aufenthalte verabreicht wurden.

21.5 Administrative Behandlungsprävalenzen

Tabelle 1 zeigt die 25 häufigsten dokumentierten Einzeldiagnosen bzw. Behandlungsanlässe in der Gesamtbevölkerung im Jahr 2021. Die Daten dafür beruhen auf den stationär gestellten oder – wenn keine Krankenhausbehandlung vorlag – auf ambulant dokumentierten gesicherten Diagnosen (s. Kap. 21.3.2). Die Tabelle differenziert nach Altersgruppen und Geschlecht und zeigt die prozentuale Veränderung gegenüber dem Jahr 2019. Eine erweiterte Übersicht über die in den Jahren 2021 und 2019 dokumentierten Einzeldiagnosen (mit mehr als 1.000 Betroffenen) steht im elektronischen Anhang 📄 zur Verfügung.

Tabelle 1: Die Bedeutung der Tabellenspalten im Einzelnen

- **Rang**: Rangposition in der „Hitliste" der häufigsten Erkrankungen
- **ICD-10**: dreistellige ICD-Schlüsselnummer nach ICD-10-GM
- **Diagnose bzw. Behandlungsanlass**: Klartextbeschreibung der ICD-Schlüsselnummer
- **Prävalenz gesamt**: Häufigkeit der Diagnose im Jahr 2021 insgesamt in der Bevölkerung. Anteil aller mit der Diagnose behandelten Personen an der Gesamtbevölkerung.
- **Veränderung zu 2019 in %**: Veränderung der Prävalenz von 2019 zu 2021 in Prozent
- **Prävalenz männlich**: Diagnosehäufigkeit in der männlichen Bevölkerung. Anteil der erkrankten männlichen Personen an allen männlichen Personen.
- **Prävalenz weiblich**: Diagnosehäufigkeit in der weiblichen Bevölkerung. Anteil der erkrankten weiblichen Personen an allen weiblichen Personen.
- **Prävalenz 1–17 Jahre**: Diagnosehäufigkeit bei Kindern und Jugendlichen unter 18 Jahren. Neugeborene bis unter 1 Jahr werden aufgrund der besonderen Situation bei der Versorgung von Säuglingen/Frühgeborenen nicht berücksichtigt.
- **Prävalenz 18–59 Jahre**: Diagnosehäufigkeit bei Erwachsenen jüngeren und mittleren Alters von 18 bis unter 60 Jahren
- **Prävalenz 60 und mehr Jahre**: Diagnosehäufigkeit bei älteren Erwachsenen ab 60 Jahren

Tab. 1 Prävalenzen und Hospitalisierungsquoten) für die 25 häufigsten Behandlungsdiagnosen nach ICD-Dreistellern (2021 und 2019; standardisiert auf die deutsche Wohnbevölkerung)

Rang	ICD-10	Diagnose bzw. Behandlungsanlass	Prävalenz (in %)							Hospitalisierungsrate gesamt (in %)	
			ge-samt	Verände-rung zu 2019 in %	männ-lich	weib-lich	1–17 Jahre	18–59 Jahre	60 und mehr Jahre	allg.	mit dieser Haupt-diagnose
1	Z01	Sonstige spezielle Untersuchungen und Abklärungen bei Personen ohne Beschwerden oder angegebene Diagnose	56,1	503,2	46,8	65,1	29,0	57,1	69,8	21,1	0,9
2	U11	Notwendigkeit der Impfung gegen COVID-19	29,9	n/a	28,4	31,3	6,2	27,8	47,4	25,8	1,0
3	I10	Essentielle (primäre) Hypertonie	26,9	0,8	25,6	28,1	0,2	15,0	64,0	13,2	0,3
4	M54	Rückenschmerzen	26,6	−0,8	24,1	28,9	2,2	28,7	36,5	18,7	0,0
5	J06	Akute Infektionen an mehreren oder nicht näher bezeichneten Lokalisationen der oberen Atemwege	20,5	−0,5	20,2	20,8	36,1	22,8	7,6	16,8	0,0
6	Z12	Spezielle Verfahren zur Untersuchung auf Neubildungen	18,3	−4,2	8,5	27,8	0,3	21,2	23,2	25,2	0,0
7	Z00	Allgemeinuntersuchung und Abklärung bei Personen ohne Beschwerden oder angegebene Diagnose	17,7	−1,1	16,8	18,6	33,5	11,8	17,8	23,6	0,0
8	Z25	Notwendigkeit der Impfung [Immunisie-rung] gegen andere einzelne Viruskrankheiten	17,3	16,1	15,6	18,9	12,4	7,7	36,5	25,2	1,5
9	E78	Störungen des Lipoproteinstoffwechsels und sonstige Lipidämien	16,5	1,9	16,3	16,8	0,1	9,0	39,7	29,9	2,0
10	U99	Belegte und nicht belegte Schlüsselnum-mern U99.–![1]	13,1	n/a	12,5	13,8	15,4	15,5	7,9	18,6	0,0
11	U07	Krankheiten mit unklarer Ätiologie, belegte und nicht belegte Schlüsselnum-mern U07.–[2]	11,4	n/a	10,8	11,9	13,2	13,5	6,7	25,1	0,3
12	Z26	Notwendigkeit der Impfung [Immunisie-rung] gegen andere einzelne Infektionskrankheiten	11,3	82,3	9,8	12,7	16,6	9,2	11,4	19,3	0,1
13	R10	Bauch- und Beckenschmerzen	10,6	−5,4	6,8	14,3	7,6	12,7	8,4	31,5	0,1
14	E11	Diabetes mellitus, Typ 2	10,2	0,0	10,5	10,0	0,0	4,4	26,7	27,9	1,3
15	E66	Adipositas	9,9	3,1	8,4	11,3	3,1	8,2	17,0	28,5	2,5
16	N89	Sonstige nichtentzündliche Krankheiten der Vagina	9,6	−3,0	0,0	18,9	1,2	14,7	4,9	17,3	2,4
17	R52	Schmerz, anderenorts nicht klassifiziert	8,9	−1,1	7,0	10,7	0,6	6,2	18,4	26,6	2,5
18	F32	Depressive Episode	8,8	0,0	6,1	11,4	0,5	8,0	15,1	20,2	0,0
19	M17	Gonarthrose [Arthrose des Kniegelenkes]	8,6	−2,3	6,9	10,3	0,0	3,9	22,2	23,1	0,5
20	M25	Sonstige Gelenkkrankheiten, anderenorts nicht klassifiziert	8,0	1,3	7,3	8,8	1,9	8,4	10,9	22,7	0,4
21	M51	Sonstige Bandscheibenschäden	8,0	3,9	7,6	8,4	0,0	7,3	13,7	27,3	0,8
22	K21	Gastroösophageale Refluxkrankheit	8,0	2,6	7,4	8,5	0,3	6,2	15,6	25,9	2,0
23	K29	Gastritis und Duodenitis	7,6	−6,2	6,8	8,5	0,8	7,4	11,8	18,5	2,0
24	M99	Biomechanische Funktionsstörungen, anderenorts nicht klassifiziert	7,5	−3,9	6,4	8,6	1,8	8,5	8,9	22,4	0,7
25	M79	Sonstige Krankheiten des Weichteilgewe-bes, anderenorts nicht klassifiziert	7,5	8,7	6,1	8,9	2,1	8,0	9,6	15,3	0,0

[1] In dieser Oberkategorie wird die belegte Schlüsselnummer U99.0! (Spezielle Verfahren zur Untersuchung auf SARS-CoV-2) gezählt

[2] In dieser Oberkategorie werden v.a. die ICD-Endsteller U07.1! (COVID-19, Virus nachgewiesen) und U07.2! (COVID-19, Virus nicht nachgewiesen) kodiert

- **Hospitalisierungsrate allgemein:** Anteil der Personen mit dokumentierter Diagnose (stationär oder ambulant), die im Jahr 2021 in stationärer Behandlung waren. Dabei werden alle Krankenhausaufenthalte gezählt unabhängig von der betrachteten Diagnose.
- **Hospitalisierungsrate mit dieser Hauptdiagnose:** Anteil der Personen, die im Auswertungsjahr mit dieser Hauptdiagnose in stationärer Behandlung waren (d.h. diese Diagnose stellt den stationären Behandlungsanlass dar)

Bei der Auswertung der Behandlungsprävalenzen im Jahr 2021 zeigten sich die Auswirkungen der Coronapandemie deutlich. Auffälligkeiten gegenüber dem Jahr 2019 und früheren Reporten werden im Folgenden jedoch nur selektiv berichtet (vgl. auch Schmuker et al. 2021). Erstmals an der Spitze der häufigsten Behandlungsanlässe steht der ICD-10-Diagnosecode Z01, der bei „sonstigen speziellen Untersuchungen und Abklärungen bei Personen ohne Beschwerden oder angegebener Diagnose" dokumentiert wird Er wurde bei mehr als der Hälfte der Gesamtbevölkerung (56,1%) angegeben (2019: 9,3%). Dieser Anstieg ist größtenteils auf den darunter gefassten Subcode ICD-10 Z01.7 „Laboruntersuchungen" zurückzuführen, der auch für Untersuchungen zum Nachweis des COVID-19-Virus angegeben wird. Unter den 25 häufigsten Behandlungsanlässen sind eine Reihe von weiteren Diagnosen gelistet, die nicht als Krankheit klassifizierbar sind (Z00-Z99) und zu einer Inanspruchnahme des Gesundheitswesens führten. Unter diesen wurden einige Diagnoseschlüssel im Jahr 2021 erheblich häufiger dokumentiert: der Diagnoseschlüssel für „spezielle Verfahren zur Untersuchung auf infektiöse und parasitäre Krankheiten" (ICD-10 Z11), der u.a. zur Kodierung eines durchgeführten COVID-19-Tests genutzt wird, sowie der Diagnoseschlüssel „Notwendigkeit der Impfung [Immunisierung] gegen einzelne Virus- bzw. Infektionskrankheiten" (ICD-10 Z25 bzw. Z26).

Erstmals in der Rangliste stand die im Jahr 2019 noch nicht belegte Schlüsselnummer ICD-10 U11, die seit dem Jahr 2021 zur Kodierung der „Notwendigkeit der Impfung gegen COVID-19" genutzt wird. Demnach erhielten mehr als ein Viertel der Gesamtbevölkerung (29,9%) im Jahr 2021 mindestens eine Impfung gegen COVID-19. Wichtig an dieser Stelle ist jedoch der Hinweis, dass Impfungen gegen COVID-19, die außerhalb der ambulanten Arztpraxen vorgenommen wurden, in dieser Abrechnungsdokumentation nicht erfasst sind. Vollständige Auskunft über das COVID-19-Impfgeschehen in Deutschland bietet das Monitoring des Robert Koch-Instituts (RKI 2023).

Bei den Erkrankungsdiagnosen im engeren Sinne waren – wie auch in den Jahren vor Pandemie- „Rückenschmerzen" (ICD-10 M54) mit einer Behandlungsprävalenz von 26,9%, die „essentielle (primäre) Hypertonie" (ICD-10 I10) mit 26,6% sowie „Akute Infektionen an mehreren oder nicht näher bezeichneten Lokalisationen der oberen Atemwege" (ICD-10 J06) mit 20,5% die drei häufigsten dokumentierten Einzeldiagnosen der deutschen Wohnbevölkerung (Gerste et al. 2016; Schmuker et al. 2019, 2021). Im Vergleich zum Jahr 2019 ist nur ein leichter Rückgang der Behandlungsprävalenz bei diesen Erkrankungen erkennbar.

Betrachtet man dagegen Infektionskrankheiten, so sind Behandlungsprävalenzen teilweise auch deutlich zurückgegangen: So waren beispielsweise die „Sonstige und nicht näher bezeichnete Gastroenteritis und Kolitis infektiösen und nicht näher bezeichneten Ursprungs" (ICD-10 A09), die „Viruskrankheit nicht näher bezeichneter Lokalisation" (ICD-10 B34) oder die „Konjunktivitis" (ICD-10 H10) deutlich seltener Behandlungsanlass als im Jahr 2019. Der Rückgang ist vermutlich auf die Bemühungen um verstärkten Infektionsschutz gegen die Ausbreitung von SARS-CoV-2 zurückzuführen (z.B. Mundschutz und Einhaltung von Abstandsregeln).

Alters- und geschlechtsspezifische Behandlungsprävalenzen

Weitere Tabellen zu den häufigsten Behandlungsanlässen bei Kindern und Jugendlichen (1 bis 17 Jahre), jüngeren Erwachsenen (18 bis 59 Jahre) und älteren Erwachsenen (60 Jahre und älter) sowie bei Männern und Frauen stehen im elektronischen Anhang 🔗 zur Verfügung. Bei den Kindern und Jugendlichen dominierten mit einer Behandlungsprävalenz von 36,1% wie auch in den Vorjahren akute Infektionen der oberen Atemwege (ICD-10 J06), wenn auch auf niedrigerem Niveau als im Jahr 2019. In dieser Altersgruppe sind auch Behandlungsanlässe im Zusammenhang mit COVID-19 häufig, z.B. die ICD-10-Diagnosecodes U07 (13,2%) und U99 (15,4%), sowie spezifische Diagnosecodes bei Notwendigkeit der Impfung (Immunisierung) gegen Infektions- oder Viruskrankheiten (ICD-10 Z25:12,4%; Z26:16,6%; Z27: 17,5%). Bei Erwachsenen (18 bis 59 Jahren) waren „Rückenschmerzen" (28,7%) und „Akute Infektionen der oberen Atemwege" (22,8%) die häufigsten Erkrankungsdiagnosen. Bei älteren Erwachsenen (ab 59 Jahre) war die „essentielle (primäre) Hypertonie" mit einer Prävalenz von 64,0% die häufigste dokumentierte Behandlungsdiagnose nach ICD-10 Z01.

Frauen und Männer wiesen geschlechtsspezifische Besonderheiten in den Behandlungshäufigkeiten auf. Das zeigt sich zum einem in höheren Behandlungsprävalenzen von Frauen bei den TOP-4-Diagnosen, obgleich vom Ranking bei Männern und Frauen gleich. Beispielhaft sei die ICD-Kodierung der depressiven Episode (ICD-10 F32) genannt, die bei Frauen mit 11,4% fast doppelt so hoch ist wie bei Männern mit 6,1%. Auch spezielle Verfahren zur Untersuchung auf Neubildungen (ICD-10 Z12) wurden bei Frauen (27,8%) deutlich häufiger dokumentiert als bei Männern (8,5%). Diese Beobachtungen zeigen im Vergleich mit dem Jahr 2019 keine neuen Tendenzen.

Auswertung der ICD-Obergruppen

In Ergänzung hierzu stehen im elektronischen Anhang 🔗 Prävalenzen und Hospitalisierungsraten des Jahres 2021 auf Ebene der ICD-10-Diagnoseobergruppen zur Verfügung. Mit einer Prävalenz von 65,9% stellte die Diagnosegruppe Z00-Z13 (Personen, die das Gesundheitswesen zur Untersuchung und Abklärung in Anspruch nehmen) den häufigsten Behandlungsanlass der deutschen Wohnbevölkerung im Jahr 2021 dar. Damit ist die Dokumentation von Diagnose aus dieser Obergruppe um fast 28 Prozentpunkte gegenüber dem Jahr 2019 (38,2%) gestiegen. Bei Betrachtung der Behandlungsprävalenzen auf der Ebene der Diagnosegruppen wird insbesondere auch die hohe Prävalenz der dokumentierten Gelenkerkrankungen (Arthropathien) deutlich. Mehr als ein Viertel der Bevölkerung (26,27%) hatte eine Diagnose aus dem Bereich der Arthropathien (M00-M25). In der Altersgruppe der über 60-Jährigen war die Hälfte der Bevölkerung (50,0%) im Jahr 2021 betroffen.

21.6 Inanspruchnahme innerhalb der einzelnen Leistungssektoren

21.6.1 Stationäre Behandlungen

Im Jahr 2021 wurden von 100.000 Einwohnern insgesamt 13.481 Personen mindestens einmal stationär behandelt (s. Abb. 3). Im Vergleich dazu waren es im Jahr 2019 15.280 Personen je 100.000 Einwohner. Das entspricht einem Rückgang von rund 12%. Innerhalb der drei Altersgruppen sind erwartungsgemäß erhebliche Unterschiede in der Inanspruchnahme von stationären Leistungen zu sehen. In der Altersgruppe der über 60-Jährigen hatte jede vierte Person mindestens eine stationäre Behandlung. Ältere Personen wurden damit mehr als doppelt so oft in einer Klinik behandelt wie Erwachsene der Altersgruppe 18 bis 59 Jahre und

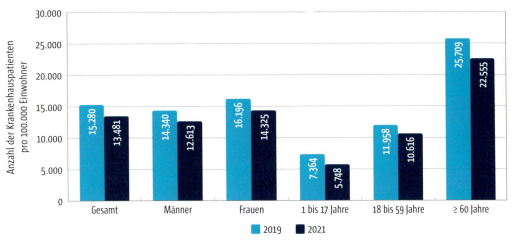

Abb. 3 Anzahl der jährlichen Krankenhauspatienten je 100.000 Einwohner nach Alter und Geschlecht (2021/2019; standardisiert auf die deutsche Wohnbevölkerung)

etwa dreimal häufiger als Kinder und Jugendliche. Der Rückgang von stationären Behandlungen gegenüber dem Jahr 2019 ist auch für die Alters- und Geschlechtsgruppen sichtbar.

Das Statistische Bundesamt veröffentlicht jährlich mit der DRG-Statistik Zahlen zur Entwicklung der (vollstationären) Fälle in deutschen Krankenhäusern. Der Statistik nach sind die absoluten Fallzahlen im Zeitraum 2005 bis 2016 erheblich (insgesamt um 18,7%) gestiegen (Statistisches Bundesamt 2023). Zwischen 2016 und 2018 war ein leichter Rückgang (–1,1%) der Fallzahlen zu beobachten. Mit Ausbruch der Pandemie sind die bundesweiten Fallzahlen deutlich (–14%) zurückgegangen (2019:

18,8 Mio., 2021: 16,2 Mio.) (Statistisches Bundesamt 2023).

Bei der Inanspruchnahme von stationären Leistungen gab es große regionale Unterschiede (s. Abb. 4). Die Regionen Arnsberg (17.021 Patienten je 100.000 Einwohner), Emscher-Lippe (16.938 Patienten je 100.000 Einwohner) und sowie Bochum/Hagen (16.223 Patienten je 100.000 Einwohner), alle aus Nordrhein-Westfalen, wiesen den höchsten Anteil an Krankenhauspatienten auf. Besonders niedrig war die Hospitalisierungsrate in weiten Teilen Baden-Württembergs (Minimum in der Region Mittlerer-Oberrhein mit 11.396 Krankenhauspatienten je 100.000 Einwohner).

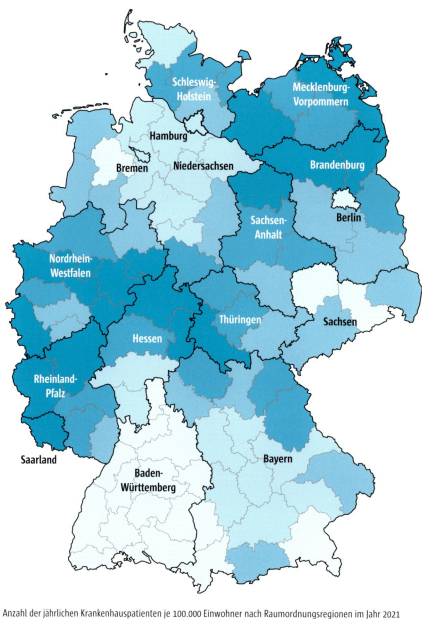

Anzahl der jährlichen Krankenhauspatienten je 100.000 Einwohner nach Raumordnungsregionen im Jahr 2021

☐ < 12.917   ☐ 12.917–13.654   ☐ 13.655–14.261   ☐ 14.262–15.106   ☐ > 15.106

Abb. 4   Anzahl der jährlichen Krankenhauspatienten je 100.000 Einwohner nach Raumordnungsregionen (2021; standardisiert auf die deutsche Wohnbevölkerung)

Die häufigsten Behandlungsanlässe

Die 30 häufigsten stationären Behandlungsanlässe aller im Jahr 2021 abgeschlossenen voll- und teilstationären Krankenhausfälle mit Veränderung zum Jahr 2019 in Prozent sind in Tabelle 2 dargestellt. Eine erweiterte Tabelle über die 100 häufigsten stationären Behandlungsdiagnosen ist im elektronischen Anhang 🔵 verfügbar. Für jede Patientin/jeden Patienten wird in dieser Tabelle nur die Diagnose ausgewertet, die hauptsächlich für die Veranlassung des stationären Krankenhausaufenthaltes verantwortlich ist (Hauptdiagnose).

Tabelle 2: Die Bedeutung der Tabellenspalten im Einzelnen

- **Rang**: Rangposition in der „Hitliste" der häufigsten stationären Behandlungsanlässe des Jahres 2021
- **ICD-10**: Dreistellige ICD-Schlüsselnummer nach ICD-10-GM. Es wurden auch ICD-Schlüsselnummern eingeschlossen, die zur Inanspruchnahme des Gesundheitswesens führen und nicht als Krankheit oder Verletzung klassifizierbar sind („Z-Diagnosen").
- **Diagnose bzw. Behandlungsanlass**: Klartextbeschreibung der ICD-Schlüsselnummer
- **KH-Patienten je 100.000 Einwohner**: Anzahl der Personen in der Gesamtbevölkerung, die – von 100.000 Einwohnern – im Jahr mindestens einen Krankenhausaufenthalt mit der betreffenden Hauptdiagnose hatten
- **Veränderung zu 2019 in %**: Veränderung der KH-Patienten je 100.000 Einwohner von 2019 auf 2021 in Prozent
- **Fälle je KH-Patient**: durchschnittliche Anzahl an Krankenhausfällen je stationär mit dieser Hauptdiagnose behandeltem Patient

Zu den häufigsten stationären Behandlungsanlässen des Jahres 2021 zählten unverändert Geburten (ICD-10 Z38) sowie die Diagnose Herzinsuffizienz (ICD-10 I50). Neu im oberen Ranking mit 339 Personen je 100.000 Einwohner steht die Viruspneumonie (ICD-10 J12), die im Vergleich zu 2019 einen deutlichen Zuwachs verzeichnet. Wie auch in Jahren vor der Pandemie befinden sich unter den 30 häufigsten stationären Behandlungsanlässen zahlreiche Diagnosen aus dem Bereich der Herzkrankheiten, darunter Vorhofflimmern und Vorhofflattern (ICD-10 I48), Akuter Myokardinfarkt (ICD-10 I21) und Angina Pectoris (ICD-10 I20). Aus dem Bereich der Zerebrovaskulären Krankheiten ist der Hirninfarkt (ICD-10 I63) ein häufiger stationärer Behandlungsanlass.

Mit Ausnahme der Behandlungsanlässe aufgrund von Geburten und Femurfrakturen (ICD-10 S72) waren 2021 bei den 30 häufigsten stationären Behandlungsdiagnosen ausschließlich niedrigere Behandlungsraten als 2019 zu verzeichnen. Mit Bezug auf die absoluten Zahlen gilt dies im Besonderen für „Psychische und Verhaltensstörungen durch Alkohol" (ICD-10 F10) sowie für die Diagnosen Hypertonie (ICD-10 I10), chronische obstruktive Lungenkrankheit (ICD-10 J44) oder für Rückenschmerzen (ICD M54). Diese zählen zu den sogenannten ambulant-sensitiven Diagnosen, die sowohl im Krankenhaus als auch von entsprechend qualifizierten niedergelassenen Ärztinnen und Ärzten adäquat behandelt werden können. Der Rückgang von ambulant-sensitiven Erkrankungen wie auch planbaren Operationen während der Pandemiewellen ist in der Literatur gut beschrieben. Eine solche differenzierte Analyse findet sich beispielsweise bei Günster et al. (2020) und Hentschker et al. (2023). Auf alle Personen der deutschen Wohnbevölkerung, die 2021 stationär behandelt wurden, entfielen im Mittel 1,6 Krankenhausfälle. Das bedeutet, dass ein Großteil der Patienten im Jahr 2021 mehr als einmal in ein Krankenhaus aufgenommen wurde. Die durchschnittliche Behandlungshäufigkeit hat sich gegenüber dem Jahr 2019 nicht geändert. Die Anzahl der Krankenhausfälle je Patient bzw. je Patientin schwankte jedoch in Abhängigkeit von der

Tab. 2   Die 30 häufigsten stationären Behandlungsanlässe des Jahres 2021 bei Krankenhauspatienten in Deutschland (Veränderung zum Jahr 2019 in Prozent; standardisiert auf die deutsche Wohnbevölkerung)

	Hauptdiagnose		KH-Patienten		
Rang	ICD-10 (Dreisteller)	Diagnose bzw. Behandlungsanlass	je 100.000 Einwohner	Veränderung zu 2019 in %	Fälle je KH-Patient
	insgesamt		13.481	−11,8	1,6
1	Z38	Lebendgeborene nach dem Geburtsort	683	0,3	1,0
2	I50	Herzinsuffizienz	480	−9,8	1,3
3	J12	Viruspneumonie, anderenorts nicht klassifiziert	339	1.904,1	1,1
4	I63	Hirninfarkt	261	−4,3	1,2
5	I48	Vorhofflimmern und Vorhofflattern	256	−9,5	1,3
6	K80	Cholelithiasis	236	−8,4	1,2
7	S06	Intrakranielle Verletzung	228	−18,2	1,1
8	I21	Akuter Myokardinfarkt	227	−5,7	1,1
9	I20	Angina pectoris	222	−18,1	1,1
10	F10	Psychische und Verhaltensstörungen durch Alkohol	220	−21,6	1,6
11	I10	Essentielle (primäre) Hypertonie	203	−23,6	1,1
12	N39	Sonstige Krankheiten des Harnsystems	192	−3,9	1,1
13	S72	Fraktur des Femurs	192	0,4	1,2
14	I70	Atherosklerose	190	−12,2	1,3
15	M17	Gonarthrose [Arthrose des Kniegelenkes]	189	−14,6	1,0
16	I25	Chronische ischämische Herzkrankheit	186	−12,8	1,1
17	J44	Sonstige chronische obstruktive Lungenkrankheit	181	−32,0	1,5
18	F33	Rezidivierende depressive Störung	177	−10,4	1,2
19	O80	Spontangeburt eines Einlings	175	1,0	1,0
20	M54	Rückenschmerzen	173	−31,1	1,1
21	E11	Diabetes mellitus, Typ 2	164	−18,7	1,2
22	M16	Koxarthrose [Arthrose des Hüftgelenkes]	159	−11,5	1,0
23	J18	Pneumonie, Erreger nicht näher bezeichnet	159	−41,8	1,1
24	K29	Gastritis und Duodenitis	158	−23,4	1,0
25	K40	Hernia inguinalis	153	−18,1	1,0
26	N13	Obstruktive Uropathie und Refluxuropathie	146	−3,4	1,3
27	G40	Epilepsie	131	−11,8	1,3
28	R07	Hals- und Brustschmerzen	131	−26,7	1,0
29	A09	Sonstige und nicht näher bezeichnete Gastroenteritis und Kolitis infektiösen und nicht näher bezeichneten Ursprungs	131	−34,7	1,0
30	E86	Volumenmangel	130	−16,9	1,1

Hauptdiagnose. Bösartige Neubildungen der Bronchien und der Lungen (ICD-10 C34), der Harnblase (ICD-10 C67) und des Kolons (ICD-10 C18) waren am häufigsten für mehrfache stationäre Aufenthalte verantwortlich, gefolgt von Psychischen und Verhaltensstörungen durch Alkohol (ICD-10 F10).

21.6.2 Arzneiverordnungen

Im Jahr 2021 haben mit 73,2 % knapp drei Viertel der deutschen Bevölkerung mindestens eine Verordnung für ein erstattungsfähiges Arzneimittel erhalten. Auf jeden dieser Arzneimittelpatienten entfielen im Mittel 14,3 Verordnungen und rein rechnerisch im Durchschnitt 871,9 Tagesdosen mindestens eines Arzneimittels (vgl. Wirkstoffgruppen gemäß ATC-Klassifikation im elektronischen Anhang 🔒).

Bezogen auf die Gesamtbevölkerung wurden im Jahr 2021 je Einwohner im Mittel 10,5 Arzneimittel verordnet (s. Abb. 5). Die Häufigkeit von Arzneiverordnungen variiert in Abhängigkeit vom Alter erkennbar. Während es bei Kindern und Jugendlichen (1 bis 17 Jahren) und bei

Erwachsenen mittleren Alters (18 bis 59) ca. 4- bis 6-jährliche Verordnungen waren, erhielten ältere Personen durchschnittlich 22,1 Arzneimittel.

Im Vergleich zum Jahr 2019 ist im Jahr 2021 in den Bevölkerungsgruppen eine leichte Zunahme der durchschnittlichen Arzneiverordnungen je Einwohner zu beobachten. Eine Ausnahme stellt die Gruppe der Kinder und Jugendlichen dar. In dieser Gruppe ist die durchschnittliche Anzahl der Arzneimittelverordnungen von 5,2 auf 4,1 Arzneimittel je Einwohner dieser Altersklasse zurückgegangen.

In Abhängigkeit von der geografischen Region streute die Häufigkeit von Arzneiverordnungen im Jahr 2021 deutlich (s. Abb. 6). Mit mehr als 13 Verordnungen pro Einwohner lagen die Regionen Vorpommern, Westmecklenburg und die Mecklenburgische Seenplatte an der Spitze des Verordnungsgeschehens. Die niedrigsten Raten (< 8,0 Verordnungen je Einwohner) wurden in den Bundesländern Bayern und Baden-Württemberg dokumentiert, hier speziell in den Regionen München, Allgäu, Hochrhein-Bodensee, Donau-Iller, Oberland, Südostoberbayern, Augsburg und Bodensee-Oberschwaben.

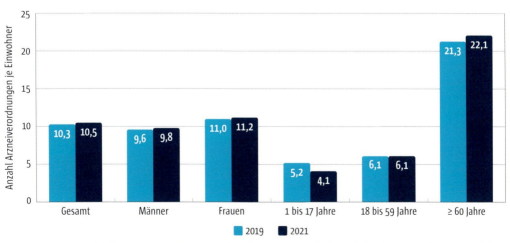

Abb. 5 Anzahl der jährlichen Arzneiverordnungen je Einwohner nach Geschlecht und Alter (2021 und 2019; standardisiert auf die deutsche Wohnbevölkerung)

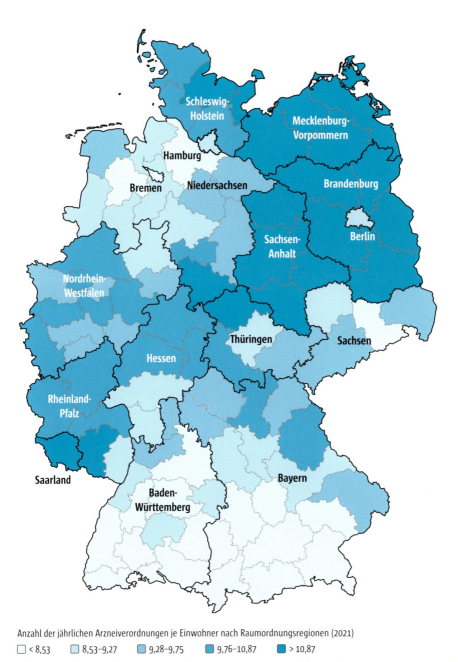

Anzahl der jährlichen Arzneiverordnungen je Einwohner nach Raumordnungsregionen (2021)

☐ < 8,53   ☐ 8,53–9,27   ☐ 9,28–9,75   ☐ 9,76–10,87   ☐ > 10,87

Abb. 6   Anzahl der jährlichen Arzneiverordnungen je Einwohner nach Raumordnungsregionen (2021; standardisiert auf die deutsche Wohnbevölkerung)

Arzneiverordnungen nach therapeutischer Wirkstoffgruppe

Abbildung 7: Die Bedeutung der Kennziffern im Einzelnen

- **Wirkstoffgruppe mit ATC-Code:** zweite hierarchische Ebene des anatomisch-therapeutisch-chemischen Klassifikationssystem (ATC): therapeutische Untergruppe mit dreistelligem ATC-Code
- **Verordnungsrate je ATC-Gruppe:** Anteil der Personen in der Gesamtbevölkerung (in Prozent), die im Jahr mindestens eine Verordnung aus der betreffenden Wirkstoffgruppe erhalten haben
- **Tagesdosen (DDD) je Arzneimittelpatient der ATC-Gruppe:** durchschnittliche verordnete Arzneimittelmenge (Angabe in DDD) je Patient mit mindestens einer entsprechenden Verordnung
- **Veränderung zu 2019 in Prozent:** Veränderung der Verordnungsquote im Jahr 2021 im Vergleich zu 2019 in Prozent

Einen Überblick über die häufigsten im Jahr 2021 verordneten Wirkstoffgruppen gemäß ATC-Klassifikation mit Veränderung zum Jahr 2019 liefert Abbildung 7. Dargestellt wird der prozentuale Anteil an Personen mit einer Verordnung der jeweiligen Wirkstoffgruppe bezogen auf die deutsche Wohnbevölkerung. Die ebenso dargestellten definierten Tagesdosen (DDD) beziehen sich dagegen ausschließlich auf diejenigen Patienten, die tatsächlich mindestens eine Verordnung für eine entsprechende Medikation erhielten.

Wie auch in früheren Jahren wurden Antiphlogistika und Antirheumatika (ATC M01) sowie Mittel mit Wirkung auf das Renin-Angiotensin-System (ATC C09) besonders häufig verordnet. Mehr als ein Fünftel der Gesamtbevölkerung (26,9% bzw. 22,8%) erhielt eine entsprechende Verordnung im Jahr 2021 (Gerste et al. 2016, Schmuker et al. 2019). Auch Antibiotika zur systemischen Anwendung (ATC J01) sind

mit einem Anteil von 19,4% unverändert unter den drei häufigsten Arzneimittelverordnungen vertreten, obgleich die Verordnungsrate im Vergleich zum Jahr 2019 um mehr als ein Viertel (-27%) zurückgegangen ist. Auch bei anderen Wirkstoffgruppen, die zur Behandlung von Infektionskrankheiten verordnet werden, sind starke Verordnungsrückgänge ersichtlich: Ophthalmika (ATC S01; -16,3%), Rhinologika (ATC R01; -13,7%) sowie Husten- und Erkältungspräparate (ATC R05; -32,9%).

Je Arzneimittelpatient wurden im Mittel 1,6 Packungen Antibiotika mit 14,6 Tagesdosen verordnet, bei den Antiphlogistika und Antirheumatika waren es 1,9 Packungen mit 56,4 DDD. Die vergleichsweisen niedrigen DDD-Mengen weisen darauf hin, dass diese beiden Wirkstoffgruppen primär bzw. häufig zur Behandlung akuter oder schubweiser Krankheitsverläufe eingesetzt werden. Anders verhält es sich bei chronischen Erkrankungen wie Hypertonie oder Diabetes mellitus, die kontinuierliche Behandlung erfordern. Dementsprechend hoch sind die Tagesdosen bei Mitteln mit Wirkung auf das Renin-Angiotensin-System (ATC C09; 614 DDD je Arzneimittelpatient) oder bei den Antidiabetika (ATC A10; 484 DDD je Arzneimittelpatient).

Einen auffällig hohen Zuwachs erfuhr 2021 ATC V90 (Sondergruppen), hinter dessen starkem Anstieg sich v.a. ATC V90FH (Abrechnung von Botendiensten) verbirgt. Im Dezember 2020 trat das Gesetz zur Stärkung der Vor-Ort-Apotheken in Kraft, das diesen Apotheken eine Vergütung für Lieferungen von verschreibungspflichtigen Arzneimitteln an Versicherte nach Hause gewährt (BMG 2023a). Diesem Gesetz voraus ging eine befristete Verordnung, die während der COVID-19-Pandemie die Sicherstellung der Versorgung chronisch Kranker sowie von Patienten in Quarantäne und häuslicher Isolation gewährleisten sollten (BMG 2023b). Bereits diese Verordnungen führten Botengänge für Arzneimittellieferungen und die dazugehörige Vergütung ein.

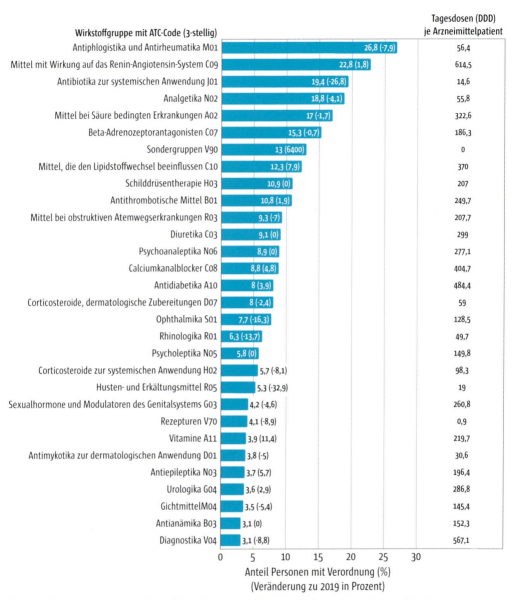

Abb. 7 Die am häufigsten verordneten Wirkstoffgruppen in Deutschland (2021; standardisiert auf die deutsche Wohnbevölkerung)

Insgesamt ist im GKV-Arzneimittelmarkt ein kontinuierlicher Anstieg des Verordnungsvolumens nach definierten Tagesdosen (DDD) zu beobachten. Zwischen 2011 und 2021 sind die definierten Tagesdosen im Gesamtmarkt (Generika und patentgeschützte Arzneimittel) von 36,1 Mrd. auf 46,3 Mrd. und damit um 28% gestiegen (Telschow et al. 2022).

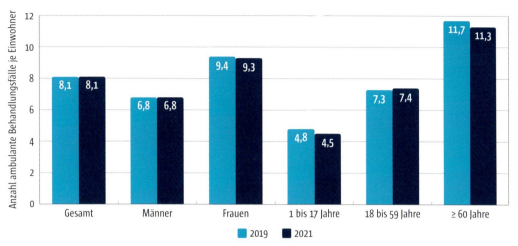

Abb. 8   Anzahl der jährlichen ambulanten Behandlungsfälle je Einwohner nach Alter und Geschlecht (2021 und 2019; standardisiert auf die deutsche Wohnbevölkerung)

21.6.3 Ärztliche Inanspruchnahme

Im Jahr 2021 haben 91,4% der deutschen Wohnbevölkerung mindestens einmal einen ambulant tätigen Vertragsarzt oder -Ärztin aufgesucht (s. Tab. 3). Bezogen auf die Gesamtbevölkerung entfielen auf jede Person durchschnittlich 8,1 ambulante Behandlungsfälle (s. Abb. 8). Dabei gelten mehrere Praxisbesuche eines Patienten pro Quartal bei ein und demselben Arzt oder Ärztin als ein einziger Behandlungsfall. Im Mittel wurden pro Person und Quartal demzufolge mehr als zwei ambulant tätige Vertragsärzte aufgesucht. Erwartungsgemäß war die Inanspruchnahme ambulanter Leistungen bei älteren Erwachsenen der Altersgruppe (60 Jahre und älter) am höchsten (11,3 Behandlungsfälle je Einwohner).

Die kartografische Darstellung ambulanter Behandlungsfälle je Einwohner zeigte eine leicht überdurchschnittliche Konsultation ambulanter Ärzte in Nordost- und Mitteldeutschland (s. Abb. 9). So lagen die Regionen Unterer Neckar, Würzburg, Industrieregion Mittelfranken sowie Oberfranken-Ost mit mehr als 8,7 Behandlungsfällen je Einwohner an der Spitze der ambulanten ärztlichen Inanspruch-

nahme. Weniger als 7,4 Behandlungsfälle je Einwohner wurden in den Regionen Arnsberg (Nordrhein-Westfalen), Prignitz-Oberhavel, Schleswig-Holstein Süd-West, Altmark (Sachsen-Anhalt) und Schleswig-Holstein Nord dokumentiert. Diese Regionen wiesen die geringste ambulante Behandlungshäufigkeit auf. Zugleich zählen Arnsberg, Altmark und Prignitz-Oberhavel zu den Regionen mit besonders hoher Anzahl stationären Aufenthalte je 100.000 Einwohner.

Die ärztliche Inanspruchnahme differenziert nach Facharztgruppen bzw. ärztlichen Versorgungsbereichen zeigt Tabelle 3 (siehe hierzu auch den elektronischen Anhang 🔗; zur Methodik s. Kap. 21.2.1). Mehr als Dreiviertel der Bevölkerung (79,4%) nahm eine hausärztliche Versorgung in Anspruch. Bei älteren Erwachsenen (ab 60 Jahren) lag die hausärztliche Behandlungsrate noch deutlich höher (96,6%). Kinder und Jugendliche waren mit einer Behandlungsrate von 70,8% erwartungsgemäß vorrangig bei Kinderärzten oder -ärztinnen. Etwa ein Sechstel der Bevölkerung (15,8%) wurde notfallärztlich über den kassenärztlichen Bereitschaftsdienst oder die Notfallambulanzen der Krankenhäuser versorgt. Kin-

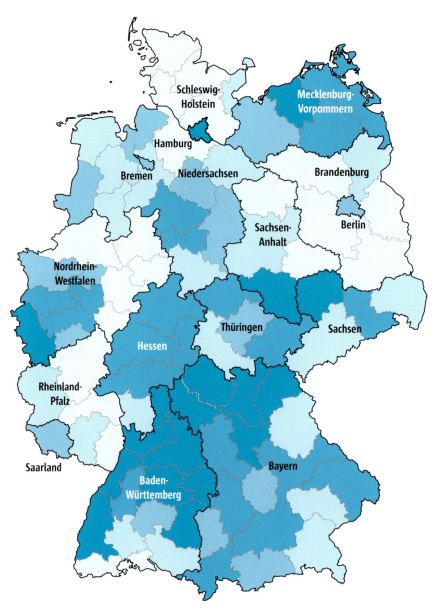

Anzahl der jährlichen ambulanten Behandlungsfälle je Einwohner nach Raumordnungsregionen 2021

☐ < 7,84   ☐ 7,84–8,07   ☐ 8,08–8,19   ☐ 8,20–8,37   ☐ > 8,37

Abb. 9   Anzahl der jährlichen ambulanten Behandlungsfälle je Einwohner nach Raumordnungsregionen (2021; standardisiert auf die deutsche Wohnbevölkerung)

der und Jugendliche nahmen die Notfallversorgung überdurchschnittlich häufig (20,4%) in Anspruch.

Im Vergleich zum Jahr 2019 ist der Anteil der ambulanten ärztlichen Inanspruchnahme insgesamt um 1,3% gestiegen. Die Betrachtung der einzelnen Facharztgruppen zeigt jedoch, dass die Inanspruchnahme lediglich bei den Haus- und Kinderärzten sowie in der Gruppe der Labormedizin gestiegen ist. Da Haus- und Kinderärzte sowohl für die Versorgung von COVID-19-erkrankten Personen als auch für zahlreiche weitere indirekt im Zusammenhang mit der Pandemie stehenden Leistungen zuständig waren (z.B. Durchführung von PCR-Tests oder Corona-Schutzimpfungen), ist das Ergebnis nicht überraschend. Gleiches gilt für die Zunahme der Inanspruchnahme von Labormedizinern, welche sich durch Untersuchungen zum Nachweis des SARS-CoV-2-Virus erklärt. Alle weiteren Fachgruppen wurden deutlich seltener in Anspruch genommen. Besonders ausgeprägt zeigte sich der Rückgang bei der Inanspruchnahme der ambulanten Notfallversorgung (–19%).

In Ergänzung hierzu zeigt Abbildung 10 die Verteilung aller ambulanten Behandlungsfälle auf die Facharztgruppen sowie die durchschnittliche Anzahl an behandelten Fällen je Fachgruppe. Etwa ein Drittel der gesamten Behandlungsfälle entfallen demnach auf die hausärztliche Versorgung (32%). Dies entspricht 2,6 der 8,1 Behandlungsfälle, die im Durchschnitt je Einwohner in Deutschland anfallen. In den weiteren Facharztgruppen bzw. Versorgungsbereichen liegt der Anteil der Behandlungsfälle je Einwohner deutlich niedriger.

Analog zu Tabelle 3 entfällt ein vergleichsweise hoher Anteil auf den Bereich der Labormedizin, der im Vergleich zum Vorpandemiejahr 2019 deutlich zugenommen hat. Etwas mehr als ein Behandlungsfall je Einwohner wird in diesem

Leistungsbereich generiert (siehe hierzu auch den elektronischen Anhang 🔖).

Tabelle 3: Die Bedeutung der Tabellenspalten im Einzelnen

- ▪ **Facharztgruppe (Pauschale)**: Facharztgruppen des Einheitlichen Bewertungsmaßstabs (EBM) mit Versicherten- und Grundpauschalen sowie die ambulante Notfallversorgung (gem. Kapitel 1.2 des EBM) sowie den ihnen gleichgestellten und regional vereinbarten ambulanten Notfallleistungen
- ▪ **Behandlungsrate in Prozent**: Anteil der Personen in der Bevölkerung, die im Jahr mindestens einmal die jeweilige Fachgruppe (bzw. Versorgung) in Anspruch genommen haben
- ▪ **Veränderung zu 2019 in %**: Veränderung der Behandlungsrate im Jahr 2021 im Vergleich zum Vorpandemiejahr 2019 in Prozent
- ▪ **Behandlungsrate männlich**: Anteil der männlichen Personen, die im Jahr mindestens einmal die jeweilige Fachgruppe (bzw. Versorgung) in Anspruch genommen haben
- ▪ **Behandlungsrate weiblich**: Anteil der weiblichen Personen, die im Jahr mindestens einmal die jeweilige Fachgruppe (bzw. Versorgung) in Anspruch genommen haben
- ▪ **Behandlungsrate 1 bis 17 Jahre**: Anteil aller Kinder und Jugendlicher in der Bevölkerung, die im Jahr mindestens einmal die jeweilige Fachgruppe (bzw. Versorgung) in Anspruch genommen haben
- ▪ **Behandlungsrate 18 bis 59 Jahre**: Anteil aller Personen im Alter von 18 bis 59 Jahren, die im Jahr mindestens einmal die jeweilige Fachgruppe (bzw. Versorgung) in Anspruch genommen haben
- ▪ **Behandlungsrate 60 und mehr Jahre**: Anteil aller Personen im Alter 60 Jahre und älter in der Bevölkerung, die im Jahr mindestens einmal die jeweilige Fachgruppe (bzw. Versorgung) in Anspruch genommen haben

Tab. 3 Ärztliche Inanspruchnahme nach Grund- und Versichertenpauschale (2021; standardisiert auf die deutsche Wohnbevölkerung)

Facharztgruppe (Pauschale*)	Behandlungsrate						
	gesamt	Veränderung zu 2019 in %	männlich	weiblich	1–17 Jahre	18–59 Jahre	60 und älter
Augenärzte	20,1	−6,5	17,4	22,7	19,1	12,4	34,8
Chirurgen	10,4	−7,1	10	10,8	5,1	10,7	12,7
Gynäkologen	20,3	−2,9	0,4	39,7	3,5	28,2	15,2
Hausarzt	79,4	2,2	76,3	82,5	30,4	85,3	96,6
Hautärzte	13,2	−6,4	11,2	15,2	7,9	13,1	16,4
HNO-Ärzte	15,1	−5,6	14,2	16,1	11,9	13,3	20,3
Internisten	17,1	0,0	16,3	17,9	0,9	13,9	32,2
Kinderärzte	12,2	2,5	12,6	11,7	70,8	0,7	0,1
Labormediziner	48,6	18,8	39	57,9	27	51,2	56
Nervenärzte	10,2	−1,0	8,7	11,7	3,2	9,6	15,4
Notfall	15,8	−19,0	15,2	16,4	20,4	15,6	13,5
Orthopäden	18,2	−2,2	15,6	20,8	8,7	18,3	23,5
Radiologie, Strahlentherapie, Nuklearmedizin	16	−6,4	13,1	18,8	2,2	16,2	23,4
Sonstige	13,9	−3,5	9	18,7	8,4	13,7	17,3
Urologen	8,2	0,0	12,5	4	1,2	5,8	16,5
weitere vertragsärztliche Leistungen ohne Versicherten-/Grundpauschale	50,2	−7,6	40,5	59,8	20,9	50,7	66,1
insgesamt	**91,4**	**1,3**	**88,5**	**94,2**	**91,5**	**89,1**	**95,5**

*Facharztgruppen des Einheitlichen Bewertungsmaßstabs (EBM) mit Versicherten- und Grundpauschalen sowie die ambulante Notfallversorgung (gem. Kapitel 1.2 des EBM) sowie den ihnen gleichgestellten und regional vereinbarten ambulanten Notfallleistungen

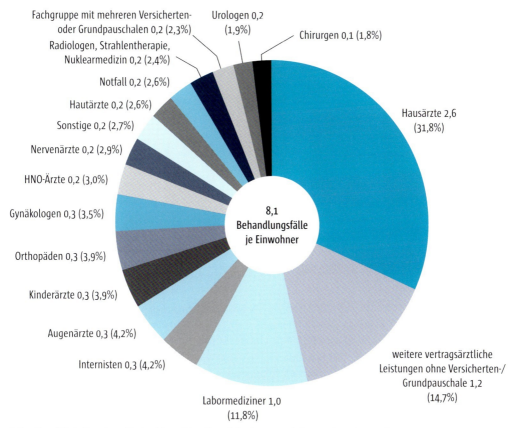

Behandlungsfälle je Einwohner: Die Anzahl von Behandlungsfällen bezogen auf alle Einwohner dargestellt, unabhängig davon, ob sie tatsächlich beim Arzt waren und selbst einen Behandlungsfall verursacht haben oder nicht.
Anteil Fälle je Einwohner: Die Anzahl der Behandlungsfälle je Fachgruppe summiert sich zur Anzahl der Fälle gesamt und wird hier als Anteilswert an allen Behandlungsfällen ausgedrückt.

Abb. 10 Ambulante Behandlungsfälle je Einwohner nach EBM-Facharztgruppen (2021; standardisiert auf die deutsche Wohnbevölkerung)

21.6.4 Inanspruchnahme von Heilmitteln

Im Jahr 2021 nahmen von 100.000 Einwohnern mehr als 17.899 Personen eine Heilmittelbehandlung in Anspruch (s. Abb. 11). Bei den Frauen war der Anteil mit Heilmittelverordnung (21.125 Frauen mit Verordnung je 100.000 weibliche Einwohner) deutlich höher als bei Männern (14.584 Männer mit Verordnung je 100.000 männliche Einwohner). Die Inanspruchnahme war bei Kindern und Jugend-lichen am geringsten und stieg mit dem Alter. Das Maximum wurde bei Personen erreicht, die 60 Jahre oder älter waren (28.084 Personen mit Verordnungen je 100.000 Einwohner dieser Altersklasse). Obwohl die Inanspruchnahme von Heilmitteln in den vergangenen Jahren tendenziell anstieg (Waltersbacher 2023), ist in der COVID-19-Pandemie im Vergleich zum Jahr 2019 ein leichter Rückgang insgesamt zu erkennen. Insbesondere Maßnahmen, die eine körpernahe Behandlungstätigkeit bedingen und die

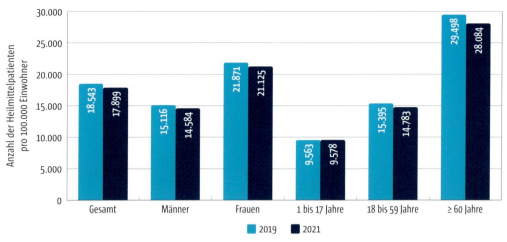

Abb. 11 Anzahl der jährlichen Heilmittelpatienten je 100.000 Einwohner nach Alter und Geschlecht (2021 und 2019; standardisiert auf die deutsche Wohnbevölkerung)

nicht in Form einer Videotherapie stattfinden konnten – wie beispielsweise Manuelle Therapie –, zeigen 2021 einen Einbruch in der Inanspruchnahme. Seither nimmt die Inanspruchnahme wieder zu, erreicht aber nicht bei allen Maßnahmen den Umfang der Vor-Pandemiezeit.

Die regionalen Unterschiede in den Behandlungsraten je 100.000 Einwohner in Deutschland zeigt Abbildung 12. Die höchsten Behandlungsraten mit über 20.000 Heilmittelpatienten im Jahr 2021 weisen Regionen aus den westlichen Bundesländern (z.B. Raumordnungsregion Saar 21.733/100.000 Einwohner oder die Raumordnungsregion Westpfalz 20.964 je 100.000 Einwohner) sowie Berlin (22.451 je 100.000 Einwohner) auf. Dagegen lagen die Behandlungsraten in einigen Raumordnungsregionen von Thüringen (z.B. Nordthüringen: 15.116 je 100.000 Einwohner, Mittelthüringen: 15.350 je 100.000 Einwohner) oder in Bremen (16.215 je 100.000 Einwohner) deutlich unter dem Bundesdurchschnitt.

Abbildung 13 zeigt die Anzahl der Heilmittelpatienten je 100.000 Einwohner im Jahr 2021 in den vier Heilmittelbereichen Physiotherapie, Logopädie, Ergotherapie und Podologie sowie bei ausgewählten einzelnen Maßnahmen. Spitzenreiter unter den Leistungsbereichen war die Physiotherapie mit 15.637 Heilmittelpatienten je 100.000 Einwohner, die drei anderen Bereiche Logopädie, Ergotherapie und Podologie wurden mit Raten unter 1.500 Heilmittelpatienten je 100.000 Einwohner vergleichsweise seltener in Anspruch genommen. Innerhalb der Physiotherapie fiel gemessen an der Zahl der versorgten Patienten der Krankengymnastik die größte Bedeutung zu (14.379 je 100.000 Einwohner), gefolgt von der Manuellen Therapie (4.032 je 100.000 Einwohner) und den (ergänzenden) Wärme-/Kältetherapien (2.566 je 100.000 Einwohner). Von einigen Ausnahmen abgesehen (z.B. Manuelle Lymphdrainage oder logopädische Einzelbehandlung) wird in keinem Leistungsbereich die Inanspruchnahme von 2019 auch 2021 wieder erreicht.

Der jährliche Heilmittelbericht des WIdO bietet einen Überblick über die Entwicklung der Heilmittelleistungen im GKV-Markt. Dem Bericht nach ist seit Jahren eine kontinuierliche Zunahme der Leistungen je 1.000 GKV-Versicherter zu beobachten. Insgesamt ist die Inanspruchnahme zwischen 2007 und 2016 von 566 Heilmittelleistungen auf 628 Leistungen je

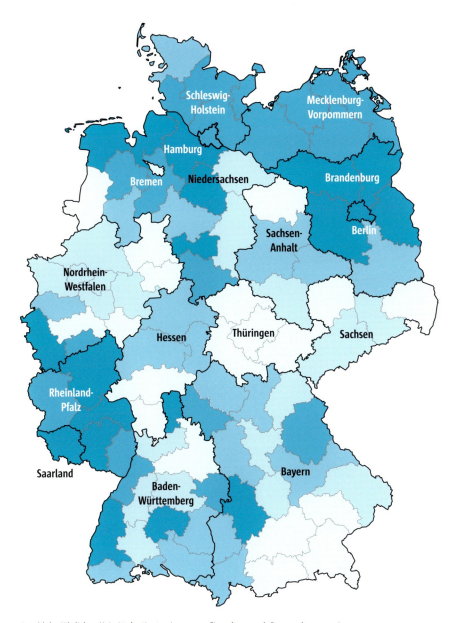

Anzahl der jährlichen Heilmittelpatienten je 100.000 Einwohner nach Raumordnungsregionen 2021

☐ < 17.147   ☐ 17.147–17.741   ☐ 17.742–18.159   ■ 18.160–18.883   ■ > 18.883

Abb. 12   Anzahl der jährlichen Heilmittelpatienten je 100.000 Einwohner nach Raumordnungsregion (2021; standardisiert auf die deutsche Wohnbevölkerung)

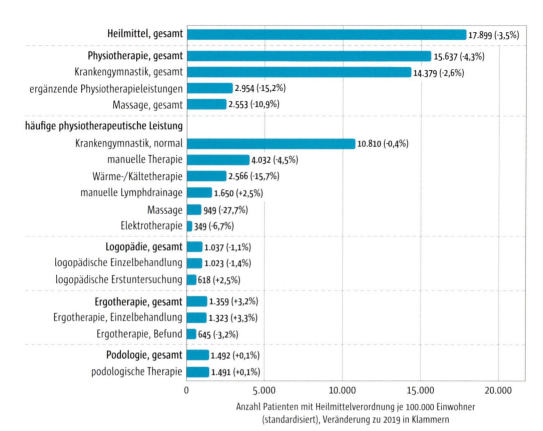

Abb. 13 Anzahl der jährlichen Patienten mit Heilmittelverordnung je 100.000 Einwohner nach Leistungsbereich und Heilmittelgruppe (2021; standardisiert auf die deutsche Wohnbevölkerung)

1.000 GKV-Versicherter angestiegen (Waltersbacher 2017), wohingegen in den Pandemiejahren die Inanspruchnahme aufgrund der Ansteckungsgefahr mit COVID-19 zunächst auf 545 Leistungen je 1.000 GKV-Versicherte fiel (2020) und danach in 2021 langsam auf 604 Leistungen je 1.000 GKV-Versicherte anstieg (Waltersbacher 2023).

Elektronischer Anhang

Im elektronischen Anhang 🔵 sind für das Jahr 2021 (und 2019) folgende Auswertungen verfügbar:

- Prävalenzen und Hospitalisierungsraten nach ICD-10-Einzeldiagnosen (erweiterte Tabelle mit mehr als hochgerechnet 1.000 Betroffenen)
- Prävalenzen und Hospitalisierungsraten auf Ebene der ICD-10-Diagnosegruppen
- die 40 häufigsten Behandlungsdiagnosen (ICD-10-Einzeldiagnosen) bei Männern/Frauen sowie für die Altersgruppen 1 bis 17 Jahre, 18 bis 59 Jahre und 60 Jahre und älter
- die 100 häufigsten stationären Behandlungsanlässe (Hauptdiagnosen) aller voll- und teilstationärer Behandlungsfälle
- Verordnungshäufigkeit aller Wirkstoffgruppen gemäß ATC-Klassifikation auf der zweiten hierarchischen Ebene (alphabetisch)

- ambulante Behandlungsfälle je Einwohner nach EBM-Facharztgruppe (2021/2019)
- ärztliche Inanspruchnahme nach Grund- und Versichertenpauschale (2021/2019)

Danksagung

Unser Dank gilt Bettina Gerste und Dr. Dagmar Drogan, die den Teil „Daten und Analysen" im Versorgungs-Report konzeptionell aufgebaut haben. Als Autorinnen der früheren Ausgaben haben sie Teile dieses Beitrages verfasst. Besonderer Dank geht auch an Thomas Ruhnke für seine methodisch-konzeptionelle Unterstützung bei der Datenanalyse.

Literatur

Bundesinstitut für Arzneimittel und Medizinprodukte (2021) ICD-10-GM Version 2021, Systematisches Verzeichnis, Internationale statistische Klassifikation der Krankheiten und verwandter Gesundheitsprobleme, 10. Revision. URL: https://www.dimdi.de/static/de/klassifikationen/icd/icd-10-gm/kodesuche/htmlgm2021// (abgerufen am 02.03.2023)

Bundesinstitut für Arzneimittel und Medizinprodukte (2023) Anatomisch-therapeutisch-chemische Klassifikation mit Tagesdosen. Amtliche Fassung des ATC-Index mit DDD-Angaben für Deutschland im Jahre 2023. URL: https://www.bfarm.de/SharedDocs/Downloads/DE/Kodiersysteme/ATC/atc-ddd-amtlich-2023.pdf?__blob=publicationFile. (abgerufen am 02.03.2023)

Bundesinstitut für Bau-, Stadt- und Raumforschung (BBSR) (2018) Raumordnungsregionen Stand 2018. URL: https://www.bbsr.bund.de/BBSR/DE/forschung/raumbeobachtung/downloads/download-referenzen.html (abgerufen am 31.03.2023)

Bundesministerium für Gesundheit (2022) Gesetzliche Krankenversicherung: Mitglieder, mitversicherte Angehörige und Krankenstand. Jahresdurchschnitt 2021. (Ergebnisse der GKV-Statistik KM1/13). Stand: 31. März 2022. URL: https://www.bundesgesundheitsministerium.de/fileadmin/Dateien/3_Downloads/Statistiken/GKV/Mitglieder_Versicherte/KM1_JD_2021_K_bf.pdf (abgerufen am 03.04.2023)

Bundesministerium für Gesundheit (2023a) Gesetz zur Stärkung der Vor-Ort-Apotheken. Stand: 29. Oktober 2020. URL: https://www.bundesgesundheitsministerium.de/apotheken.html (abgerufen am 15.02.2023)

Bundesministerium für Gesundheit (2023b) Verordnung über Abweichungen von den Vorschriften des Fünften Buches Sozialgesetzbuch, des Apothekengesetzes, der Apothekenbetriebs-

ordnung, der Arzneimittelpreisverordnung, des Betäubungsmittelgesetzes und der Betäubungsmittel-Verschreibungsverordnung infolge der SARS-CoV-2-Epidemie (SARS-CoV-2-Arzneimittelversorgungsverordnung) vom: 20.04.2020, BAnz AT 21.04.2020 V1. Veröffentlicht: 21. April 2020. URL: https://www.bundesgesundheitsministerium.de/fileadmin/Dateien/3_Downloads/Gesetze_und_Verordnungen/GuV/A/SARS-CoV-2-AMVersorgVO_Bgbl.PDF (abgerufen am 03.04.2023)

Breitkreuz J, Schüssel K, Brückner G, Schröder H (2021a) Krankheitslastbestimmung mit Prävalenzen und Schweregraden auf Routinedatenbasis. Gesellschaft und Gesundheit Wissenschaft (GGW) 21. Jahrgang, 24–34

Breitkreuz J, Schüssel K, Brückner G, Schröder H (2021b) Krankheitslage-deutschland. de – Methodendokument. URL: https://www.krankheitslage-deutschland.de/dokumente/methodendokumentation.pdf (abgerufen am 02.03.2023)

Carnarius S, Heuer J, Stausberg J (2018) Diagnosis Coding in German Medical Practices: A Retrospective Study Using Routine Data. Gesundheitswesen 80, 1000–1005

Drogan D, Gerloff C, Scholz K, Günster C (2022) Die stationäre Behandlung von Patientinnen und Patienten mit Herzinfarkt und Schlaganfall während der Covid-19-Pandemie. In: Klauber J, Wasem J, Beivers A, Mostert C (Hrsg.) Krankenhaus-Report 2022, Springer-Verlag, Berlin, S. 75–108

Fricke U, Günther J, Niepraschk-von-Dollen K, Zawinell A (2021) Anatomisch-therapeutisch-chemische Klassifikation mit Tagesdosen für den deutschen Arzneimittelmarkt. ATC-Index mit DDD-Angaben. URL: https://www.wido.de/fileadmin/Dateien/Dokumente/Publikationen_Produkte/Arzneimittel-Klassifikation/ATC_2021/atc_gkv-ai_2021.pdf (abgerufen am 23.02.2023)

Gerste B, Drogan D, Günster C (2016) Diagnosehäufigkeit und Inanspruchnahme von Gesundheitsleistungen. In: Klauber J, Günster C, Gerste B, Robra B-P, Schmacke N (Hrsg.) Versorgungs-Report 2015/2016. Schattauer GmbH, Stuttgart, S. 391–445

Günster C, Drogan |D, Hentschker C, |Klauber J, Malzahn J, Schillinger G, Mostert C (2020) WIdO-Report: Entwicklung der Krankenhausfallzahlen während des Coronavirus-Lockdowns – Nach ICD-10-Diagnosekapiteln und ausgewählten Behandlungsanlässen. URL: https://wido.de/fileadmin/Dateien/Bilder/News/2020_06_WIdO-Report_FZ-Entwicklung_Lockdown.pdf (abgerufen am 09.03.2023)

Hartmann J, Weidmann C, Biehle R (2016) Validierung von GKV-Routinedaten am Beispiel von geschlechtsspezifischen Diagnosen. Gesundheitswesen 78, e53-e58

Heidemann C, Reitzle L, Schmidt C, Fuchs J, Prütz F, Scheidt-Nave C (2022) Nichtinanspruchnahme gesundheitlicher Versorgungsleistungen während der COVID-19-Pandemie: Ergebnisse der CoMoLo-Studie. Journal of Health Monitoring 2022, 7(S1) Robert Koch-Institut, Berlin

Hentschker C, Mostert C, Klauber J (2023) Auswirkungen der Covid-19-Pandemie im Krankenhaus: Fallzahlentwicklung und Charakteristika der Covid-19-Patienten. In: Klauber J, Wasem J,

Beivers A, Mostert C (Hrsg.) Krankenhaus-Report 2023: Personal. Springer, Berlin, Heidelberg

Hoffmann F, Icks A (2012) Unterschiede in der Versichertenstruktur von Krankenkassen und deren Auswirkungen für die Versorgungsforschung: Ergebnisse des Bertelsmann Gesundheitsmonitors. Das Gesundheitswesen 74, 291–297. doi:10.1055/s-0031-1275711

Jaunzeme J, Eberhard S, Geyer S (2013) Wie „repräsentativ" sind GKV-Daten? Demografische und soziale Unterschiede und Ähnlichkeiten zwischen einer GKV-Versichertenpopulation, der Bevölkerung Niedersachsens sowie der Bundesrepublik am Beispiel der AOK Niedersachsen. Bundesgesundheitsblatt, Gesundheitsforschung, Gesundheitsschutz 56, 447–454. doi:10.1007/s00103-012-1626-9

Kreienbrock L, Pigeot I, Ahrens W (2012) Epidemiologische Methoden. In: Epidemiologische Methoden, 5. Auflage. Springer-Verlag, Berlin Heidelberg

Robert Koch-Institut (2021) Täglicher Lagebericht des RKI zur Coronavirus-Krankheit-2019 (COVID-19. 30.12.2021 Aktualisierter Stand für Deutschland). URL: https://www.rki.de/DE/Content/InfAZ/N/Neuartiges_Coronavirus/Situationsberichte/Dez_2021/Archiv_Dez_2021.html?nn=13490888 (abgerufen am 02.02.2023)

Robert Koch-Institut (2023) Monitoring des COVID-19-Impfgeschehens in Deutschland. URL: https://www.rki.de/DE/Content/Infekt/Impfen/ImpfungenAZ/COVID-19/Monatsbericht-Impfung.html (abgerufen am 30.03.2023)

Schmuker C, Beydoun G, Günster C (2019) Diagnosehäufigkeit und Inanspruchnahme von Gesundheitsleistungen. In: Günster C, Klauber J, Robra B-P, Schmacke N, Schmuker C (Hrsg.) Versorgungs-Report Früherkennung. Medizinisch-Wissenschaftliche Verlagsgesellschaft, Berlin, S. 211–248

Schmuker C, Beydoun G, Günster C (2021) Diagnosehäufigkeit und Inanspruchnahme von Gesundheitsleistungen. In: Günster C, Klauber J, Robra B-P, Schmuker C, Schneider A (Hrsg.) Versorgungs-Report Klima und Gesundheit. Medizinisch-Wissenschaftliche Verlagsgesellschaft, Berlin, S. 235–262

Schubert I, Ihle P, Koster I (2010) Interne Validierung von Diagnosen in GKV-Routinedaten: Konzeption mit Beispielen und Falldefinition. Das Gesundheitswesen 72, 316–322

Schulz M, Mangiapane S, Scherer M, Karagiannidis C, Czihal T (2022) Postakute Folgen einer SARS-CoV-2-Infektion. Deutsches Ärzteblatt 119, 1077

Statistisches Bundesamt (2021) Bevölkerung: Deutschland, Stichtag. URL: https://www-genesis.destatis.de/genesis/online (abgerufen am 19.03.2021)

Statistisches Bundesamt (2023) Vollstationäre Patientinnen und Patienten in Krankenhäusern (DRG-Statistik, Eckdaten). Tabelle (gestaltbar) unter www.gbe-bund.de: Startseite > DRG-Statistik PEPP-Statistik > Tabelle (gestaltbar): DRG-Statistik, vollstationäre Patientinnen/Patienten (Eckdaten). Die Tabelle wurde am 02.03.2023 erstellt.

Telschow C, Schröder M, Bauckmann J, Niepraschk-von Dollen K, Zawinell A (2022) Der Arzneimittelmarkt 2021 im Überblick. In: Schröder H, Thürmann P, Telschow C, Schröder M, Busse R (Hrsg.) Arzneimittelkompass 2022. Springer, Berlin

Waltersbacher A (2017) Heilmittelbericht 2017. URL: https://www.wido.de/fileadmin/Dateien/Dokumente/Publikationen_Produkte/Buchreihen/Heilmittelbericht/wido_hei_hmb_2017.pdf (abgerufen am 03.04.2023)

Waltersbacher A (2023). Heilmittelbericht 2022/2023 – Ergotherapie, Sprachtherapie, Physiotherapie, Podologie. URL: https://www.wido.de/fileadmin/Dateien/Dokumente/Publikationen_Produkte/Buchreihen/Heilmittelbericht/wido_hei_heilmittelbericht_2022_2023_final.pdf (abgerufen am 03.03.2023)

Zentralinstitut für die Kassenärztliche Versorgung in Deutschland (2022) Veränderung der vertragsärztlichen Leistungsinanspruchnahme während der COVID-Krise - Tabellarischer Trendreport bis zum Ende des Jahres 2021. URL: https://www.zi.de/fileadmin/Migration/Trendreport_5_Leistungsinanspruchnahme_COVID_2021-10-20.pdf (abgerufen am 02.03.2023)

Zok K (2015) Private Zusatzleistungen in der Arztpraxis. Ergebnisse einer bundesweiten Repräsentativ-Umfrage unter gesetzlich Versicherten. WIdOmonitor 12

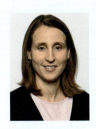

Caroline Schmuker

Studium der Volkswirtschaftslehre an der Universität Heidelberg. Weiterqualifikation im Fachbereich Epidemiologie an der London School of Hygiene and Tropical Medicine (LSHTM). Berufliche Stationen: 2009 bis 2011 Trainee am Wissenschaftlichen Institut der AOK (WIdO) im Bereich Gesundheitspolitik und Systemanalysen, zwischen 2012 und 2017 wissenschaftliche Mitarbeiterin am IGES Institut Berlin. Seit November 2017 wissenschaftliche Mitarbeiterin im Bereich Qualitäts- und Versorgungsforschung am WIdO.

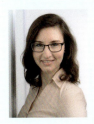

Carolin Polte

Bachelor Medizinisches Informationsmanagement in Hannover und Master of Public Health in Dresden. Berufliche Stationen waren die Kassenärztliche Bundesvereinigung – Dezernat Vergütung und Gebührenordnung und die AOK Nordost – Bereich Versorgungsmanagement – Strategische Versorgungsanalysen/GeWINO. Seit 2022 Data Analystin im WIdO, Forschungsbereich Qualitäts- und Versorgungsforschung. Aktuelle Arbeitsschwerpunkte sind Qualitätssicherung IsIS, Mitarbeit bei der Erstellung des Versorgungs-Reports, Unterstützung von Innovationsfonds-Projekten und weitere interne und externe Projekte und Analyseanfragen.

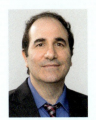

Ghassan Beydoun

Studium der Informatik in Berlin. Langjährige Berufserfahrung in der Software- und Datenbankentwicklung im Gesundheitswesen. Seit 2012 Mitarbeiter des Wissenschaftlichen Instituts der AOK (WIdO) im Bereich Qualitäts- und Versorgungsforschung, in verschiedenen Projekten tätig.

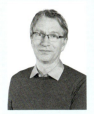

Dipl.-Math. Christian Günster

Studium der Mathematik und Philosophie in Bonn. Seit 1990 beim Wissenschaftlichen Institut der AOK (WIdO). Leitung des Bereichs Qualitäts- und Versorgungsforschung. Mitherausgeber des Versorgungs-Reports. Mitglied des Arbeitskreis Versorgungsdaten des Forschungsdatenzentrums Gesundheit am Bundesinstitut für Arzneimittel und Medizinprodukte (BfArM). Von 2002 bis 2008 Mitglied des Sachverständigenrates nach § 17b KHG des Bundesministeriums für Gesundheit. Arbeitsschwerpunkte sind Methoden der Qualitätsmessung und Versorgungsanalysen mittels Routinedaten.

Abbildungsverzeichnis

Abbildungsverzeichnis

Tabellenverzeichnis

Tabellenverzeichnis

Sachwortverzeichnis

Sachwortverzeichnis